中国创面修复专科建设丛书
总主编 陆树良

创面修复医师
培训教程

名誉主编
付小兵

主编
陆树良 吴敏洁 谢 挺

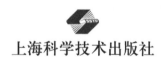

上海科学技术出版社

图书在版编目（CIP）数据

创面修复医师培训教程/陆树良，吴敏洁，谢挺主
编.—上海：上海科学技术出版社，2020.1（2025.3重印）
（中国创面修复专科建设丛书/陆树良总主编）
ISBN 978-7-5478-4338-3

I.①创⋯　II.①陆⋯　②吴⋯　③谢⋯　III.①创伤外
科学−技术培训−教材　IV.①R64

中国版本图书馆CIP数据核字（2019）第263816号

中国创面修复专科建设丛书
总主编　陆树良

创面修复医师培训教程

主编　陆树良　吴敏洁　谢　挺

上海世纪出版（集团）有限公司
上海 科 学 技 术 出 版 社　出版、发行
（上海市闵行区号景路159弄A座9F−10F）
邮政编码201101　www. sstp. cn
上海新华印刷有限公司印刷
开本 889×1194　1/16　印张 19.5
字数 530千字
2020年1月第1版　2025年3月第4次印刷
ISBN 978-7-5478-4338-3/R·1784
定价：168.00元

内容提要

本书是为创面修复医师编写的一本培训教程，根据"中国创面修复专科建设'1239'三年行动计划"的研究和培训内容编写。该计划由中国工程院院士付小兵等100多位专家发起，旨在建立我国创面修复学科发展的基本框架，规范和提升我国创面修复的专业水平及科研能力，为我国培训一批具有慢性创面诊疗能力的医师。

本书分四篇，介绍了创面修复的基本理论和方法、各类创面的特点和处理方法、创面相关诊断及治疗技术，并探讨了创面修复专科建设相关问题。本书汇聚了我国20多年来在创面修复基础研究领域的成果和临床实践的经验，着眼于创面修复处理的基本知识，注重实用性和可操作性，有大量诊疗操作相关图片和病例演示。

本书以从事创面修复工作的医、护、技工作者为主要读者对象，有助于读者提高诊断和处理创面疾病的能力，规范创面修复诊疗行为。

编者名单

名誉主编　付小兵

中国人民解放军总医院生命科学院

主　　编　陆树良

上海交通大学医学院附属瑞金医院创面修复中心

上海市创面修复研究中心

上海市烧伤研究所

吴敏洁

上海交通大学医学院附属瑞金医院创面修复中心

上海市创面修复研究中心

谢　挺

上海交通大学医学院附属第九人民医院急诊科

编写者
按姓氏拼音顺序

曹烨民　上海市中西医结合医院

陈阿鑫　战略支援部队特色医学中心（原解放军第 306 医院）创面修复科

陈连明　战略支援部队特色医学中心（原解放军第 306 医院）创面修复科

程　飚　中国人民解放军南部战区总医院整形外科

董　炜　上海王正国创伤医学发展基金会

董叫云　上海市创面修复研究中心

　　　　　上海市烧伤研究所

付小兵　中国人民解放军总医院生命科学院

韩春茂　浙江大学医学院附属第二医院

黄　瑶　上海交通大学医学院附属第九人民医院急诊科

黄丽芳　上海交通大学医学院附属瑞金医院创面修复中心

　　　　　上海市创面修复研究中心

黄跃生　陆军军医大学第一附属医院（重庆西南医院）

姜玉峰　战略支援部队特色医学中心（原解放军第 306 医院）创面修复科

李　莹　战略支援部队特色医学中心（原解放军第 306 医院）创面修复科

李永林　郑州市第一人民医院整形外科

廖　选　暨南大学附属第一医院整形外科

　　　　　暨南大学整形外科新技术研究所

刘宏伟　暨南大学附属第一医院整形外科

　　　　　暨南大学整形外科新技术研究所

刘英开　上海市创面修复研究中心

　　　　　上海市烧伤研究所

陆树良　上海交通大学医学院附属瑞金医院创面修复中心

　　　　　上海市创面修复研究中心

　　　　　上海市烧伤研究所

马　先　上海交通大学医学院附属瑞金医院创面修复中心
　　　　上海市创面修复研究中心

牛轶雯　上海交通大学医学院附属瑞金医院烧伤整形科

青　春　上海市创面修复研究中心
　　　　上海市烧伤研究所

阙华发　上海中医药大学附属龙华医院中医外科

沈　琦　战略支援部队特色医学中心（原解放军第306医院）创面修复科

沈月宏　浙江大学医学院附属第二医院

宋　菲　上海市创面修复研究中心
　　　　上海市烧伤研究所

谈吉如　上海王正国创伤医学发展基金会

唐佳俊　上海交通大学医学院附属瑞金医院创面修复中心
　　　　上海市创面修复研究中心

田　鸣　上海市创面修复研究中心
　　　　上海市烧伤研究所

王春兰　上海交通大学医学院附属瑞金医院创面修复中心
　　　　上海市创面修复研究中心

王志勇　上海交通大学医学院附属瑞金医院烧伤整形科

吴敏洁　上海交通大学医学院附属瑞金医院创面修复中心
　　　　上海市创面修复研究中心

奚九一　上海市中西医结合医院

谢　挺　上海交通大学医学院附属第九人民医院急诊科

徐　欣　复旦大学附属中山医院血管外科

徐　岩　深圳普门科技股份有限公司

许樟荣　战略支援部队特色医学中心（原解放军第306医院）全军糖尿病诊治中心

俞光荣　同济大学附属同济医院足踝外科

张家平　陆军军医大学第一附属医院（重庆西南医院）整形外科

赵　诚　上海市中西医结合医院

序

  我和陆树良教授相熟始于20世纪90年代后期，当时他已是国内烧伤外科领域小有名气的专家，在我牵头的国家"973"项目"严重创伤早期全身性损害与组织修复的基础研究"中担任子课题负责人，承担创面愈合失控的子课题研究。由于工作的原因，我们常常有机会就宏观和微观的科学问题交换意见。当时，我国每年烧伤、交通伤的发生率仍居高不下，慢性创面的发生率已经出现不断升高的趋势，因此，在我们这些同道中，逐步形成了这样一个共识，那就是在不远的将来，慢性创面将成为我国面临的重大挑战，这也是我们所从事的创伤修复研究的意义所在。

  一转眼20年过去了。正如我们当初预判的那样，全身及局部疾病代替了各种伤害事件，成为我国慢性创面发生的头号原因。国内创面修复的工作重点也由以往单一的基础研究向研究与学科建设并重的格局转变。在这个过程中，陆树良教授团队逐渐成为国内创面修复领域的优秀团队之一，特别是在学科建设方面，取得了令人钦佩的成绩。让我印象深刻的是，陆树良教授通过对创面疾病诊疗规律及现状的分析，建立了以大医院创面修复专科为中心、以双向转诊机制联动社区卫生服务中心的构架，并应用现代数字通讯技术实施远程医疗保障。这项工作创立了国内创面疾病诊疗模式，同时创新性地利用先进科技来保障和管理这一模式，不仅得到了国内专家的赞许，也得到了国外同行的认可。陆树良教授团队获得的国际基金项目便是国际认同的表现之一。

  陆树良教授团队承担了多项以创面修复专科建设为目标的国家行动计划项目以及国际基金会专门资助中国社区创面处理的培训和教育项目。同时，在中国医师协会、中华医学会创伤学分会的推动下，我国创面治疗师和创面修复专职医师培训工作已经展开。这本教程涉及创面修复的多个方面，包括创面愈合的基本理论、各类创面处理的基本方法和临床路径、创面数据库、创面修复专职医师和创面治疗师职责等。与一般专著有所不同，本书强调了创面处理的实用性，用大量图文，清晰地介绍了创面处理的流程和方法。相信这本书对我国创面修复专科建设,以及从事创面修复的专职医护技人员的工作,能够提供较大的帮助。

除了付小兵院士和陆树良教授外,许多年轻一代的医生也加入了本书的编写工作。他们不仅在临床和研究领域做了许多工作,而且在学科建设方面有自己的思考,这一点也体现在本书的内容中。作为一个从事创伤医学工作多年的老同志,我由衷地感到欣慰!特此作序,以表慰藉之情。

王正国

2019年6月

前言

近20年来，我国人群疾病谱发生了显著的变化，其中之一就是创面疾病的高发，特别是由糖尿病、动静脉疾病以及其他各种老龄化相关疾病引起的慢性创面。创面疾病不仅严重危害着患者的健康，而且带来沉重的医疗负担。创面疾病病因复杂、病程迁延，而传统就医模式下患者治疗依从性较差，这已经成为当前医疗工作的巨大挑战。20年前，我国大型综合性医院中还没有针对创面诊疗的专门临床科室，患者就医不便；不仅如此，医学院本科教育中也没有系统的创面处理教学内容，医务工作者对创面愈合的理论知识储备及临床认识还有待提高。

自1992年起，通过参与国家自然科学基金重大项目、国家重点基础研究发展计划（973计划）项目等一系列重大研究项目，我们有机会在创面愈合基础研究领域进行了不断探索，不仅提高了理论认识，而且成就了一支兼具临床背景和科研素养的团队。在此基础上，我们倡议并在国内多家大型综合性医院、区域性医院甚至基层医疗卫生机构建立了创面修复科。

有了学科团队和临床科室，并不代表患者的创面能够得到完美治疗，因为创面修复是一个新兴学科，对于一些慢性创面的治疗我们还需要探索更有效的治疗方法；在外科原则的大框架下我们尚需要完善更多的细则和内涵。本书汇集了20余年来我国在创面修复基础研究领域的成果和临床实践所获得的经验总结，是一部对医学本科教育中未能详述的慢性创面诊疗内容进行补充的教材。因此，我们编撰的这部教材适用于从事创面修复工作的医、护、技工作者，着眼于创面处理的基本知识，突出实用性和可操作性。目的是希望能够提高从事创面修复工作的医、护、技工作者常规处理和诊断创面疾病的能力，以规范创面修复的诊疗行为。

参与本书编撰的除了我国著名的资深创面修复专家，还有该领域年轻的医务工作者。我们的年轻医生虽然年资不高，但都以强烈的敬业精神，投身于我国创面修复学科的建设。他们通过自己辛勤的努力，参与了创面愈合基础理论探索、临床实践、临床规范制订等许多工作。他们都是我国创面修复专科的创建者。

在本书完稿之际,我想起了我的导师、已故的史济湘教授,是他把我引入了创面修复研究的科学殿堂。如今,他的第三代学生正在成长,也参与了本书的编撰。我希望能够和全国的同道一起,带领年轻一代,用我们的努力工作和业绩回报史教授!

此书在编撰过程中得到了我国创伤医学的主要创始人王正国院士、我国创面修复领域的领军人付小兵院士的关心和支持。感谢王正国院士亲自为此书作序,感谢付小兵院士担任本书的名誉主编,以激励有志于创面修复事业的年轻同仁,在此谨表敬意!

陆树良

2019年6月

目录

第二篇·创面分类

第三篇·创面相关诊断及治疗技术

第四篇 · 创面修复专科建设

261

第一篇

总论

第一章
概述

第一节 · 中国体表慢性难愈合创面流行病学研究

体表慢性难愈合创面（俗称溃疡），也叫慢性伤口或慢性创面，可以由很多原因形成。国际创伤愈合学会对于慢性伤口的定义为：无法通过正常有序而及时的修复过程达到解剖和功能上完整状态的伤口，常常是二期愈合的伤口。临床上多指各种原因形成的、经1个月以上治疗未能愈合也无愈合倾向的创面。伤口的愈合取决于伤口大小、病因、个体一般情况等多种因素。慢性创面多发生于糖尿病、创伤、静脉曲张、血管硬化、截瘫、长期卧床等严重慢性和急性损伤的患者，其治疗费用非常昂贵，全球用于伤口护理的费用每年高达130亿～150亿美元。随着人口老龄化进程加快，这个数字也将有所增加。体表慢性难愈合创面具有发病机制复杂、病程长、涉及学科多、治疗难度大以及治疗费用高等特点。

一、体表慢性难愈合创面的主要病因学变化

1998年付小兵等首次完成了中国体表慢性难愈合创面流行病学研究，通过调查不同地区15家医院的3万余例患者发现：体表慢性难愈合创面占外科住院患者的1.5%～3%，发生原因主要为创伤感染（67.48%）、压迫性溃疡（9.2%）、静脉性溃疡（6.54%）、糖尿病溃疡（4.91%）和其他因素（11.86%）（图1-1）。在发生人群方面，由创伤所致的体表慢性难愈合创面以20～50岁的中青年为主，糖尿病、压迫性和静脉性溃疡所致者以60岁以上的老年人为主。

该研究不仅对中国体表慢性难愈合创面的预防

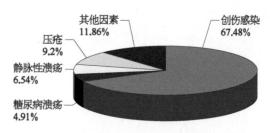

图1-1　慢性难愈合创面发生的主要病因（1998年）

和治疗意义重大，而且对其他发展中国家的同类研究也有很好的指导作用。经过10年的发展，中国无论从经济、社会结构，还是人口构成上都发生了一系列巨大变化，疾病谱随着人们生活水平的提高和生活模式的改变发生了相应的改变，由此也必将影响与人口老龄化高度相关的体表慢性难愈合创面的发病率。为此，在2008年，我们在充分考虑地域代表性的前提下，在全国范围内选择了17家三级甲等医院，完成了一项更具代表性的横断性、回顾性流行病学研究。通过研究发现，体表慢性难愈合创面患者占总住院患者的1.7‰，糖尿病、压迫性溃疡等老年疾病相关并发症已经成为造成体表慢性难愈合创面的主要原因，其中糖尿病足由1998年的不足5%上升为35%，而创伤、烧伤加上感染导致的创面则由1998年的67.48%下降为28%左右（图1-2）。欧美等发达国家对于慢性难愈合创面的研究起步较早，其创面主要形成原因为糖尿病足、压迫性溃疡及下肢静脉性溃疡，表明目前中国体表慢性难愈合创面的发病特点与西方发达国家是一致的。在此项研究中发现，超过1/3的慢性难愈合创面是由糖尿病造成的，

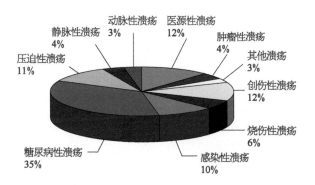

图1-2　慢性难愈合创面发生的主要病因（2008年）

特别是在40～60岁和60～80岁两个年龄段，分别占29.4%和49.0%。

　　近来的一项来自英国和美国的研究表明，糖尿病溃疡已成为一个巨大的健康问题，95%的糖尿病患者存在很高的下肢并发症如糖尿病足的风险。这提示我们，对存在足溃疡风险的糖尿病患者应加强早期发现、早期教育和预防，积极给予干预措施以避免出现截肢甚至死亡。这个结果也从另一个方面反映出我国糖尿病患者群的快速增长。多项全国和地区性研究均表明糖尿病已成为一个巨大的公共卫生问题，在中国已成为严重的社会、经济负担（图1-3）。根据最新研究，中国有超过9 000万的成年人患有糖尿病，还有将近1.5亿人有可能成为糖尿病患者，这意味着每10个中国人里就会有1个糖尿病患者（10%）。国外资料显示，约15%的糖尿病患者在其一生中会发生足溃疡，如果照此推测，那么中国将会出现超过1 000万的糖尿病足患者。根据《2008中国卫生统计年鉴》，各种原因所致创伤的发病率10年间没有明显

的变化。我们由此可以理解糖尿病已经代替创伤成为造成体表慢性难愈合创面的首要原因，这提示我们加快对糖尿病足防治的研究。研究还发现体表慢性难愈合创面患者年龄的分布有了明显的改变，10年前（1998年）患者平均年龄为36岁，现在平均年龄58岁，整整增加22岁。现在高龄患者明显占据了较大的比例，最高发病年龄段为40～60岁和60～80岁（图1-4），退休人员成为主要的患者群；一项全美关于压迫性溃疡的调查研究发现，73%的此类患者为在65岁以上的老人，这显示我国的发病特点同发达国家的报道一致。体表慢性难愈合创面的发病呈现老龄化趋势，这些变化与近来中国人口老龄化有关。来自国家统计局的第5次全国人口普查资料显示，中国已经成为世界上老年人口最多的国家。2005年，中国人口总数达到13.07亿，其中近1亿为65岁以上老人。到2020年，预计超过23%的城市人口年龄会超过65岁，这将对中国医疗和社会保障体系造成巨大的挑战。这提示我们，健康生活方式及糖尿病等老年相关疾病的防治有利于降低慢性创面的发病率。

二、体表慢性难愈合创面病原微生物学特征

　　造成体表慢性难愈合创面延期愈合甚至不愈合的诸多因素中，一个重要因素就是创面的微生物负荷。由于此类创面存在时间较长，合并患者高龄、免疫功能低下或抑制等原因，存在使病原微生物易于定植的微环境，造成创面常常存在数量巨大且种类

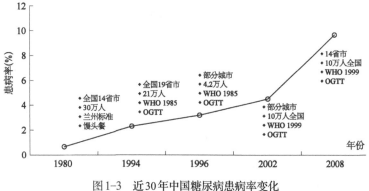

图1-3　近30年中国糖尿病患病率变化

2008年：在20岁以上的成人中，年龄标化的糖尿病的患病率为9.7%，而糖尿病前期的比例更高达15.5%，相当于每四个成年人中就有一个高血糖状态者，60.7%的糖尿病患者未被诊断。糖尿病患者总数达9 240万人，其中农村4 310万人，城市4 930万人左右。[解放军第306医院全军糖尿病中心陆祖谦博士总结。资料来源：全国糖尿病研究协作组调查研究组.中华内科杂志，1981，20（11）：678-683；李立明等.中华流行病学杂志，2005，26（7）：478-484；XR Pan, et al. Diabetes Care, 1997, 20（11）: 1664-1669; Yang W Y, et al. N Eng J Med, 2010, 362（25）: 2425.]

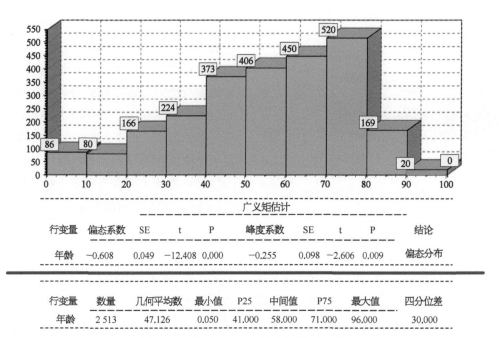

行变量	偏态系数	SE	t	P	峰度系数	SE	t	P	结论
年龄	−0.608	0.049	−12.408	0.000	−0.255	0.098	−2.606	0.009	偏态分布

行变量	数量	几何平均数	最小值	P25	中间值	P75	最大值	四分位差
年龄	2 513	47.126	0.050	41.000	58.000	71.000	96.000	30.000

图1-4 体表慢性难愈合创面发病年龄分布

繁多的病原微生物。此外，此类创面有大量渗出、坏死组织、焦痂，并有较大面积的暴露，有的还有深部感染间隙和窦道，这就形成适合多种微生物(包括需氧菌、厌氧菌、真菌)生长的创面微环境。我们通过对1 488 201例病例进行研究，发现符合标准的2 513例体表慢性难愈合创面患者中，1 853例无病原微生物记录(分析原因一是没有做检查，二是检查了没有记录)，660例患者有记录可进行分析，其中144例显示培养结果为阴性，4例无法进行分类。研究发现只有大约1/3的体表慢性难愈合创面患者进行了细菌培养检查，而相对于本研究中高达77.8%的使用抗生素治疗的患者，进行细菌培养检查的患者明显偏少，这提示在临床中应重视并加强创面的细菌培养

以及规范抗生素的使用。对660例阳性病例分析发现(图1-5)，革兰阴性杆菌36种，347株；革兰阳性球菌17种，265株；革兰阳性杆菌5种，7株；革兰阴性球菌1种，4株；真菌7种，42株；共计可分类阳性记录66种，665株。金黄色葡萄球菌(不含耐甲氧西林金黄色葡萄球菌)是最常见致病菌，其次为铜绿假单胞菌、大肠埃希菌、凝固酶阴性葡萄球菌(图1-6)；革兰阳性杆菌、革兰阴性球菌少见；白念珠菌为最常见真菌。本研究中有473例创面细菌培养检测到1种细菌，有55例创面细菌培养检测到2种细菌，检测到3种细菌的有12例，4种细菌的有5例，5种细菌的有2例。其中，单种致病菌感染是最常见的。提示我们对创面病原微生物抗感染治疗时，重要的是

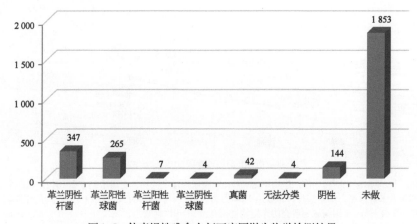

图1-5 体表慢性难愈合创面病原微生物学检测结果

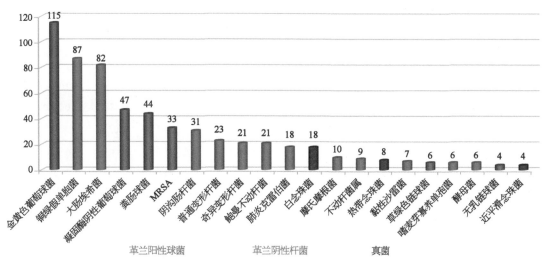

图1-6　体表慢性难愈合创面阳性检测结果前20位的病原微生物

提高创面细菌培养率,给予针对性强的抗生素或其他方式治疗,避免抗生素的联用,以降低抗生素滥用造成的细菌耐药性。深入分析可以看出,体表慢性难愈合创面感染病原微生物种类繁多、特征复杂,目前在创面治疗中对病原微生物的检测还存在不足,抗感染治疗过程中应加强并重视对创面的细菌培养,为临床合理选择抗生素及避免抗生素的联用及滥用、降低抗生素滥用造成的耐药性以及抗生素过度使用而导致的医药费用的额外增加提供科学的依据。

三、体表慢性难愈合创面卫生经济学特点

医疗花费在一个国家的卫生经济领域是一个重要的影响因素,在一定程度上对于慢性难愈合创面患者的治疗和预后起着决定性作用。通过对比研究发现,虽然近10年自费比例明显下降(58.9%,42.3%),患者个人治疗负担有所减轻,但相对于《全国卫生事业发展统计公报》中公布的8.9日(2007年)和8.6日(2008年),本研究中体表慢性难愈合创面平均住院日为21日(中位数;$P25$, $P75$: 12, 40),增加了长达13日的住院日。男性因糖尿病造成的慢性难愈合创面的住院日最长(中位时长为31日;$P25$, $P75$: 19, 52.3)($P<0.01$)。每名患者的平均花费为12 227元人民币($1 798.1)(中位数;$P25$,$P75$: 6 801.7, 26 794.4);而我国城乡居民次均住院医疗费用4 123元[中位数为1 600元,其中城市7 606元(中位数为3 375元)、农村2 649元(中位数为1 100元)],每次住院的间接费用(主要包括交通、陪护等费用)平均为360元(其中城市514元,农村294元),全国人均卫生费用为854.4元/人(2007年)和984元/人(2008年),由此可以看到,体表慢性难愈合创面造成了沉重的卫生经济负担(表1-1)。令人遗憾的是截至出院日,却只有53.5%的患者创面达到完全愈合,这充分说明了此类疾病处理的复杂性、困难性。另外对医疗费用的分布进行分析发现:换药、敷料和护理等与创面治疗相关的花费极其有限,护理费用只有4%,药物费用占到总体费用的38%。医疗费用分布的不均衡性、不合理性可能与国家相关政策有关,需要及时进行合理地、适合此类疾病临床特点的调整,才能有效地提高治愈率。

通过上述研究可以发现,随着中国社会和经济的快速发展、人口老龄化程度的加重、生活方式的改变与之伴随的疾病谱的改变,糖尿病在中国已成为造成体表慢性难愈合创面的首要原因。体表慢性难愈合创面治疗困难、花费巨大、严重占用医疗资源,已经成为社会和家庭的重要负担。老年人群中慢性创面的发病率呈现上升趋势,这些特征变化已同发达国家的状况趋向一致。患者高龄及糖尿病基础疾病的存在,使得对于这些创面的处理显得尤为困难。相对于发达国家,中国巨大的老年人口意味着医疗服务和社会经济都面临着一个更为严峻的

表1-1　不同病因体表慢性难愈合创面的卫生经济学特点

观察指标	病因	糖尿病	创伤	压迫	医源性	感染性	静脉性	动脉性	其他	合计
男，中位数($P25$, $P75$)	平均住院日（日）	31	30	29.5	21	24	15	23	19	23
		(19,52.3)	(17,52)	(19,55.5)	(12,35)	(15.5,41.5)	(9,26)	(11,33.5)	(10.3,29.5)	(13,42)
	平均住院费（RMB）	17 181.67	13 689.1	17 755.1	10 444.0	10 139.2	8 694.1	18 052.1	11 837.9	13 308.2
		(9 064.8, 34 219.1)	(7 671.4, 33 067.3)	(8 892.7, 41 064.8)	(5 234.4, 18 962.4)	(5 517.2, 16 087.4)	(5 391.3, 11 901.5)	(9 830.0, 41 138.3)	(6 374.3, 22 863.3)	(7 136.4, 29 870.1)
	平均愈合时间（日）	76	80	106	113	88.5	112	96	80	81
		(45,163)	(45,176)	(53,383)	(60,259)	(47,234.8)	(53,601.5)	(62.5,156)	(53.5,389)	(46,208.8)
女，中位数($P25$, $P75$)	平均住院日（日）	27.5	27.5	18	19	23	18	23	17	20
		(17.8,50)	(16,48.3)	(9.8,30)	(12,29)	(12,44)	(12,24)	(11,37)	(9,23)	(12,35)
	平均住院费（RMB）	14 068.6	13 870.6	9 839.7	8 575.0	8 411.1	9 938.9	11 602.9	10 987.2	10 942.6
		(8 391.0, 26 669.0)	(6 757.3, 25 191.6)	(4 975.0, 20 804.2)	(4 931.3, 17 223.9)	(5 330.9, 13 633.6)	(6 912.8, 13 875.1)	(9 168.0, 20 286.3)	(5 395.2, 23 139.3)	(6 052.4, 22 078.1)
	平均愈合时间（日）	117	71	76	132.5	70	205	67	220.5	89
		(69,195)	(43,160)	(40,186.5)	(61.8, 329.8)	(44,111)	(67,493.5)	(52.5, 79.3)	(87.5, 464.5)	(46,208)

挑战。国家需要制订慢性创面的早期预防、早期发现和早期治疗的整体计划来应对，并进一步改进全民医疗保障系统，通过防治老年相关性疾病，有效降低体表慢性难愈合创面的发病率。在治疗过程中，有必要进一步加强新技术的应用来促进愈合率的提高，这需要医疗政策的调整来支持。

第二节·创面治疗中心的建设

创面治疗中心的建设既是顺应我国疾病谱变化的需要，也是社会发展的迫切要求。21世纪初，中华医学会创伤学分会组织修复专业委员会（组）的几位主要成员讨论了在中国建立创面治疗中心的可能性。2005年以来，提出了建设规范化和具有示范意义的创面治疗中心的具体设想，2009年又在《中华创伤杂志》撰写论文，进一步呼吁尽快成立具有示范意义的创面治疗中心。到目前为止，国内创面治疗中心的建设已经有了长足的发展，并且在学科建设、人才培养、患者治疗以及社会经济效益等多个方面取得了比较好的成绩。近年来，许多单位有关创面治疗中心建设的报告在期刊发表，均是他们在创面治疗中心建设具体实践中经验体会的总结，值得我们学习、参考和借鉴。

创面治疗中心的建设首先要解放思想，打破禁锢。从疾病发展的变化来看，随着社会经济的发展以及人民医疗保健水平的日益提高，一些过去严重危害人民生命健康的疾病目前得到了有效的防控，其发生率呈下降趋势。相反，过去一些比较少见或不为人们所关注的疾病或并发症的发生率却呈逐年增多的趋势，治疗需求很大，比如由各种损伤和疾病引起的慢性难愈合创面等。由于这些创面分散在创伤科、烧伤科、骨科、普外科以及内分泌科等多个学科，以往常处于多学科交叉以及各学科似管非管状态，既影响创面本身的治疗，也使有些科室看不见治疗的需求从而丢失大量的患者。因此，需要有这么一个创面治疗的专门科室来管理和规范化治疗这些患者，而创面治疗中心的建设则需要在一定程度上打破学科和科室之间的界线。从已经建成的几个创面治疗示范中心来看，有的是由以往的烧伤科扩展功能而来，如浙江大学医学院附属第二医院、空军军医大学西京医院以及原兰州军区总医院的创面治疗中心；有的是根据需要新建的综合性的专门治疗中心，如在肖玉瑞、陆树良、谢挺团队带领下在上海交通大学医学院附属第九人民医院建立的创面修复专科和社区医疗联动的模式；有的是以专科医师为中心规范诊疗的多学科合作模式，如浙江大学医学院附属第二医院的创面治疗中心。根据运行的结果来看，这些中心都得到了很好的发展。如原兰州军区总医院建立的创面治疗中心，他们突破传统的学科界线，把原来的烧伤整形科扩展为烧伤整形与创面治疗一体化中心，中心依托烧伤整形科强大的技术、设备和人才优势，建成仅一年，其门诊量、门诊换药人数、门诊收入、住院患者数和手术量分别增加了330%、569%、325%、161%和173%，显著提高了患者的满意度、床位使用率和创面治疗水平，中心建设成效十分显著。

创面治疗中心的建设应当体现多学科、多专业人才和技术的有机融合。如前所述，慢性创面发生的复杂性和难治性，涉及内科、外科和皮肤科等多个领域，病因学也包括创伤、烧伤、老年性疾病、内分泌代谢疾病以及感染等，使得其诊断和治疗面临着许多新的问题和挑战。因此，过去单一学科的专业知识和单一的技术往往具有局限性，很难满足这种复杂创面治疗对多学科知识的需求。因此，这就要求创面治疗中心医护人员的构成应当是多学科和多专业人才的结合，或者从事创面治疗的医护人员应当具备多个相关领域的专业知识。如果人员紧张，也可以建立一种紧密的治疗联合体，在遇到疑难复杂的创面时可以随时采用多学科联合会诊的方式进行处理。只有这种多学科、多专业人才的参与，才有可能在第一时间对复杂创面做出准确的诊断且对患者提供及时而优质的服务。从浙江大学医学院附属第二医院的实践来看，他们建立了以医生为主导、护士积极参与以及多学科、多专业技术人才共同参与的创面治疗中心，在复杂难治性创面的防治中取得了很好效果。

创面治疗中心的建设还应当是现代先进技术转化应用于各种创面治疗的窗口。创面发生发展的复杂性和难治性也决定了创面治疗手段的多样性。近20余年来，创面愈合机制研究的深入和部分理论上的突破，使得很多高新技术应用于复杂创面的治疗成为可能。如现代先进敷料的产生，就是突破了传统敷料仅有隔离创面和防止创面再污染的传统功能，提出敷料也能主动促进创面修复的新理念而产生的。另外，基因工程类生长因子（国家一类新药）的研发和成功应用于创面治疗，使得人们主动干预和调控创面愈合的梦想成为可能。再比如，已经显示出使用红光治疗，对慢性创面显著的疗效。此外，负压治疗技术、高压氧治疗技术、传统医药等都在创面治疗中发挥了重要作用。因此，创面治疗中心的建设既要重视传统治疗技术（如清创术）的革新与发展，又需要大力采用最新的研究成果，并使其在创面治疗中得到快速的转化性应用，这将会对创面修复的速度和质量产生重要影响。这一点在空军军医大学西京医院创面治疗中心等单位都有很好的体现。有研究资料表明，采用综合性的治疗方法后，慢性创面的愈合率由传统的83%上升至93%，提高了10个百分点，效果非常显著。

此外，创面治疗中心的建设还应当使其成为国家创面治疗、临床转化性研究、培训、资源收集和信息交流的中心。我们国家幅员辽阔，地域之间的差别非常大，由此医疗保健水平也存在较大的差异。因此，如何把创面治疗中心先进的管理经验和特色治疗技术进行推广和应用，由此带动全国创面治疗水平的整体提高，显得尤为重要，这就需要在大城市和条件比较好的大医院建成创面治疗中心，成为当地创面治疗的示范、培训以及信息交流的中心。近年来，中华医学会创伤学分会组织修复专业委员会（组）一直在大力推行创面治疗示范中心建设的理念，早期分别在上海交通大学医学院附属第九人民医院、浙江大学医学院附属第二医院、空军军医大学西京医院以及原兰州军区总医院等初步建成近10个具有示范意义的创面治疗中心，并且取得了比较好的成效。2010年世界糖尿病基金会（WDF）和康乐保健康之路基金会（ATH）与中华医学会创伤学分会组织修复专业委员会（组）联合，由WDF和ATH共同出资 50 余万元美金在中国开展糖尿病足及其相关慢性难愈合创面防控的研究。其基本内容除了进行学术宣讲以外,更重要的是在国内建立具有示范意义且与国际接轨的创面治疗中心,总体目标是希望通过努力能在一定程度上降低糖尿病足等慢性创面的发生率和提高其治愈率。在项目完成后,全国各地建成了约 50 个创面治疗中心或专科。

近年来,中华医学会创伤学分会组织修复专业委员会(组)有关创面治疗中心建设的动议已经取得了初步的成效。在此基础上,中国医师协会创伤外科医师分会实施的"1239"行动计划,又进一步对推广创面治疗中心的建设经验起到了非常重要的作用。到目前为止,全国建成了 200 余个创面治疗中心。这些成效除了显著促进创面治疗中心本身学术、技术和学科的发展以外,更重要的是惠及了患者,满足了社会的需求。

当然,在创面治疗中心建设中还存在诸多困难和需要解决的难题,涉及体制、观念、学科代码、科室间利益以及收费等,有些问题的解决需要政府主管部门、医院等的通力合作来完成,而有一些学术和技术方面的问题,比如创面治疗指南的制订以及资格的准入等则需要同行专家的努力。

第三节·创面治疗中的转化医学:部分成果的研发和转化应用与思考

创伤是一种古老的疾病形式,而创面又贯穿于整个创伤治疗的始终,是创伤治疗的核心内容之一。经过几千年的发展,创面治疗的理论、技术和方法可以说已基本成形并逐步完善。但是近 20 余年来,随着对创伤发生机制的深入研究和相关领域高科技技术的应用,特别是一些创面治疗理论的突破,创面治疗的技术和方法又有了新的发展,许多新理论和新技术的转化应用,有力地促进了创面治疗的发展。

一、清创技术:从单一手术清创到多元化清除坏死组织

创面治疗的基础是清创术。传统的清创术主要是通过手术刀切除创面或伤道内肉眼可见的坏死组织,常常通过"4C"法(组织的颜色、紧张度、收缩性、出血)来判断组织损伤的程度和范围。但是由于人眼能力所限,一些复杂交错的创面以及伤道内部的坏死组织很难被外科医生发现和清除。因此,建立一些新的辅助方法帮助清创势在必行。近年来,初步建立起了光学识别法、电刺激法等判断坏死组织程度和范围的方法。而清创方法则增加了高压超声清创、蛋白酶学清创、水刀清创以及蝇蛆疗法生物清创等。超声清创是利用超声波的"空化效应",在不损害正常组织的前提下有效去除异物、细菌、真菌、坏死组织,促进正常组织生长,从而加快创面愈合。研究发现,超声波清创机能更有效减少慢性创面患者伤口细菌菌落数量,其具有的高压脉冲冲洗功能,可以对伤口和创面进行高压脉冲冲洗,更好地清除创面深层的细菌,可以将超过 90% 的电能转换为特定频率的超声波,通过手柄刀头使能有效清除和杀死深层细菌的超声波产生"空化效应",作用于患处。蝇蛆疗法属于生物治疗范畴,即利用自然界存在生物的机械作用及其分泌物、提取物进行医学治疗。蝇蛆疗法主要是利用丝光绿蝇幼虫(蛆)以腐败组织为食物而对有血运的活体组织却无任何损伤的特性,将无菌蝇蛆用于顽固性溃疡、感染严重的肢体、耐药微生物感染的创面从而起到治疗作用的一种生物疗法。其可能的作用机制如下。① 促进创面渗出:创面上蝇蛆的蠕动不断刺激创面产生浆液性渗出,创面定植的细菌被不断产生的渗出液机械冲洗,并由吸水性敷料吸附,在更换敷料的同时创面细菌随之被清除。② 物理治疗:蝇蛆蠕动的机械作用刺激成纤维细胞产生胶原和纤维蛋白沉积,加速肉芽组织的生成。健康肉芽组织的生成对减少瘢痕组织形成、提高创面愈合质量起重要作用。蝇蛆疗法可促进皮肤肉芽组织的生成,进而加快创面愈合速度、减少瘢痕组织的增生。③ 化学疗法:蝇蛆

产生的胶原酶、胰蛋白酶、糜蛋白酶能将坏死组织分解，然后进行消化。④ 蝇蛆分泌液：研究表明，蝇蛆的分泌液能够破坏不健康或异常组织，而对健康组织无损伤，它们的分泌液对金黄色葡萄球菌和铜绿假单胞菌均具有一定的抗菌作用。蝇蛆分泌碱性物质，通过改变创面酸碱度抑制创面细菌的滋生。

这些方法的应用都来自清创理论的突破，既比较精准彻底地清除坏死组织，又最大限度保留正常组织；既达到医学清创的目的，又满足患者心理的需求等。

二、蛋白质工程技术：从实验室研究 走向临床治疗

创面治疗除了采用传统的手术、药物以及其他辅助方法外，如何基于组织修复是可以调控和加速的概念，主动调动机体修复创伤以及为创面治疗提供适宜的内环境，显得尤为重要。传统的创面治疗是在手术之后通过纱布等敷料覆盖创面而等待创面愈合，一方面时间较长，另一方面创面长期存在为细菌感染等提供了机会。此外，频繁的更换敷料既增加患者的痛苦又增加了医护人员的劳动。20世纪90年代促进创面"主动"修复概念的提出，使得科学家去寻找那些能够主动参与细胞增殖与分化调控的蛋白质或多肽。一方面，研究发现多种蛋白质和多肽参与了组织修复细胞（表皮细胞、成纤维细胞、血管内皮细胞等）的增殖与分化调控，是"主动"促进创面修复的原动力和细胞学基础。另一方面，蛋白质工程技术的进步使得人们能够通过其获得大量调节细胞增殖分化的生长因子，从而使得人们加速和促进创伤修复的愿望成为可能。20世纪90年代以来，随着重组牛碱性成纤维细胞生长因子（bFGF）以及重组人表皮生长因子（EGF）等生长因子规模化生产，以浅Ⅱ度烧伤、深Ⅱ度烧伤和供皮区为代表的急性创面愈合时间较常规治疗缩短了2～4日，使长期不愈和难愈创面的愈合率从84%提高至94%，由此显著提高了整个创面治疗的水平。目前，生长因子治疗已经成为各种急性和慢性创面治疗的主要手段之一，并且经过20年的临床应用，还没有关于其明显

不良反应和副作用的报道。这是一个从临床需求出发，通过实验室研究，使科研与产业结合，最终转化为临床应用的典型案例。

三、先进敷料：从观念更新到创面 治疗新产品的研发和应用

传统的治疗思路认为，对比较大的开放创面，为了防止细菌的感染，应当采用干燥的方法进行治疗。20世纪60年代，英国科学家Winter通过动物实验证实，创面保持一定的潮湿度，不仅细菌的感染率没有明显增加，而且创面愈合的速度比对照组显著加快。这一发现改变了人们对创面愈合环境的基本认识。根据这一原理，人们在20世纪80年代开始生产以保湿敷料为代表的各种先进敷料（革命性敷料）。这一大类敷料的显著特点是能够为创面提供一个相对湿润和微酸的愈合环境，这个环境有利于坏死组织的溶解和多种与创面愈合有关生长因子的释放，同时又不明显增加细菌的感染率。此外，由于采用半透膜的形式，有利于创面与外部环境进行气体交换，同时患者使用这类敷料后，并不影响日常的工作和劳动，甚至不影响洗澡，且可以达到每周更换一次敷料的目的，节约了大量的人力和财力。临床应用证明，这些敷料的应用显著减轻了患者的痛苦，而且从总体上也节约了医疗成本，减少了劳动力的消耗。到目前为止，各种以保湿、抗菌、促进创面坏死组织溶解和损伤组织修复与再生的先进敷料应运而生，含银类敷料以及用其他新型材料制造的敷料，已经普遍应用于各种急性和慢性创面的治疗。创面治疗的敷料从单纯的以纱布覆盖创面，以"隔绝"创面与外界的联系，避免创面再次受到污染的传统理念，到以先进敷料促进创面"主动"修复和愈合，完全得益于创面治疗理论的提出和传统观念的突破，是转化医学的一个成功范例。

四、多学科协作：为复杂创面的治疗创造条件

传统的创面治疗往往分散在不同的科室，相互之间联系比较少。例如，涉及糖尿病足治疗的科室

可能包括内分泌科、糖尿病科、烧伤科、普通外科、骨科和血管外科等。但是对一个复杂的糖尿病足或者压迫性溃疡来说，这种单一科室的治疗非常局限，不能使患者得到满意的处理。糖尿病足涉及内分泌、皮肤、骨、神经和血管以及感染等多方面的问题，仅靠单一的科室来处理这种复杂的疾病往往显得力不从心。从20世纪90年代起，国际上已经逐渐认识到复杂的慢性难愈合创面是一种重要的疾病，应当对其开展专科治疗，以提高其治愈率。丹麦、英国和法国等相继建立了治疗复杂难愈合创面的治疗中心或专科病房。从21世纪初开始，我们国家的业内人员就一直在呼吁和倡导建立创面治疗专科，对各种复杂难治性创面进行专科治疗。可喜的是从2004年开始，浙江大学医学院附属第二医院、空军军医大学西京医院以及上海交通大学医学院附属第九人民医院等，分别将既往的烧伤治疗专科扩展为创面治疗中心或新建创面治疗专科，开展对复杂慢性创面专科治疗的实践。以上海交通大学医学院附属第九人民医院为例，针对慢性难愈合创面的治疗具有"大门诊"和"小病房"的特点，他们新建了创面治疗专科，并以此为基础开展了大医院创面治疗专科与社区医疗机构的单病种双向联动机制。这使许多慢性难愈合创面的患者在家门口的社区医疗机构就享受到了既便利又高质量的诊疗服务，同时又不用跨地域长途跋涉去大医院排队候诊以及长时间等床治疗。另外相关的诊疗费用也明显下降（基层医院通常"清创+换药"费用为24～30元，而三甲医院"清创+换药"费用则为40～160元）。与此同时，对大医院而言，一方面积累了部分固定的患者来源，同时也解决了这部分慢性难愈合创面患者以往长期住院和压床的难题，提高了医院的床位周转率和使用率，社会效益和经济效益明显提高（由于收住入院的都是手术患者，而手术完毕后就转回社区医疗机构，因此，平均住院天数为14日，药占比16%，其住院时间比采用双向联动前明显缩短）。该系统建成8个月内，通过视频指导社区医疗机构对125例复杂创面进行治疗，治愈率达94.4%。

总之，在创伤医学中，创面治疗应该是基础理论创新转化到临床应用比较成功的领域之一。回顾这些成功的案例，可以看到几乎所有的创新都来自临床治疗的需求、治疗中面临的难题或更高的治疗需求。同时，由于新的治疗技术涉及多个领域，多学科的协作是成果成功转化应用与否的重要途径。许多转化应用的成果都经过了临床的反复验证与评估，其先进性、可靠性和实用性得到了证明。各方面利益的平衡也是影响和制约成果应用与转化的瓶颈，应当给予高度的重视。

（付小兵）

第二章
创面愈合的基本理论

一、创面修复的概念

创面是机体正常皮肤组织在外界致伤因子如外科手术、外力、热、电流、化学物质、低温,以及机体内在因素如局部血液供应障碍等作用下所发生的皮肤损害,常伴有皮肤完整性的破坏以及一定量正常组织的丢失,同时皮肤的正常功能受损。

根据创面的愈合时间,分为急性创面和慢性创面。有关急性/慢性创面的定义尚未有统一的标准。一般认为急性创面指自创面形成2个星期内的所有创面。之后,由于某些不利的影响因素如感染、异物等导致创面愈合过程受阻,愈合过程部分或完全停止,使创面愈合时间超过2个星期,这时的创面称为慢性创面。由此可见,所有慢性创面都是由急性创面发展而来。常见的急性创面有:手术切口(surgical incision)、皮肤擦伤(abrasion)、烧伤(burn)、供皮区(donor site)。常见的慢性创面有:压疮(pressure sore)、下肢血管性(动脉性/静脉性)溃疡(leg ulcer)、糖尿病足(diabetic foot)以及其他难愈合创面。创面一旦形成,机体就会迅速做出反应,启动愈合过程进行修复。然而不同的创面具有不同的特点,其愈合过程也有差异,这就导致了创面愈合的不同方式。

根据创面损伤的深度,可将创面分为三种:① Ⅰ类创面——表皮性损伤,损伤仅限于皮肤的表皮层,表现为表皮剥脱。当创面较小时,其愈合是通过基底细胞的分裂、增生和分化后向上移行而实现的;如创面较大,则愈合是从创周健存的基底细胞开始分裂、增殖来启动愈合过程的。通常于伤后2～4日即可完全恢复其原有的结构和功能,故这类创面的愈合也相应地简单。② Ⅱ类创面——真皮性损伤,损伤较深,达真皮层甚至皮下组织。③ Ⅲ类创面——全层性损伤,损伤深达筋膜、肌腱或肌层,常伴随着血管、神经甚至骨骼的断裂。

二、创面治疗的过去和现在

人类社会的发展史是一部长期与自然环境做艰苦斗争的历史,在各种生活、生产实践中,人们随时有可能发生创伤。有创伤就必定伴有创面及创面的修复,于是,创面发生和创面修复这两个过程就始终伴随着人类社会的发展。创面的发展史甚至可以追溯到从灵长类经漫长的演化逐渐进入人类文明早期,再经历古代、中世纪和文艺复兴时期,直到近现代。

公元前3000年,埃及人用蜜、油脂和葡萄酒加巫术治疗创面。公元前460～370年希波克拉底提出了伤口初期与延期缝合的原则、化脓伤口引流的概念。约公元1、2世纪,蔡利斯首先对出血提出了血管结扎术,并在创伤治疗中用铝质引流管进行引流;同时期的解剖学先驱盖伦对伤口的认识却存在错误的观点,他认为伤口只有经过化脓才能愈合,于是致力于寻找和采用致伤口化脓的药物和方法来治疗创面。随着罗马帝国的衰亡,到了中世纪,在宗教势力的影响下,创面愈合理论和治疗的创新都停滞不前。文艺复兴后解剖学的发展促进了人们对生理学的研究。而17世纪的生理学,18世纪的病理解剖学,19世纪的细胞学、细菌学等基础研究对当时创伤外科的临床治疗起到了不可估量的影响。特别是荷兰人安东尼·列文虎克(1632—1723)制成了世界上最早的可放大近300倍的金属显微镜,将人类对生物的研究由宏观带入了微观领域。

20世纪的第三次科技革命使现代科技的发展出现了两种趋势:一方面学科越来越多,分工越来越细,研究越来越深入;另一方面,学科之间的联系越来越密切,相互渗透的程度越来越深,科学研究朝着综合性方向发展。这在医学及创面修复的发展方面也不例外。

在这个时期,一些关于创面修复的传统观念被打破。人们对创面的认识有了进一步的发展,如:认识到清创后伤口要对齐靠拢、肉芽生长和植皮对伤口愈合的作用、创面的湿润环境更加有利于创面的愈合;灭菌术和无菌术以及各类消毒剂诞生;从组织学上认识到创面愈合是一个自然的生理过程。1986年,随着斯坦利·科恩和丽塔·莱维·蒙塔尔奇尼因研究生长因子而获得诺贝尔生理学或医学奖,组织修复的研究进入到分子和基因水平,相关的研究发现,组织损伤、修复与再生的整个过程都是由多种生长因子参与和调控的,生长因子不仅参与了创面的炎症反应,而且还在肉芽组织形成、血管生长、再上皮化和组织重塑中发挥重要的作用。

三、创面愈合的基本概念

创面愈合是一个复杂而有序的生物学过程,是机体通过再生、修复等手段修补各种损伤造成的组织缺失,以恢复机体组织结构和功能完整性的过程。顺利完成愈合过程的基础是多种愈合相关的细胞生物学功能的正常发挥,其有赖于细胞、细胞外基质以及包括生长因子和细胞因子在内的可溶性介质之间复杂的相互作用。细胞、细胞外基质、生物活性介质间复杂的网络调控方式使愈合过程在时间和空间上具有高度有序、精细调控的特点。

除了烧伤、创伤等急性创面,各种原因导致的慢性创面日益多见。糖尿病、下肢静脉曲张导致的慢性难愈合创面,长期卧床者的压疮以及肿瘤放化疗造成的难愈合创面等,均为创面修复中的新问题。与急性创面不同,在机体疾病和病理改变基础上引起的皮肤组织完整性破坏,或由急性损伤演变成的慢性难愈合创面,其基础病理因素可对多个愈合环节、多种愈合相关细胞的生物学行为产生影响,表现为细胞功能发挥的不足和过度、生物学反应启动的延迟和消退的迟滞、各愈合因素间相互作用的紊乱等,使愈合失去在时间和空间上的有序调控特性,导致创面难愈合或不愈合。随着细胞生物学、分子生物学、生物工程技术的不断发展和新的实验手段的开发,对创面愈合机制的认识也在不断深化,研究方向也从单一细胞、单个因子、细胞外基质的结构和功能的基础上,向多个细胞、多种因子和细胞外基质之间复杂的相互作用拓展。计算机技术、生物信息技术的发展,使人们全面了解愈合的网络调控特性成为可能。了解创面愈合机制,有助于我们更为合理、有效地处理各种急、慢性创面。将创面愈合机制的研究成果向临床转化,开发有效的创面愈合调控药物或方法,也必将为改善创面的修复效果提供更科学的手段。随着创面处理技术的进步和组织工程技术的发展,创面修复将逐步步入再生医学的时代。

创面愈合的过程表现为机体调控下的高度有序性、完整性和网络性。创面愈合的过程包括炎症反应、细胞增殖、组织重塑三个阶段,也有学者认为在炎症反应期前还有一个出凝血期。愈合过程涉及多种细胞、细胞因子和细胞外基质等成分。整个愈合的阶段相互重叠,逐渐过渡,并无严格的时间转换节点。早期阶段通常启动、介导并促进后一阶段生物学事件的发生,而后一阶段也常常对前一阶段发挥正性或负性的调控作用。创面愈合是一个完整、连续、动态的过程。根据愈合的进程对其进行人为的分期,有助于对愈合的生理、病理特点的归纳总结和全面认识,并通过有针对性的干预措施,达到调控愈合过程的目的。无论创面愈合的哪个阶段,都离不开细胞、细胞因子和细胞外基质这三种成分的积极参与和相互的协调。它们通过相互作用构成了复杂的网络调控关系。

四、创面修复的三个阶段

(一)炎症反应期

一旦组织损伤,愈合的程序即启动,创面愈合的第一阶段为局部炎症反应,由多种炎症介质介导。炎症细胞和炎症介质引起的炎症反应不仅为清除坏死组织和异物所必须,而且同时启动和调控创面修复。此期在生理条件下为3～10日。

炎症反应期几乎与凝血阶段同时发生,可分为以中性粒细胞招募为特点的早期阶段和以单核细胞浸润、向巨噬细胞转化为特点的晚期阶段。中性粒细胞是最早进入创面的细胞,但为时短暂,伤后2日内创面组织中以中性粒细胞为主。中性粒细胞首先要游出血管,随之可被炎症介质、活化的补体片段、血小板活性代谢产物、细菌及其降解产物等多种成分活化,包括IL-1、TNF-α、IFN-β、C5a、PF4、血小板活化因子、LTB4、LPS等。活化的中性粒细胞表面$β_2$整合素家族成员CD11/CD18、L-选择素等黏附分子表达上调,通过与同时被上述炎症介质活化的血管内皮细胞表面的细胞间黏附分子(ICAM)、E-选择素、P-选择素等黏附分子结合,在血管内皮细胞表面滚动、聚集、黏附,进而跨膜迁移,在损伤部位IL-8、巨噬细胞炎症蛋白(MIP-2)等趋化因子的作用下迁移至损伤区域。

游出血管的中性粒细胞主要的作用为吞噬和降解创面细菌和创面坏死组织,准备适宜的再上皮化和肉芽组织形成的"创面床"。这一功能的发挥,有赖于中性粒细胞本身的结构特点。中性粒细胞含有初级颗粒、次级颗粒和三级颗粒三种颗粒成分。初级颗粒,又名嗜苯胺蓝颗粒,含有能消化多种生物活性物质的酶,包括弹性蛋白酶、组织蛋白酶G、溶菌酶和磷脂酶A2,可降解细菌的细胞壁和细胞膜。次级颗粒除含溶菌酶和磷脂酶A2外,还包括阳性蛋白、乳铁蛋白及抗Ⅳ型胶原的胶原酶。三级颗粒含组织蛋白酶、基质金属蛋白酶,后者可降解、变性胶原并消化、破坏基底膜成分。通过细胞膜表面Fc受体、补体受体,中性粒细胞可吸附、内吞经补体和免疫球蛋白调理的细菌,形成吞

噬体。经蛋白激酶途径在胞内Ca^{2+}信号参与下,引起多种胞内颗粒的释放,释出的酶类直接杀伤细菌。除了吞噬杀菌,中性粒细胞的氧杀菌机制在其杀灭外来致病微生物、清除损伤变性的细胞和组织中也发挥重要作用。此外,中性粒细胞也可合成、分泌包括纤溶酶原激活物、IL-1、IL-6、IL-8、TNF-α、前列腺素、白三烯在内的炎症介质,趋化中性粒细胞和巨噬细胞,放大炎症反应,其间中性粒细胞也参与对巨噬细胞表型转化的调控。中性粒细胞还可通过集落刺激因子(CSF)、PDGF和TGF-β等生长因子的分泌参与组织修复过程。中性粒细胞在创面出现与消退的时间与烧伤的深度有关:大鼠浅Ⅱ度烫伤后1日,创面中性粒细胞数量明显增多并达高峰,伤后3日开始逐渐减少;大鼠深Ⅱ度烫伤后30 min,中性粒细胞已出现CD11/CD18表达的高峰,伤后4 h,创面已见中性粒细胞浸润,伤后24～48 h内创面大量中性粒细胞浸润。控制中性粒细胞在创面出现和消退的机制虽未完全清楚,但可能与组织损伤的严重程度、创面其他炎症细胞生物学功能的发挥、创面感染等多种因素相关。

中性粒细胞不直接参与组织修复,仅在愈合的早期阶段,作为最早进入创面的炎症细胞,吞噬、溶解入侵的病原微生物,同时消除创面变性、坏死的自身组织,为组织修复和创面愈合奠定基础。中性粒细胞分泌的多种炎症介质,参与对后续炎症细胞和炎症反应的调控。中性粒细胞的适度活化和功能的适度发挥,是创面如期愈合的基础,但作为机体的一种非特异性免疫细胞,中性粒细胞"敌我不分"式的防卫机制,也不可避免地造成正常组织的损害,中性粒细胞介导的损伤可引起烧伤后组织的进行性损害,使创面加深,修复方式改变。严重烧伤后中性粒细胞大量激活、过度活化,使远离创面的器官亦可发生中性粒细胞广泛浸润,这与烧伤后ARDS、MODS等并发症的发生密切相关。组织器官损伤加重,全身情况恶化,将导致创面愈合延迟甚至难愈合。

除非创面感染因素持续存在,创面中性粒细胞一般在伤后1～3日逐渐坏死或凋亡,凋亡的中性粒细胞被在此时逐渐出现的巨噬细胞吞噬,而巨噬细

胞则在创面中持续存在直至愈合完成。巨噬细胞是创面愈合过程中最主要的炎症细胞，没有巨噬细胞的参与，创面愈合无法完成。巨噬细胞源于骨髓单核细胞，以单核细胞的形式存在于循环血流中，可被多种生长因子、细菌产物、促炎因子和趋化因子趋化，在其表面整合素 $\alpha_4\beta_1$ 和血管细胞黏附分子-1（VCAM-1）介导下穿过血管壁迁移至创面，并在此过程中逐渐完成其从单核细胞到巨噬细胞不同亚型的表型转化，发挥不同的生物学作用。

巨噬细胞的生物学功能主要为吞噬杀菌和参与组织修复。在无中性粒细胞或中性粒细胞功能不良的创面愈合过程中，中性粒细胞消除外来致病微生物和创面坏死组织的作用可被巨噬细胞替代。巨噬细胞的吞噬作用包括吸附、内吞和消化、破坏三个步骤。吞入异物颗粒后，巨噬细胞内吞噬体和溶酶体破裂，释放出酸性磷酸酶、溶菌酶等酶类；巨噬细胞内的一氧化氮合酶（NOS），可催化 L-精氨酸产生活性氮氧代谢产物，与这些酶一起破坏吞入的致病微生物和坏死组织细胞。巨噬细胞对中性粒细胞的吞噬是机体限制过度炎症反应的主要手段，IFN-γ、IL-1β、TNF-α、GM-CSF 等炎症介质可促进巨噬细胞对中性粒细胞的吞噬，促进炎症消退。

巨噬细胞通过分泌细胞因子、生长因子和蛋白酶，调控创面愈合中修复细胞的迁移、增殖和分化，以及愈合完成后的组织重塑。如巨噬细胞分泌的 TGF-α/β、bFGF、PDGF、VEGF 等，通过影响血管内皮细胞的增殖、迁移、分化，调控血管生成；TGF-β、EGF、bFGF 等参与对角质形成细胞功能的调节，影响再上皮化过程，而 TGF 超家族则与成纤维细胞功能密切相关，直接影响胶原等细胞外基质的生成和沉积。巨噬细胞分泌的胶原酶、基质金属蛋白酶，可降解细胞外基质成分，影响其转归，参与组织的重塑；巨噬细胞还可通过产生一氧化氮，参与对创面愈合过程的调节。

巨噬细胞的不同亚型在创面愈合中发挥着不同的作用。自循环迁移入创面的单核细胞或组织中居留的巨噬细胞，在创面微环境中可对免疫细胞、病原微生物、炎症介质等多种炎症和免疫刺激产生应答，分化为不同的巨噬细胞亚型。经典活化巨噬细胞，

又称M1型巨噬细胞；替代活化巨噬细胞，又称M2型巨噬细胞。根据M2型巨噬细胞的异质性亦有将其再细分为创面愈合（组织修复）巨噬细胞和调节巨噬细胞两个亚型的分类方法。各亚型巨噬细胞的诱导活化方式、炎症介质释放、吞噬功能等生物学特性不同。M1型巨噬细胞是宿主免疫防御反应的主要效应细胞，由 IFN-γ，TNF-α 等诱导活化，高表达诱导性一氧化氮合酶、细胞氮氧代谢产物杀灭病原微生物，分泌 IL-1、IL-6、IL-12 等促炎介质，扩大炎症反应。创面愈合巨噬细胞是创面愈合过程由炎症反应阶段向组织修复阶段转化的主要效应细胞。调节巨噬细胞上调抑炎介质 IL-10，下调促炎介质 IL-12，起到抑制炎症、免疫反应的作用，由免疫复合物、糖皮质激素、IL-10 等活化。

淋巴细胞在创面出现的时间较晚，是组织重塑阶段创面内主要的炎症细胞。选择性去除不同亚型淋巴细胞的小鼠，其愈合速度、胶原合成质量以及创面抗张力强度等均有明显不同，提示不同亚型淋巴细胞对创面愈合的影响不同。淋巴细胞可被 MCP-1、γ干扰素诱导蛋白10（IP-10）和单核因子等趋化因子趋化，其对愈合的作用主要是由其释放的淋巴因子介导，包括白细胞介素家族、干扰素、TNF 等细胞毒性因子等。尽管不同亚型淋巴细胞在创面愈合中的作用尚未完全探明，但一般认为 Th1 和 Th2 主要通过分泌不同的细胞因子、改变炎症介质格局、营造愈合局部的微环境以调控愈合，如：Th1 主要分泌 IFN-γ、IL-2 和 TNF-α，而 Th2 主要分泌 IL-4、IL-5、IL-10 和 IL-13，这些细胞因子表达的变化，影响血管内皮细胞和成纤维细胞的功能，从而影响胶原的沉积、肉芽组织的形成和创面重塑的过程。此外，T淋巴细胞也可通过细胞间的直接接触，影响其他细胞的功能，如T淋巴细胞可通过细胞表面 CD40L 与表达 CD40 的血小板、巨噬细胞以及角质形成细胞和成纤维细胞直接结合，改变上述细胞促炎介质的表达，从而影响炎症反应和组织修复过程。

肥大细胞是机体变态反应的主要效应细胞，其在创面愈合中的作用正在逐渐被认识并重视。正常皮肤组织中居留的肥大细胞，可在损伤后数小时内发生脱颗粒，释放组胺、5-羟色胺等炎性介质，参

与损伤早期对血管舒缩和血管通透性的调节。敲除肥大细胞的小鼠,中性粒细胞在创面出现的时间明显延迟,而巨噬细胞和淋巴细胞未见明显影响,提示肥大细胞参与对中性粒细胞的招募。肥大细胞还可分泌类胰蛋白酶、胃促胰酶等蛋白酶以及VEGF、FGF、TGF-β、TNF-α、IL-4,IL-8、IL-13、NGF等生长因子,诱导角质形成细胞、血管内皮细胞和成纤维细胞增殖,促进创面再上皮化和血管新生。增生性瘢痕组织中肥大细胞数量明显增加;肥大细胞释放的组胺、蛋白酶以及FGF-2和TGF-β等,促进成纤维细胞的增殖和胶原的分泌,参与细胞外基质的形成。提示肥大细胞可能与增生性瘢痕的形成有关。

凝血/炎症反应期是创面愈合的初期,该阶段细胞的生物学行为是急性损伤的进展、消除创面细菌及坏死组织、创面床的准备。同时,该阶段产生的多种细胞因子和生长因子,起到启动后续细胞增殖的作用。

本时期的治疗原则是:尽快去除坏死组织,清洁创面,为后期修复细胞功能的发挥创造条件。

(二) 细胞增殖期

角质形成细胞、成纤维细胞和血管内皮细胞是皮肤创面愈合过程中的三种主要修复细胞。在创面愈合过程中这三种细胞通过迁移、增殖和分化完成创面再上皮化、新生组织血管化和暂时的新的细胞外基质沉着,重建皮肤屏障功能。细胞的增殖期开始于伤后24～48 h,创面细胞开始增殖,该阶段包括肉芽组织的生长、血管增殖、胶原合成、伤口收缩以及再上皮化。这个过程在伤后1～4日出现,持续2～4周。

人类表皮有多层细胞,统称角质形成细胞,在静息状态下细胞侧面通过$\alpha_2\beta_1$和$\alpha_3\beta_1$互相连接,最下层的基底细胞通过整合素$\alpha_6\beta_1$与基底膜形成半桥粒相连,并与基底层粘连蛋白、缰蛋白(kalinin)连接。较大的缺损伤(如烧伤)后数小时创面再上皮化过程即启动。创面边缘和残存皮肤附件中的表皮细胞,在损伤刺激和局部炎症介质、生长因子作用下,发生表型改变,细胞内张力丝回缩、细胞

变平、整合素$\alpha_6\beta_4$等表达下调或消失,桥粒、半桥粒等细胞间连接结构消失,细胞内形成外周肌动蛋白丝,使细胞具备迁移、运动能力。迁移的角质形成细胞表达特定的整合素,可与相应的细胞外基质结合,介导角质形成细胞在新形成的细胞外基质上的黏附和迁移。

角质形成细胞的迁移分为单细胞迁移和集团性细胞迁移两种方式。单细胞迁移时细胞前段伸出板状伪足、丝状伪足等突触,借助其表面整合素与胶原、纤维连接蛋白等细胞外基质结合,继之细胞内肌动球蛋白等骨架蛋白收缩,牵拉细胞尾端使细胞整体向前移动。角质形成细胞可分泌基质金属蛋白酶、纤溶酶原和纤溶酶等酶类,降解周围基质,为迁移"清道"。培养的单个角质形成细胞的迁移呈缓慢平移、快速多向运动和漂移等方式。集团性细胞迁移时,细胞通过细胞间的黏附连接、紧密连接以及桥粒等方式集合成团,牵引细胞向前的动力主要来自细胞团前缘细胞与细胞外基质结合和随后骨架蛋白收缩产生的牵拉力,而细胞间的缝隙连接和紧密连接保证了迁移信号在细胞间的高速传递,使细胞以片状、线状、管状等集团形态整体同步移动。集团性细胞迁移分为滑动和蛙跳(leapfrog)两种方式。滑动方式是指创伤边缘的基底细胞带动其后侧与上面的细胞一起向前移动。蛙跳方式,指创缘细胞黏附于底物,而其后面和上面的细胞越过创缘细胞与新的底物黏附,从而不断向前推进直到创面两侧细胞接触,完成再上皮化。一旦缺损的创面被表皮覆盖,角质形成细胞就停止迁移,细胞重新恢复静息状态。角质形成细胞的迁移信号主要为炎症介质、细胞因子和细胞外基质两类。炎症细胞、间质细胞分泌细胞因子和趋化因子,以旁分泌方式作用于角质形成细胞,而角质形成细胞本身亦分泌生长因子以自分泌和旁分泌方式作用于自身或细胞集团内的其他细胞,共同维持细胞的迁移极性。参与角质形成细胞迁移的炎症介质和生长因子包括IL-1、IL-6、TNF-α、EGF、HB-EGF、bFGF、TGF-α/β、PDGF等。胰岛素可作为一种"生长因子样激素"通过胰岛素受体的介导以非代谢依赖方式刺激角质形成细胞的迁移。

迁移的表皮细胞同时可对细胞外基质进行重塑并合成Ⅵ型胶原、Ⅶ胶原、层粘连蛋白等基底膜基质成分，并通过基底层细胞表面整合素 $\alpha_3\beta_1$、$\alpha_6\beta_4$ 的介导，构建基底膜结构，使角质形成细胞与其下真皮组织间形成紧密连接。同时角质形成细胞开始成熟、分化。

损伤后 1~2 日内，紧邻迁移缘的角质形成细胞开始增殖。再上皮化过程中角质形成细胞的增殖信号以及调控尚未完全清楚。"游离缘"效应可能是刺激信号之一，即细胞失去与相邻细胞的连接可以诱导细胞开始增殖。局部释放 EGF、KGF、TGF-α 和角质形成细胞表面高表达的相应受体对此过程也具有促进作用。

创面形成后的成纤维细胞可被炎症介质、生长因子等激活，自静息状态进入活化状态，呈现增殖、迁移和分泌特性。和正常成纤维细胞相比，在烧伤创面中成纤维细胞呈多样化形态，细胞大、核深染、核浆比例高、核膜不规则及胞浆内粗面内质网和高尔基体增多，显示其活跃的蛋白和胶原合成能力。活化的成纤维细胞可分泌纤溶酶原激活物、胶原酶、基质金属蛋白酶等蛋白酶，消化细胞周围的基质以利迁移。活化的另一个表现为成纤维细胞表面整合素家族黏附分子的改变，与胶原黏附整合素 $\alpha_4\beta_1$、$\alpha_5\beta_1$ 和 $\alpha_v\beta_3$ 等上调，使成纤维细胞能与纤维蛋白、纤维连接蛋白、玻连蛋白、透明质酸等细胞外基质结合，从而在新的创面基质中黏附、迁移。伤后 4 日左右，成纤维细胞由以胶原为主的正常皮肤真皮中迁移入主要由纤维蛋白、纤维连接蛋白组成的创面，成为烧伤组织中的优势细胞。一旦进入创面，成纤维细胞即开始大量分泌细胞外基质，其分泌的纤维连接蛋白，可进一步"加固"以纤维蛋白和纤维连接蛋白为主要成分的暂时性细胞外基质的框架结构，并进而引导Ⅰ型及Ⅲ型胶原的沉积。随着创面组织中胶原不断沉积，成纤维细胞胶原合成能力逐渐降低，并开始凋亡，含有大量细胞的肉芽组织也逐渐转化为仅含少量细胞的瘢痕组织。进入创面的成纤维细胞数量及其功能状态决定了所形成肉芽组织的特性和创面的愈合结果。成纤维细胞数量过少或功能不足，导致肉芽组织形成障碍，创面难愈，甚至不

愈；而过多成纤维细胞浸润或其细胞功能过度发挥则可能导致瘢痕组织过度增生。多种因素参与成纤维细胞功能的调控，酸性和低氧环境是成纤维细胞产生细胞外基质的最佳条件。而 C5a、IL-1、TNF 等炎症介质；PDGF、bFGF、TGF-β、结缔组织生长因子（CTGF）、IGF-1、EGF 等生长因子；Ⅰ、Ⅱ、Ⅲ型胶原，纤维蛋白、纤维连接蛋白、生腱蛋白-C 等细胞外基质参与成纤维细胞趋化、迁移、增殖、分泌、转化等多项生物学功能的调控。成纤维细胞功能调控中另一个非常重要的因素是机械应力（mechanical stress）。成纤维细胞表面整合素可感受环境中机械应力刺激，通过丝裂原活化蛋白激酶（MAPK）和 NF-κB 等信号途径的转导，产生细胞反应。机械应力可以直接调控成纤维细胞增殖、细胞外基质产生和向肌成纤维细胞转化。在成纤维细胞核内发现的对静态拉伸产生反应的生腱蛋白-C 和Ⅻ型胶原的增强子显示机械应力可直接启动相关基因的转录，机械应力也可以通过刺激 bFGF、TGF-β1 的产生而间接影响成纤维细胞功能。体外对处于自然和机械拉伸状态成纤维细胞的研究发现，机械拉伸使成纤维细胞Ⅰ型胶原的合成明显增加，基质金属蛋白酶的产生减少，而自然状态细胞呈完全相反的细胞反应。成纤维细胞针对环境机械张力的改变而调整细胞外基质的产生，是肉芽组织形成和组织重塑阶段细胞外基质沉积和降解的重要调控因素之一。

在烧伤创面中，组织血管供应系统被损伤，只有在新生创面内形成新的血管系统，才能满足该部位氧气、营养物质、代谢废物以及生物活性物质传递的需要。血管生成（angiogenesis）是烧伤创面血管网络构建的主要方式，即创面周围残存血管通过出芽方式形成新血管的过程。目前尚无在烧伤模型中血管生成机制的研究，但在肿瘤、视网膜病变等细胞和动物模型中的研究结果可为此过程提供一定的参考。在局部理化因素（低氧，乳酸）、生物胺（组胺、5-羟色胺）、炎症介质（IL-1、IL-8、TNF-α）和生长因子（a/bFGF、VEGF、PDGF、TGF-α/β）作用下，创面周围残存血管通透性增加，内皮细胞分泌胶原酶、纤溶酶原激活物等酶类降解血管壁基底膜，部分具有特殊表型的内皮细胞伸出丝状伪足，以出芽

方式带领后续细胞向创面新生基质迁移,迁移前缘细胞不增殖,后续的细胞则通过不断增殖提供新的血管内皮细胞,形成新的血管腔,新生血管继之以桥接、套叠等方式彼此相连而形成血管网络。bFGF和VEGF是血管生成过程中两个主要的调控因子。bFGF由创面巨噬细胞和内皮细胞释放,具有较强的促进血管生成作用,应用bFGF中抗体几乎完全阻断血管生成过程。创面VEGF可由巨噬细胞、创缘角质形成细胞分泌。低氧是VEGF最重要的诱导因素之一,可通过低氧诱导因子-1(HIF-1)的活化而激活VEGF的基因转录。EGF、TGF-α/β、IGF-1、PDGF、胰岛素等也可促进VEGF的分泌。VEGF受体通过内皮细胞表面受体VEGFR1(F1t-1)和VEGFR2(Flk/KDR)参与对血管通透性改变和血管生成等过程的调节。

血管生成过程中,出芽端的不具增殖能力但具有高度迁移活性的特殊血管内皮细胞被称为尖端细胞(tip cell),而紧随其后的能通过增殖形成管腔结构的血管内皮细胞又被称为柄细胞(stalk cell)。尖端细胞和柄细胞表型及生物学特性具有明显差异。尖端细胞高表达VEGFR2,可感受VEGF浓度梯度,并向高表达VEGF的部位迁移,这种特性赋予尖端细胞调控血管生成速度和方向的能力;尖端细胞产生Ⅰ型膜结合型基质金属蛋白酶(MTI-MMP),具有水解基底膜的功能,在基质中为新血管的形成提供空间;尖端细胞还高表达Notch家族受体及其穿膜配体Dll4(Delta-like ligand 4),Dll4/Notch信号途径活化抑制血管内皮细胞丝状伪足形成和血管过度分支,应用Dll4抗体阻断Dll4/Notch信号导致形成大量功能障碍的新血管,提示Dll4/Notch信号在血管新生中起负性调控作用。Dll4/Notch信号的表达高度依赖VEGF-A信号,显示VEGF在促进内皮细胞迁移、增殖,促进血管新生的同时,也通过上调Dll4/Notch信号来负性调控血管生成过程,以维持血管生成于适宜的水平。新生血管形成后尚需经过成熟、重塑、形成功能性血管网络的过程。尖端细胞因与其他内皮细胞黏附、连接失去其特殊的表型特征;血管内皮细胞从增殖向相对"静止"的表型分化,部分血管闭塞、退化;血管网络形成,血流通过时对血管壁的剪切力是血管的稳定信号;血流改善了局部的氧供,稀释VEGF及其他促血管生成生长因子;血管重塑过程中,新生血管招募周细胞(pericyte)和平滑肌细胞是构建功能性血管的重要环节。周细胞是血管周围的一类扁平、可伸出较多突起包绕血管的细胞。周细胞和平滑肌细胞通过和血管壁直接接触,形成血管的稳定支撑结构,这些细胞所含的肌动蛋白丝、肌球蛋白可调控血管周径;周细胞和平滑肌细胞还通过与血管内皮细胞的直接接触或通过分泌的生长因子调控内皮细胞的生物学行为。这一过程的主要调控因子包括VEGF、FGF、PDGF、血管生成素(angiopoietin, Ang)。VEGF抑制周细胞对新生出芽血管的覆盖,造成血管失稳和成熟障碍。FGF参与对血管间黏附连接的调控。周细胞和平滑肌细胞高表达PDGF受体PDGF-β,尖端细胞可通过分泌PDGF将周细胞和平滑肌细胞招募至新生血管周围。血管生成素家族共有4个成员,其中对Ang1/2的研究较多,Ang1和Ang2因与受体Tie2竞争性结合而相互拮抗。Ang1刺激内皮细胞趋化迁移、促进血管新生,Tie2/Ang1信号加强周细胞与内皮细胞连接,降低血管通透性,参与血管成熟、重塑及稳定等过程。Ang2拮抗Ang1的血管稳定作用,单独存在时诱导内皮细胞凋亡和血管退化。在VEGF存在条件下则具有促进血管新生作用,可促进血管失稳,利于血管出芽;促进内皮细胞增殖、迁移;抑制周细胞对血管壁的覆盖等。

由成纤维细胞、血管内皮细胞通过其迁移、增殖、分化、分泌等功能,形成新的细胞外基质和构建创面新的血管网络是深度创面自然愈合的关键步骤。创面残存的皮肤附件和创面边缘的角质形成细胞必须在暂时性的新细胞外基质上才能迁移、增殖,当缺损创面表皮被单层角质形成细胞覆盖,角质形成细胞迁移即停止,细胞分泌基底膜成分并形成新的半桥粒,锚原纤维将基底膜链接于下面的结缔组织,同时细胞开始分化,在新的基底细胞中细胞继续增殖形成复层,随后开始角质化。

本时期的治疗原则是:为修复细胞创造良好的修复环境,提供潮湿、无菌、微酸的环境,有条件的情况下,适当补充生长因子促进细胞的增殖。

(三) 组织重塑期

经过前期的细胞增生和基质沉积,尽管肉芽组织已经被上皮覆盖,但是愈合过程并未真正结束,还需要经历组织成熟和重塑的过程,该阶段开始于伤后2～3周,依创面开放时间长短不同可经历数月至数年。主要的生物学行为是增生性瘢痕形成和成熟萎缩。瘢痕实际是肉芽组织纤维化后的结果,包括组织的重塑,胶原的降解、重排,修复细胞的凋亡、消失等。增生性瘢痕的形成机制可概括为胶原代谢不平衡,胶原过度沉积;肌成纤维细胞分化和收缩;细胞外基质成分异常,大量毛细血管增生等。在此阶段,大量新生胶原形成、沉积,并与其他细胞外基质相互作用,以尽可能恢复创面抗张强度。其间,赖氨酰氧化酶发挥重要作用。赖氨酰氧化酶是分子量为32 kDa的糖蛋白,为铜离子依赖性胞外酶,可氧化胶原蛋白和弹性蛋白上的赖氨酸残基,使胶原蛋白和弹性蛋白形成共价键而交联,赖氨酰氧化酶还可使Ⅰ型和Ⅲ型胶原纤维发生交联形成更为坚实的Ⅰ型和Ⅲ型胶原纤维,使创面抗张强度提高。在大鼠线性切割伤模型中的研究发现:伤后2～6周是创面抗张强度快速增长期,伤后3周创面抗张强度约为伤前水平的30%,伤后3个月左右恢复至伤前水平80%左右,以后9个月创面抗张强度仅有少量增长,损伤皮肤的创面抗张强度不能完全恢复至伤前正常水平。

进入组织重塑阶段,创面细胞数量随着成纤维细胞、血管内皮细胞的凋亡而逐渐减少。创面胶原的沉积已达整个修复过程的最大水平,虽仍有新胶原的合成,但维持在低速率的合成和分解之间的动态平衡,使创面胶原总量不再增加。角质形成细胞、成纤维细胞和巨噬细胞可以分泌多种降解基质的蛋白酶,分解多余的细胞外基质。如胶原酶或基质金属蛋白酶-1(MMP-1),基质金属蛋白酶-2(MMP-2),基质金属蛋白酶-3(MMP-3)。随着胶原的不断更新,组织中Ⅰ型胶原含量显著增加,胶原纤维交联增加,透明质酸和水分减少,蛋白聚糖分布趋于合理。由于细胞凋亡的增加,肉芽组织中细胞数目逐渐减少,丰富的毛细血管网也逐渐消退。通过对组织的重塑,改善了组织的结构和强度以达到尽可能恢复组织原有结构和功能的目的。

该阶段的主要生物学行为可概括为:① 胶原酶和其他蛋白酶降解多余的胶原纤维。② 胶原纤维排列从杂乱无章趋向于与皮肤平面呈平行的水平排列。③ Ⅲ型胶原减少,被Ⅰ型胶原替代。③ 过度增生的毛细血管和微血管逐步发生狭窄和闭塞,毛细血管网消退,恢复至正常真皮中以小动、静脉为主的格局。

本时期的治疗原则是:防止瘢痕的增生,可以使用外用药物或者压力治疗来进行预防。

五、与创面修复相关的主要生长因子

生长因子(growth factor)是一类通过与特异的、高亲和性的细胞膜受体结合,调节细胞增殖、分化、迁移、分泌等多种生物学行为的多肽类物质。存在于血小板和各种成体与胚胎组织及大多数培养细胞中,对不同种类细胞具有一定的专一性。通常细胞的生长需要多种生长因子顺序的协调作用。在分泌特点上,生长因子主要属于自分泌(autocrine)和旁分泌(paracrine)。许多生长因子已被提纯和确定其结构组成。一些生长因子与创面愈合的关系非常密切。

(一) EGF家族

EGF(epidermal growth factor,表皮生长因子)家族成员包括EGF、肝素结合EGF(HB-EGF)、TGF-α、上皮调节蛋白(epiregulin, EPI)、双调蛋白(amphiregulin, AR)、β细胞素(betacellulin, BTC)、神经调节蛋白(neuregulin, NRG)等,其中与创面愈合关系最密切的是EGF、HB-EGF和TGF-α。EGF家族生长因子受体(EGFR)共有4个成员(erbBl/HER1、erbB2/HER2、erbB3/HER3和erbB4/HER4),属于受体酪氨酸激酶家族,受体胞外段含有2个富含半胱氨酸结构域,是与生长因子的结合区域。EGF:是60年代初Montalcini和Cohen教授在纯化小鼠颌下腺神经生长因子(NGF)时发现一组可促进新生小鼠提早开眼、长牙且对热稳定的多肽类物质。最早发现它具有降低胃酸分泌作用,故又称抑胃素。随后将这一活性组分加入培养的皮肤表皮时发现，它可直接促进表皮生长，为此而定名为表皮生长因子（epidermal growth factor，EGF）。

EGF可由血小板、巨噬细胞和成纤维细胞分泌，在人类乳汁、尿液、唾液等多种体液中均可检出。EGF对成纤维细胞胶原合成无明显作用，但刺激成纤维细胞有丝分裂，间接增加胶原合成；刺激血管内皮细胞DNA合成，介导血管生成作用。EGF是角质形成细胞的趋化剂和促有丝分裂原，加速角质形成细胞的迁移、分裂和增殖。损伤后创缘角质形成细胞表面EGFR表达上调，介导EGF对角质形成细胞的迁移和增殖作用。EGF是调控角质形成细胞周期的主要生长因子。体外研究显示，EGF在G1/S期和G2/M期这两个细胞周期最重要的检查点均发挥作用，调控静息状态或G1期细胞从G0/G1进入DNA合成期和促使细胞从DNA合成期进入有丝分裂期。EGF诱导角质形成细胞表面整合素$\alpha_2\beta_1$表达，促进角质形成细胞在胶原上的迁移；以自分泌方式促进角质形成细胞在其自身分泌的纤维连接蛋白上的黏附、迁移和分化。

尽管体外细胞培养系统中EGF对角质形成细胞和成纤维细胞增殖的促进作用效果肯定，急性创面外源性补充EGF促进愈合的临床效果却存在矛盾报道，局部外用EGF治疗急性创面的方法也因此沉寂。在糖尿病及静脉性溃疡患者创面局部应用EGF加速创面愈合的临床观察提示，EGF在慢性创面的治疗中有一定作用，其机制与慢性创面局部EGF分泌不足、EGFR表达紊乱以及慢性创面局部基质金属蛋白酶对EGF的破坏相关。借助基因治疗、高分子和纳米纤维技术等将EGF结合于创面敷料中传递至慢性创面，保护其免于局部环境中酶的破坏，维持其有效的组织浓度，可加强EGF的效应。

TGF-α：TGF-α（转化生长因子-α）是一种结构和功能与EGF类似的多肽生长因子，分子量6 kDa，30%氨基酸与EGF同源。可由血小板、巨噬细胞、成纤维细胞和淋巴细胞分泌。角质形成细胞也分泌TGF-α，并以自分泌方式促进其迁移和增殖。TGF-α刺激血管内皮细胞和成纤维细胞增殖的能力强于EGF，具有促进血管生成和细胞外基质沉积的作用。

TGF-α基因敲除小鼠创面愈合过程不受影响，提示TGF-α的作用可被其他生长因子替代。

（二）FGF家族

目前已知成纤维细胞生长因子（fibroblast growth factor，FGF）家族成员23个，可由角质形成细胞、成纤维细胞、血管内皮细胞、平滑肌细胞、软骨细胞以及肥大细胞产生，参与细胞增殖、分化、迁移、凋亡等多种生理过程的调控，其中与创面愈合关系最为密切的是FGF-1，FGF-2，FGF-7和FGF-10。FGF受体家族有两种类型，高亲和力家族负责FGF信号的传导和应答，包含FGFR1、FGFR2、FGFR3、FGFR4，其胞外段均含有3个免疫球蛋白样结构域，是与FGF结合区域。FGFR活化方式与EGF受体类似。正常状态下呈单体形式存在，活化时形成二聚体，并发生受体自身酪氨酸磷酸化。另一类为低亲和力受体，主要是细胞表面的硫酸乙酰肝素蛋白聚糖（heparan sulphate proteoglycan，HSPG），包括黏结蛋白聚糖（syndecan）和磷脂酰肌醇蛋白聚糖（glypican）等。FGF与高亲和力受体结合的同时，只有在硫酸肝素的调节下，才能形成FGF受体二聚体并产生下游活化信号。此外，细胞外基质中存在而非细胞膜上表达的硫酸乙酰肝素蛋白聚糖，如串珠蛋白聚糖（perlecan）也可被用来参与FGF信号的活化，尽管并非严格意义上的膜受体。硫酸肝素还可以增加FGF与高亲和力受体的结合能力。细胞膜表面以及细胞周围环境中广泛存在硫酸乙酰肝素蛋白聚糖，虽然他们与FGF结合的亲和力低，但因结合的数量多而起到了"浓缩"FGF信号的作用。此外，部分FGF自细胞内被分泌后可先与细胞外基质结合，而被"贮存"于细胞外基质中。随着愈合进展，细胞外基质被酶降解而缓慢释放，持续发挥作用。

FGF-1和FGF-2又名酸性FGF（aFGF）和碱性FGF（bFGF），分子量分别为18～24 kDa和16 kDa，可与FGFR1和FGFR2结合。两者均为牛垂体提取物，因能刺激成纤维细胞增殖而得名，主要表达于中胚层来源和神经外胚层来源的组织中，以自分泌和旁分泌方式促进上述来源细胞的趋化、迁移、增殖、分化、存活等。FGF-1和FGF-2诱导血管内皮细胞和成纤维细胞分泌尿激酶型纤溶酶原激活物（uPA）或直接刺激基质金属蛋白酶的产生，促进细胞外基质的降解，有利于血管内皮细胞和成纤维细胞的迁移。FGF-2刺激血管内皮细胞、成纤维细胞和平滑肌细胞增殖，促进血管生成和各种细胞外基质沉积；对造血干细胞、成熟血液细胞、间质细胞等多种与造血相关的细胞具有促进作用，是造血的强效刺激因子；也可促进角质形成细胞迁移，促进创面再上皮化。

有较多的文献报道FGF-2促进Ⅱ度烧伤创面愈合。在糖尿病足、压疮等慢性创面局部应用FGF-2的临床效果目前仍存在矛盾报道。因需与硫酸肝素结合方能发挥生物学效应，FGF-2局部应用较其他生长因子有更为特殊的要求。另外，失去细胞外基质保护的FGFs也较其他生长因子更易受到慢性创面"高酶"环境的破坏。如能通过适当手段维持其生物学效应，如结合相应的细胞外基质、高分子材料达到创面局部缓释，联合应用基质金属蛋白酶抑制剂等，也许能较好地解决上述问题。

FGF-7和FGF-10：又名KGF-1和KGF-2，为同源分子，均可在急性创面表达，可与FGFR2-Ⅲb结合发挥生物学功能。FGF-7由成纤维细胞以及上皮内的γδT细胞分泌，因其以旁分泌方式特异性作用于角质形成细胞，促进其增殖而得名。FGF-10可由成纤维细胞、上皮内的γδT细胞以及平滑肌细胞分泌，除了作用角质形成细胞外，也促进成纤维细胞增殖，并能与硫酸肝素结合，其生物活性可因与硫酸肝素结合而提高。此外，FGF-7和FGF-10具有明显的细胞保护功能，保护肠道、口腔、肺组织等多种上皮免于氧化应激损伤。其机制可能与其调控细胞的增殖、迁移、分化、存活、DNA损伤修复以及诱导对抗活性氧类的产生有关。这种"超生长因子"的作用在放化疗并发症的治疗中具有广阔的应用前景。

（三）TGF-β超家族

TGF-β（transforming growth factor-β）转化生长因子家族是由50余个成员组成的经典的多肽类生长因子超家族。根据结构和功能相似性可分为两类：① TGF-β/激活素（activin）；② 骨形成蛋白（bone morphogenetic protein, BMP）/生长和分化因子（growth and differentiation factors, GDFs）。TGF-β/激活素又可分出TGF-βs（TGF-β1～5）、激活素、抑制素（inhibins）、Nodal等亚类；骨形成蛋白/生长和分化因子包含米勒管抑制物（müllerian inhibitory substance, MIS）和胶质细胞源性神经营养因子（glial cell line-derived neurotropic factor, GDNF）等亚类。转化生长因子之名源于该生长因子的发现过程，即在人血小板提取物中发现的肽类物质具有在EGF和PDGF共同作用下促进大鼠肾成纤维细胞表型转化的作用，使成纤维细胞失去接触性抑制和密度抑制等生长特性。TGF-β家族生长因子参与调控细胞的趋化、增殖、分化和凋亡等多种生物学行为，对创面愈合的调控几乎涉及整个愈合过程。

TGF-β家族生长因子受体共分三类。Ⅰ型和Ⅱ型受体均为糖蛋白，属丝氨酸-苏氨酸受体激酶家族，单次跨膜受体。Ⅰ型受体又名激活素受体样激酶（activin receptor-like kinases, ALK）。这两型受体胞外区特定的半胱氨酸结构决定了他们各自的结构特性和配体结合特异性。Ⅲ型受体不直接传递TGF-βs信号，但以"共受体"的形式、通过与TGF-βs形成复合体调节Ⅰ、Ⅱ型受体与配体的结合，影响TGF-βs的效应。

TGF-β1是分子量为25 kDa的二聚体，由血小板、巨噬细胞、淋巴细胞、角质形成细胞和成纤维细胞分泌，损伤后不久创面TGF-β1水平即明显增高，与炎症反应、血管生成、再上皮化和肉芽组织形成等多个创面生物学事件相关。TGF-β1趋化巨噬细胞、中性粒细胞，增加巨噬细胞吞噬创面坏死组织的能力；一旦创面清洁，TGF-β1又可失活巨噬细胞、减少过氧化物产生，有助于保护正常创面组织，进行"创面床"的准备。TGF-β1趋化成纤维细胞，促进成纤维细胞增殖，促进Ⅰ型前胶原和纤维连接蛋白合成，降低基质金属蛋白酶，增加基质金属蛋白酶组织抑制剂的合成，抑制细胞外基质降解。过度表达TGF-β1是增生性瘢痕和瘢痕疙瘩产生的机制之一。一般情况下TGF-β1抑制角质形成细胞增殖，诱导角质形成细胞整合素$\alpha_5\beta_1$的表达，促进细胞迁移。

（四）PDGF家族

PDGF家族（platelet derived growth factor，血小板源性生长因子）成员是由A、B两条肽链通过二硫键结合和形成的二聚体，可由血小板、角质形成细胞、巨噬细胞、血管内皮细胞、成纤维细胞分泌。五位家族成员包括PDGF-AA、PDGF-BB、PDGF-AB、PDGF-CC和PDGF-DD。其中前三位为经典PDGF家族成员，A链和B链中均含有8个半胱氨酸残基，形成特征性的半胱氨酸结构和链间二硫键。除了这八个保守半胱氨酸残基，C和D链在富含脱氨酸结构域插入了更多的半胱氨酸残基。PDGFR是由α和β亚基通过不同组合而形成的同源或异源二聚体，属受体酪氨酸激酶家族。受体的α亚基可与所有PDGF高亲和力结合，β亚基仅可与PDGF-BB和PDGF-DD高亲和力结合，与PDGF-AB低亲和力结合，而不与PDGF-AA结合。PDGFs的效应可因其结合的受体的不同而有差异。PDGFs与PDGFR结合后引起受体二聚化和自体磷酸化，激活下游信号。

损伤初期因血小板α颗粒脱颗粒使PDGF很早就出现于创面环境中，趋化中性粒细胞、巨噬细胞等炎症细胞，并增强巨噬细胞吞噬细菌、创面坏死组织和刺激其分泌TGF-β等生长因子。PDGF诱导炎症细胞和血管内皮细胞产生花生四烯酸，参与前列腺素合成。PDGF趋化成纤维细胞，促进其增殖以及向肌成纤维细胞转化，促进成纤维细胞合成纤维连接蛋白、胶原、透明质酸等细胞外基质。PDGF趋化血管内皮细胞和平滑肌细胞并增强其增殖能力。PDGF促进血管生成的作用比VEGF和FGF弱，但在血管成熟过程中有重要作用，可与低氧协同作用刺激血管平滑肌细胞产生VEGF和表达VEGFR2；通过周细胞和血管平滑肌细胞表面PDGFR介导，将这些细胞招募至新生血管周围，构建成熟的功能性血管。PDGF通过上调角质形成细胞IGF-1和血小板反应蛋白的产生，促进角质形成细胞的增殖、迁移，提早创面再上皮化。组织重塑阶段，PDGF上调胶原酶产生，促进胶原降解。

慢性创面PDGF水平降低以及PDGF被创面存在的过量基质金属蛋白酶降解，外源性PDGF或联合应用基质金属蛋白酶抑制剂效果较好。PDGF促进肿瘤生长已有文献报道，使用时应予以注意。

（五）VEGF家族

血管内皮生长因子（vascular endothelial growth factor, VEGF）又名血管通透性因子，于1983年在豚鼠肝脏肿瘤的瘤性腹水中被分离鉴定，因其能诱导微血管通透性增高而得名。VEGF家族生长因子为同源二聚体糖蛋白，可由血小板、中性粒细胞、巨噬细胞、角质形成细胞、血管内皮细胞、平滑肌细胞和成纤维细胞分泌，与PDGF有约20%的同源性。VEGF家族目前已有7位成员：VEGF-A、VEGF-B、VEGF-C、VEGF-D、VEGF-E、VEGF-F和胎盘生长因子，每个家族成员又可因其基因的RNA可变剪接而形成不同的异构体，同一基因在可变剪接后留存下的外显子决定该异构体的受体结合能力和生物利用度等生物学特性。以VEGF-A为例，VEGF-A至少含7种异构体，是含8个外显子的VEGF-A基因经RNA可变剪接而产生的链长分别为121、145、148、165、183、189和206个氨基酸单链的同源二聚体。VEGF-A基因外显子6和7分别编码硫酸肝素结合结构域，其表达与否决定了相应异构体的受体结合特性和溶解度。含有外显子6的异构体VEGF-A145、VEGF-A189和VEGF-A206因与细胞表面的硫酸肝素糖蛋白结合而呈细胞外基质结合状态，而不含该外显子的异构体则呈游离状态；含外显子7的VEGF-A165仅含一个硫酸肝素结合域，具一定程度的扩散能力；而外显子6和7同时缺失的基因产物VEGF-A121则具有高度扩散能力。目前已知三种VEGF受体：VEGFR-1（又名FMS样酪氨酸激酶，FLT-1）、VEGFR-2（又名激酶结构域区或胎肝激酶，KDR/FLK-1）和VEGFR-3（FLT-4），属酪氨酸激酶受体家族。7个免疫球蛋白样结构域是胞外VEGF结合区域，VEGF与其结合后诱导胞内酪氨酸激酶的磷酸化并向下游传递信号。发育期和成熟血管内皮细胞表面可同时表达VEGFR-1和VEGFR-2，通过与不同家族成员的结合参与对整个血管形成过程的调节，包括：基质金属蛋白酶产生，血管基底膜降解，血管内皮细胞增殖、迁移和分化以及成熟血管的构建等。一般认为VEGFR-1与血管通透性调节、血管平滑肌细胞基质金属蛋白酶的表达、新血管形成、诱导血管内皮细胞抗凋亡蛋白产生等相关；VEGFR-2与内皮细胞的趋化、增殖和分化相关；VEGFR-3主要和淋巴管的生成相关。

在伴有血管病变及局部血供障碍的糖尿病足、压疮、静脉性溃疡等慢性创面中局部应用VEGF明显改善创面血液供应、加速愈合，显示了VEGF在该类慢性创面中的应用潜能。但因VEGF增加血管通透性的作用，局部应用VEGF后可见创面血管渗漏，数量和形态异常的血管和淋巴管形成等不良反应，提示VEGF类生长因子的临床应用可能需要更为精细地调控。血管生成和血管成熟之间平衡的掌握，血管、淋巴管形成数量和质量的调控等是需要深入研究的问题。

（六）IGF家族

胰岛素样生长因子（insulin-like growth factor，IGF）是一组兼具胰岛素样促合成代谢作用和生长促进作用的多肽，包括IGF-1和IGF-2，分别是由70和67个氨基酸组成的分子量为7.7k Da和7 kDa的单链多肽，其氨基酸序列与胰岛素有约50%同源性。IGF-1主要是在生长激素（GH）作用下由肝脏、肾脏等体内多种组织、细胞产生，具有调节机体生长发育、物质代谢、调节骨骼生长等作用，与GH一起被称为GH/IGF-1生长轴。此外，IGF-1参与对细胞迁移、增殖、分化、凋亡等多种生物学功能的调控，与骨、软骨、胃肠道、肌肉、肌腱等多种组织器官的损伤修复相关。创面愈合过程中，血小板、巨噬细胞和成纤维细胞等分泌的IGF-1刺激血管内皮细胞迁移，促进血管生成；刺激角质形成细胞迁移和增殖，刺激成纤维细胞增殖和胶原等细胞外基质的合成与分泌。胰岛素结合蛋白（IGFBP）是体内调控IGF-1活性和生物利用度的主要受体，目前发现至少7种胰岛素结合蛋白。不同胰岛素结合蛋白与IGF-1结合可增加或抑制IGF-1的活性和生物利用度：IGFBP-3和IGFBP-5结合可将IGF-1的半衰期从10 min延长至10～15 h；而IGFBP-1、IGFBP-2、IGFBP-4、

IGFBP-6与IGF-1结合使IGF-1更易穿越内皮屏障，增加其在组织中的生物利用度。

胰岛素促进创面愈合的研究结果显示，胰岛素可以作为创面局部用药，发挥"生长因子"样愈合调控作用。胰岛素可在多个环节参与对创面愈合的调控。胰岛素参与对血管通透性调节，减轻炎症介质诱导的血管渗漏，提早中性粒细胞和巨噬细胞在创面出现的时间，并使炎症消退提前，从而促进愈合。胰岛素具有胰岛素受体介导的、非代谢依赖的、对创面修复细胞的正性调控作用：促进或与EGF协同促进角质形成细胞增殖；促进角质形成细胞整合素 α_3 表达以及层粘连蛋白-332和Ⅳ型胶原等细胞外基质的分泌，从而促进角质形成细胞迁移，加速再上皮化、促进基底膜的构建和表皮的分化成熟；促进血管内皮细胞迁移、促进血管生成和血管成熟；促进成纤维细胞迁移、增殖和胶原分泌，增强创面抗张强度。

IGFR-1与胰岛素受体结构类似，两者具有70%同源性，均属受体酪氨酸激酶家族，是由2个 α 亚基和2个 β 亚基通过二硫键结合而形成的四聚体。胰岛素或IGF-1与受体 α 亚基的结合可改变 β 亚基的构型，导致 β 亚基上酪氨酸蛋白激酶被激活，催化特异位点酪氨酸残基的磷酸化以及胰岛素受体底物（IRSs）上的酪氨酸残基磷酸化，并进一步激活下游信号。

在糖尿病慢性创面应用胰岛素促进愈合的研究显示胰岛素在慢性难愈合创面中的应用价值，特别出于对IGF-1致瘤性的考虑，胰岛素应用的安全性无疑更有优势。

六、创面修复中的主要细胞外基质

细胞外基质是由不同类型胶原、蛋白聚糖或糖胺聚糖、弹性蛋白及一些具有粘连作用的糖蛋白如纤维连接蛋白、层粘连蛋白等一系列复杂成分构成。胶原蛋白或弹性蛋白以胶原纤维或弹性纤维形式发挥作用；蛋白聚糖或糖胺聚糖以无定型基质填充或包围纤维；各种糖蛋白介导纤维与细胞、组织之间的相互粘连。各种基质成分之间的协同作用，共同

维持组织的精细结构和适宜细胞功能活动的微环境。细胞外基质除了细胞的支架和保护作用，还具有调节细胞增殖、迁移、分化、活性和凋亡等多种功能。纤维连接蛋白全程参与创面愈合过程，在炎症反应、细胞增殖和组织重塑等阶段发挥不同的调控作用；肝素和硫酸肝素具有明显促进血管内皮细胞迁移和增殖的作用；细胞外基质与FGF、EGF、VEGF等结合，起到生长因子的"缓释"和活性保护作用，以及提供生长因子的空间分布信息；硫酸软骨素促进血管内皮细胞迁移，故含有硫酸软骨素的人工真皮Integra能迅速完成血管化过程，满足同步移植自体皮肤的营养需要。以细胞外基质修饰组织工程皮肤的支架材料，可以改善种子细胞在支架材料上的黏附、增殖等生物学行为，是组织工程技术的常用手段。血小板、中性粒细胞和巨噬细胞等炎症细胞，以及所有创面修复细胞的生物学行为均受到细胞外基质的调控。细胞外基质主要由成纤维细胞分泌，血小板、角质形成细胞、血管内皮细胞等也参与分泌。

1. 胶原与创面愈合·胶原蛋白（collagen）又称胶原，胶原蛋白的基本结构单位是原胶原（tropocollagen），原胶原肽链的一级结构具有$(Gly-x-y)_n$重复序列，其中x常为脯氨酸（Pro），y常为羟脯氨酸（Hyp）或羟赖氨酸（Hyl）。Hyl残基可发生糖基化修饰，其糖单位有的是一个半乳糖残基（Gal），但通常是二糖（Glu-Gal-），胶原上的糖所占的量约为胶原的10%。原胶原是由三条α肽链组成的纤维状蛋白质，相互拧成三股螺旋状构型，长300 nm，直径1.5 nm。现已发现20个左右的基因分别在不同组织中编码不同类型的胶原。不同类型的胶原定位于体内的特定组织，也有2～3种不同的胶原存在于同一组织中。胶原蛋白是动物结缔组织重要的蛋白质，结缔组织除了含60%～70%的水分外，胶原蛋白占了20%～30%，因为有高含量的胶原蛋白，结缔组织具有一定的结构与机械力学性质，如张力强度、拉力、弹力等以达到支撑、保护的功能。同时，胶原还在细胞的迁移和发育中起作用。

胶原的合成过程中，各个肽链所对应的遗传基因信息，由DNA将编码蛋白所需的遗传信息转录到信使RNA（mRNA），在核糖体上合成多肽链。多肽链经侧链羟基化，即形成羟脯氨酸、羟赖氨酸残基，再经糖化作用等一系列修饰作用后形成原胶原分子，并分泌到细胞外。在胞外经羟肽酶和氨肽酶的作用，将C端和N端的球状蛋白水解下来，产生Ⅰ型前胶原羧基末端肽和Ⅲ型前胶原氨基末端肽，这些末端肽进入血液，使其血清浓度增高。测定血清Ⅲ型前胶原氨基末端肽也是反映胶原代谢的一个间接指标。随后这些胶原分子首尾相随，平行排列成纤维束，通过共价交联，形成具有抗张强度的胶原原纤维，进一步通过分子内或分子间的相互作用聚集成束，成为稳定的非水溶性胶原纤维。由于胶原蛋白中缺乏半胱氨酸（Cys），因此一般不存在二硫键的交联，而是通过赖氨酸残基的ε-氨基在赖氨酰氧化酶的催化下，氧化成醛基，该醛基与邻近赖氨酸的氨基或羟赖氨酸的羟基缩合，形成共价交联稳定原纤维的结构。由于歧化反应是以维生素C（Vc）为辅助因子的，故Vc缺乏时，此结构稳定的共价键就不能形成，以致发生牙龈出血、创伤不易愈合等病变。

Ⅰ型和Ⅲ型胶原是人体胶原蛋白的主要成分，Ⅰ型胶原占人体胶原总量的80%～90%，主要分布于皮肤、韧带、骨等部位。Ⅲ型胶原呈网状，常与Ⅰ型胶原伴行分布。甘氨酸-脯氨酸-羟脯氨酸是构成Ⅰ型和Ⅲ型胶原的主要氨基酸序列，而羟脯氨酸几乎为胶原专有，在胶原中比例恒定，测定组织中羟脯氨酸盐可间接反映组织中胶原含量。在烧伤创面中，常见烧伤组织中羟脯氨酸含量升高反映了烧伤皮肤组织中胶原合成和累积增加。在烧伤创面中，创面深度的不同，胶原代谢情况可有差异，自体、异体、混合移植等不同创面处理方式也可对胶原代谢造成明显影响。大鼠浅Ⅱ度烫伤模型中，创面羟脯氨酸含量在伤后1～3日内可见升高，随着创面愈合很快恢复至正常水平。深Ⅱ度烫伤，伤后2日已高于正常水平，伤后28日仍未见明显下降，并见Ⅲ/Ⅰ型胶原比例升高，显示深度烫伤创面愈合后期胶原代谢仍非常活跃。放射免疫分析测定大鼠移植异体皮、自体皮和混合移植后血清Ⅲ型前胶原氨基末端肽水平，移植异体皮大鼠其血清水平低于移植自体皮者，特别是移植后14～28日尤为明显，混合移植大鼠其血清水平与移植自体皮者相近,显示自体皮和混合移植创面胶原代谢较异体皮移植创面活跃,新生胶原形成较多。

Ⅳ型胶原是一个长约400 nm的弹性分子,由两条α₁链和一条α₂链组成,目前已知6种α链构成3种Ⅳ型胶原异构体,其中皮肤胶原基底膜主要为α₁(Ⅳ)型、α₂(Ⅳ)型。角质形成细胞通过整合素α₁β₁、α₂β₂与Ⅳ型胶原连接,再通过细胞内骨架蛋白以及Ⅶ型胶原的相互连接形成基底膜结构。体外培养的角质形成细胞在Ⅳ型胶原上的迁移能力明显增强。愈合过程中角质形成细胞可在Ⅳ型胶原上黏附,同时也分泌Ⅳ型胶原和Ⅶ型胶原等构建皮肤基底膜。

整合素(integrin)是一类广泛分布于细胞表面的黏附分子,主要介导细胞与细胞、细胞与胞外基质(extracellular matrix, ECM)之间的相互作用,参与调节细胞的黏附、迁移、增殖、分化等过程,并在多种病理过程中起着关键的作用。整合素一个是跨膜αβ异源二聚体。目前至少已知18种α亚基和8种β亚基,它们组成了24种整合素。

人类胶原整合素分为五类:整合素α₁β₁、α₂β₁、α₃β₁、α₁₀β₁、α₁₁β₁,除整合素α₁₀β₁、α₁₁β₁主要分布于软骨以及软骨内间质细胞,介导上述细胞与胶原的作用外,整合素α₁β₁主要表达于血管内皮细胞、平滑肌细胞、成纤维细胞等间质细胞;整合素α₂β₁表达于血小板、角质形成细胞和间质细胞;整合素α₃β₁表达于成纤维细胞等间质细胞。上述整合素介导了创面愈合中细胞与胶原间的双向作用。损伤导致血管内膜损伤,暴露内膜下的胶原成分,提供血小板黏附、聚集的场所。黏附于胶原上的血小板表面表达磷脂酰丝氨酸,促进多种凝血因子的相互作用,促进凝血过程。血小板可与Ⅰ~Ⅳ型胶原黏附,特别是借助整合素α₂β₁的介导以Mg²⁺依赖方式在Ⅳ型胶原上黏附。中性粒细胞通过α₂β₁与胶原结合,介导其黏附、迁移以及蛋白酶的产生和释放。VEGF刺激血管内皮细胞表达整合素α₁β₁和α₂β₁,而整合素α₁β₁和α₂β₁又介导VEGF诱导的血管内皮细胞在Ⅰ型胶原上的趋触性迁移,中和性抗体阻断整合素α₁和α₂的作用可抑制VEGF诱导的血管生成。整合素α₁β₁和α₂β₁介导成纤维细胞在Ⅰ型和Ⅲ型胶原上的黏附并促进

其增殖,迁移至创面的成纤维细胞又可分泌Ⅰ型和Ⅲ型胶原以及表达基质金属蛋白酶。体外培养的角质形成细胞在Ⅰ型胶原上的迁移能力明显增强,烧伤创面早期创面沉积纤维连接蛋白和Ⅲ型胶原,以后Ⅲ型胶原逐渐被Ⅰ型胶原替代,整合素α₂β₁介导了角质形成细胞在这些胶原成分上的黏附和迁移。

2. 纤维连接蛋白 · 纤维连接蛋白(fibronectin, FN)是分子量近500 kDa的大分子糖蛋白,由两个近乎相同的亚基通过二硫键在C端连接而成,有水溶性和非水溶性两种形式,水溶性血浆纤维连接蛋白(pFN)由肝细胞分泌,广泛存在于细胞外基质内的细胞纤维连接蛋白(cFN)为不溶性,可由血小板、巨噬细胞、成纤维细胞和血管内皮细胞分泌。因RNA的可变剪接(alternative splicing),人体内纤维连接蛋白有20余种异构体,各具不同生物学功能。血浆纤维连接蛋白缺乏外结构域A(EDA)和外结构域B(EDB),细胞纤维连接蛋白含有不同比例的外结构域A和外结构域B。在烧伤创面愈合过程中纤维连接蛋白作用广泛,贯穿整个创面愈合过程。

正常皮肤中纤维连接蛋白含量很少,烧伤后迅速增加,伤后早期纤维连接蛋白来源于血浆和血小板,在损伤部位积聚的纤维连接蛋白可与纤维蛋白交联形成网状结构,借助纤维连接蛋白表面的精氨酸-甘氨酸-天冬氨酸(RGD)序列介导血小板黏附,促进血小板凝固和血栓形成,形成的血凝块作为暂时性细胞外基质为以后的炎性细胞和创面修复细胞提供迁移、黏附的支架。纤维连接蛋白对中性粒细胞和单核/巨噬细胞具有趋化作用,诱导这些炎性细胞向创面迁移。巨噬细胞与纤维连接蛋白黏附后,其吞噬变性胶原、细胞碎片和分泌FGF等生长因子的功能明显增强。这些结果提示纤维连接蛋白早在凝血/炎症反应阶段就开始参与创面愈合过程。纤维连接蛋白是创面暂时性细胞外基质的主要成分,未完成上皮化的创面床含有大量纤维连接蛋白,迁移的角质形成细胞表面呈条索状广泛表达整合素α₅β₁,一旦上皮化完成、基底膜形成,则细胞外基质中纤维连接蛋白含量明显降低,角质形成细胞整合素α₅β₁的表达也仅限于基底层细胞的基底侧。增殖的角质形成细胞以自分泌方式分

泌纤维连接蛋白，调控自身黏附和迁移。创面周围成纤维细胞纤维连接蛋白受体表达上调，纤维连接蛋白的趋化作用促使成纤维细胞向创面迁移，迁移至创面的成纤维细胞迅速合成和分泌大量纤维连接蛋白和Ⅲ型胶原，共同沉着于细胞外基质内，成为细胞外基质的主要成分。此外，经纤维连接蛋白调节的巨噬细胞分泌大量FGF，促进成纤维细胞的增殖、分泌功能，并参与纤维连接蛋白对新的细胞外基质沉积的调控。纤维连接蛋白可促进血管内皮细胞的迁移和黏附，参与血管生成过程。有实验显示，在大鼠深Ⅱ度烫伤后的第1日，创面中纤维连接蛋白的含量即明显升高，伤后7日创面纤维连接蛋白的含量达峰值，此时创面正处于新的细胞外基质形成期，以后创面纤维连接蛋白含量逐渐下降，伤后21日创面已完成再上皮化，创面组织中的纤维连接蛋白仍高于伤前皮肤组织中的含量。新的细胞外基质重塑阶段，纤维连接蛋白和Ⅲ型胶原逐渐减少，并逐渐被Ⅰ型胶原替代。

3. 层粘连蛋白 · 层粘连蛋白（laminin, LN）主要存在于基膜（basal lamina）结构中。基膜是一种复合的细胞外结构，位于上皮细胞基底面与结缔组织之间的膜状结构。具有支持连接作用，亦是具有通透性的半透膜，是细胞外基质的特异区。典型的基膜厚约50 nm（有些基膜的厚度达200 nm）。层粘连蛋白是基膜所特有的非胶原糖蛋白，相对分子质量为820 kDa，含13%～15%的糖，有三个亚单位，即重链（α链，400 kDa）和β_1（215 kDa）、β_2（205 kDa）两条轻链。结构上呈现不对称的十字形，由一条长臂和三条相似的短臂构成。这四个臂均有棒状节段和球状的末端域。β_1和β_2短臂上有两个球形结构域，α链上的短臂有三个球形结构域，其中有一个结构域同Ⅳ型胶原结合，第二个结构域同肝素结合，还有同细胞表面受体结合的结构域。LN的主要功能就是作为基膜的主要结构成分对基膜的组装起关键作用，在细胞表面形成网络结构并将细胞固定在基膜上。LN还有许多其他的作用，如在细胞发育过程中刺激细胞黏附、细胞运动。LN还能够刺激胚胎中神经轴的生长，并促进成年动物神经损伤后的生长和再生。

在层粘连蛋白各种亚型中，层粘连蛋白-332较其他亚型发挥更大的作用。层粘连蛋白（laminin, LN）的配体分三类，愈合相关的配体主要为$\alpha_1\beta_1$、$\alpha_2\beta_1$、$\alpha_3\beta_1$、$\alpha_5\beta_1$、$\alpha_6\beta_1$等整合素家族成员。

创面形成后，在游离缘效应及多种生长因子、细胞因子的作用下，角质形成细胞开始迁移，迁移缘角质形成细胞分泌层粘连蛋白-332，同时整合素$\alpha_2\beta_1$、$\alpha_3\beta_1$表达上调。新分泌的层粘连蛋白-332尚未被加工处理，与整合素$\alpha_6\beta_4$的结合能力弱，与整合素$\alpha_3\beta_1$具有更强的亲和能力。这促进了半桥粒结构的解体，以及角质形成细胞在新形成的细胞外基质上的迁移，而随着层粘连蛋白逐步被酶剪切，又可重新恢复其与整合素$\alpha_6\beta_4$的结合，形成半桥粒结构。有实验显示，在小鼠皮肤缺损模型中分别应用层粘连蛋白-332和整合素α_3中和性抗体，发现创面愈合均延迟，应用层粘连蛋白-332抗体，小鼠愈合创面基底膜构建和表皮分化明显不良，提示层粘连蛋白-332和整合素α_3促进角质形成细胞的迁移，层粘连蛋白-332参与基底膜的构建。也有研究认为，迁移的角质形成细胞分泌层粘连蛋白，可以隔绝角质形成细胞与纤维连接蛋白、Ⅰ型胶原等细胞外基质接触，而这些物质具有促进其增殖、迁移的活性，从而使角质形成细胞从迁移向黏附状态转变。这些作用逐步使角质形成细胞恢复静止状态，增强愈合烧伤创面新生表皮层与基底膜结合的稳定性，使上皮化过程得以终止，是层粘连蛋白在烧伤创面愈合后期重要的作用。

4. 弹性蛋白 · 弹性蛋白是弹性纤维（elastic fibers）的主要成分，弹性纤维是有橡皮样弹性的纤维，能被拉长数倍，并可恢复原样，它是结缔组织具有弹性的主要因素，因此有"人体橡胶"的美称。弹性纤维与胶原纤维共同存在，赋予组织以弹性和抗张能力。弹性蛋白是结缔组织尤其肌腱和动脉的弹性组织中的一种主要的蛋白。为一种非水溶性、高交叉度的水解蛋白。弹性蛋白分子中非极性氨基酸占95%，甘氨酸含量接近总量的1/3，脯氨酸占10%，羟脯氨酸占1%。弹性蛋白分布没有胶原蛋白广泛，但在机体内也大量存在，如富有弹性的组织、肺、大动脉、某些韧带、皮肤及耳部软骨等。

弹性蛋白在皮肤中扮演"橡皮筋"的角色，让皮肤有伸展和皱褶的能力，其功用就如床垫中的弹簧，负责维持与支撑皮肤的弹性。因此，弹性蛋白在维持皮肤弹性方面担当着重要的角色。弹性蛋白决定着皮肤的弹性和柔软性，对光线等理化因素引起生理性老化的皮肤，具有防止老化和促进再生的作用。

关于弹性蛋白与创面愈合的研究比较少，在使用Tsk2/+小鼠（系统硬化症小鼠模型，该模型小鼠皮肤组织具有大量胶原沉积，弹性蛋白表达较高等特点）进行的创伤研究中发现，弹性蛋白的失调干扰了创面的愈合过程，Tsk2/+小鼠背部皮肤组织创面的愈合速度要迟于敲除弹性蛋白形成的关键基因*fibulin-5*的小鼠。作者认为，弹性蛋白的缺失反而可以使创面正常愈合。但是也有研究显示，连续观察14日*fibulin-5*缺乏的小鼠背部皮肤组织创面，尽管实验显示新生血管能力增加，但是与野生型小鼠比较，创面愈合率并没有显著的差异。该研究认为，*fibulin-5*缺乏的小鼠对创面的短期愈合并没有显著的影响，但是是否对创面愈合后的增殖和组织重塑阶段产生影响还需要进一步的研究。

七、干细胞在创面修复中的作用

干细胞（stem cell）是一类具有自我复制能力（self-renewing）的多潜能细胞。在一定条件下，它可以分化成多种功能细胞。根据干细胞所处的发育阶段分为胚胎干细胞（embryonic stem cell，ES细胞）和成体干细胞（somatic stem cell）。

皮肤组织中也存在大量的干细胞，通过不对称分裂完成自我更新，同时形成一个新的子代细胞——短期扩增细胞（transit amplifying cell，TA cell）。短期扩增细胞继续分裂扩增、上移从而形成其他各细胞层，如颗粒细胞层、棘细胞层等。随着时间的推移，颗粒层细胞、棘层细胞发育成熟行使组织功能，并逐渐老化失去细胞器，被细胞自身分泌的角质蛋白所替代，形成透明层或者角质层直至脱落。这个过程又可称为：生长期（anagen）、衰退期（catagen）和静止期（telogen）。表皮就是遵循这个不断循环往复的生理过程，自我更新，自我修复。

除维持皮肤组织正常的新陈代谢外，皮肤组织受到损伤后，位于皮肤组织不同位置中的干细胞随即启动修复程序。

毛囊外根鞘膨凸部（bugle），是皮肤干细胞的集中地之一，在创面愈合过程中发挥重要的作用。临床中很早就观察到，当皮肤烧伤时，残留有毛囊的创面愈合明显加快；毛囊丰富的头皮也比其他区域的皮肤更容易再生，作为植皮手术的取皮区可反复多次取皮。有研究发现，皮肤创伤5日左右，毛囊干细胞大量增殖分化为表皮前体细胞，并被招募至表皮进行修复，存活时间大概是50日左右。在毛囊峡部位于隆突的上方和下方，也存在着三类干细胞，其标志分别为Lrig1+、Lgr6+以及Gli1+。当表皮损伤时，上述三种干细胞不仅可分化为毛囊间表皮参与创面的修复，而且可以在创面新生表皮中长期存活。毛囊的真皮部分包括真皮鞘（dermal sheath）和真皮乳头（dermal papilla），也是干细胞所在的部位。该处的干细胞不仅可以促进表皮的愈合，也能迁移至临近的真皮，发挥类似成纤维细胞的作用。皮肤毛囊中还有大量nestin+细胞，当皮肤受损时，创面周围毛囊中nestin+细胞可分化为血管组织，这些新生血管与毛囊相连并交织成网，增强创面血管化，不仅可促进创面愈合，也可能在移植皮片的存活中发挥着重要作用，而注射nestin+细胞到受损的外周神经或脊髓可促进神经和脊髓的再生。毛囊干细胞在发挥创面修复功能时，会涉及多种信号转导通路，经典的有Wnt、BMP和Notch信号通路。

人体皮肤组织中，汗腺的数量是毛囊的数倍，也有人认为汗腺是人体表皮修复的主要细胞来源。研究发现，汗腺导管上皮分布着多能干细胞，而腺体则只存在单能祖细胞，如腔上皮祖细胞和肌上皮祖细胞，当受到外来损伤时，只有汗腺导管而非腺体的干细胞可增殖，并在3日内迁移至汗孔周围修复表皮，而腺体内的腔细胞和肌上皮细胞只能修复腺体本身的损伤。与毛囊干细胞相比，汗腺干细胞似乎更倾向于修复导管周围的表皮，而创周的毛囊间干细胞具有更强的表皮修复能力。皮脂腺是分泌皮脂的泡状腺体，有研究者在皮脂腺中发现了GPR39+细胞，表皮损伤后4日，可见GPR39+细胞迁移至新生表皮,而在创面愈合后迅速消失,并且GPR39敲除小鼠的创面愈合出现延迟,提示GPR39⁺细胞可能有促进创面愈合作用。

创面发生后,皮肤组织中的干细胞会动员起来参与创面的修复,同时,伤口及其周围高表达的趋化因子CXCL12或SDF-1可以激活间充质干细胞的受体CXCR4,或高表达的鞘氨醇-1-磷酸激活MSCs的S1P受体,使其游走到创面。MSCs不仅能直接分化成角质形成细胞、成纤维细胞及皮肤附件,也能促进创面血管化,还可通过招募巨噬细胞至创面,并旁分泌多种细胞因子,如VEGF-α、IGF-1、EGF、角质形成细胞生长因子等,促进创面愈合。不仅如此,MSCs还能够抑制T细胞、B细胞和树突状细胞的增殖和激活等,发挥抗炎作用、释放抗菌肽LL-37发挥抗菌作用等。

可见,创面愈合过程中干细胞的来源是多途径的。各种途径来源的干细胞通过在创面中分化成不同的细胞,释放不同的细胞因子来发挥各自的修复功能。

(田 鸣 青 春)

参 考 文 献

[1] 付小兵.创伤、烧伤与再生医学[M].北京：人民卫生出版社,2014：150-153.

[2] 陆树良.烧伤创面愈合机制与新技术[M].北京：人民军医出版社,2003：7-9.

[3] 许伟石,乐嘉芬.烧伤创面修复[M].武汉：湖北科技出版社,2000：10-13.

[4] Zheng Q, Choi J, Rouleau L, et al. Normal wound healing in mice deficient for fibulin-5, an elastin binding protein essential for dermal elastic fiber assembly[J]. J Invest Dermatol, 2006, 126(12): 2707-2714.

[5] 姜金豆,陈容容,夏学颖,等.毛囊干细胞增殖、迁移与分化研究[J].中华显微外科杂志,2014,37(6)：617-620.

[6] Fadi Ghieh, Rosalyn Jurjus, Amir Ibrahim, et al. The Use of Stem Cells in Burn Wound Healing: A Review[J]. BioMed Research International, 2015, 2015: 1-9.

第三章
创面分类及处理的基本原则

第一节 · 围绕慢性创面难愈的病因学实施创面诊疗

慢性创面是以皮肤、皮下组织及其他深部组织损害为表现的一大类疾病，涉及的创面成因复杂，因而呈现病程迁延、愈合困难的临床特点。因此，创面的有效治疗，首先须明确创面难以愈合的病因学，即通过系统科学的评估，对创面难愈的病因学作出尽可能明确的病因学诊断，并围绕病因学制订和实施治疗方案。

创面难愈的病因学特指创面发生后导致创面难以愈合的主要病理因素，在逻辑上，如不能去除或有效缓解该病理因素，则创面无法获得愈合结局。例如由于下肢血管病变导致的糖尿病足，下肢血管病变即为难愈的病因；持续长病程创面发生的软组织纤维化和钙化，在创面存在的情况下可防御外源性病原侵入感染，但同时也阻碍了毛细血管再生等愈合事件的发生，因而成为创面难愈的病因学。

在介绍慢性创面诊疗基本知识前，须认识到，除了各种先进技术的应用，基于创面难愈病因学的诊疗原则才是临床工作的核心。本节所要介绍的各类慢性创面诊疗路径及处理原则，无一不是体现了病因学的逻辑思维。

一、从国际共识看科学的创面诊疗原则

我们可以通过若干获得国际共识的慢性创面诊疗原则得到一些提示。目前难愈创面类型中，糖尿病足、压疮、下肢静脉性溃疡在发病率上名列前茅。对于这几类创面疾病，从国际公认的临床路径以及相关国际指南的内容中，我们可以清晰地看到病因学诊疗的科学思路，即针对创面难愈的成因制订和实施治疗方案。

糖尿病足依据病因学可分为3类，即血管病变、神经病变和血管神经混合性病变导致的足溃疡。在血管病变类型中，糖尿病合并大血管或微血管病变导致局部供血不足是足溃疡的成因。因此在诊疗路径上，首先通过体检及辅助检查明确血管病变的类型。相应的治疗方案中，首先重建大血管通路以及微循环功能，同时创面以姑息治疗为主。待这一阶段治疗结束后，通过评估确认局部恢复了基本血液供应，第二步再实施积极的创面外科处理。糖尿病神经病变可导致局部运动和感觉神经障碍，患者因痛觉减低或缺如导致足部保护性反射的丧失，长期后果是足畸形和局部压力性溃疡。因此治疗上以减压为核心，治疗方案的重点是利用减压器具和去除胼胝，必要时施行足踝外科手术以纠正畸形。混合性病变则需兼顾两者。在糖尿病足溃疡诊疗路径中，相关诊疗方案均着重体现对血供缺乏、局部过度受压两个核心病因的应对。

压疮是老龄化人口中最常见的创面疾病。压疮发生的相关因素很多，但核心的病因只有一个，即：局部受到过长时间、过大压力是其根本原因。因此，在所有压疮治疗方案中，减压永远是排在第一位的，没有有效减压的压疮治疗方案都是无效的。

下肢静脉性皮肤溃疡占据了下肢皮肤溃疡的50%以上。下肢静脉病变导致皮肤溃疡的机制被

认为是静脉高压。因此，在排除了下肢动脉病变的情况下，下肢静脉性皮肤溃疡的治疗方案首选压力治疗、抬高患肢等降低静脉高压的治疗措施。在有效降低静脉高压的前提下，其他创面治疗方案才能显效。

可见，这些常见的慢性创面诊疗思路突出体现了围绕创面难愈病因学的特征，所有的治疗方案都建立在解除或减轻病因学的基础上。也正因此，基于病因学的治疗原则才能在临床实践中体现出它的有效性，才可能获得切实的循证依据而成为规范化的诊疗原则。

二、忽视或重视病因学治疗原则可导致不同的临床结局

通过一些长病程的临床案例，我们可以看到重视或忽视创面难愈病因学的不同结局。抗战胜利70周年前夕，笔者收治了一批疑似日军生化武器受害者。他们共同的特点是：长病程的下肢溃疡（大多数超过70年），多方治疗无效，多合并下肢血管病变，创面基底普遍纤维化明显，并伴有部分钙化。早期部分患者接受过局部保守治疗，包括使用了一些辅助治疗方案和功能性敷料，但均未治愈。通过对患者既往治疗经过的分析，我们发现，在之前的治疗中，这些患者未经过规范的评估，而规范评估的核心就是评估创面难愈的病因学。这些患者中，主要的病因学为创面基底纤维化及钙化，少数为下肢动脉供血不足。因此，一般性地采用功能性敷料或其他创面辅助治疗方案不仅不会产生显著的促愈效果，反而拖延了创面病程，增加了创面治疗的难度。因此在我们的治疗方案中，针对性地采取了去除纤维化组织，培育新生基质以及改善大动脉供血的首选治疗方案，待创面准备完成后，通过简单的自体皮肤移植，成功地在短时间内修复了这些经久不愈的下肢溃疡。

从这些病例中我们看到，无论是去除纤维化组织的清创，还是自体皮肤移植，都是外科治疗的常用手术，而在合适的阶段采用合适的治疗方案，才是创面治疗成功与否的关键。可见，大多数的慢性难愈合创面，所谓"难"并不在于治疗方法本身，而在于是否采取了针对创面难愈病因学的治疗方案。

三、以病因学为核心的科学思维逻辑对创面疾病研究及临床治疗的意义

目前已知，糖尿病的长期高血糖和代谢异常可导致糖尿病患者皮肤的异常改变，即皮肤"微环境污染"，而血管神经病变则是"微环境污染"的病理结局。从这个意义上讲，血管神经病变固然是创面难愈的病因，但"微环境污染"则是更上游的起始事件，因而是更重要的病因。因此，针对"微环境污染"所采取的干预方案，不仅能够发挥高效的治疗作用，而且对于减少创面复发具有更积极的作用。目前有关这一领域研究已经取得了一定的进展。相关基础及临床研究的数据显示，糖尿病皮肤组织中的糖化产物蓄积可通过下游途径，特别是氧化应激通路，发挥对组织细胞损害效应；而一种无创性皮肤自发荧光检测（skin autofluorescence, SAF）的手段可用于皮肤组织糖化蛋白蓄积水平的检测；SAF值是糖尿病微血管并发症和大血管并发症出现的独立相关因素。这些研究提示我们，SAF检测可作为筛查糖尿病慢性血管并发症简单、快速、无创的手段。而针对糖化蛋白效应通路的干预手段就成为目前有价值的研究方向。

病因学原则对于其他难愈合创面的相关研究同样具有重要意义。外科术后的感染性窦道是一种常见的难愈创面类型。以前常用的方法是通过窦道冲洗、引流促使其自行愈合，或采用窦道整体切除来消除创面。从病因学原则的角度而言，这两种方案均有待商榷。感染性窦道发生的病因不在于窦道本身，多在于窦道顶端感染灶的存在。因此，在缺乏详尽评估的条件下，单纯的窦道冲洗和引流是一种近似"盲目"的处理方案，简单的窦道切除则忽视了导致窦道发生的原始病因，从而易导致新的窦道产生。其可能的结果是，简单的感染灶和窦道形态可通过此方案获得治愈，但复杂的感染窦道条件下，这两种治疗方案不仅不能治愈创面，还可能延误及加重患者的病情。在一个肝叶切除术后窦道的病例中，经历长时间的窦道冲洗引流及反复窦道切除，最终形成顽固性窦道并伴有间断高

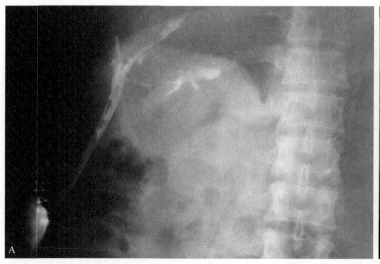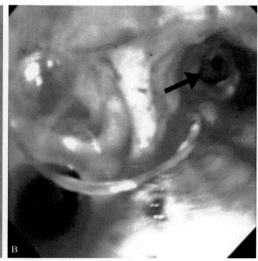

图3-1　一例肝叶切除术后窦道病例

A.窦道造影显示窦道通过一细小通道连接另一窦腔；B.内镜检查见该通道入口(箭头处)

热。针对这个病例，我们首先进行了详尽的创面评估。窦道造影提示(图3-1A)该窦道通过细小通道连接另一处腹膜后窦腔，内镜检查(图3-1B)证实了这一通道存在。结合病史，可清晰判断患者窦道来源于手术区域感染，当细小通道通畅时，患者全身情况稳定；当该通道闭塞后，炎性分泌物积聚，引发全身高热；随着腔内压力增高，通道重新开放，分泌物得到引流，高热即消退。而窦道冲洗可能导致腹膜后窦腔的逆行性感染。诊断明确后，我们建议终止原治疗方案，尽快由普外科手术开放腹膜后感染灶，以消除窦道病因。

通过总结国内外有关创面诊疗的共识，分析临床诊疗及临床研究案例，我们不难得到以下结论：在难愈创面治疗中，与所谓先进技术和先进材料相比，医护人员的科学思维逻辑更为重要。在评估复杂的难愈合创面时，除了创面形成的原因，更重要的是尽可能清晰地评估创面难愈的成因，并围绕这一病因学制订和实施治疗方案。

第二节·创面分类

根据创面疾病的病程、污染程度、组织缺损程度等不同标准，创面可作如下分类。

一、急性创面、慢性创面及难愈合创面

临床上，根据创面病程分为急性创面及慢性创面。

急性创面指从创面出现到创面愈合，时间在2周之内。

慢性创面的临床定义说法不一，国内一般采用如下定义：指各种原因导致的创面，临床治疗1个月以上未能完全愈合或无愈合倾向。

难愈合创面不仅是个临床概念，同时也是个病理生理概念。可理解为创面愈合过程不能以可预见的生物学步骤，按时相规律有序地进行组织学和(或)功能性修复，表现为存在阻碍创面愈合的因素，具有难治性，创面无愈合倾向。

需要注意的是：大多数慢性创面为难愈合创面，但慢性创面并非一定就是难愈合创面。例如：1位年轻患者的小面积Ⅲ度烧伤创面，经非手术治疗1个月后创面呈新鲜肉芽组织，呈现积极的愈合倾向。但这类创面因病程超过1个月，因此属于慢性创面。

一般而言，慢性创面发病原因多较为复杂，往往

和外界刺激、患者身体状况、合并症、不当治疗等多种因素相关，表现为创面难愈合。

二、清洁创面、污染创面与感染创面

急性创面出现超过 8 h，或头面部创面超过 12 h 应按污染创面处理。由于致伤因素多样，许多损伤可能在 4～6 h 内即可变为感染创面，应按实际情况处理。同样，延迟愈合、创面化脓等感染创面，在清创之后都应常规应用抗生素。慢性创面（图 3-2）一般都应按污染创面处理。

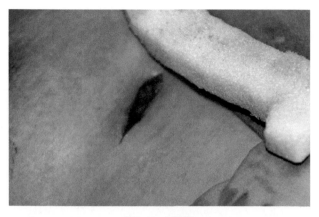

图 3-3 切割伤

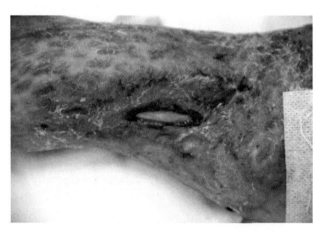

图 3-2 慢性骨髓炎合并创面
可见长期迁延的创面，骨质暴露并有死骨存在

感染创面的判断：浅部感染表现为创面隆起，皮肤红肿，有压痛，甚至触痛以及皮下波动感。深部感染皮肤颜色变化及波动感可不明显，但肿胀、压痛的范围较大，并出现发热等全身症状及白细胞增多等血象表现，疼痛或肿胀最严重部位往往可以抽出脓液。

慢性创面合并感染通常可以从创面坏死组织、分泌物性状、皮温、局部疼痛/肿胀、深部组织暴露等体征得到提示，如能结合全身症状和实验室检查可以得到确认。

三、皮肤切割伤与皮肤组织缺损伤

皮肤、皮下组织或深层组织受到锐器的划割而发生破损裂伤，称切割伤（图 3-3）。切割伤多属于急性创面，常见的有外伤切口及手术切口等，创面比较

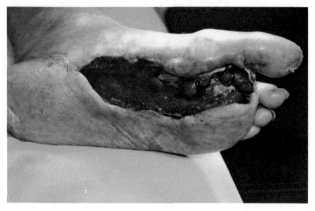

图 3-4 组织缺损伤

整齐，通常创面面积不大，组织缺失量较小，但出血较多，严重的可切断肌肉、神经等，甚至使肢体切离。

皮肤组织缺损伤属于开放性损伤的一种，因多种因素造成的皮肤及皮肤深部组织的缺失（图 3-4）。其特点是创伤面积大，组织缺失量大。慢性创面中的组织缺损伤常因慢性感染、组织坏死造成多量组织缺失。

四、常见的慢性创面类型

目前国内外慢性创面分类标准不一，临床上通常采用病因学分类，即按照造成创面发生的主要原因（core factor）进行创面分类。本章节结合国内外常用慢性创面分类方法，提出了一个慢性创面分类的建议方案。但是，由于慢性创面多为复杂性创面，往往由多种病因引起。如何进一步确定合理分类标准，也是今后有待解决的问题。本节仅就慢性创面分类和国际公认的定义作一简单介绍，有关详细内容见各论章节。

（一）糖尿病合并创面（chronic wound with diabetes mellitus）

糖尿病合并创面通常表现为难愈合创面（图3-5）。可发生在多种情况及多个部位。比较多见的是糖尿病足（diabetic foot）。根据国际糖尿病工作组发布的定义，糖尿病足为糖尿病合并局部神经异常、血管病变相关的感染、皮肤溃疡和（或）深层组织破坏。

（二）各类创伤（含烧伤、手术等）所致的创面（post burn/trauma wound）

各类创伤导致的创面因致伤原因各异呈现不同的创面形态和病理特征（图3-6）。但创面发生机制、创面变迁序贯事件较为相似，因此，目前国际创面技术指南工作组将此一大类创面命名为"post burn/trauma wound"。

（三）压疮（pressure ulcer）

长期卧床或其他被动体位的患者骨隆突处组织长期在压力、摩擦力或剪切力的作用下，局部组织血液循环障碍，导致持续性的缺血、缺氧、营养不良，进而发生组织坏死，形成溃疡，即压疮（图3-7）。

（四）下肢血管性皮肤溃疡（leg ulcer）

下肢血管性皮肤溃疡主要包括下肢静脉性溃疡（venous leg ulcer）、下肢动脉性溃疡（arterial leg ulcer）、下肢混合性皮肤溃疡（leg ulcer mixed）（图3-8）。下肢静脉性溃疡发生于下肢静脉系统疾病引发的静脉瘀血和静脉高压，并导致局部皮肤营养不良，造成皮肤/皮下组织溃疡，多发生在足靴区；下肢动脉性溃疡是由于下肢动脉供血不足导致的溃疡，多发生在肢体末端；静脉性溃疡如果伴有动脉性疾病，形成动-静脉混合性溃疡，是下肢血管性溃疡中较难

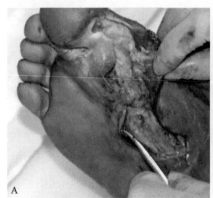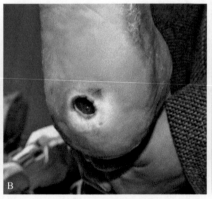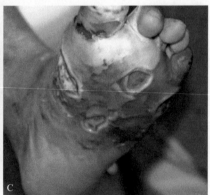

图3-5 糖尿病合并创面

A.糖尿病足合并血管病变；B.糖尿病足合并神经病变；C.糖尿病足合并血管神经混合病变

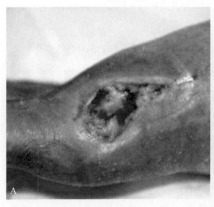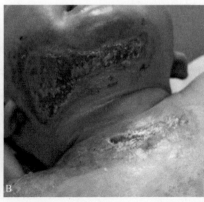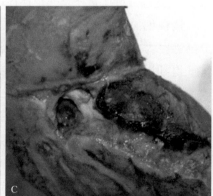

图3-6 各类创伤导致的创面

A.手术后创面不愈合；B.烫伤；C.车祸后创面不愈合

图 3-7　压疮

A. 骶尾部及坐骨结节部位压疮；
B. 股骨大转子部位压疮

图 3-8　下肢血管性皮肤溃疡

A. 下肢动脉闭塞导致的足坏疽；
B. 下肢静脉性皮肤溃疡

愈合的创面类型。

（五）放射性皮肤溃疡（radioactive ulcer）

放射性皮肤溃疡是由于放射线（主要是 X 射线、β 射线、γ 射线及放射性同位素）照射引起的皮肤组织损伤（图 3-9）。按病程可分为急性损伤和慢性损伤。

（六）感染性溃疡（infectious ulcer）

感染性溃疡指因感染导致的皮肤组织溃疡，较多见于皮肤组织疖、痈、蜂窝织炎、皮脂腺囊肿感染等（图 3-10）。一些严重的感染性溃疡可导致其他组织器官的损害，甚至威胁生命。

（七）癌性溃疡（malignant ulcer）

癌性溃疡指皮肤组织恶性肿瘤导致的溃疡（图 3-11）。

（八）医源性溃疡（iatrogenic cutaneous ulcer）（图 3-12）

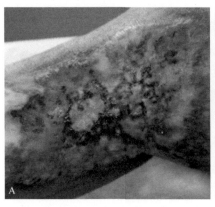
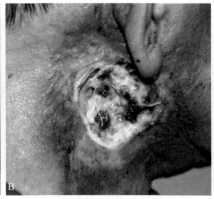
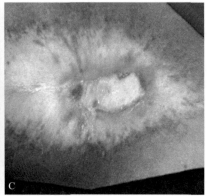

图 3-9　放射性皮肤溃疡

A. 同位素敷贴导致的下肢创面；B. 放疗后导致颈总动脉分支暴露；C. 右肩部 γ 刀治疗后皮肤溃疡

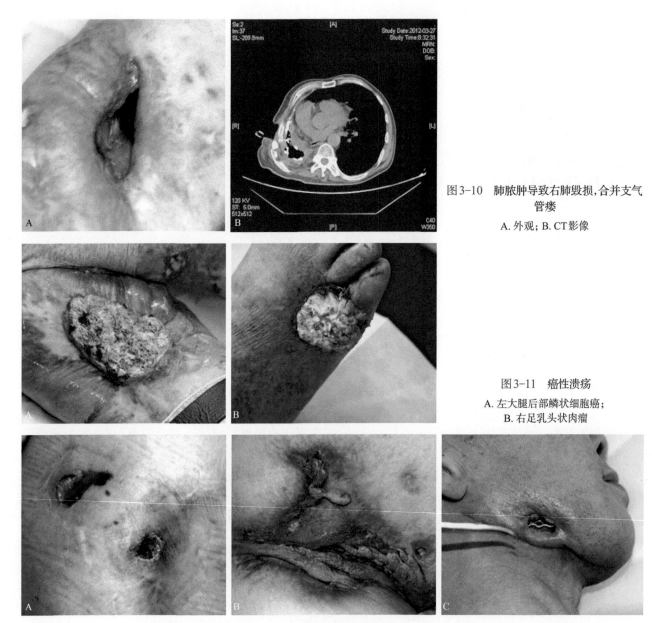

图3-10 肺脓肿导致右肺毁损,合并支气管瘘

A. 外观; B. CT影像

图3-11 癌性溃疡

A. 左大腿后部鳞状细胞癌;
B. 右足乳头状肉瘤

图3-12 医源性溃疡

A. 心脏起搏器导管外露; B. 长期服用糖皮质激素致腋窝溃疡; C. 钛板暴露创面

(九) 其他原因所致的慢性创面 (other less common wound)

发生率较低的慢性溃疡, 如Buruli溃疡 (Buruli ulcer, 由溃疡分枝杆菌感染的一种慢性溃疡性皮肤病)、藏毛病 (pilonidal disease, 一种少见的皮肤窦道, 特征是皮肤上含有毛发的窦道。这类窦道最常见于肛门后部尾骨处背侧)、化脓性汗腺炎 (hidradenitis, 大汗腺感染后在皮内和皮下组织反复发作, 广泛蔓延, 形成范围较广的慢性炎症、小脓肿、复杂性窦道和瘘管)、肛周坏死性筋膜炎 (Fournier's gangrene)、坏死性软组织感染 (necrotising soft tissue infection) (图3-13) 等。

五、慢性创面的常见病理类型

慢性创面可表现为多种病理类型, 其中窦道、瘘管是临床较常见的创面类型。

1. 窦道 · 组织中的异常管道, 一端与外界相通, 另一端为盲管, 开口大小与窦道体积、深浅没有直接关系, 经常可见脓液、分泌物由外口流出, 外口可反复闭

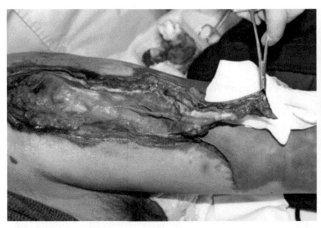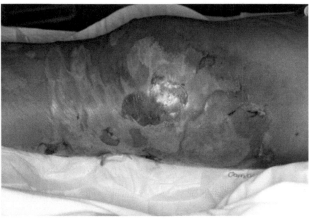

图 3-13　坏死性筋膜炎导致深部组织严重感染,病情凶险

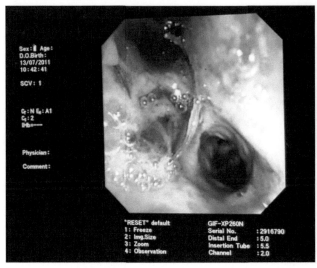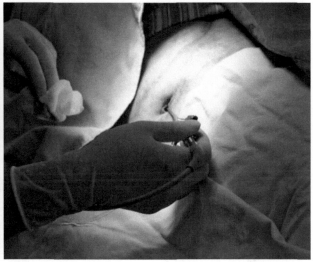

图 3-14　内窥镜探查窦道可见窦道内残留缝线

合、破溃。窦道外口处多见因脓液刺激造成的红肿瘢痕,严重者可造成皮肤癌变。常见于深部组织异物存留(图 3-14)、术后深部感染破溃以及慢性骨髓炎等。

　　2.瘘管 · 瘘管是两端开口的管道,分内瘘和外瘘,空腔脏器之间、脏器与体腔之间的为内瘘,至少有一个外口通向体表的称外瘘(图 3-15)。瘘管与窦道类似,但由于多与体腔或内脏交通,引流出的液体性质各异,多个窦道相交通亦可构成复杂的瘘管,治疗较为困难。

图 3-15
胸壁瘘管(合并支气管胸膜瘘)(A)及 CT
影像(B)

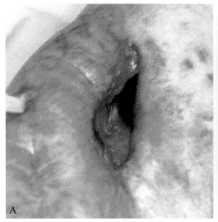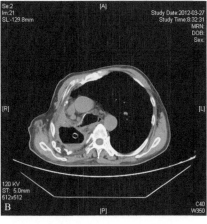

第三节 · 无菌操作原则

不合理的局部用药,如抗生素类药物不仅易使创面产生过敏反应,还可加速耐药菌株的产生,阻碍创面愈合。外用消毒剂杀菌作用强,但亦会损伤创面尤其是新生肉芽组织。因此,在创面清创及换药过程中应特别重视无菌观念和无菌操作技术,尽量减少医源性及人为影响因素,以加速创面愈合。

一、换药室与医务人员准备时的无菌技术

· 除操作医师与护士外,尽量减少参观人员,对于自理能力差的儿童及老年患者,可留家属1人协助工作,并告知其远离无菌操作区。

· 医护人员有呼吸道感染或化脓性病灶者,应尽量避免进行无菌操作,万不得已时应做好防护工作(呼吸道感染者戴双层口罩),防止交叉感染。

· 换药顺序应遵循以下原则:无菌创面、缝合创面先换,感染创面后换;先换小创面,后换大创面;

感染轻的创面先换,感染重的创面后换;一般感染创面先换,特殊性感染或高度传染性的创面后换;特大创面、需冲洗,取出异物,更换引流管等复杂创面在最后换药。门诊患者很难严格遵循上述原则,更应重视勤洗手,换完特殊创面后,还需使用消毒液洗手,再处理下一个患者。

· 换药人员的无菌准备:包括戴口罩帽子、穿工作服等,工作服应稍宽稍长一些,特别是袖口,需盖住里面的所有衣服以防污染。帽子应包盖所有头发,尤其是女医师应注意。剪除长指甲。一般创面,每为一位患者换药洗一次手。特殊感染创面、大创面、器械操作不方便的创面应戴无菌手套操作。

二、洗手

(一)七步洗手法(图3-16)

洗手前应保证手部无创面,剪除长指甲;穿好

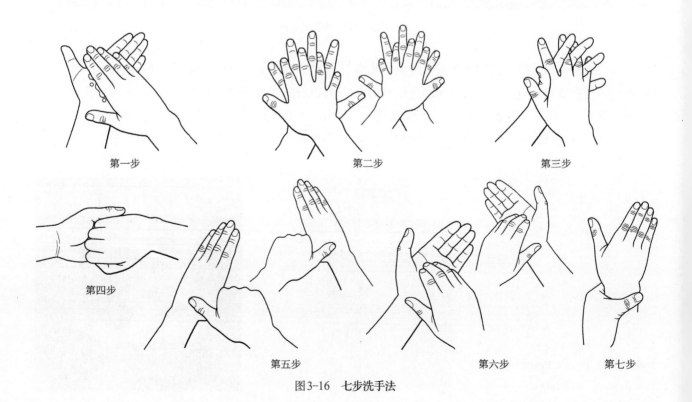

第一步　　　　　　　　第二步　　　　　　　　第三步

第四步　　　　　第五步　　　　　　第六步　　　　第七步

图3-16　七步洗手法

工作服（长袖至腕部者应将袖卷至腕部以上），戴好口罩、帽子；备好洗手液（或肥皂）、干燥的无菌擦手巾。

1. 第一步：洗手掌 · 流水湿润双手，涂抹洗手液（或肥皂），掌心相对，手指并拢相互揉搓。

2. 第二步：洗背侧指缝 · 手心对手背沿指缝相互揉搓，双手交换进行。

3. 第三步：洗掌侧指缝 · 掌心相对，双手交叉沿指缝相互揉搓。

4. 第四步：洗拇指 · 一手握另一手大拇指旋转揉搓，双手交换进行。

5. 第五步：洗指背 · 弯曲各手指关节，半握拳把指背放在另一手掌心旋转揉搓，双手交换进行。

6. 第六步：洗指尖 · 弯曲各手指关节，把指尖合拢在另一手掌心旋转揉搓，双手交换进行。

7. 第七步：洗手腕、手臂 · 揉搓手腕、手臂，双手交换进行。

（二）注意事项

· 洗手应仔细揉搓，全过程至少在15 s以上。

· 应摘下手上的饰物（戒指、手表和其他装饰品），佩戴饰品的位置应仔细清洗。

· 肥皂洗手后可除去皮肤表面60%～90%的微生物，消毒液泡手或涂抹后可去除90%～99%的微生物，因此上述洗手法只是简单的手部清洁，如需行清创手术或其他需手部接触创面的操作，均应严格的再使用消毒液刷洗、涂抹双手，然后佩戴无菌手套。

洗手法并不能保证手及手臂完全无菌，在手术过程中皮肤深部的细菌会慢慢转移至皮肤表面，故洗手后应再戴无菌手套。手术时间长或不能保证带菌衣物远离术区者应穿无菌手术衣。

三、戴无菌手套方法（图3-17）

· 先将右手插入手套内，勿触及手套外面。

· 已戴好手套的右手插入左手套翻折部，帮助左手插入手套，已戴手套的右手只能接触左手套外面，勿触及左手皮肤。

· 无菌手术衣应将手套翻折部盖住衣服袖口，如有滑石粉应以无菌生理盐水冲洗。

· 手套穿戴完毕，在等待手术期间，双手举于胸前，不可下垂或举高过头，不可夹于腋下，不可接触未消毒物品。

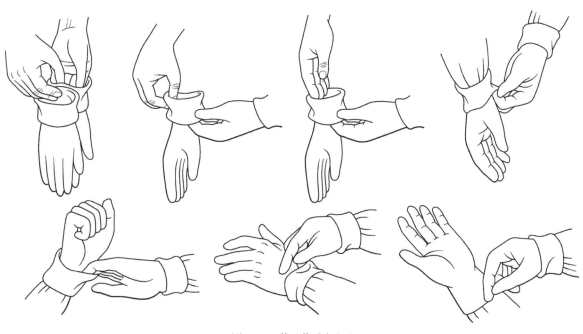

图3-17 戴无菌手套方法

第四节 · 清创术

清创的目的是清除污染、坏死的组织，去除创面内异物，修复损伤的肌腱、血管、神经等，充分止血，使污染创面变为相对清洁创面。需要注意的是，清创去除创面所有细菌并不现实，与其说清除污染组织，不如说是清除感染或细菌生长的条件。除重要的血管神经之外，应彻底清除污染、无活力的组织，尽量减少术后感染的发生。

清创前应判断伤情，对于严重外伤如股骨、骨盆骨折的患者，应考虑到发生失血性休克可能，在转院前做好急救处理，清创前禁止用探针、血管钳或手指盲目探查创面，以免将污染带入深部，或触动新鲜凝血部位引发大出血。

清创操作规程

（一）清洗创面（图3-18）

有些传统观念认为，创面是不能沾水的。其实这一观念并无多少科学依据。在急性创面的清创过程中，采用无菌液体实施创面冲洗是必不可少的程序。在一些西方发达国家，创面清洗（wound cleansing）已作为创面处理规范的一个步骤。不少从事创面修复的医护人员也会有这种体会：即对许多创面而言，创面及创面周围皮肤的清洁有益于创面愈合。最新的循证依据显示，尽管创面清洗并未显著加速创面愈合速度，但明显降低了创面细菌负荷以及改善患者自身感受。为此，并根据我们的体会和经验，仍然向读者推荐。

创面清洗有专用的水过滤设备，没有设备的也可使用温开水、生理盐水或1‰新洁尔灭溶液进行创面冲洗。有些杀菌剂、消毒剂也可用于创面清洗，如1‰新洁尔灭溶液等，但清洗创面后，还需用水或生理盐水将新洁尔灭溶液清洗掉。

对于在基层医疗机构换药的患者，还可指导患者及家属在家中使用流水，如淋浴或用温开水清洗创面后，用无菌纱布临时包裹创面，再来医院换药。

创面清洗的程序：去除覆盖的纱布，一般依次以生理盐水，消毒剂（如新洁尔灭），生理盐水冲洗创面。污染较重、渗出量多、创面有较深腔隙时则需使用双氧水冲洗后，再以大量液体冲洗。需要注意的是，不论是双氧水还是消毒剂，都会对创面软组织造成一定损伤，因此在清洗创面时应注意彻底消毒与尽量减少组织损伤间的权衡。清洗后再次用无菌纱布覆盖创面。图3-18是创面清洗前后的对比。

创面清洗也可采用专用的创面清洗设备（图3-19），这类设备可提供无菌、适温的水用于创面清洗。

请注意，并非所有的创面都适合冲洗，在以下两种情况下，创面冲洗不宜采用：怀疑创面与内脏器官

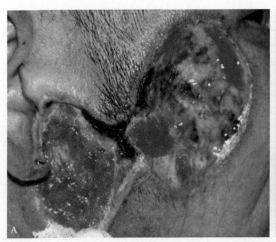
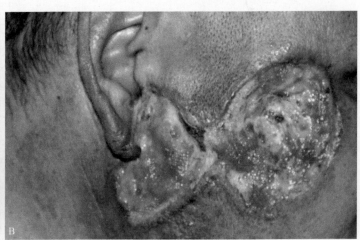

图3-18 创面清洗前后的对比

A. 清洗前；B. 清洗后

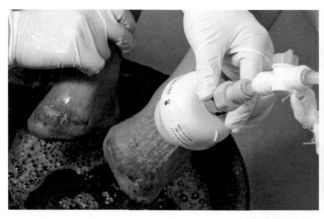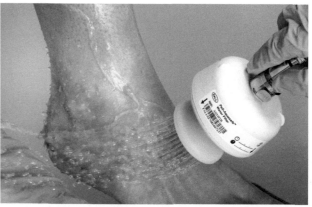

图3-19　专用的创面清洗设备,可提供无菌、适温的水用于创面冲洗

有解剖关联及创面引流不畅。

(二)皮肤消毒

对于慢性创面而言,创面及周围皮肤的颜色及其性状是创面诊断的重要指标。因此,当使用碘伏、新洁尔灭酊等有色消毒剂后,往往需要再用酒精脱色。为此,慢性创面皮肤消毒通常采用无色的75%酒精消毒周围皮肤。如患者酒精过敏,则须更换其他消毒剂。

酒精或碘伏棉球沿创缘环形由内向外消毒,感染性创面则相反,每次消毒外圈覆盖内圈外1/3左右,不留空隙,消毒至距创缘5～8 cm处,要防止消毒液流入创面,擦过的棉球不得再次接触创面,消毒至少三次,每一次消毒范围应在上次消毒范围之内。

(三)清创原则

按照外科学原则,清创的目的在于彻底去除创面内无生机、污染重的组织、异物以及血凝块等。但对一些慢性创面而言,彻底的清创有时不仅不能促进创面愈合,反而适得其反。例如:血供不足的糖尿病足,在没有恢复足够的组织灌注之前,激进的清创会导致坏死和感染区域迅速扩大,可能导致严重的后果。又如:压疮多发生在骨隆突部位,压疮病例中常见骨质表面仅覆盖很薄的失活软组织,此类创面如彻底清除不健康组织致骨质暴露,往往造成组织再生时间延长甚至创面不愈合。

因此,慢性创面清创原则是:去除创面内无生机、污染重的组织、异物以及血凝块等。颜色暗红,无张力,切取、修剪时不出血者均属无生机组织,可

予切除。一些慢性创面常常不宜一次清除所有无生机组织,可视创面情况有计划分次清除(图3-20)。

慢性创面、感染性创面、渗出较多的创面等无法一期闭合,可仅缝合深部组织,留置引流管或引流条,亦可实施持续负压引流,为后期手术做准备(图3-21)。

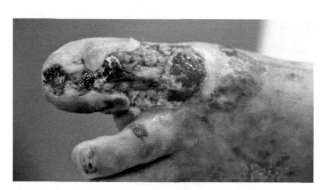

图3-20　慢性创面清创

患者男,16岁,左足𧿹趾骨折,清创内固定术后创面不愈。黑色区域为坏死组织,清创时应尽量去除。其他部分为炎性肉芽和坏死组织混合区域,清创时尽可能去除坏死组织,保留部分肉芽组织

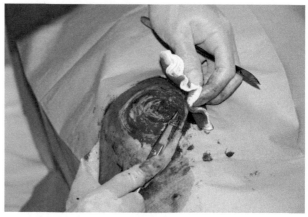

图3-21　压疮创面进行清创手术

尽量去除坏死组织,修剪创面基底,为后续创面覆盖做准备

第五节 · 换药术

换药的目的是控制和预防感染，促进创面肉芽再生，促进上皮生长，加快创面愈合或为二期手术做好准备。本节就标准的外科换药操作规程做一简介。

换药常用物品的消毒此处不再赘述，换药前应先观察创面，了解病情，以便准备所需物品，使换药有序进行。

一、器械准备

换药术常用物品如图3-22，自左至右依次如下。

- 两把镊子：一般左手持有齿镊夹取无菌物品，递至右手，右手持无齿镊用于接触创面的操作。换药过程中两把镊子不可交换使用或相互接触。
- 刀柄：装刀头后可用于清创扩创，刀柄下端可用于清理创面，刮除坏死肉芽组织及黏性渗出等，还可用于钝性分离。
- 血管钳与眼科剪：血管钳用于撑开创面内腔，对于较大、较深的创面，以血管钳夹棉球清理创面，比镊子操作更加稳妥，污染机会更少，配合眼科剪可完成局部清创、去痂皮等精细操作。
- 线剪：主要用于拆线，还可用于修剪无菌敷料、引流管以及剪断胶布、绷带等操作。
- 持针器与缝针缝线：用于缝合创面，固定敷料、引流管，缝扎止血等操作。

- 组织剪：用于扩创，剪除不健康的肉芽、坏死组织。
- 卵圆钳：也叫持物钳，用于夹取所需的无菌物品，只接触无菌物品，不可接触创面。对于深窦道及巨大窦腔（如胸腔脓肿），亦可代替止血钳，进行窦道深部的操作。

准备器械时可按临床需求将不同器械分别包装消毒，以方便临床使用。

二、流程及注意事项

换药时，患者的体位应能使创面充分暴露（图3-23）。

（一）物品传递

无菌碗内的换药材料，用左手持无菌镊子传递给右手有菌镊子，传递时两镊不能碰触，碗内凡取出的物品一律不能放回，右手镊子不能直接从无菌碗内夹取物品。

（二）创面清洗

大部分慢性创面可实施创面清洗。首先移除创面上原有敷料，再行创面清洗，详见本章第四节"清创操作规程"中相关内容。创面清洗不仅能够清洁周围皮肤、清除创面渗出物及减少创面细菌负荷，还

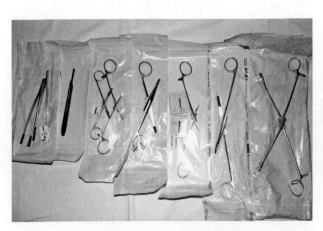

图3-22　常用换药器械分别包装消毒

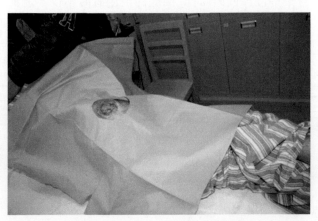

图3-23　患者体位应能使创面充分暴露

可软化创缘硬痂。

(三)创面及创缘皮肤消毒

酒精棉球沿创缘环形由内向外消毒,消毒至距创缘5~8 cm处,要防止消毒液流入创面,擦过的棉球不得再次接触创面。感染创面皮肤消毒则由外向内擦至创缘。

(四)更换敷料

针对不同创面使用敷料覆盖创面。可选择的敷料包括传统纱布到各类先进敷料。如何选择敷料详见第五章。

用生理盐水或1‰新洁尔灭棉球轻柔擦拭创面。需要注意的是,使用消毒剂(如1‰新洁尔灭)擦拭创面后,需使用生理盐水或无菌过滤水将消毒剂清洗干净。

利用换药器械进行简单清创,主要清理基本游离的坏死组织,维持创面良好的引流状态。对于不健康的肉芽组织,可在局部麻醉下利用器械钝性清除。

创缘处理也十分重要。在创缘由干燥的渗出液和组织碎片形成的环形硬痂会阻碍周边上皮爬行。可在使用生理盐水或石蜡油充分湿润后清除。

按照创面具体情况选择不同敷料覆盖创面。具体详见第五章。

众所周知的,我国大多数社区卫生医疗机构尚无法使用各类先进敷料,通常只能选择纱布。事实上,合理地使用先进敷料可有效缩短慢性创面愈合时间,提高愈合质量。在西方发达国家以及像印度这样的发展中国家,先进敷料均被广泛使用。相信随着我国经济的不断发展,患者即使在社区也能享受到同样高质量的医疗服务。

(五)包扎固定

胶布条粘贴方向与皮纹平行,粘贴前擦净皮肤上的汗水、血液、污垢。四肢、阴茎等部位不可环形粘贴,防止影响远端血供。对胶布过敏的患者,需加压包扎者,活动频繁或其他原因使用胶布不易固定者可采用绷带固定。绷带种类很多,有加压用的黏性或自黏弹力绷带,固定塑形用的石膏绷带,应用于特殊部位的枕颌带、胸带、腹带、丁字带等,根据需要选择。

第六节·慢性创面的日常处理流程

慢性创面通常需要经过一定时间的创面处理来改善愈合环境(主要指创面准备,即wound bed preparation),以促使创面自愈或为手术覆盖创面创造条件。在医学发达国家,慢性创面的日常处理一般都在基层医疗机构内完成。创面患者是否需要转入大型综合性医院由全科医生负责评估和决定。而基层医疗机构实施的创面日常处理同样具有标准化的设备和流程。基层医疗机构内同样准备了针对不同创面的先进敷料,受过专业化培训的专科护士/治疗师根据创面处理规范进行创面换药及其他创面处理(图3-24)。中国政府鼓励大型综合性医院专科与社区医疗联动机制的探索,鼓励慢性创面患者的首诊及日常处理在社区卫生服务中心进行。因此,慢性创面处理的规范性就显得格外重要。

有关不同创面处理的基本原则在本书的相关章节有详细的介绍。本节将介绍规范的慢性创面日常处理流程,重点介绍慢性创面处理的要点和疑点,供基层医疗机构的医护人员参考。

常见慢性创面的评估和处理方法

(一)压疮

压疮即压迫性溃疡,多发生于长期卧床或其他被动体位的患者,易发生于骨骼隆起部位。通过了解患者病史、创面发生部位和创面形态,压疮的诊断

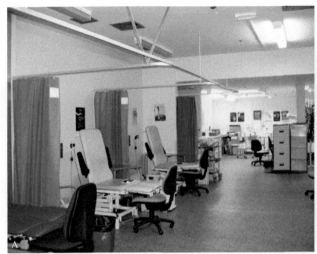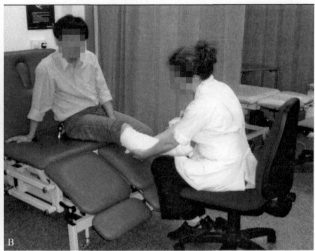

图3-24　英国南安普敦的一家Leg ulcer clinic

A. 外观；B. Clinic的护士演示规范使用弹力绷带

通常非常明确。压疮创面评估的重点在于了解压疮深部创面形态、有无感染、是否波及骨/关节以及全身营养状态。这些评估信息对于选择相应治疗方案具有重要参考价值。

接诊压疮患者时，建议按照以下步骤顺序进行。

1. 询问病史 · 了解压疮形成原因、病程及以往治疗经过。特别注意了解是否采取过减压措施。

2. 患者营养状态评估 · 可通过患者皮肤、毛发、皮下脂肪、肌肉的发育情况综合判断营养状态。测量一定时间内的体重变化也是观察营养状态的方法之一。一个最简便的方法是观察前臂内侧或上臂下1/3背侧的皮下脂肪充实程度。对于压疮患者，特别要注意局部皮肤组织或肌肉组织的发育状态。对于创面周围组织的检查也很重要，如截瘫导致的骶尾部、坐骨结节部位的压疮，要特别注意观察创面周围皮下脂肪组织的厚度（图3-25）及臀大肌的发育状态，臀大肌是否存在对于治疗方案的选择和预后的判断十分重要。

3. 创面检查 · 了解创面基本形态、分泌物特点、气味。这些临床指征是创面评估的重点。常用的方法如下：

· 肉眼观察+简单器械探查（图3-26）：最常用的检查方法。可在所有基层医疗机构实施。有条件的单位在实施该项检查时，还可通过远程医疗获得创面修复中心的技术支持。

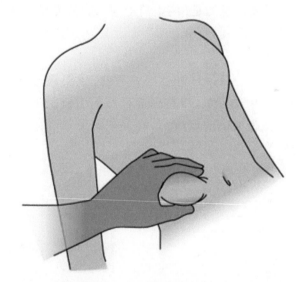

图3-25　皮下脂肪厚度观察方法

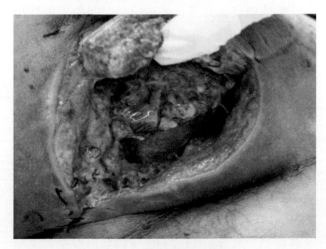

图3-26　右侧臀部巨大压疮

右侧臀部巨大压疮，深达肌层，恶臭；探查发现1个细小肛瘘；左侧坐骨结节处1硬币大小压疮；无全身感染

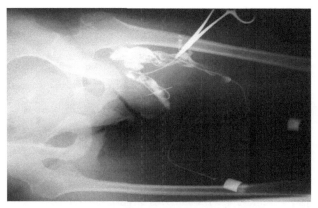

图3-27 左侧坐骨结节及大腿局部压疮

左侧坐骨结节及大腿后部压疮,皮肤表面3处开口,欧乃派克(碘海醇)造影显示深部组织呈相互贯通的复杂窦道

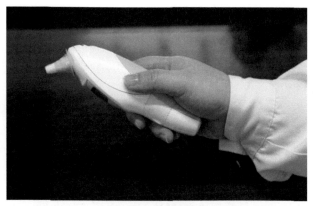

图3-29 数字测温仪

• 窦道造影(图3-27):常用于简单器械不能触及的深部复杂窦道。

4. 局部微循环检测 · 压疮病例,局部微循环检测必不可少。常用检测方法如下。

• 毛细血管充盈试验(图3-28):患者取卧位,用手指压迫皮下组织表浅部位,片刻后去除压力,观察按压局部皮肤颜色变化。局部皮肤颜色由白转红的时间≤2 s为正常,试验阴性。由白转红时间＞3 s,或呈斑点状发红为试验阳性,说明循环功能障碍。该检测简便易行,可在社区卫生服务中心实施。

毛细血管充盈试验阳性,提示局部微循环较差。皮温较高、皮肤颜色发红、伴有疼痛或波动感,提示局部感染存在。

• 局部氧分压检测(TcPO$_2$)(图3-30):这是一项无创性、安全的检测技术,检测部位为创缘皮肤,通过加热皮肤来测量组织氧分压,是目前检测皮肤组织活力最有效的方案。TcPO$_2$在30 mmHg时表示局部组织处于安全状态,低于20 mmHg表明组织难以维持活力。

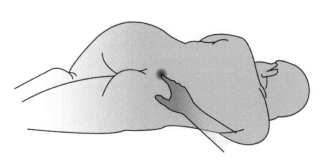

图3-28 毛细血管充盈试验

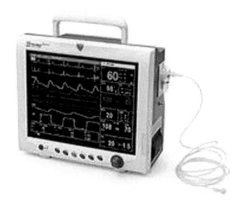

图3-30 可检测局部氧分压的心电监护仪

• 皮温检测:借助数字测温仪器(图3-29)可精确测量皮肤温度。有经验的医生、护士也可通过触诊比较待测部位皮肤与周围皮肤的温度差别。有资料认为人体的平均皮肤温度为33.5±0.5℃,但真实的平均皮肤温度受到环境因素影响极大。在观察皮肤温差时应注意结合皮肤颜色等其他体征进行鉴别。例如皮温较周围降低、伴有颜色苍白或

• 激光多普勒成像(laser doppler imaging, LDI)(图3-31):激光多普勒成像系统能发射激光束扫描待检区域,搜集组织反射,通过计算机处理生成组织血液灌注图谱,红色表示灌注良好,蓝色表示灌注不足。这项技术的优势在于能应用于广泛的组织区域进行成像。

5. 治疗方案制订 · 压疮治疗方案一般包括

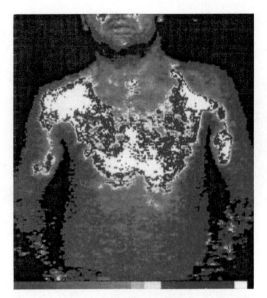

图3-31 激光多普勒成像结果

减压、创面处理、营养支持、是否需要转诊／何时转诊。

6. 减压 · 压疮治疗中最重要的、也是第一环,就是减压。2 h翻身在患者日常护理中相对难以确切可靠地执行。因此,利用各种支撑工具降低局部受压成为国际公认的有效方案。常用减压床垫(pressure-relieving mattress)、坐垫(cushion)及靠垫(positioner)。目前相关国际指南推荐使用交替型气垫床垫。该型床垫在9.6 min内通过每组三根充气管循环充气,有效缓解局部受压,延长翻身时间(图3-32)。

压疮患者禁止使用局部按摩及垫圈。

压疮是由压力和(或)剪切力造成的皮肤组织损伤,不去除力学的病因,所有其他治疗均无效。

7. 隔离易污染区域 · 压疮的好发部位往往与会阴、肛门等易污染区域接近,因此,在实施创面治疗之前,在患者条件许可的情况下,可采用外科或其他方法,将压疮创面与污染区域隔离开来,这样不仅减少了创面污染的机会,也方便创面治疗。

8. 清创 · 清创是创面处理中最常用的治疗手段。一般而言,压疮发展到表皮破溃的程度,往往到达3期或4期,甚至不可分期,其深部组织损伤通常较为严重。因此,压疮患者的日常创面处理少有单纯的换药,通常需要结合清创处理。

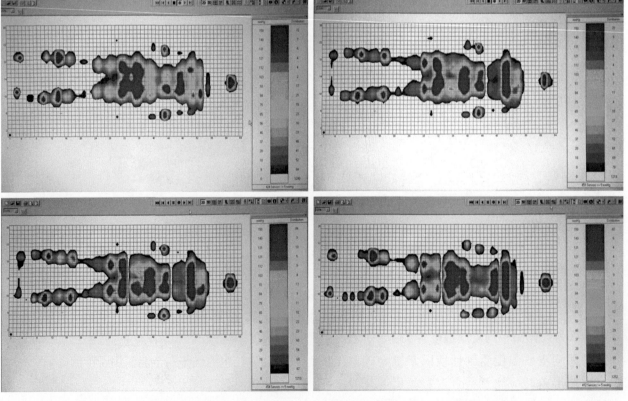

图3-32 使用三管交替型减压床垫可在不到10 min时间更换所有受压部位(右侧色条代表压力大小)

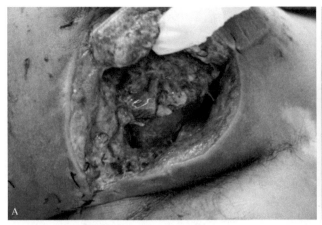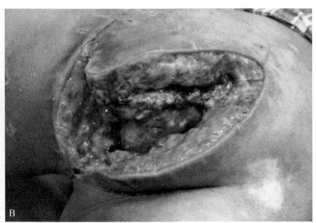

图3-33　坐骨结节处巨大压疮清创前后

A.清创前见大量坏死组织存在；B.外科清创后可见新鲜组织暴露，尚有部分坏死组织存留，待今后逐渐去除

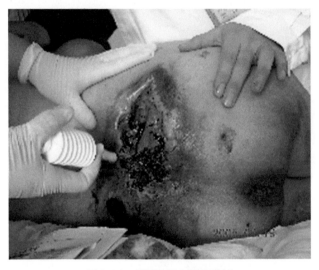

图3-34　创面使用水凝胶敷料

• 外科清创（图3-33）：目的在于清除大量坏死组织，暴露死腔，建立通畅引流通道。慢性创面无须一次彻底清除所有坏死组织，否则可能损伤过多正常组织。必要时可多次清创。

• 保守清创（图3-34）：一些具有保湿功能的敷料，如水凝胶，可有效促进坏死组织无痛脱落，且使用方便。将水凝胶挤在创面上，外用凡士林油纱覆盖。也可使用具有去腐生肌作用的外用中药。详见第五章第二节。

9. 压疮创面换药·同本章前述的换药术流程。

10. 压疮预防·为防止压疮恶化/复发，所有压疮患者必须长期采用减压措施。医护人员需向患者及家属特别交代减压的重要性及实施方法。对于手术修复后的创面，更需要叮嘱患者采取避免受压的体位至少6个月。

压疮规范化诊疗见图3-35。

（二）糖尿病合并难愈合创面

凡罹患糖尿病，无论是自发性溃疡，或手术、外伤后形成的慢性创面，均诊断为糖尿病创面。糖尿病创面评估的重点在于了解创面形态、有无感染、是否波及骨/关节及其他深部组织。这些评估信息对于选择相应治疗方案具有重要参考价值。

糖尿病创面评估及处理路径建议如下。

1. 病史采集·了解糖尿病创面形成原因、病程及以往治疗经过。

2. 患者全身状况评估·糖尿病创面患者往往血糖控制不佳，同时伴有其他脏器病变，因此通过体检和实验室检查，可以评估患者全身状况，了解相关危险因素。

3. 创面检查·了解创面基本形态、分泌物特征，特别对于局部及全身感染症状要进行详细的检查。同时对创面进行分级。

最常用的检查方法为肉眼观察+简单器械探查，可在所有基层医疗机构实施（图3-36）。在实施该项检查时，还可通过远程医疗系统获得创面修复中心的技术支持。

4. 创面病因学检查·糖尿病创面形成原因较为复杂，这些病因同时也是创面难愈的原因。不同病因导致的创面其干预方案存在较大差别。可通过简单触诊初步判断创面病因，并在此基础上进行相

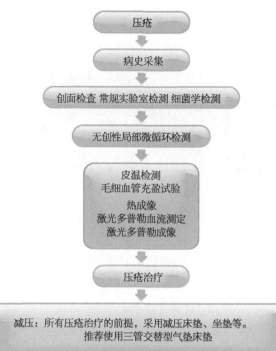

压疮

↓

病史采集

↓

创面检查 常规实验室检测 细菌学检测

↓

无创性局部微循环检测

↓

皮温检测
毛细血管充盈试验
热成像
激光多普勒血流测定
激光多普勒成像

↓

压疮治疗

↓

减压：所有压疮治疗的前提，采用减压床垫、坐垫等。
推荐使用三管交替型气垫床垫

↓

创面床准备

↓

清创
引流
改善微循环

↓

必要时手术修复创面，易受压部位宜采用皮瓣/组织瓣覆盖创面

↓

创面愈合后须长期使用减压器具，防止压疮复发

↓

采集和存储病例信息

图3-35 压疮规范化诊疗建议
红色字体为基层医疗机构可施行项目

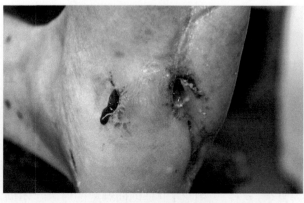

图3-36 左足底创面观察

患者双足畸形，左足底可见2处小创口贯通，有脓性分泌物流出，有恶臭。周边皮肤组织大面积红肿。Wagner 3级

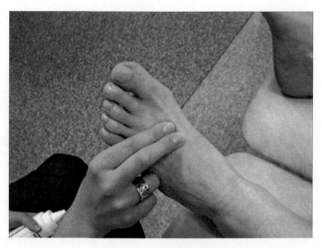

图3-37 足背动脉触诊

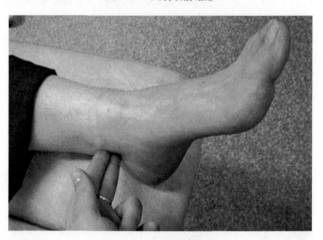

图3-38 胫后动脉触诊

关实验室及辅助检查。在基层医院就诊的患者，如需进一步较为详细的病因学检查，建议通过双向转诊渠道由三级医院创面修复专科实施。可实施的简单检查包括：

• 局部触诊：局部皮温，足背动脉（图3-37）及胫后动脉搏动（图3-38），皮肤触觉，足底胼胝。

• 局部畸形：典型的如夏科足（Charcot foot）（图3-39）。

5. 实验室检查·目的在于了解患者全身状况，特别是与糖尿病创面发生的相关因素，如血压、血糖、糖化血红蛋白、血脂、血胆固醇。对于糖尿病足，足部的X线可明确是否有骨骼畸形及骨髓炎存在。

6. 治疗方案制订·根据各项诊断和评估，治疗方案要点如下：

• 全身治疗，如控制血糖。

• 清创并建立通畅引流。糖尿病创面由于创面

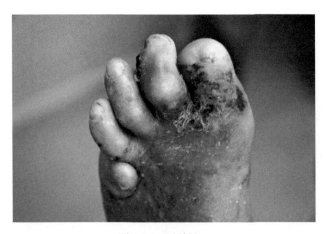

图3-39 夏科足

较深,累及组织广泛,清创往往较为复杂。建议首次清创由三级医院创面修复专科实施。或在远程高清视频诊断系统支持下实施清创。足趾干性坏疽,无明显局部炎症反应和全身感染,以不清创为宜。

• 具有抗感染、引流能力的敷料用于创面局部处理。

• 根据感染情况确定是否使用抗生素。

• 针对创面发生原因制订预防措施,如减压,创面愈合后选择适合糖尿病患者鞋袜等。

7. 创面常规处理 · 已完成手术或其他住院治疗的患者,建议在基层医院或社区卫生服务中心接受日常创面处理。创面常规处理流程建议如下。

• 创面清洗(图3-40):原则上每次换药前均行创面清洗。创面清洗可采用1‰新洁尔灭溶液,生理盐水或采用专门水过滤设备冲洗。较深的创面可用双氧水冲洗后再用生理盐水或过滤水冲洗。

• 75%酒精消毒创面周围正常皮肤。切勿使用

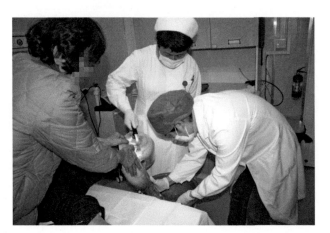

图3-40 清洗创面

酒精擦拭创面。

• 更换外用药物或先进敷料(详见第五章),糖尿病创面推荐使用具有抗感染、引流能力强的敷料,如含银敷料、藻酸盐敷料等。

• 创面换药间隔视具体情况而定。糖尿病创面常常伴有严重感染,一般至少每日更换一次,较稳定的创面可隔日更换敷料。

• 对于复杂创面的处理,有条件的可申请远程视频会诊。

8. 预防复发 · 建议患者使用糖尿病专用鞋袜。合并神经病变患者,应使用具有减压功能的鞋、鞋垫或器具(如全接触支架)。足趾畸形者,可使用分趾器。最新的糖尿病专用袜子(图3-41)含有拮抗晚期糖化终末产物成分,该成分可以改善糖尿病皮肤病理状态。

糖尿病创面规范化诊疗见图3-42。

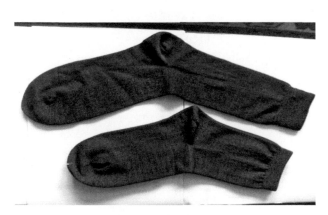

图3-41 糖尿病袜子

脚趾无接缝;跟部"Y"形设计,防止袜子滑落;松紧合适,不勒小腿,脚踝以上采用宽松罗口设计;采用具有抗菌作用的银纤维制成;含有拮抗晚期糖化终末产物成分

(三)下肢静脉性皮肤溃疡

下肢静脉溃疡常由于静脉瓣膜闭锁不全导致的静脉内持续高压所致,深静脉血栓或静脉瓣发育不全均可导致静脉瓣膜闭锁不全。静脉高压可造成足踝部静脉充盈,随后导致毛细血管膨胀及渗漏引发水肿。由于渗漏出的含铁血黄素沉积在皮肤组织导致局部色素沉着。渗漏及水肿造成下肢皮肤张力增大,表面干燥,进而诱发皮肤损伤。静脉性溃疡患者具有静脉曲张病史,溃疡主要表现为:患肢足踝部色

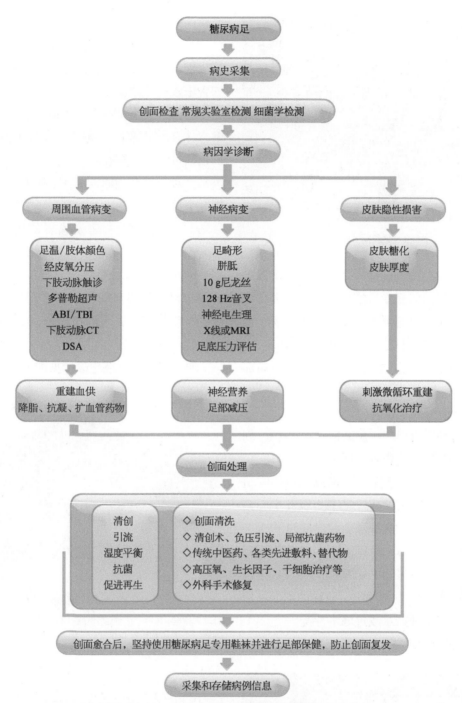

图3-42　糖尿病创面规范化诊疗建议
红色字体为基层医疗机构可施行项目

素沉着,创面稍凹陷,多位于色素沉着中央区域。病程通常是先有色素沉着,后逐渐出现溃疡(图3-43)。

1. 病史采集 · 了解患者静脉曲张病程及以往治疗经过。

2. 创面检查 · 了解创面基本形态、是否存在沿脉管走向的疼痛及下肢水肿,特别注意诊断是否同时伴发动脉系统疾病。

3. 血管外科检查 · 必要时先行血管外科治疗,以解除溃疡病因。

4. 治疗方案制订 · 根据各项诊断和评估,治疗方案要点如下。

• 降低静脉高压是静脉性溃疡治疗的首要步

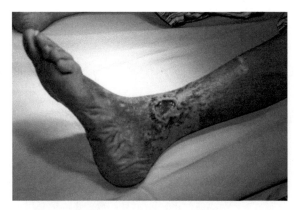

图3-43 左足靴区静脉性溃疡

骤,治疗过程须使用弹力绷带进行压迫治疗。接受压迫治疗前,必须排除动脉系统疾病。当患者同时存在动脉系统病变时,压迫治疗可能导致动脉血管的闭塞,此时应建议患者先行血管外科治疗。

• 创面日常处理的目的是进行良好的创面床准备,以促使部分创面愈合。不能自愈的创面经过创面床准备后,局部微循环改善,感染得以控制,为手术创造条件(图3-44)。

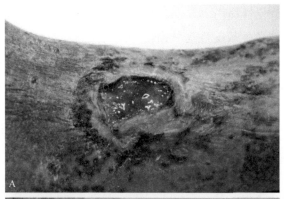

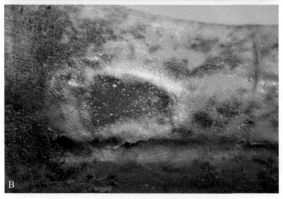

图3-44 下肢静脉性溃疡的创面床准备

A. 未经创面床准备的下肢静脉性溃疡,创面基底为陈旧肉芽组织覆盖,创周皮肤色素沉着明显;B. 经过规范的创面床准备后,创面基底呈现新鲜组织外观,具备手术覆盖的条件

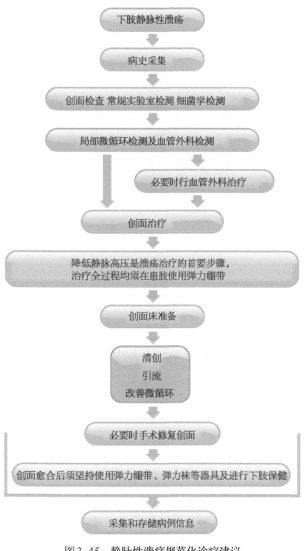

图3-45 静脉性溃疡规范化诊疗建议
红色字体为基层医疗机构可施行项目

5. 预防复发

• 创面愈合后须坚持使用弹力绷带、弹力袜等器具及下肢保健。

• 坚持使用弹力绷带、合适尺寸弹力袜,避免长时间下肢下垂,如长时间行走或站立。

• 每天坚持锻炼下肢肌肉收缩和舒张。

• 下肢温水浴,按摩下肢肌肉。

静脉性溃疡规范化诊疗见图3-45。

(四)下肢动脉性皮肤溃疡

引起下肢溃疡的下肢动脉性疾病主要有:闭塞性动脉硬化、血栓闭塞性脉管炎、糖尿病血管病变(图3-46)等,造成肢体远端缺血缺氧。这种动

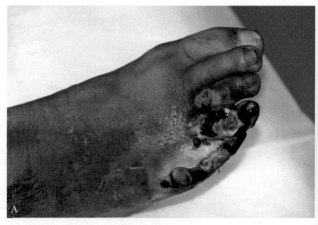

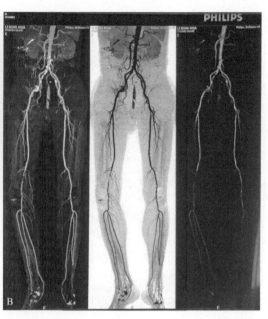

图3-46　糖尿病合并血管病变导致足溃疡

A. 足溃疡临床表现为患足冰凉,趾骨、跖骨区域组织坏死,伴有剧烈
疼痛;B. 双下肢CTA证实右下肢主干动脉严重狭窄,血流中断

脉性溃疡好发于足部,轻者表现为发凉、怕冷、行走乏力、酸胀不适,严重的表现为间歇性跛行,甚至静息痛、夜间痛。创面主要表现为足趾坏死、溃烂,不易愈合。如不积极处理将可能导致截肢甚至危及生命。

1. 治疗原则

• 恢复肢体血液供应是此类创面治疗的首要原则。

1)保守治疗:使用扩血管及改善微循环药物;控制高血压、高血脂、高血糖等危险因素。

2)手术治疗:部分患者须行血管外科治疗,如血管搭桥术、球囊扩张术、血管支架置入术等。

• 创面处理:在肢体缺血状态未得到改善之前,切勿采用激进的创面治疗,如彻底清创、持续封闭性负压引流等,创面处理原则上以"蚕食"方式清除明显坏死组织、控制感染、建立通畅引流为主。在肢体获得有效血液供应后,则应采取积极的创面治疗方案。

2. 基层医务人员注意以下两点

• 对怀疑下肢动脉性溃疡患者,不可轻易进行清创处理,应及时转诊至综合性医院专科。有条件的社区卫生服务中心通过远程高清视频诊断系统获得诊断支持。

• 疼痛是严重下肢动脉性溃疡的常见症状。减轻疼痛有助于提高患者的生活质量,增强患者治疗的依从性。尽快恢复肢体血液供应是控制疼痛的根本途径。在此之前,可采用强效止痛药物缓解疼痛。

(五)放射性皮肤溃疡

放射性皮肤溃疡是由于放射线(主要是X射线、β射线、γ射线及放射性同位素)照射引起的皮肤组织损伤(图3-47、图3-48、图3-49)。按病程可分为急性损伤和慢性损伤。

急性放射性皮肤损伤是指身体局部受到一次或短时间(数日)内多次大剂量(X射线、γ射线及β射线等)外照射所引起的急性放射性皮炎及放射性皮肤溃疡。潜伏期为数日,按损伤轻重分为4度。

• Ⅰ度损伤:一般对表皮细胞的损伤,最初仅表现为细胞增殖减慢。若超过阈剂量,局部可出现暂

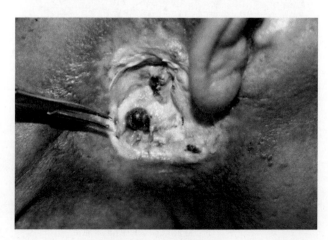

图3-47　右耳后放疗溃疡

坏死组织部分溶脱后颈总动脉分支暴露,极度危险。须立即行扩大切除手术+肌皮瓣移植修复创面

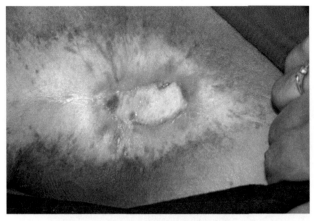

图3-48　右肩部γ刀术后溃疡
经换药后周边较浅创面愈合,但中央创面需手术治疗

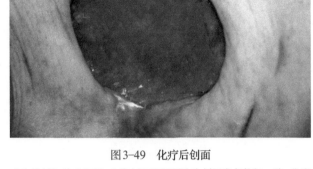

图3-49　化疗后创面
难愈特征与放疗相似,此类创面易被误认为创面床条件好。放、化疗
创面覆盖通常不宜使用皮片移植

时性炎症反应,表现为毛囊丘疹和暂时性脱发。Ⅰ度损伤于照射局部出现,有界限清楚的红斑,2～6周内最明显,有灼热和刺痒感、脱发,红斑消退后出现脱屑和色素沉着。

- Ⅱ度损伤:随着放射剂量的增加,症状由干性皮炎(红斑)进展到渗出性反应。1～3周局部形成潮红、肿胀、水疱,继而形成浅表糜烂、红斑、自觉灼热或疼痛,之后结痂,愈合遗留色素沉着、永久性脱发等。

- Ⅲ度损伤:病变程度重时可累及真皮深部或皮下组织,形成坏死性溃疡。

- Ⅳ度损伤:数小时至10日,出现麻木、瘙痒、水肿、剧烈刺痛、水泡、坏死、溃疡等。

慢性放射性皮肤溃疡通常由急性放射性皮肤溃疡迁延而来或由小剂量射线长期照射(职业性或医源性)后引起。慢性放射性皮肤溃疡分为3度。

- Ⅰ度损伤:皮肤干燥、粗糙、色素沉着或脱失,指甲灰暗或甲纵嵴增厚。

- Ⅱ度损伤:皮肤角化过度、皲裂或萎缩变薄,毛细血管扩张,指甲增厚变形等。

- Ⅲ度损伤:坏死性溃疡,角质突起、指端角化融合、肌腱挛缩、关节变形、功能障碍等。

放射性皮肤溃疡患者,除了必须的全身治疗(如加强营养、补充维生素、使用改善微循环药物)外,创面处理原则如下。

- 大多数放射性溃疡经保守治疗难以痊愈,须依靠手术治疗。

- 早期创面处理以控制感染和保持湿润为主,必要时进行简单清创,待创面界限稳定后再行手术治疗。

- 位于功能部位的Ⅳ度放射性皮肤损伤、损伤面积大于25 cm²的溃疡或经久不愈的溃疡,应早期施行彻底的局部扩大切除手术,使用皮片、皮瓣等组织移植进行创面修复(图3-47、图3-48、图3-49)。

基层医务人员对放射性溃疡的日常处理重点如下。

- 创面建议使用具有抗感染、保湿、引流或清创作用的功能性敷料,如银离子敷料、水胶体油纱、水凝胶等。当局部使用祛腐生肌中药时,一般推荐联合应用外用抗菌药物。

- 具备手术适应证的患者,应及时通过双向转诊路径转往三级医院专科。转诊适应证判断不明朗时,及时通过手机上传患者资料获得会诊意见;有条件的社区卫生服务中心可申请远程高清视频会诊。

- 放射性皮肤溃疡患者有时会伴有剧烈疼痛,可给予镇静止痛药物。疼痛严重时,可使用哌替啶等阿片类药物。

(六)感染性创面

临床上一旦确定了感染性创面的诊断,治疗的要点须紧紧围绕感染源头实施。临床上较常见的创面形态——窦道,就是典型的感染性创面。常见的错误是,处理窦道仅仅采用一般创面治疗方法,如窦道壁搔刮等,而不去探究导致窦道形成的感染灶。

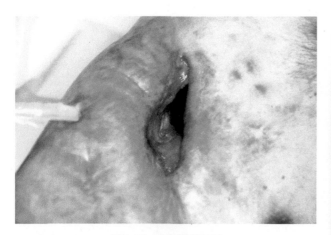

图3-50　右侧胸壁创面

我们以1例复杂病例来说明感染性创面处理的思路
及原则。

患者肺脓肿切开排脓术后创面不愈35年。既往
无特殊病史。患者体弱，连续步行＜50 m；可见右
侧胸壁外口开放，引流管多量脓性分泌物（图3-50）。
在外院已接受正规外科创面处理，无效。诊断重点
在于明确创面为何持续感染。治疗原则首先是对创
面持续感染的病因进行干预。

影像学检查显示（图3-51）创面呈空洞样，患者
右肺完全毁损，左肺代偿性扩张。创面基底多量钙
化组织。可见支气管与创面之间形成瘘管。

内镜显示（图3-52）创面脓腔内基底呈现大量纤
维化，并有缝线暴露，符合慢性创面特征。显示支气
管瘘外口大致位置。综合分析：患者创面迁延不愈，
主要由于支气管瘘存在，使得无法隔绝病原菌，并严
重影响对侧肺功能，造成恶性循环。因此，治疗的重
点在于封闭瘘管。通常封闭支气管瘘可采用：① 保
守治疗；② 胸廓改型术；③ 局部组织瓣填塞；
④ 覆膜支架。患者保守治疗无效，全身情况恐不能
支持胸廓改型术，因此决定实施清创后组织瓣填塞。

清创手术中尽量清除钙化组织（图3-53A），并
取出已暴露的缝线（图3-53B），再以胸壁软组织填
塞支气管瘘外口区域。手术未能成功。其原因可能
在于支气管黏膜上皮不易与其他软组织形成肉芽粘
连，也可能与无法精确定位瘘管外口有关。

经过再次创面准备后，实施了支气管覆膜支架置
放；多次置放后支架成功固定。3个月后复诊，见瘘管
明显狭窄，创面空腔显著缩小（图3-54）。预后乐观。

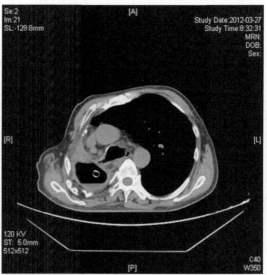

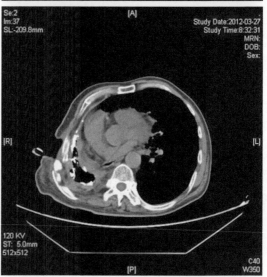

图3-51　影像学检查

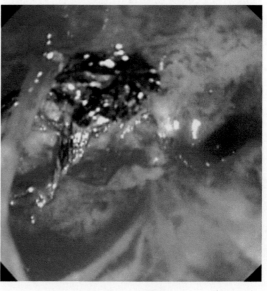

图3-52　内镜检查

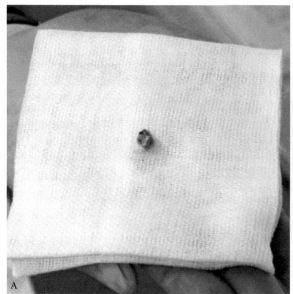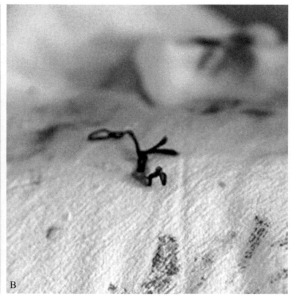

图3-53　术中取出组织

A.钙化组织；B.缝线

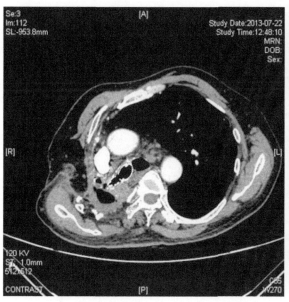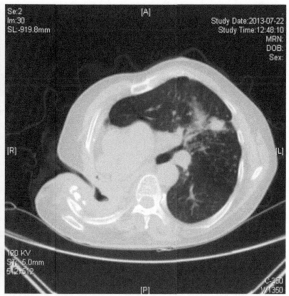

图3-54　复诊影像学检查

　　这个病例体现了感染性创面的诊疗逻辑，即通过多种评估手段尽力明确创面感染的病因，治疗方案紧紧围绕消除创面难愈的病因学这个要点。难愈创面的病因学诊疗原则同样适用于所有的慢性创面。

（七）创伤或术后难愈合创面

　　创伤或术后的难愈合创面在当前住院患者当中占有较高的比例。这一类难愈合创面往往伴随全身或局部疾病。由相关疾病导致的难愈合创面

诊疗在本节其他部分已有涉及，这里我们主要聚焦于复杂创伤导致的长期不愈创面，介绍有关规范化诊疗建议。

　　1. 询问病史　了解创面致伤原因、以往接受的治疗（如药物、手术方式、有无植入物等）及效果（如创面持续存在或反复发作）。

　　2. 创面检查

　　• 创面感染：创面局部有无红、肿、热、痛，有无波动感，分泌物量及性状，有无窦道等。

• 创面植入物：各类植入物如钢板、螺钉、支撑性网片、缝线，由于周围组织愈合不良，导致材料暴露或形成窦道。判断有无此类情况可通过肉眼观察、简单器械探查、超声及影像学检查了解。

• 创面纤维化及钙化：纤维化及钙化是机体对创伤的一种保护性反应，但过度纤维化、广泛组织钙化又会导致创面不愈。深度烧伤，创面持续存在、反复迁延均易诱发创面纤维化和钙化。创面纤维化表现为创面周围及基底存在大量坚韧的纤维组织。钙化是由于机体组织钙盐沉着而变硬，表现为创面基底及周围肉芽组织中存在坚硬的钙化组织。触感类似骨骼，形状不均一，颜色为淡黄色居多，与周围组织紧密粘连。钙化往往与纤维化同时存在。纤维化和钙化通常通过肉眼观察、简单器械探查即可了解，钙化组织分布通过X线可明确。

• 术后难愈创面须判断创面是否与内脏器官有解剖关联。这项诊断除了仔细的创面探查外，往往需要借助CT或MRI等影像学手段来明确。

3. 创面治疗·基于上述病因，采取如下针对性的治疗方案。

• 控制感染：① 通过扩创及其他辅助治疗装置（如负压引流）建立通畅引流。② 创面日常处理，前期外用杀菌、抑菌药物，或应用具有抗菌功能的先进敷料（如含银敷料）。创面感染症状得到有效控制后，则重点实施促愈合治疗（如应用保湿敷料、水胶体敷料等）。详见第五章。感染性创面在每次换药前均应实施创面清洗（详见前述）。③ 如感染涉及植入物，需先初步控制感染，待植入物取出后再行积极的治疗方案。

图3-55、图3-56为1例感染创面的典型病例。

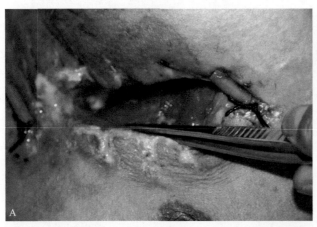
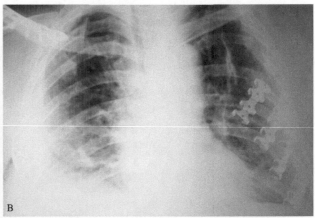

图3-55 感染创面典型病例——治疗前

创面多量脓性分泌物，创面探查可触及金属异物暴露（A），X线显示金属植入物（B）

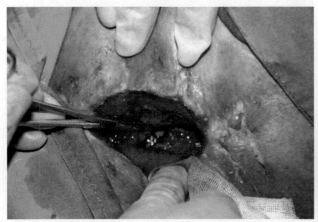
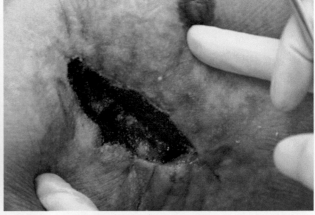

图3-56 感染创面典型病例——治疗后

经扩创-抗感染-诱导创面再生的系列治疗，创面床良好，转胸外科取出植入物

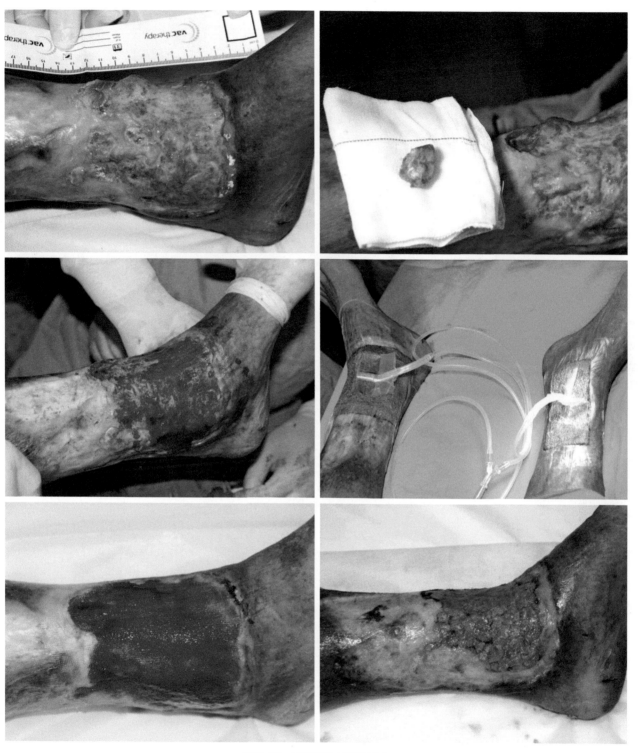

图3-57　过度增生创面的治疗
扩创削除纤维化及钙化组织,改善创面床至血运丰富,植皮覆盖创面

　　• 创面过度增生的纤维化组织需经手术去除,再通过局部处理改善创面微循环,然后通过植皮或皮瓣覆盖创面(图3-57)。

　　• 创面钙化治疗:通过扩创取出创面钙化物,然后采用其他创面促愈合治疗方法(如前述)。图3-58为1例创面钙化的典型病例。

　　• 当判断创面可能与内脏器官有解剖关联,禁止采用激进的治疗手段,应尽快将患者转至三级医

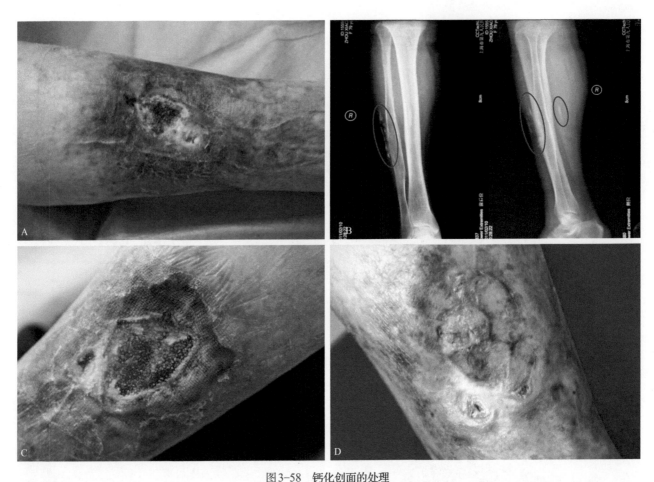

图3-58 钙化创面的处理

外伤68年后创面不愈,可触及创面周围及基底坚硬组织(A),X线显示大量钙化组织(B)。扩创去除钙化组织后,创面床血运改善(C),植皮后愈合(D)

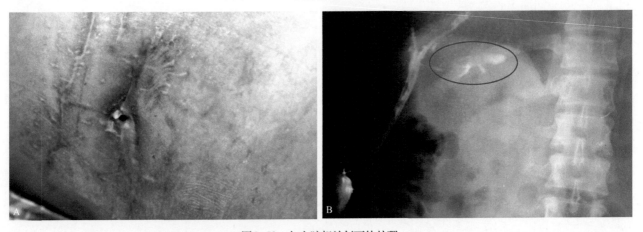

图3-59 与内脏相关创面的处理

肝叶切除后窦道感染不愈(A),窦道造影显示该患者窦道长约18 cm,窦道末端呈多向分支,并通过一细小窦道连通另一窦腔(红线标示区域)(B),该窦腔位于腹膜后,结合病史,判断该窦腔应与腹膜后手术区域有关。负压下给予引流管冲洗,并建议普外科治疗

院专科(图3-59)。

(八)医源性创面

在目前的慢性创面疾病谱中,糖尿病创面、创伤/手术后创面、压疮、感染等占据主要地位,但医源性创面的发生率今年呈明显上升趋势。这里以病例报道的方式介绍因免疫抑制导致的慢性创面(图3-60)。

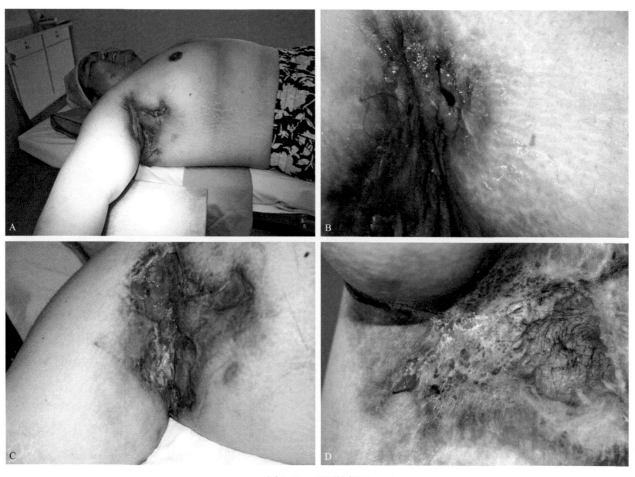

图 3-60 医源性创面
A、C.患脓皮病的肥胖患者腋窝创面迁延不愈；B、D.因溃疡反复形成皮赘及复杂窦道

肥胖患者（体重300 kg），因罹患"脓皮病"长期服用激素。双侧腋窝、会阴、骶尾部等皱褶受压区域溃疡不愈。该患者在皮肤科医生监测下逐渐减少激素用量，创面给予充分敞开，冲洗引流，同时结合使用含银敷料。创面床准备妥当后，手术封闭创面。

（谢 挺）

第四章
创面基底准备的概念和内涵

第一节·引言

1962年乔治·温特发表的文章推翻了干性治疗，提出湿性疗法更能促进伤口愈合，从此开始了湿性愈合理念的时代。在过去的50年中，随着各种慢性疾病导致的慢性伤口的增加，人们的焦点开始集中在促进慢性伤口愈合的各种诊疗上。2000年Falanga首先在文章中提出了伤口湿性愈合中伤口基底（床）准备原则（principles of wound bed preparation）的概念，即"TIME"概念（慢性伤口处理的四个方面：tissue、infection、moisture、edge），受到了大家的赞同，形成了一个共识。之后创面基底准备在临床诊疗中进行了广泛的实践，并取得很大的成效。随着实践的深入，人们发现了它的不足之处。其中伤口愈合中氧的重要性得到了越来越多的认同。2011年Shah教授提出了$TIMEO_2$的创面基底准备概念，建议在创面基底准备概念中增加氧的治疗，并同时讨论了对创面基底准备方案进行修改的原因和必要性。随着对伤口基底的不断理解，近年来伤口氧疗的重要性越来越被人重视，各种研究证实氧疗对于伤口基底准备的重要性。我们认为TIME中E（edge）的概念更多的是一个观察疗效的过程，对于创缘的准备完全可以放到tissue的这一步，伤口基底氧处理的概念远超过edge的概念，应将O_2取代E成为更加合理的伤口基底准备的概念，故在此文中提出"TIM-O_2"的理念，希望可以为伤口基底准备提供更全面的处置工具。

2015年Carla R. Kruse提出了皮肤创面愈合内部微环境和外部微环境的概念。作者重点涉及了影响创面愈合外部微环境的一些因素，主要有微生物、压力、湿度、温度、pH和氧，但是没有谈及创面愈合的内部微环境。事实上外部和内部的微环境是互相影响的。创面愈合的内部微环境显然更复杂或者说目前认识较浅。作者认为应该包含血供（血管化）、炎症、氧化应激、细胞或生长因子等重要因素。创面基底准备的目的是为了创面自行愈合，也是为了给外科治疗（如植皮或皮瓣）提供良好的条件。从临床意义上来说创面基底准备主要是所谓的"换药"，但是从深层次意义上来说，实际上是对各种改善创面愈合因素的理解和实践。下面主要介绍创面基底准备的"TIME"概念，更加集中涉及创面愈合内部和外部微环境的因素。

第二节·创面基底准备的"TIME"概念

一、概念

创面基底准备这个概念最早是由Falanga提出的，他提出的"TIME"伤口处理方法总结经典，容易记忆，它的基本概念TIME（tissue, inflammation/infection, moisture imbalance, epithelial edge advancement）已经得到很多的认可，即便其有不全面的地方。本文的

TIM-O$_2$概念也是基于"TIME"的基础上得到的,故首先我们需介绍TIME概念。由于慢性伤口的逐渐增多和治疗的困难,近20年人们开始重视慢性伤口的治疗。先进的治疗方法如伤口生长因子的应用、体外细胞的培养、生物组织工程的发展和各种新型敷料的应用等对伤口诊疗水平的发展有很大的促进作用。同时,由于科技的发展,人们对慢性伤口的各种机理也有了进一步了解。在这个基础上,慢性伤口的一些诊疗经验和循证医学证据证明经过规范合理的治疗,慢性伤口是可以很好地被治愈的。但这个治愈需要对创面基底的干预和管理。当发现一个伤口的愈合出现问题,即无法通过正常、有序而及时的修复过程达到解剖和功能上的完整状态,或经1个月以上治疗未能愈合,也无愈合倾向时,就要及时地考虑对伤口进行创面基底准备以把伤口重新变成一个相对新鲜的伤口,也可以说把慢性伤口重新改造成可以进入相对正常修复状态的急性伤口。而创面基底准备的概念不是一个固定的观念,而是按照其不同情况对慢性伤口进行的动态处理,以促进伤口的愈合,同时也促进其他的治疗,比如各种敷料和药物更好地发挥作用。"TIME"只是对创面基底准备单向的描述,我们每个诊疗的方法和手段在不同的阶段可以产生不同的作用,伤口每个不同的阶段需要不同的

治疗,而有些治疗方法在不同的阶段也可以产生不同的作用。

二、"TIME"模式

"TIME"是一个伤口处理模式,它主要包括了创面基底准备的四个重要方面即:伤口组织处理(tissue management)、炎症和感染的控制(inflammation and infection control)、湿度平衡(moisture balance)、创缘(edge of wound)。Falanga提出"TIME"处理模式给临床医生提供了理想的操作工具(表4-1),在这个处理当中基础理论可以转变成一个处理过程从而最大限度地发挥伤口的愈合潜能促进愈合。它同时更可以去除伤口愈合的屏障,让敷料和药物发挥更大的作用,最大限度地促进伤口的愈合。

1. T[组织处理(tissue management)]·坏死组织以及其累及的失去生机组织的存在,在长期不愈合的慢性伤口上是很常见的,而去除这些组织即通过各种方式清创(具体在后面章节介绍)才可以促进伤口的生长。因为去除这些组织的同时也就去除了没有血供的组织、抑制生长的细菌、没有生机的细胞残骸,而正是这些增加伤口愈合的负担,抑制伤口的愈合。去除这些坏死组织可以重新创造一个良好的伤口环

表4-1　创面基底准备的"TIME"工具

临床症状	病理生理学分析	处理方法	处理作用	结果
组织(tissue)没有生机或有缺陷	有缺陷的细胞基质和细胞碎片影响伤口愈合	清创(间歇或连续的):自溶、锐性、酶性、机械或生物性清创	恢复伤口基底和有功能的细胞基质蛋白	有生机的伤口基底
感染或炎症(infection or inflammation)	严重的细菌感染或迁延的炎症反应:炎症因子增多;蛋白酶活性上升;生长因子活性下降	去除感染因素,包括局部和全身应用:抗细菌性药物;抗炎反应药物;抗蛋白酶活性药物	细菌菌落减少或炎症控制:炎症因子减少;蛋白酶活性下降;生长因子活性上升	菌群平衡,炎症控制
湿度平衡失衡(moisture imbalance)	干燥可延缓上皮细胞的爬行;过量的渗出导致伤口的浸渍,抑制创面生长	提供湿度平衡的敷料;压力治疗,负压吸引或其他可以减少渗液的方法	恢复上皮细胞的爬行,避免干燥和水肿、避免过量渗液,避免组织浸渍	湿度平衡控制
创缘(edge)无进展或有潜在腔隙	没有爬行的角质形成细胞,没有反应性的伤口细胞,细胞外基质异常或蛋白酶活性异常	再次评估原因或考虑进一步处理方法:清创;植皮;生物因素治疗;其他方法	爬行的角质形成细胞,创缘细胞反应明显,蛋白酶活性恢复	创面愈合进展

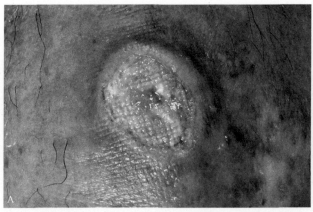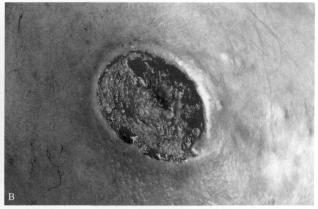

图4-1　处理前伤口（A）锐性清创术后伤口（B）

图A可见伤口坏死组织及少量渗出，创周反应阴性，可予锐性清创，也可使用新型敷料促进自溶清创

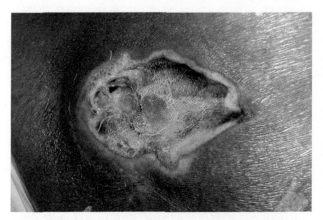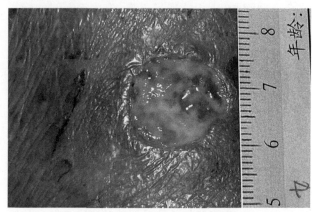

图4-2　可见伤口坏死组织较多，掩盖伤口实际情况，在患者一般情况允许及一定的止痛措施下可进行锐性清创

图4-3　伤口坏死组织伴肉芽组织

境，促进健康的组织生长（图4-1）。关于伤口细胞衰老的研究也认为，清创是非常重要的，它可以除去细胞的负担，同时创造一个有生机的环境。清创是创面基底准备的关键，清创方式有很多种，锐性清创是最常见的，但是开展需要一定的条件（图4-2），此外它的缺点是侵入性，有创伤。动脉性溃疡进行锐性清创时需要谨慎评估，因为锐性清创的破坏性可以打破原有的平衡而让情况恶化。此外，锐性清创的程度也需要根据患者情况不同而选择，因为彻底锐性清创无法保证对正常组织的保护，所以我们需要评估清创的程度。有时我们可以采用保守锐性清创后加用其他方式的清创，如酶性清创等（图4-3）。这样既可以较为快速地清创，又可以减少锐性清创的创伤，还可以最大程度上保留正常组织。关于各种清创方式会在相关章节进行详细描述。此外，不同于急性伤口清创，慢性伤口并不一定要一次性清创，它可以允许反复多

次清创促进伤口生长，最后促进伤口愈合。

2. I[炎症和感染的控制（inflammation & infection）]·慢性伤口经常有细菌或真菌的定植。这主要和伤口长期敞开有关，当然也与其他相关因素（比如血供差、组织低氧状态、基础疾病等）有关。毫无疑问，伤口感染可以导致伤口愈合失败，所以需要积极处理感染问题（图4-4）。既往研究证明，在组织中大于10^5/g的细菌定植就会严重影响伤口愈合，虽然其机制目前仍不十分明确。目前，关于细胞生物膜抑制慢性伤口的生长受到了越来越多的关注。生物膜是定植细菌包裹自己，用以保护自己的一层多糖的外衣，这些被包裹了生物膜的细菌很容易对抗生素产生耐药。但更多的关于生物膜的机制仍需要研究。

3. M[湿度平衡（moisture balance）]·实践证明保持伤口一定湿度可以加速伤口上皮化。这是近

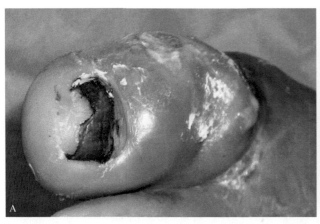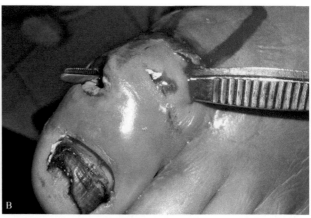

图4-4　感染伤口

A.清创前创周炎症反应明显,深部脓肿形成,需进行清创,保持引流通畅,控制感染为主;B.适当扩创,切开排脓,采取合适手术方法充分引流以控制感染

50年伤口治疗的一个共识。这个共识也促进了各种湿性敷料的研发和广泛使用。首先在急性伤口上发现,湿性伤口较干燥伤口愈合快速(图4-5),后来发现在慢性伤口上保持一定湿度也同样可以加速上皮化。与传统的认识相反的是,控制感染后掌握湿度平衡的湿性伤口并不会导致感染。我们并未清楚地了解湿性敷料是怎样通过保持伤口湿润促进伤口进展。人们发现,它不仅仅只是通过锁住部分的伤口渗液保持适当湿性而促进伤口的生长。首先,人们发现急、慢性伤口中渗液的组成成分是不同的。收集急性伤口中的渗液发现,其成分可以促进包括成纤维细胞、角质形成细胞和内皮细胞等细胞增殖。而慢性伤口收集的渗液会抑制细胞增殖和血管化,其中含有过多的基质金属蛋白酶(MMP),如MMP-9,可以降解重要的细胞外基质,影响伤口愈合。此外,过多的伤口渗液不只是因为含有不正常的成分,如过多的MMP,才导致伤口的难愈。正常的血浆成

分如果长时间的存在于伤口中也可以导致所谓的"生长因子锁住"假设。这个理论在静脉性溃疡中被证实,在其他慢性伤口中也很有可能存在这种现象。这个假设主要是指一些大分子和生长因子会被组织锁住,从而导致一些重要的介质无法发挥作用或分布不均,如细胞因子。而湿性敷料在其中可能可以起到调节这些因子的作用。

4. E[创缘,上皮化(edge, epithelial)]·有效的伤口愈合需要一个完整的上皮化的过程。然而这个上皮化过程会受到各种直接或间接的因素影响。比如创缘的基质或缺血可以抑制角质形成细胞的爬行(图4-6),创缘的坏死组织、一些不正常的细胞因子或细胞因子的缺乏可以抑制上皮化(图4-7),创缘的潜在腔隙更加无法让角质形成细胞进行正常的爬行。所以要针对不同的原因进行及时处理。首先,从细胞水平上要针对抑制细胞上皮化的不同因素进行相应处理。伤口的愈合包括几个不同时期,但是慢性伤口似乎无法正常地通过这几个阶段,往往停留在一个时期无法进展。比如糖尿病足会被限于增殖阶段,而无法进入细胞修复阶段,有研究认为这主要是因为一些重要基质蛋白的缺乏,比如纤维蛋白等,从而抑制了糖尿病足的组织修复。更有研究证明慢性伤口的细胞表型有变异导致它们无法正常地扩展和爬行。很多相似的发现存在其他慢性伤口中。比如静脉性溃疡或压力性溃疡中的成纤维细胞由于对血小板衍生生长因子反应的降低而无法正常进行增殖。

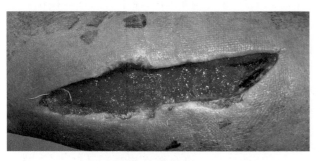

图4-5　肉芽伤口

需要保持湿度平衡,促进肉芽生长

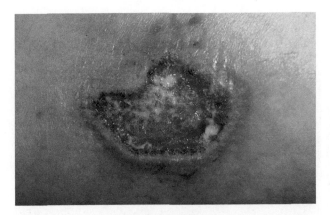

图4-6 干洁伤口
创缘上皮爬行欠佳

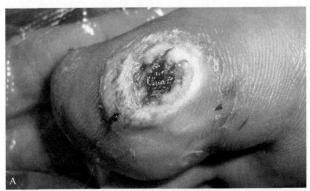

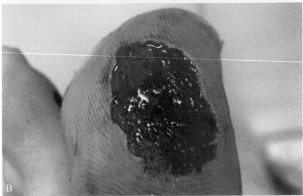

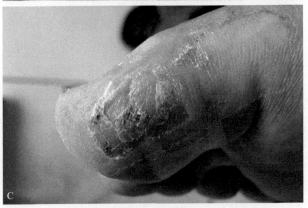

图4-7 创缘皮肤角质化过度,上皮无法爬行
A. 清创前;B. 清创后;C. 1周后伤口愈合
适当锐性清创后伤口新鲜,出血丰富

其次,要及时发现创缘是否存在血供缺乏或低氧状态。血供缺乏和低氧其实是不同的两个概念。在急性伤口中,缺氧可以促进细胞增殖,促进细胞生长因子分泌,促进伤口愈合。但是在慢性伤口中,长期的缺氧则会导致纤维化加重,当然也延长上皮化的进展和伤口愈合时间(图4-6)。缺血型糖尿病足是伤口血供差导致缺氧,可以通过各种方式增加血供。静脉性溃疡的血供并不差,但是由于细胞水肿,其细胞缺氧状态是很明显的,需要进行压力治疗控制细胞水肿,减轻缺氧。最后,当发现创缘有潜在腔隙的时候要对伤口进行再次评估,进行相应的处理,比如再次清创等。虽然笔者认为创缘的处理可归为tissue处理中,但基于对原始"TIME"原则的尊重,在此简要介绍。在对创缘的介绍中,我们需重视氧的重要性。如果"TIME"原则中的各项都处理好了,创缘却仍未见生长,那么氧的问题就需要我们特别重视。动脉性溃疡就是其中最典型的溃疡,由于血供问题,无法提供伤口生长需要的氧,导致创缘无法生长。在其他各种慢性伤口都存在着组织缺氧的状态。很多专家都认为创面基底准备主要包括三个要素:清创,菌群平衡和渗出液的处理,尽管观察创缘生长情况可以为我们诊断伤口的生长情况提供证据,但无法成为创面基底准备的第四个关键因素,而氧的治疗却是我们重要的手段,足以成为这第四个重要因素。

三、"TIME"的临床路径

创面基底的准备不只是局部的处理,在创面基底准备之前需要对患者的全身情况及基础疾病情况进行评估。只有在良好的全身情况和正确的基础疾病的诊疗下,创面基底的处理才会真正起作用。这就是创面基底准备临床路径的问题。这个路径之后与糖尿病临床诊疗路径一起将会详细介绍,在此不再赘述。对每个伤口进行评估是非常重要的。

临床路径重点——血供:当发现伤口,考虑进行创面基底准备之前,必须排除患者的动脉血供异常,这是一个非常重要而且根本的问题。如果对患者进行相应的体检发现患者存在重要的动脉血供问题,应避免完全按照创面基底的准备进行彻底的伤口处理,而是先进行血管的处理,此时伤口基底的准备需要相对保守,避免过度的损伤打破相对的平衡,加重伤口的进展甚或引起感染。动脉性溃疡的感染也要根据情况相对保守进行处理,有时只能保持伤口干燥以控制感染。伤口血供的重要性也正是氧的重要性,这也是本章下节所要描述的重点。

第三节·伤口基底准备的TIM-O$_2$概念

一、伤口氧的作用机制

氧是生命的起源,虽然氧在细胞和分子水平的具体作用机制仍未清楚,但氧在活体组织中有着重要而不可替代的作用。伤口愈合中氧同样有着重要的作用,是伤口愈合的一个重要因素。伤口愈合依赖于氧气的供给,而伤口的氧含量是由肺气体交换和血红蛋白水平决定的。此外患者的心排血量、灌注率,以及伤口周围毛细血管的数量和细胞的消耗速率也决定了伤口的氧的水平。目前了解的氧在伤口愈合中的作用原理有:

在能量代谢中,线粒体细胞色素氧化酶需要氧才可以合成高能磷酸盐以供细胞使用。在葡萄糖的有氧代谢中,细胞使用氧气作为最终的电子受体来生成三磷酸腺苷(adenosine triphosphate, ATP)。在伤口愈合过程中,ATP是所有细胞的能量来源。组织愈合增加能源需求,这额外的能量是由氧化代谢产生的,故而又增加了组织的氧气需求。在创面愈合的炎症阶段,血小板和崩解细胞会产生ATP。这种细胞外ATP可以参与伤口愈合多方面的信号通路,如免疫反应、炎症反应、上皮细胞增殖和血管生成。当ATP在皮肤损伤时被释放,它就像一个早期信号,促进表皮生长因子的产生。

脯氨酸和赖氨酸需氧的参与才可以发生羟化反应转化为前胶原从而进一步促进胶原的成熟。有研究证实成纤维细胞需要在合适的氧浓度下(一般是30~40 mmHg)才能产生胶原蛋白,胶原蛋白的产生与氧气的浓度成正比。缺氧刺激血管生成,但不能维持其过程。VEGF在缺氧和富氧状态下的表达增加。血管生成必须在有足够氧气和VEGF的环境下继续进行。在血管生成过程中,缺氧可以启动伤口愈合,但已经证明,氧可以加速和维持血管生长;

当还原型辅酶Ⅱ(reduced nicotinamide adenine dinucleotide phosphate, NADPH)与氧合酶作用成为活性氧(reactive oxygen species, ROS)的催化剂时,氧的抗菌作用就发生了。活性氧(ROS)是一种能够杀死细菌的超氧化物离子。ATP的另一个功能是从受伤组织的细胞中释放出来,激活了NADPH氧化酶,它是伤口愈合过程中的氧化还原信号。第一个关于NADPH氧化酶杀死细菌的讨论发生在1978年,当细菌的吞噬作用发生时,免疫系统通过NADPH氧化酶增加氧气的消耗,进而产生代谢物。这些代谢物催化细胞产生活性氧(ROS),从而刺激其对氧气或"呼吸爆发"的高需求。中性粒细胞消耗的大部分氧气都发生在呼吸爆发的过程中。NADPH氧化酶对巨噬细胞的生存至关重要,它还能使巨噬细胞吞噬死细胞。最初,自由基被认为对正常组织具有破坏性,并且认为这些自由基应该与抗氧化剂结合在一起,以阻止其破坏性。但低水平的自由基后来被认为是信号传导的信使。炎症阶段,由于吞噬作用而导致ROS大量产生。随着伤口愈合的进展,细胞增殖和迁移这样的事件是随着氧化还原反应而出现的。在伤口愈合过程中也会产生过氧化氢。当过氧化氢被分解时,它产生氧气作为最终产物。氧化还原信号产生,组织缺氧会降低氧化还原反应的信号,从而使血小板衍生生长因子(PDGF)、血管内皮生长因子(VEGF)等多种生长因子丧失功能,同时也限制了白细胞的聚集。伤口愈合的最后阶段表皮的爬行依赖氧气,基底层细胞释放的细胞因子和趋化因子刺激了角质形成细胞的增殖,这一过程被称为"增殖破裂"。这个过程有大量的代谢活动,同时多个步骤需要氧气和ROS。

伤口愈合的最后阶段是重塑，可以持续2年。大部分Ⅲ型的临时胶原蛋白完全逐渐地被氧依赖性成纤维细胞所产生的Ⅰ型胶原蛋白所取代。然后伤口获得抗张强度，胶原纤维收缩，伤口收缩。这个过程中最突出的介质是组织金属蛋白酶抑制物（TIMP）和MMP，它们由巨噬细胞、角质形成细胞、内皮细胞和成纤维细胞释放，它们的生物学行为都依赖于氧气。

二、伤口愈合初期低氧状态的启动作用

一般来说，活体组织的生长需要氧气和营养物质，伤口同样需要氧来再生健康组织。在正常的伤口愈合过程中，愈合的开始需要缺氧来启动，但愈合的过程依赖氧的作用。这些情况发生在伤口愈合的所有阶段。既往伤口的氧环境主要取决于伤口周围的血供，而伤口周围血供的改善主要取决于血管外科的介入和相关药物的作用，简单的创面基底准备并无法很好地改善氧环境，这也许是初期"TIME"原则未将氧加入创面基底准备的原因之一。但是氧的重要性从来不可否认，随着对伤口氧环境的研究和各项治疗技术的开发，特别是局部氧疗的发展，伤口基底准备中氧的重要性已经无法再被忽视。伤口愈合过程中几乎每一步都需要氧。即使急性缺氧刺激伤口愈合，也需要氧恢复（组织氧合），因为慢性缺氧会损害愈合。

缺氧的启动作用：在炎症阶段，当氧参与到线粒体中氧化磷酸化时，最重要的就是ATP的产生。ROS有更多的作用，而不仅仅是氧化杀死细菌。在伤口止血后，缺氧发生并通过促进ROS活性激活伤口愈合的初始步骤。低氧还通过诱导血小板、单核细胞和生长因子释放的细胞因子激活血小板和内皮细胞。在低氧环境中转录HIF（hypoxia-induced factor）与基因启动子区域的缺氧反应因子结合而产生低氧诱导因子（HIF）。这些因子可上调葡萄糖代谢，控制血管张力和血管生成。缺氧可调节伤口血供，ROS可以调节细胞因子和趋化因子受体的激活以及其他需要进行创伤修复的功能。这些介质的主要作用是将中性粒细胞和巨噬细胞招募到伤口部位起作用，且激活成纤维细胞。细胞因子和趋化因子分泌后可激活与氧相关的瀑布式级联反应。生长因子被释放出来，刺激伤口愈合的主要成分，如白细胞和成纤维细胞。Niethammer和同事在实验中发现过氧化氢是这些相互作用的中介。斑马鱼尾鳍创面模型研究也发现，过氧化氢是首先到达新的伤口部位的，它在炎症和再生的阶段招募白细胞和成纤维细胞。但是低氧的作用仅在于炎症初期的启动，之后伤口的整个愈合过程都需要氧的参与。这点在氧的作用机制中已经具体描述。

愈合过程氧的需求：一旦皮肤和血管被破坏，就会有更多的氧气消耗进而产生一个缺氧的环境，活性氧在这个环境里产生，并刺激血小板和单核细胞释放转化生长因子β（TGF-β）、VEGF和肿瘤坏死因子α（TNF-α）。中性粒细胞和单核细胞在呼吸爆发时产生ROS，而ROS又促进中性粒细胞趋化。某些抗生素，如氨基糖苷类，已被证明与氧气有协同作用。众所周知，氧气对伤口厌氧菌感染有预防作用。在增殖阶段，缺氧已被证明可以增加角质形成细胞运动。这体现在体外试验细胞变化中的蛋白质运动。转化生长因子β1（TGF-β1）可促进胶原基因的转录，胶原基因的转录可促进人工培养的新生成纤维细胞的迁移。

三、伤口愈合中低氧的危害

虽然在伤口愈合初期暂时的低氧状态是其启动因素，但是之后伤口愈合的过程是依赖氧的，伤口愈合过程中的低氧可抑制伤口的愈合，增加感染的风险。

伤口氧含量低已经被证实，在伤口周围，局部氧张力大约是正常的、未受伤组织中的一半。当伤口缺氧加重时，伤口感染的概率也随之增加。正常伤口愈合的速度被证明是氧气依赖的。成纤维细胞增殖、胶原沉积、血管生成、对感染的抵抗和白细胞吞噬等，都是对氧敏感的反应。

低氧状态的定义和影响在2007年的高压氧医学研讨会上已经有了共识。在临床实践中，伤口氧含量的值是经过经皮氧分压监测（TcPO$_2$）测量的。

$TcPO_2$是一种常用的非侵入性评估工具,用于测量皮肤下局部组织的氧张力,它来源于局部毛细血管血液灌注。共识具体内容如下:

- 皮肤缺氧被定义为$TcPO_2 < 40$ mmHg。
- 正常的四肢的$TcPO_2 > 100$ mmHg。
- 肢体缺血性疾病通常$TcPO_2 < 30$ mmHg。
- 在$TcPO_2 < 40$ mmHg或在局部氧疗后的$TcPO_2$升高< 10 mmHg时,伤口愈合将受影响。
- 在血管重建后,如果$TcPO_2$增加> 40 mmHg,伤口愈合会被重新启动。
- 正常呼吸下的伤口氧含量测定的值可以预示患者伤口的愈合情况。

四、高压氧的作用

高压氧的治疗会在相关章节具体讲述,在这里要提到的是,经过多年高压氧在伤口领域的应用后,很多研究已经证实其可增加伤口氧含量,从而促进伤口的愈合,这也证实了伤口基底的氧的重要作用。

荟萃分析已经显示了伤口愈合中纠正缺氧的重要性,氧疗是治疗糖尿病溃疡的重要干预措施。虽然大部分的伤口可能是低氧的,但是高压氧的治疗可使伤口愈合受益。目前大多数证据表明,缺血性糖尿病溃疡和放射性伤口的愈合得益于对缺氧的矫正。最新的研究证实,高压氧的治疗可使糖尿病足的高截肢风险降低3倍。Löndahl的研究证明高压氧治疗的患者伤口愈合率为52%,而对照组只有29%。

五、伤口基底局部氧疗

高压氧治疗是慢性伤口治疗的一个重要手段,对于糖尿病足,使用高压氧治疗(HBOT)的证据水平是中等的。

由于认识到高压氧治疗的局限及各种副作用,人们开始研究局部氧疗的方式。随着氧在伤口基底准备中的重要性被深入认识,各种氧疗产品和技术被逐渐运用,局部氧疗将在伤口基底准备过程中起到越来越重要的作用。目前开发的局部氧疗方式有多种,如可携带的小型创面氧疗仪、非气态氧、英国目前使用的血红蛋白喷雾等。美国开始有可以持续供氧的敷料,这种敷料里含有过碳酸钠和过氧化钙,可以为伤口持续供氧3天。贝勒大学的生物医学中心对在对非气态氧治疗的体外实验中证实了局部氧疗对细胞增殖的非毒性促进作用。各种氧疗产品在临床应用中都取得了很好的效果。

综上所述,在慢性伤口愈合的不同阶段中,急性伤口中看到的有序的事件顺序会被打乱或"卡住"。为了恢复正常的修复过程,必须通过正确的技术来识别和消除治疗的障碍。因此,重要的是,要了解伤口愈合过程中涉及的分子事件,以便选择最适当的干预措施。伤口基底的准备是对伤口的治疗,以加速内源性愈合或促进其他治疗措施的有效性。对缺氧的矫正是治疗慢性伤口的重要干预手段,应作为伤口基底准备原则的一部分。故笔者提出$TIM-O_2$的概念,希望可以进一步完善创面基底准备的概念。

(韩春茂 沈月宏)

参 考 文 献

[1] Falanga V. Classifications for wound bed preparation and stimulation of chronic wounds[J]. Wound Repair and Regeneration, 2010, 8(5): 347–352.

[2] Shah JB. Correction of hypoxia, a critical element for wound bed preparation guidelines: $TIMEO_2$ principle of wound bed preparation[J]. The Journal of the American College of Certified Wound Specialists, 2011, 3(2): 26–32.

[3] Yu J, Lu S, McLaren AM, et al. Topical oxygen therapy results in complete wound healing in diabetic foot ulcers[J]. Wound Repair and Regeneration, 2016, 64(5): 1536.

[4] Copeland K, Purvis AR. A retrospective chart review of chronic wound patients treated with topical oxygen therapy[J]. Advances in wound care, 2017, 6(5): 143–152.

[5] Hunt SD, PhLic FE. Clinical effectiveness of hemoglobin spray as adjunctive therapy in the treatment of chronic diabetic foot ulcers[J]. Diabetic foot and ankle, 2016, 7(1): 1–8.

[6] Rao CQ, Xiao LL, Liu HW, et al. Effects of topical oxygen therapy on ischemic wound healing[J]. The Journal of Physical Therapy Science, 2016, 28(1): 118–123.

[7] Carla R. Kruse, et al. The external microenvironment of healing skin wounds[J]. Wound Repair and Regeneration, 2015, 23(4): 456.

[8] Harries RL, Bosanquet DC, Harding KG. Wound bed preparation: TIME for an update[J]. International Wound Journal, 2016, 13(3): 8-14.

[9] Ligresti C, Bo F. Wound bed preparation of difficult wounds: an evolution of the principles of TIME[J]. International Wound Journal, 2007, 4(1): 21-29.

[10] 付小兵,韩春茂,沈月宏,等.慢性伤口诊疗的指导意见[M].2011版.北京：人民卫生出版社,2011.

[11] Flanagan M. Wound measurement: can it help us to monitor progression to healing?[J]. Journal of Wound Care, 2003, 12(5): 189-194.

[12] Gokoo C. A primer on wound bed preparation[J]. Journal of the American college of certified wound specialists, 2009, 1(1): 35-39.

[13] Moffatt CJ, Harper P. Leg Ulcers: Access to clinical education[M]. New York: Churchill Livingstone, 1997.

[14] Westerhof W, van Ginkel CJ, Cohen EB, et al. Prospective randomised study comparing the debriding effect of krill enzymes and a non-enzymatic treatment in venous leg ulcers[J]. Dermatologica, 1990, 181(4): 293-297.

[15] Ug A, Ceylan O. Occurrence of resistance to antibiotics, metals, and plasmids in clinical strains of Staphylococcus spp[J]. Archives of Medical Research, 2003, 34(2): 130-136.

[16] GEORGE D. WINTER. Formation of the scab and the rate of epithelization of superficial wounds in the skin of the young domestic pig[J]. Nature, 1962, 193, 293-294.

[17] Denis O, Kevin W, Elizabeth A. A, et al. The Role of Moisture Balance in Wound Healing[J]. Advances in Skin & Wound Care, 2007, 20 (1): 39-53 .

[18] Liu Y, Min D, Bolton T, et al. Increased matrix metalloproteinase-9 predicts poor wound healing in diabetic foot ulcers[J]. Diabetes Care, 2009, 32(1): 117-119.

[19] Redekop WK, McDonnell J, Verboom P, et al. The cost effectiveness of Apligraf treatment of diabetic foot ulcers[J]. Pharmacoeconomics, 2003, 21(16): 1171-1183.

[20] Edmonds ME, Foster AVM, McColgan M. Dermagraft: a new treatment for diabetic foot ulcers[J]. Diabet Med, 1997, 14(12): 1010-1011.

[21] Veves A, Sheehan P, Pham HT. A randomized, controlled trial of Promogran (a collagen/oxidised regenerated cellulose dressing) vs standard treatment in the management of diabetic foot ulcers[J]. Archives of Surgery, 2002, 137(7): 822-827.

[22] Gokoo C. A primer on wound bed preparation[J]. Journal of the American college of certified wound specialists, 2009, 1(1): 35-39.

[23] Hutton JJ Jr, Tappel AL, Udenfriend S. Cofactor and substrate requirements of collagen proline hydroxylase[J]. Arch Biochem Biophys, 1967, 118(1): 231-240.

[24] Hopf HW, Gibson JJ, Angeles, et al. Hyperoxia and angiogenesis[J]. Wound Repair and Regeneration, 2005, 13(6): 558-564.

[25] Kimmel HM, Grant A, Ditata J. The presence of oxygen in wound healing[J]. Wounds, 2016, 28(8): 264-270.

[26] Paladini RD, Takahashi K, Bravo NS, et al. Onset of re-epithelialization after skin injury correlates with a reorganization of keratin filaments in wound edge keratinocytes: defining a potential role for keratin 16[J]. Journal of Cell Biology, 1996, 132(3): 381-397.

[27] Werner S, Smola H, Liao X, et al. The function of KGF in morphogenesis of epithelium and reepithelialization of wounds[J]. Science, 1994, 266(5186): 819-822.

[28] Wrobel LK, Fray TR, Molloy JE, et al. Contractility of single human dermal myofibroblasts and fibroblasts[J]. Cell Motil Cytoskeleton, 2002, 52(2): 82-90.

[29] Hunt T. K., Twomey P., Zederfeldt B., et al. Respiratory gas tension and pH in healing wounds[J]. American Journal of Surgery, 1967, 114(2): 302-307.

[30] Robson M.C., Stenberg B.D., Heggers J.P. Wound healing alterations caused by infection[J]. Clinics in Plastic Surgery, 1990, 17(3): 485-492.

[31] Fife C.E., Smart D.R., Sheffield P.J., et al. Transcutaneous oximetry in clinical practice: consensus statements from an expert panel based on evidence[J]. Undersea Hyperb Med, 2009, 36(1): 43-53.

[32] Pecoraro R.E., Ahronio J.H., Boyko E.J., et al. Chronology and determinants of tissue repair in diabetes lower extremity ulcers[J]. Diabetes, 1991, 40(10): 1305-1313.

[33] Goldman R.J. Hyperbaric oxygen therapy for wound healing and limb salvage: a systemic review[J]. Phys Med. Rehab, 2009, 1(5): 471-489.

[34] Löndahl M., Katzman P., Nilsson A., et al. Hyperbaric oxygen therapy facilitates healing of chronic foot ulcers in patients with diabetes[J]. Diabetes Care, 2010, 33(5): 998-1003.

[35] Yu J, Lu S, McLaren AM, et al. Topical oxygen therapy results in complete wound healing in diabetic foot ulcers[J]. Wound Repair and regeneration, 2016, 24(6): 1066-1072.

[36] Haycocks S, McCardle J, Findlow AH, et al. Evaluating the effect of a haemoglobin spray on size reduction in chronic DFUs: Clinical outcomes at 12 weeks[J]. Br J Nurs, 2016, 25(6): 54-62.

[37] Chandra PK, Ross CL, Smith LC, et al. Peroxide-based oxygen generating topical wound dressing for enhancing healing of dermal wounds[J]. Wound repair and regeneration, 2015, 23(6): 830-841.

[38] Gueldner J, Zhang F, Zechmann B, et al. Evaluating a novel oxygenating therapeutic for its potential use in the advancement of wound healing[J]. Toxicol In Vitro, 2017, 43: 62-68.

第五章
常用局部药物、敷料的原理及应用原则

第一节 · 传统药物及敷料

创面敷料是伤口处理不可缺少的重要环节。4500年前人们就发现创面覆盖较不覆盖愈合效果要好。曾出现大量不同类型的敷料,有些是动植物,有些是矿物质。如动物皮毛、蜂蜜、植物叶子,甚至黏土、砂和雪也用作创面覆盖物。19世纪下半叶,外科医生Gamgee发明了具有吸水性和抗菌性的敷料,即棉垫。20世纪60年代前沿用了半个多世纪的伤口敷料设计理念均是吸收渗液和创面隔离的作用。对敷料材质的研究也主要是从生物惰性、无毒性和生物相容性等方面来考虑的。1962年伦敦大学的温特证明,使用保湿敷料的伤口比暴露于空气中近乎自然愈合的伤口愈合速度更快。这种湿润环境促进创面愈合的概念得到广泛认可。但最具有影响性、应用时间最长乃至目前仍占很大市场比例的我们称之为传统敷料。

传统敷料包括天然纱布、棉垫、合成纤维等。其作用是被动覆盖伤口和吸收渗出物,为伤口提供有限的保护作用。传统敷料能大量而快速吸收伤口渗

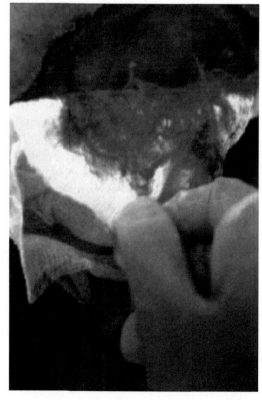

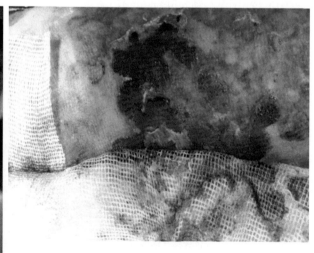

图5-1 传统敷料易与创面粘连

出液,材料经济且容易获取。传统敷料的吸收性有限,容易造成伤口干燥的环境,使创面细胞脱水;肉芽组织容易长入纱布网眼中致粘连结痂,从而阻碍伤口的上皮化形成(图5-1),且易导致痂下积脓。更换敷料比较频繁,换药费时且患者痛苦。有人在纱布中加入油脂、硅酮聚合物等防止粘连,也有人将含抗生素(如磺胺嘧啶银软膏)、石炭酸、氯化汞等的油膏应用到纱布敷料中防止感染,但结果均不太理想。

传统的局部外用药物有生理盐水、酒精、碘酒、双氧水、利凡诺(乳酸依沙吖啶)、洗必泰(双氯苯双胍己烷)等。主要起清洗、消毒和广谱抑菌的作用。常用创面外用药物介绍如下。

- 碘伏(PVP-I):作用于创面后释放碘,起到杀菌作用。大面积使用时碘吸收可引起代谢性酸中毒、高碘血症。

- 洗必泰:吸附于细菌表面,破坏细胞膜,同时可抑制细胞脱氢酶活性。忌与碘、高锰酸钾、汞等制剂同用。

- 过氧化氢:强氧化剂。用于深度创伤累及肌肉和不洁创面等疑有厌氧菌感染的创面。注意在深度创面使用时可因产气过快致栓塞及感染扩散。

- 莫匹罗星(百多邦):抑制细菌蛋白质和RNA合成,导致细菌死亡。仅适用于局部。对革兰阳性球菌有很高的抗菌活性。

第二节 · 先进敷料

20世纪50年代以后的有关研究发现:伤口环境对伤口愈合起着至关重要的作用。1958年,Odland首先发现水疱完整的伤口比水疱破溃的伤口愈合速度明显加快。1962年,伦敦大学的英国动物学家乔治·温特在"幼猪皮肤浅表性的上皮形成速度和瘢痕形成"的研究中发现,用聚乙烯膜覆盖猪的伤口,其上皮化速率增快了1倍。他首次证实了与暴露于空气中的干燥伤口相比,应用湿润且具有通透性的伤口敷料后所形成的湿润环境中,表皮细胞能更好地增殖、迁移和爬行,从而加速了伤口愈合过程。1963年Hinman进行人体研究,证实湿性愈合的科学性。20世纪70年代"湿性伤口愈合"观念逐渐被广泛接受。基于湿润伤口愈合理论,1974年利用聚氨酯薄膜技术诞生了第一块先进敷料。此后,各种类型的先进敷料不断产生(表5-1)。

表5-1　各种敷料的作用

敷料类型	作用	敷料名称
被动型敷料 (传统敷料)	被动覆盖伤口和吸收渗出物,为伤口提供有限的保护作用	天然纱布、棉垫、合成纤维等
相互作用型敷料	敷料与伤口之间存在着多种形式的相互作用,如吸收渗出液、气体交换,为愈合创造一个理想的环境;阻隔性外层结构,防止环境中微生物侵入,预防伤口交叉感染等	薄膜敷料(polymeric film) 泡沫敷料(foam dressing) 水凝胶(hydrogel) 水胶体敷料(hydrocolloid dressing) 藻酸盐敷料(alignate dressing)
生物活性型敷料	自身具有活性或能促进有活性的物质及杀菌的银离子释放,从而使伤口愈合速度加快	生长因子敷料 银离子敷料(silver dressing)

一、不同类型新型敷料介绍

(一)泡沫敷料(foam dressing)(图5-2)

主要成分多为亲水性聚亚胺酯聚合物。

1. 适应证
- 渗出液较多的伤口。
- Ⅱ～Ⅲ度压疮伤口(因它除吸收渗液外还有缓冲外界压力的作用)。
- 下肢血管病变引起的溃疡。

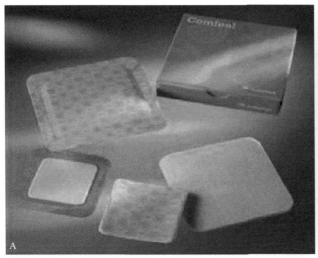
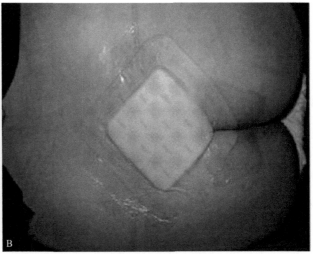

图5-2 泡沫敷料

A.无边型泡沫敷料；B.有边型泡沫敷料

2. 优点

• 可任意裁剪，顺应性好。

• 能吸收大量渗出液，减少浸渍。

• 能维持伤口湿润的环境，促进伤口的愈合。

• 具有较强的保暖性和缓冲外界压力的功能。

• 由于表面的半透膜，预防外界细菌如异物的侵入，避免了交叉感染。

3. 缺点

• 周边无黏性材料的敷料，需要第二层敷料。

• 不透明，不利于观察伤口的变化。

• 一般不能用在感染伤口。

（二）水凝胶敷料（hydrogel）（图5-3）

水凝胶为聚合物，其中最主要的成分是水，一般含量在90%～95%，它半透明、无黏性。有胶冻状、不定型和片状水凝胶三种。不同品牌水凝胶的黏稠度和厚度各不相同。

1. 适应证

• 用于干燥或极少量渗出的Ⅱ、Ⅲ和Ⅳ期压疮。

• 有黑色硬痂的伤口。

• 片状水凝胶还可用于Ⅰ、Ⅱ度灼烧或放疗引起的皮肤损害。

2. 优点

通过促进自溶、加强对坏死组织的清除（图5-4），提供瞬时冷却、降低疼痛、胶状水凝胶填充凹陷伤口等作用。

3. 缺点

• 无黏性，需要第二层敷料。

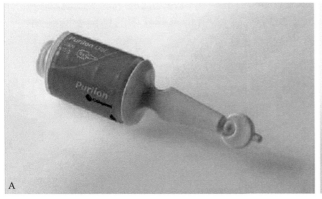
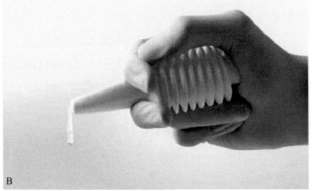

图5-3 水凝胶敷料

A.水凝胶产品；B.应用

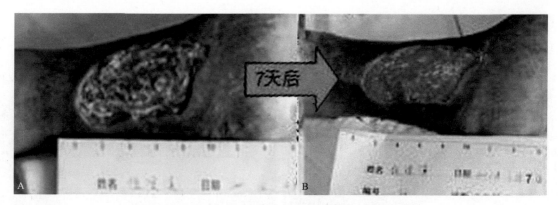

图5-4 应用水凝胶清创后创面坏死组织脱落,出现新鲜肉芽
A. 应用前;B. 7天后

- 吸收渗液能力较差。
- 不能用于严重感染伤口。

4. 注意点
- 使用后换药时最好用生理盐水冲洗伤口。
- 伤口渗液较多时,更换的频率会增多,必要时为每日2次。

(三) 水胶体类敷料 (hydrocolloid)

封闭或半封闭敷料,由羧甲基纤维素、明胶、果胶等物质组成。与伤口渗出液接触后,能吸收渗出物,并形成凝胶,避免敷料与伤口黏着;同时,表面的半透膜结构允许氧气和水蒸气进行交换,但又对外界颗粒性异物如灰尘和细菌具有阻隔性(图5-5、图5-6)。

1. 适应证
- 超薄型的敷料可以预防压疮的发生也可以用于Ⅰ度压疮,减少它向深度转化。
- 用于Ⅱ度的压疮,足部溃疡,但一般渗出在小量到中等量的创面。
- 用于供皮区的创面,减少疼痛,促进愈合。
- 可用于部分坏死,脆薄的伤口,促进自溶性清创。

2. 优点
- 完全阻隔细菌及病毒的侵入。
- 清洁伤口,有自溶性清创的作用。
- 由于能产生柔顺的凝胶,故去除敷料时不损伤伤口基底,大大降低了换药时的疼痛。
- 具有自黏性不需要第二层敷料。

- 具有保湿、保暖及防水功能,可以自由裁剪。
- 可以吸收小到中等量的渗液,使用时间较长,无须每天换药。

3. 缺点
- 敷料不透明,不易观察。
- 遇热或摩擦容易软化变形,卷边。
- 清除敷料时会有异味或棕色的残胶。
- 不适用于感染伤口或大量渗出的创面。

4. 注意点
- 用于脚跟或肘关节,不平整的部位伤口应裁剪,折叠固定。
- 敷料边缘应大于创面2 cm。

(四) 藻酸盐敷料 (alignate dressing)

该产品是由海藻中萃取出来,主要成分为藻酸,经过转换处理成为藻酸钙及钠盐,加无纱纤维织成的。分为片状与条状两种,渗液中的钠离子与敷料中的钙离子相互交换达成平衡状态,便会在伤口表面形成胶状物。由于藻酸盐中的钙离子交换到伤口中,激活了凝血因子Ⅳ促进了凝血作用。同时它能吸收自身重量14~20倍的渗液(图5-7)。

1. 适应证
- 有大量渗液或坏死组织的伤口。
- 部分或全层损伤的伤口。
- 表浅性癌症伤口。

2. 优点
- 无毒,无过敏,完全的兼容性。
- 能吸收大量的渗液。

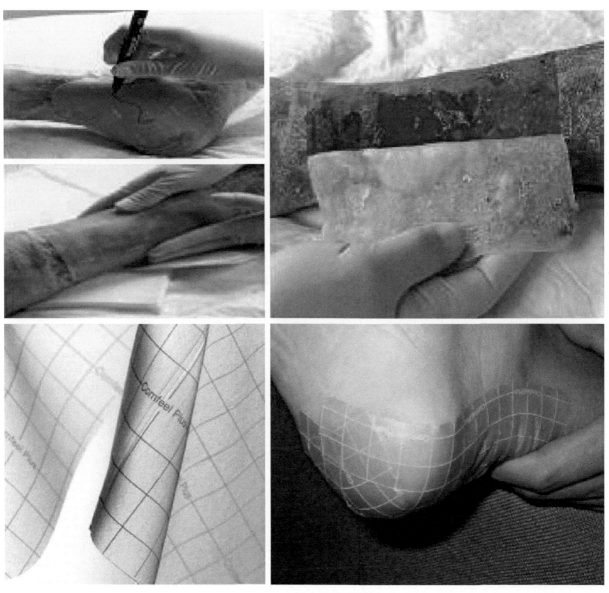

图5-5　水胶体类敷料：透明贴

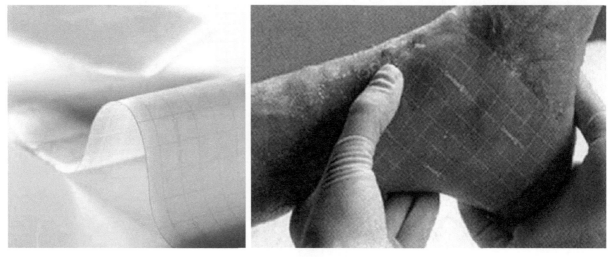

图5-6　水胶体类敷料：溃疡贴

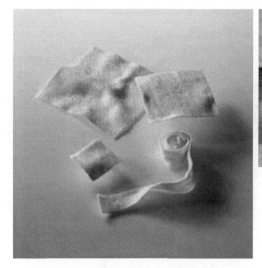
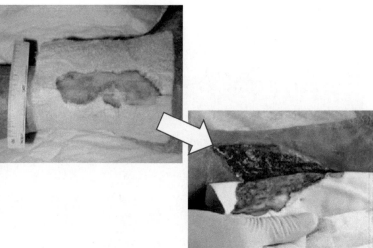

图5-7 藻酸盐敷料

- 溶解坏死组织,促进自溶性清创。
- 有较好的止血作用。
- 能随意裁剪,填充死腔和窦道。

3. 缺点

- 需要第二层敷料。
- 不能用于干燥或结痂的伤口,也不能用在肌腱或神经暴露处。

4. 注意点

- 按伤口大小裁剪敷料。让敷料充分接触伤口床。
- 用于死腔或窦道的敷料,要记住换药时可用针筒冲洗,避免敷料残留。
- 少量渗出液的伤口中使用时,可先将生理盐

水少许湿润敷料后再使用。

(五)银离子敷料(silver dressing)

该产品是在某些敷料中加入银离子,在促进伤口愈合的同时起到了杀菌作用。银离子能破坏细菌的细胞壁。同时也能破坏细菌的物质传递,使其不能产生能量而致细菌死亡。银离子还能破坏细菌的DNA,进一步阻止了细菌菌落的形成。银离子能直接杀死细菌,并去除细菌产生的气味(图5-8)。

1. 适应证

- 新生伤口中的擦伤、撕裂伤等创伤。
- 外科开放性伤口。

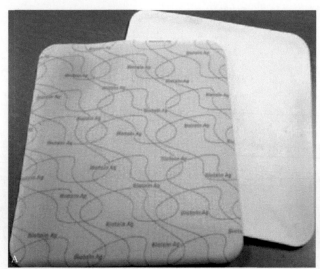
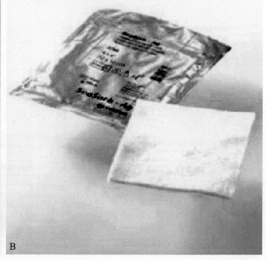

图5-8 银离子敷料
A.泡沫银离子敷料;B.藻酸盐银离子敷料

- 浅Ⅱ度的灼伤(渗液较多的伤口)。
- Ⅱ～Ⅳ度的压疮伴感染或难愈合者。
- 糖尿病患者的伤口。
- 血管病变引起的足部溃疡。
- 癌性伤口。
- 乳房脓肿或肛周脓肿合并感染性伤口。

2. 优点
- 释放银离子:控制局部感染,促进伤口愈合。
- 杀菌谱广,且无耐药性,常规使用无毒性。
- 大量吸收渗液,减少伤口周围浸渍。
- 不粘连伤口,减少换药损伤和疼痛。
- 提供伤口湿润环境,促进伤口愈合。

3. 缺点
- 不能用于银过敏患者。
- 无自黏性,需第二层敷料。
- 不能在生长良好的新鲜肉芽上使用。
- 需要专业人员定期评估,使用时间不宜过久,尤其是婴幼儿。
- 价格昂贵。

4. 注意点
- 换药时间不宜过勤,如渗出多可更换外敷料,一般3～5日,最长可达7日。
- 在填塞腔洞时,可松散填入,不宜过紧。

(六)交互式伤口清洁敷料(图5-9)

双层结构,内芯含聚丙烯酸酯(SAP),被林格液激活以后,可以吸附细菌、毒素等坏死物质,同时将林格液释放出来,伤口被清洗并快速主动清创长达24 h。

1. 适应证
- 感染伤口。
- 渗液量大,有坏死腐肉的Ⅱ～Ⅳ度的伤口。
- 有较大死腔的外科伤口。

2. 优点
- 维持12～24 h的伤口持续清洁作用。
- 能将深部的细菌吸收并紧锁在敷料中,减少细菌量和再次污染。
- 维持创面床的湿润状况,促进创面愈合。
- 不黏附伤口,故换药时可减少损伤和疼痛。

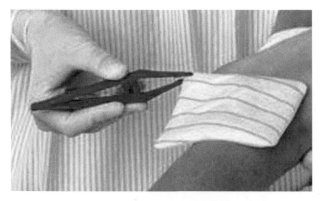

图5-9　交互式伤口清洁敷料

3. 缺点
- 需要外层敷料。
- 该敷料不能随意修剪,只能根据创面的大小,选择不同尺寸的敷料。
- 需要根据敷料的大小预注林格液激活。
- 无法将该敷料置入空间狭小的窦道或瘘管伤口中。

(七)含碘敷料(iodine containing dressing)

该敷料是由加碘的纱布制成的,当敷料接触到伤口床时,就会自动释放出碘离子,而起到杀菌的作用。

1. 适应证
- 有腐肉或坏死组织的伤口。
- 感染性伤口,如肛周脓肿清创后的填塞。

2. 优点
- 可以控制异味。
- 杀菌作用。
- 可以裁剪,直接放入伤口床以及窦道瘘管。

3. 缺点
- 一般不用在孕妇、哺乳期妇女、婴幼儿及甲状腺功能紊乱患者。
- 碘过敏者禁用。
- 需要第二层敷料。
- 易于贴合创面。

(八)含炭敷料——吸收异味敷料

这类敷料的内层是活性炭,外层为无纺布或其他吸收性材料交合而成。

1. 适应证
- 具有异味的伤口。
- 各类骶部溃疡、伴异味或感染的伤口。
- 部分坏疽伤口。

2. 优点
- 无毒、无残留,可直接用于创面。
- 吸收渗液的同时能吸收部分细菌。
- 吸收异味。

3. 缺点
- 需要第二层敷料。
- 不能裁剪。
- 吸收渗液后活性炭一般失去作用,需及时更换。

(九) 含胶原蛋白敷料

该产品是由90%胶原蛋白及10%藻酸钙复合而成。当该敷料在吸收渗液的同时释放胶原蛋白,形成胶原层。

1. 适应证
中到大量的渗液伤口,肉芽生长的伤口。

2. 优点
- 吸收渗液,减少浸渍。
- 换药时不损伤伤口。

3. 缺点
- 需要第二层敷料。
- 不能用于感染伤口。

(十) 无黏性敷料

该敷料是由不同材质分层制成,其中无黏性无纺表层,高吸收性核心性结构,能将伤口渗液充分吸收,而不会黏附伤口造成损伤。

1. 适应证
- 外科手术后的切口。
- 急性擦伤。
- 急救时快速进行伤口的处理。

2. 优点
- 无黏附伤口,减少损伤。
- 有一定的透气性能。
- 吸收小到中等量的渗液。

3. 缺点
- 不能用于严重感染的伤口。
- 不用于渗液量大或渗液稠厚的伤口。

(十一) 透明半透薄膜敷料

该敷料为透明具有黏性的半透膜,氧气和水蒸气能自主通过,而细菌及异物不能进入伤口。

1. 适应证
- 部分皮层损伤渗液少的伤口。
- 配合性敷料,用作结痂伤口的清创。
- 用于固定的外敷料。如各类动静脉穿刺后的固定。

2. 优点
- 透明、易于观察伤口变化。
- 减少对伤口的摩擦,减轻疼痛。
- 保湿、防水,降低感染的机会。
- 协助干燥痂皮的清创。
- 具有黏性,使用方面,不需要第二层敷料。

3. 缺点
- 吸收渗液能力差,故不能使用在中到大量渗液的伤口上。
- 部分患者使用后有过敏或湿疹。
- 在摩擦部位使用容易产生脓疱。
- 不适用于感染伤口。

二、理想的创面敷料要求具备的特点

- 安全无毒性。不因敷料的使用而对局部伤口乃至全身带来毒性反应,也不因使用敷料而引起其他并发症。
- 完好的物理屏障作用。
- 维持伤口基底的湿润。
- 吸收过量渗液,维持伤口周围皮肤的干燥。
- 清除坏死组织,填塞死腔。
- 固定、止痛、止血、吸收异味。
- 提供类似体温37℃的恒定环境,加速伤口愈合。
- 提供细胞生长所需的pH,促进血红素和氧的结合与释放。

目前,临床上使用的各种敷料还没有一种可以具备以上所有优点,因此要根据伤口的不同时期选用具有某些优点的敷料以加速伤口的愈合。

三、选择敷料时需注意

· 伤口性质不同,愈合过程不断变化,需要根据创面具体情况选择合适敷料。

· 没有一种特定的敷料可以一成不变地应用于整个创面愈合过程。

· 需动态评估创面愈合情况,灵活运用不同敷料,缩短愈合过程。

· 传统敷料与新型敷料可以合用,达到最佳创面愈合效果,且更经济。

第三节 · 生长因子及其他促愈合药物

20世纪80年代广泛开展了生长因子在创伤修复中作用的研究。以往组织修复的治疗措施,除手术外,主要作用于消除不利于组织修复的各种因素,如局部感染、出血、水肿,同时辅以改善局部微循环、增强全身营养等措施,以便为创伤愈合提供良好的生理环境。外源性生长因子的应用,着眼于提高机体本身的自我修复能力。创伤愈合的各个阶段都有生长因子的参与和调控。创伤诱导血液凝集,血小板失颗粒,释放血小板衍化生长因子(PDGF)、转化生长因子(TGF)、表皮生长因子(EGF)和胰岛素样生长因子(IGF)等,从而启动修复过程。生长因子对炎症细胞、成纤维细胞、表皮细胞、血管内皮细胞等多种细胞均有趋化作用。在创伤修复的一系列过程中,生长因子起着关键的作用。

已知的生长因子有50余种,其中相当一部分有潜在临床应用价值,目前商品化的生长因子主要有表皮生长因子和成纤维细胞生长因子(FGF)。由于生长因子往往根据最初被发现时的作用或来源而命名,所以容易引起一些误解。成纤维细胞生长因子最初发现具有促进成纤维细胞生长的活性,但后来发现又有促进血管生成的作用。表皮生长因子是根据其促进表皮细胞生长而命名,但对非表皮细胞如成纤维细胞也有促增殖的作用。

生长因子在促进急、慢性创面愈合方面已显示出独特的效果,但仍然只是促修复的方式之一,而不能代替清创、抗感染及植皮术等治疗手段。因此外科治疗仍然是创面修复治疗的基础,只有在此基础上,生长因子才能更好地发挥作用。另外,生长因子直接外用于伤口部位时存在一定的缺点,即生长因子常会由于机体内环境而失活,达不到所期望的促创面愈合的效果。其主要原因是生长因子活性半衰期只有数小时或更短,而在创伤局部生长因子与细胞接触必须超过一定时间才能有效发挥作用。生长因子作为多肽和蛋白质,在室温和有水情况下非常不稳定,加上伤口部位存在的蛋白酶对生长因子的降解作用,使生长因子丧失其生物学活性。

生长因子应用于创面的安全性一直是人们关注的重点,一些生长因子与原癌基因密切相关,而有的本身即为原癌基因转录翻译。是否会持续作用于细胞,引起细胞周期转换"失控",导致恶变发生?目前人们普遍的看法是应用生长因子促进体表创面修复是安全的。目前国内外尚无有关应用生长因子后直接引起肿瘤发生的报告;国内外经过3 000多例大样本、多中心、对照的临床研究,尚未见应用生长因子引起体表或内脏并发症的报告;在毒性研究方面,国内有学者对大鼠采用超剂量、长时间注射bFGF,尚未见不良反应;从作用机制上来讲,生长因子由于需要与其受体结合后方能发挥作用,而创面应用生长因子因受到应用剂量(ng～μg水平)以及应用时间(一般1个疗程为5～7日)的限制,故不会发生大剂量、长时间生长因子对细胞的刺激作用。

目前正在研究完善生长因子的使用规范,包括剂量、使用时机、联合应用等使用指征。

第四节·中医药应用

我国传统医学对促进创面修复也有独特的理解和丰富的临床经验。公元前周代时期，已经出现"疡医"，掌肿疡、溃疡、金疡、折疡之祝药、刮杀之齐。战国时期的《黄帝内经》代表了中医学理论体系的形成。华佗采用全身麻醉剂进行皮肤手术，同时采用刮骨疗毒的方法治疗毒箭创伤。李时珍的《本草纲目》记录了大量有关创伤修复的药物与方剂。中医认为创伤初期由于气血瘀滞、经络阻塞，表现为局部肿痛等。创伤中期以邪毒内存、正气已虚为特点；后期由于气血不足，脏腑虚弱，以正虚为主。

中医外用药的原则主要有以下几点：① 行气活血、推陈致新；② 燥湿收脓、脓去肌生；③ 酸涩收口、生肌收口。目前我们临床应用过的中药制剂有京万红烫伤膏、水火烫伤膏、八湿膏。

一、部分用于创面治疗的中药的作用

1. 三七 · 三七又名田七，李时珍称其为"金不换"。性温、味甘、微苦、无毒，归肝、胃经。三七具有散瘀止血，消肿定痛之功效。广泛应用于止血、抗血栓、促进造血、扩血管、降血压、抗心肌缺血、抗脑缺血、抗心律失常、抗动脉粥样硬化、抗炎、保肝、抗肿瘤、镇痛等。

2. 地榆 · 属蔷薇科。性味：苦酸、寒、无毒。归肝经、肺经、肾经、大肠经。功能为凉血止血、清热解毒、消肿敛疮。用法：煎水或捣汁外涂，也可研末掺或捣烂外敷。

3. 冰片 · 从龙脑香的树脂和挥发油中取得。入心、肺经。功能为通诸窍、散郁火、去翳明目、消肿止痛。

4. 地黄 · 熟地黄味甘性温，有补血滋润，益精填髓的功效。生地黄味甘性寒，有清热凉血，生津润燥的作用。

二、中药促进创面愈合的主要机制

• 加速毛细血管再生，促进血液循环。
• 促进成纤维细胞和上皮细胞增殖。
• 激活、趋化巨噬细胞，调节创面免疫功能。
• 促进成纤维细胞增殖与合成，提高纤维蛋白含量。
• 调节生长因子分泌。

第五节·全身治疗与伤口局部处理的关系

创面愈合的基础是炎症细胞、成纤维细胞、内皮细胞等组织修复细胞的一系列活动，这些活动受全身和局部因素影响。创面难以愈合的原因有全身因素和局部因素，全身因素包括：糖尿病、风湿免疫性疾病、血液病、营养不良等，局部因素包括：感染、重力压迫、脉管炎、放射性损伤、闭塞性动脉硬化等。处理创面，特别是难愈性创面时，要从病因出发，尽量对因治疗，改善局部营养及血液供应。如闭塞性动脉硬化引起的难愈性创面，可通过血管外科的手术达到改善远端血运的目的，从而促进创面的愈合。但往往原发病造成的病损很难治愈，如糖尿病、风湿免疫病等，这就需要运用多种手段综合治疗，以达到促进创面愈合的目的。

影响创面愈合的全身因素如下。

1. 某些营养成分的缺乏 · 低蛋白血症对创伤愈合的影响是众所周知的。蛋白质缺乏不仅使伤口愈合延迟，同时还降低机体抵抗力。蛋白质缺乏常伴发能量不足及其他营养成分，如维生素、微量元素的缺乏。治疗上需考虑并予以纠正。

2. 糖尿病 · 糖尿病的血管病变导致组织缺血、炎症反应异常、毛细血管基底膜增厚。胰岛素缺乏对细胞的直接作用等都影响伤口愈合。

3. 贫血

4. 免疫功能异常 · 免疫功能降低时炎症反应降低，伤口易感染。分泌生长因子减少。

5. 药物作用 · 糖皮质激素改变皮肤和伤口愈合过程中的胶原代谢，使细胞外基质发生改变。

在处理局部伤口的同时必须注意到患者的全身情况，加强全身营养支持，减少抑制创面愈合的某些全身因素，才能促进伤口愈合。局部治疗服从全身治疗，病因治疗服务于创面处理。

临床病例

病例

患者女性，49岁，有系统性红斑狼疮（SLE）病史20多年。住院前1个多月遭遇抢劫导致上肢皮下瘀斑伴软组织肿胀并逐渐干性坏死（图5-10）。入院时大部创面呈焦痂样且已经开始溶解，可见皮下坏死脂肪。由于患者处于SLE活跃期，根据风湿免疫科意见口服激素维持治疗。

由于坏死组织较多，先后进行了2次清创术，考虑到创面床不宜立刻进行自体皮移植，第二次清创后进行了异体皮移植覆盖，而后又进行了人工真皮支架移植。希望通过异体皮的保护使创面床血管化较理想时进行植皮，以提高自体皮成活率；而应用人工真皮支架则可以减少供皮厚度，避免供皮创面发生难愈。但由于血管化欠佳及局部感染，异体皮及真皮支架移植均未成功。患者出现不明原因高热，全身情况也逐渐恶化，转回风湿免疫科治疗。虽然在此后8个月的换药治疗使创面愈合情况明显改善，缩小近1/3左右（图5-11、图5-12），但患者最终由于肺部感染并发多脏器功能衰竭而死亡。

小结

系统性红斑狼疮是一种侵犯全身结缔组织的自身免疫性疾病，以多脏器、多系统损害为特点。由于体内存在多种自身抗体，使血管内皮细胞损伤，造成血液高凝状态和血栓形成倾向。当局部组织损伤、炎症反应刺激时，更易诱发血栓形成，造成局部组织坏死。由于血管炎的存在导致SLE患者皮肤溃疡非常顽固，很难愈合。此外，SLE患者的首选治疗通常是应用免疫抑制剂，如皮质类固醇、环磷酰胺、

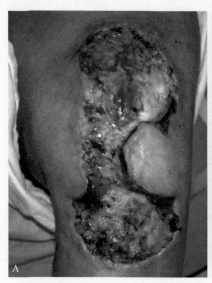
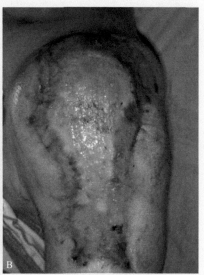

图5-10 病例1伤口治疗前后
A. 左上臂创面，可见大量坏死脂肪；B. 换药治疗半年后，可见坏死组织脱落，创面明显缩小

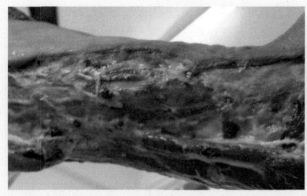

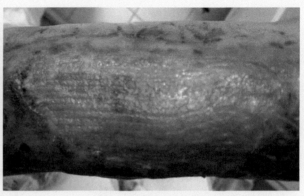

图5-11　入院清创清除坏死痂皮后可见创面床仍有坏死脂肪
及腱膜

图5-12　换药半年后
坏死组织脱落,创面边缘有新生上皮生长,创面明显缩小

硫唑嘌呤等,也是创面愈合缓慢的影响因素。由于免疫能力低下,SLE患者也极易导致感染。

该患者虽然经过了积极的局部处理,创面有很大改观。但由于全身疾病的存在,始终无法覆盖创面。最终由于免疫力低下导致全身严重感染而死亡。

病例 ❷

女性,40岁。车祸致多次皮肤外伤坏死,在当地医院治疗,曾数次行扩创手术,但创面反复破溃不愈。10个月后来我院就诊。病史中有过发热,但常规化验检查无特殊(图5-13A)。

检查残余创面位于肩背、上肢。少许分泌物,分泌物常规化验无明显异常。按一般残余创面处理,创面湿敷准备,3天后植皮手术。但术后皮片仍有大部分溶解。创面培养有金黄色葡萄球菌。考虑后期创面耐药菌感染可能。继续换药,准备再次手术。入院2周余,出现鼻塞、咳嗽和耳鸣,并出

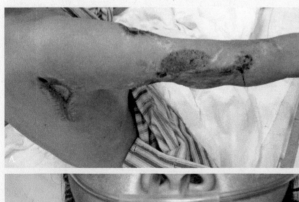

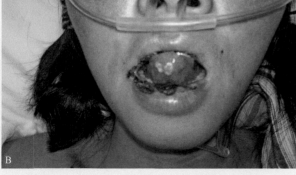

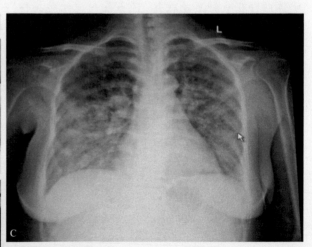

图5-13　病例2
A.车祸伤后创面不愈;B.患者出现口腔溃疡;C.胸片提示双
下肺感染

现消瘦现象,胸片提示双下肺感染(图5-13C)。给予抗感染治疗。入院1个月,又发现口腔溃疡(图5-13B)。

此时开始怀疑患者有慢性疾病,但反复追问,仍否认既往有特殊病史。在继续抗感染、输血、营养支持同时查询与症状相关的免疫疾病,发现韦格纳肉芽肿的临床症状与之相似。典型的韦格纳肉芽肿三联征:上呼吸道、肺和肾病变。请风湿免疫科会诊及行相关检查,确诊为ANCA相关的血管炎。给予激素治疗,患者病情逐渐好转,转内科继续治疗。创面经过换药及异体皮覆盖也有了明显缩小。

这两个病例提示我们,在处理创面特别是难愈创面时必须考虑患者全身情况,是不是存在影响创面愈合的全身因素,如糖尿病、营养不良等。当遇到一些难愈创面找不到其他合理解释时,要考虑到免疫系统疾病的可能性。而在治疗这些创面时,则要充分认识到疾病的复杂性,需要进行多学科的联合治疗。

(王志勇　韩春茂)

第二篇

创面分类

第六章
糖尿病合并创面难愈的机制探讨

糖尿病是以持续高血糖为基本生化特征的代谢性疾病，糖尿病患者皮肤易受损，损伤后愈合迟缓，愈合后易反复溃破，创面呈现炎症修复过渡障碍、肉芽形成不良所导致的新生组织脆弱和上皮化迟滞等病理表现。一般认为，神经病变、缺血和创伤是形成糖尿病创面难愈的致病三要素，目前的基础研究和临床实践证实神经、血管、免疫、代谢等糖尿病内源性改变和感染、创伤、压力等外源性因素共同导致了糖尿病创面难愈的发生，各致病因素之间的关联和相互作用，构成了糖尿病创面复杂的病理生理事件。

第一节 · 血管病变

血管病变为糖尿病多种慢性并发症的病理基础，主要包括大血管病变和微血管病变。其中，大血管病变以动脉粥样硬化为主要改变，微血管病变则涉及微血管基底膜增厚和内皮细胞损伤。

与正常人群相比较，糖尿病患者人群中动脉粥样硬化的患病率较高，发病年龄较轻，病情进展较快。糖尿病患者的大血管病变表现为冠状动脉、脑血管、肾血管和肢体血管的狭窄和（或）栓塞形成，肢体外周动脉粥样硬化多涉及双侧下肢从股动脉到足弓的浅层动脉，可引起皮肤缺血性改变，加重创面缺血缺氧状态，致糖尿病溃疡创面发生和感染可能。糖尿病大血管病变不仅是导致创面形成的重要原因，同时对糖尿病创面的诊断带来不利的影响，如糖尿病血管中膜的钙化会影响踝肱指数对患者血管状态的评估价值。

一般认为，糖尿病微血管病变的形成包括：微循环功能性改变、内皮细胞损伤、基底膜增厚、血液黏度增高、红细胞聚集、血小板黏附与聚集（尤其在基膜暴露处），最后是微血栓形成和/或微血管阻塞。糖尿病性微血管病变是全身性的，基本病变是PAS

（periodic acid-Schiff stain）染色阳性物质沉积于血管内皮下，引起毛细血管基底膜增厚和小动脉透明变性，致血管舒张受限、自我调节能力异常和局部组织最大充血能力减弱，从而改变了白细胞的移行，影响组织和血液间的物质交换和氧弥散，引起组织缺血缺氧，致创面感染加深、坏死组织脱落延迟、血管化障碍、上皮化受阻等糖尿病创面难愈特征。

研究显示，糖尿病患者持续的病理性高血糖状态引起的结缔组织交联导致动脉血管弹性和顺应性的降低，引起异常的剪切应力（shear stress）和内皮细胞损伤。内膜损伤最早表现为血管舒张障碍伴一氧化氮（NO）活性降低，内皮细胞功能障碍致一氧化氮合酶的减少，体内外实验证实胶原氧化糖基化产物可灭活内皮舒张因子活性，从而引起血管内膜舒张障碍、血管张力改变进而影响血流动力和组织灌注。前列环素、血栓素A2、内皮素-1和细胞黏附分子等的变化参与调节了糖尿病血管张力和舒张收缩平衡改变。内膜损伤引起的血浆成分外渗至血管壁，与糖基化结缔组织非共价结合，促进循环中单核/巨噬细胞的趋化和滞留，血管动脉粥样硬化改变。Brownlee等证实糖尿病个体中低密度脂蛋白（LDL）不仅转运增加，其与胶原交联亦明显增加，LDL一旦局限于高糖组织环境中，则历经糖基化/脂质过氧化反应和氧化应激的级联效应而损伤邻近组织的结构蛋白和细胞。

血管内膜的损伤使得血小板易黏附于损伤内膜促进血栓形成并导致组织缺血。机体的凝血纤溶状态影响着微血栓的形成。糖尿病患者血小板功能改变，如黏附能力增加，对凝集素易感，血浆纤溶酶原激活抑制剂-1（plasminogen activity inhibitor-1，PAI-1）的表达和释放增加等。但由于糖尿病疾病本身的个体差异，目前对糖尿病的凝血纤溶系统状态尚无统一的评价。

近几十年的实验研究证实了糖尿病皮肤中以内皮细胞损伤、基底膜增厚为特征的微血管病变的存在，但对于某些致病环节的发生尚存争议。值得注意的是糖尿病皮肤和神经组织的微血管基底膜增厚，但管腔直径未必减小，管腔阻塞并未得到证实，因此微血管病变是否引起阻塞性病变及其在糖尿病足中的作用存在争议，迄今为止，大量组织学及血流动力学研究结果显示没有明确的证据表明存在小动脉或微循环的阻塞。

第二节 · 神经病变

神经病变是糖尿病早期最常见的病理改变，有60%~70%的糖尿病患者会发生该病变。糖尿病周围神经病变是导致糖尿病足发生的最常见的危险因素。近10年，美国糖尿病协会（ADA）一直建议所有诊断为糖尿病的患者必须进行神经检查，目前ADA糖尿病诊疗指南（2010版）建议所有糖尿病患者均应在诊断时及诊断后至少每年使用简单的临床检测手段筛查远端对称性多发性神经病变（DPN）。

糖尿病神经病变以周围神经最为常见，通常为对称性，下肢较上肢严重，病情进展缓慢，在此过程中，累及神经病变包括结构和功能改变两方面。其中结构改变主要表现为有髓神经髓鞘水肿、变性、溶解，轴突被挤压，神经膜细胞（施万细胞）变性，纤维裸露；无髓神经水肿、空泡化，微丝、微管排列不整齐。功能改变主要包括感觉、运动、自主神经功能的受损和神经递质分泌异常。感觉神经障碍多呈袜子或手套状分布的感觉异常，甚至感觉缺失，导致机体对外界刺激的保护性知觉能力减退，运动神经病变导致足部肌肉萎缩和足部畸形。感觉减退和运动神经所致的足部畸形可诱导糖尿病足部创面的发生。自主神经功能受损也在神经病变的早期出现，使血流调节障碍，导致动静脉血管短路，组织灌注率降低。同时，皮脂腺和汗腺功能丧失等表现易导致皮肤干燥开裂，形成创面。

多种伤害性刺激均可诱导皮肤神经末梢释放神经肽并在局部形成神经源性炎症反应，通过神经末梢分泌的各种递质[如神经肽P物质、生长抑素、神经肽Y（NPY）等]引起创面细胞和细胞因子行为变化（如促进细胞趋化、生长因子产生、细胞增殖等），从而影响创面愈合过程。在糖尿病动物模型中，创面局部应用P物质或抑制神经肽降解的酶（神经内肽酶）后可以促进创面愈合佐证了神经肽在创面愈合进程中的重要作用。另外有证据表明感觉神经可影响白细胞浸润而参与局部创面的免疫调控。

糖尿病血管病变与其神经病变相关。糖尿病并发的交感和自主神经病变可影响血管张力和血管舒张能力，对糖尿病血管壁病变和血流动力的发生发展产生影响；创伤和/或压力应激下，糖尿病神经血管反应障碍引起的P物质、降钙素基因相关多肽（CGRP）和组胺分泌缺陷可导致血管舒张异常。

目前普遍的观点是，糖尿病代谢紊乱是导致糖尿病神经病变的病理基础。持续病理性高血糖致多条代谢通路改变，脂肪酸代谢异常，致代谢产物异常蓄积，引起神经细胞水肿、变性，轴索变性，继而发生节段性脱髓鞘和轴突坏死。一系列的代谢紊乱影响神经细胞结构的完整性，干扰了神经组织的能量代谢，同时神经生长因子（NGF）、脑源性神经营养因子、IGF-1、IGF-2等神经营养因子的分泌减少可致神经损伤后修复障碍，提示代谢紊乱不仅可以直接导致神经损伤，还可影响神经的自身修复能力而加剧神经病变。糖尿病微血管病变引起的神经滋养血管异常加重了神经组织的缺血缺氧。近来研究证实，1型和2型糖尿病患者血清中存在抗神经组织的抗体，如β-微球蛋白抗体、抗微球相关蛋白抗体等自身抗体，或许这些抗体仅是机体对受损神经的免疫应答反应，但一旦这些自身抗体产生了，势必会对神经组织产生自身免疫损伤。

第三节 · 免疫功能障碍

创面感染是影响糖尿病创面预后的重要因素，机体的免疫状态异常是糖尿病创面易并发感染的重要基础。糖尿病并发的免疫防御缺陷主要表现在细胞水平，如中性粒细胞移行、吞噬、胞内杀菌和趋化功能障碍；也有证据表明糖尿病患者细胞免疫反应和单核细胞功能下降；糖尿病创缘标本检测 $CD4^+/CD8^+T$ 淋巴细胞比例未增加，提示糖尿病创面淋巴细胞应答缺陷。Loots等研究表明糖尿病创面中 $CD4^+/CD8^+T$ 淋巴细胞比例明显减小，并以 $CD4^+T$ 淋巴细胞的减少较为显著，相对而言 $CD8^+T$ 淋巴细胞的高比例可阻碍愈合进程，致糖尿病创面滞留于异常炎症反应阶段。

在神经血管病变、代谢紊乱、免疫缺陷等多重因素作用下，局部创面环境的微生物负荷超过机体的免疫防御能力，则继发创面感染。根据局部创面的解剖结构，可形成脓肿、蜂窝织炎、骨髓炎等。糖尿病皮肤中金黄色葡萄球菌携带量明显多于非糖尿病皮肤，也常见真菌性皮肤疾病，故皮肤破溃后，金黄色葡萄球菌和真菌感染多见，当并发深部组织感染时，往往为多种病原菌的混合感染。

糖尿病患者宿主防御机制缺陷与机体的糖代谢紊乱相关。体内外实验证据提示糖尿病患者中性粒细胞趋化、吞噬和杀菌能力的缺陷与高血糖有关。血糖浓度升高还可明显损害细胞介导免疫反应，与健康人群和血糖控制良好的糖尿病患者比较，高血糖的糖尿病患者植物血凝素导致的淋巴细胞转化率降低。但也有研究表明，无论血糖控制的程度如何，糖尿病患者中淋巴细胞对葡萄球菌抗原的反应均降低。

第四节 · 糖尿病皮肤组织的隐性损害

糖尿病创面愈合是一个从无创—有创—修复的生物学过程，因此，糖尿病皮肤在未创伤前是否存在组织学、细胞学和分子生物学行为异常对于整个创伤修复过程的"失控"具有重要的意义。

糖尿病是以持续病理性高血糖为基本生化特征的代谢性疾病，研究表明糖尿病创面难愈与糖尿病代谢变化存在关联，而局部高糖和AGEs蓄积是糖尿病皮肤环境生化改变的重要特征。

糖尿病皮肤通常具有菲薄的外观，组织学水平上可观察到表皮、真皮厚度均明显变薄，角质形成细胞层次欠清晰，真皮层胶原纤细，排列紊乱，部分胶原可见变性、断裂，胶原变性区域可见慢性炎性细胞局灶性浸润。糖尿病皮肤组织中胶原除了组织学变化外，其含量及性状也呈现异常改变，皮肤组织羟脯氨酸含量及胶原溶解度均显著下降，胶原合成和分解动态失衡。

组织修复细胞，主要包括角质形成细胞、成纤维细胞和血管内皮细胞，通过发挥其增殖、凋亡、分泌等功能，在维持皮肤组织代谢及创伤修复过程中起着极为重要的作用。糖尿病患者皮肤中凋亡细胞的数量显著增加，相关的增殖凋亡调控蛋白Bcl-2、Bax、p53表达改变，角质形成细胞的细胞活力和黏附能力下降，细胞增殖受抑并呈现细胞周期S期滞留现象，伴相关的细胞周期调控因子CDK4、Ki67和MPF活性改变。

生长因子是由多种细胞分泌的重要介质。生长因子通过与相应受体结合，促进细胞增殖、趋化、合成，参与维持皮肤组织代谢及调控创面修复的各个阶段。在糖尿病大鼠模型上，EGF、FGF-2的表达并未降低，FGFR的表达甚至多于正常皮肤，但部分组织修复细胞却呈现对生长因子的低反应性。应用免疫荧光双标记技术显示，FGF-2与AGEs在同一部位共表达，从而推测高糖环境可能诱发生长因子蛋白质的糖基化改变，导致糖尿病皮肤中具有正常功能活性的生长因子的缺乏。

炎性细胞通常在创面形成后进入创缘周边发挥作用，但在无创伤糖尿病皮肤中，可观察到胶原变性区域的炎性细胞局灶性浸润，蛋白酶表达改变，结合波形蛋白抗原的阳性表达，反映了在糖尿病病理状态下，皮肤组织呈现过量的炎症细胞浸润和一定程度的组织受损，存在着亚临床炎症状态。

糖尿病皮肤组织的上述特征显示糖尿病皮肤组织在未受到外源性创伤的情况下已经存在着组织学和细胞生物学改变。局部高糖和AGEs蓄积作为糖尿病代谢重构的直接产物，通过改变皮肤微环境，始动性地介导了糖尿病皮肤的生物学异常。这些表象上不同的生物学异常由于本质上具有代谢异常的共同始动因素，因而是整体的、相互关联的一组综合征，即糖尿病皮肤"隐性损害"（underlying disorder）。这一系列的糖尿病皮肤组织行为表现涉及与创面愈合相关的各个环节，意味着糖尿病皮肤具有不同于正常的创伤起点，从而必将对创伤后的愈合进程产生影响。

第五节·异常代谢因素

如前所述，糖尿病各病理生理改变均与高血糖有关，多条异常代谢途径的激活，致细胞、组织和器官的功能与结构发生病理性改变，是引起糖尿病血管神经病变、免疫功能异常、皮肤组织改变等并发症发生发展的重要因素。

目前所知持续高血糖引起的代谢紊乱主要通过4个途径：① 高血糖促进二酰甘油（diacylglycerol）的形成和代谢，由此激活蛋白激酶C（protein kinase C, PKC）途径，活化PKC参与产生活性氧（reactive oxygen species, ROS）发挥后续效应。由于PKC通路参与血管一系列功能的调节，因此PKC的激活被认为是糖尿病血管功能异常的普遍机制，包括血管舒缩反应、通透性、基膜更新、内皮细胞生长与增殖、新生血管生成、血流动力学和凝血机制等。② 高血糖状态下多元醇通路过度激活，细胞内果糖和山梨醇堆积，造成细胞内环境和代谢紊乱，同时还原过程消耗大量NADPH还原型谷胱甘肽，使细胞易受氧化应激损伤。③ 高糖环境促进了碳水化合物和蛋白质之间非酶促糖基化反应的终末产物——糖基化终末产物（AGE）的形成，一方面通过蛋白质三维构象的交联变化影响其功能，另一方面与其受体（receptor of AGEs, RAGE）结合对细胞因子分泌、氧化应激和细胞存活、分化、增殖等细胞效应产生影响。同时，AGEs的形成过程伴随着葡萄糖氧化酶（GO）、过氧化氢（H_2O_2）等活性中间产物的产生，氧化应激和AGEs之间形成恶性循环。④ 己糖胺途径激活，细胞内某些蛋白被修饰，功能发生改变。

上述4条途径似乎均与高血糖引起的过氧化物过量产生有关，Brownlee提出了糖尿病并发症发病的统一机制（氧化应激）学说，认为高糖环境下线粒体呼吸链中氧自由基生成过多是导致糖尿病慢性并发症的原因，由此解释了EDIC试验中提到的"代谢记忆"现象，即慢性高血糖数年后控制血糖仍无法阻断糖尿病慢性并发症发展。有学者比较了糖尿病和糖耐量异常并发周围神经病变以及腓骨肌萎缩症的腓肠神经标本，发现糖耐量异常患者腓肠神经束、神经外膜血管和部分神经内膜血管可见 RAGE 表达，提出在慢性高血糖发生以前，RAGE 途径的激活是糖尿病多发神经病变早期重要的一步。

糖尿病患者在活性氧产生增加的同时，谷胱甘肽和半胱氨酸等抗氧化因子分泌减少。过量的活性氧和蛋白、脂肪、DNA 的相互作用导致细胞功能受损，影响血小板聚集和生长因子释放，并可直接或通过蛋白酶表达促进细胞外基质降解。活性氧与 NO 作用可降低 NO 的生物利用度，并衍生更具有氧化活性的过氧亚硝酸，引起血管舒张和内皮细胞功能异常。过量的活性氧与糖尿病创面的持续炎症反应和修复细胞的过度凋亡密切相关，是糖尿病创面炎症修复过渡障碍的重要原因。

（牛轶雯）

第七章
糖尿病合并创面难愈的诊断和防治

第一节 · 糖尿病足的定义与糖尿病足溃疡防治的意义

糖尿病足的定义是发生在糖尿病患者的与局部神经异常和下肢远端外周血管病变相关的足部感染、溃疡和(或)深层组织破坏。足溃疡是糖尿病足最常见的表现形式，也是造成糖尿病患者截肢的主要原因。来自美国的数据说明，2007年，美国花费在糖尿病足的费用是189亿美元，花在下肢截肢上的费用是117亿美元，估计2007年糖尿病足总的医疗费用是306亿美元。我国2010年调查时的糖尿病患者的平均住院费用为2.4万，平均截肢费用为3.4万。75%～80%的足溃疡是可以预防的。降低糖尿病截肢率最关键一环是预防和及早科学治疗糖尿病足溃疡。预防糖尿病足溃疡和预防截肢有很好的费效比(费用和效益的比值)。

在糖尿病足和截肢方面，以下的信息十分重要。

• 糖尿病患者发生足溃疡很常见。约有25%的糖尿病患者会在其一生的某个时候发生足溃疡。

• 超过85%的下肢截肢是由足溃疡引发的，糖尿病是西方国家非创伤性截肢最重要的原因。

• 预防是防止糖尿病足病变和降低截肢率最重要的一步。高达85%的糖尿病截肢是可以预防的。

• 只有当包括患者及其家属在内的所有人员都认识到这点，截肢率方可下降。糖尿病神经病变患者失去痛觉就容易发生足溃疡，这些患者常常在足溃疡合并严重的感染时仍在继续行走。

• 预防足溃疡的战略具有很好的费效比，可以节省医疗费用，重点是针对那些已经合并有危险因素将要发生足病的患者实施教育与管理。

• 糖尿病是西方国家夏科关节病最常见的原因，在我国糖尿病合并夏科关节病也并非十分罕见，夏科关节病合并足溃疡的患者有很高的死亡率。

经过20多年的努力，我国的糖尿病足与周围血管病的临床及其研究都取得了巨大的成就，这些成就具体体现在以下几个方面。

• 尽管我们还没有流行病学意义上的前瞻性的全国性糖尿病足发病率的数据，但是，我们已经有了部分省市多中心的前瞻性研究以及不同时期有关医院内糖尿病足溃疡患病率、截肢率的调查。

• 全国范围内，已经有了多家以多学科协作为基础的糖尿病足中心，这些中心有的以内分泌科为主导，有的以血管外科为主导，有的以创面外科或骨科为主导，但是，都是在多学科密切合作的基础上开展临床及其研究工作。

• 与之相适应的是，全国范围内已经有了一支糖尿病足或以糖尿病足溃疡为重点的慢性创面处治及其预防的专业队伍，尤其是中华医学会糖尿病学分会足与周围血管病学组和中华医学会创伤学分会和组织修复学分会联合和分别培养了一批(迄今为止至少有3 000～4 000名糖尿病足和创面专科医生或护士)。

• 加强了国际交流，我国的专家分别参加了糖尿病足和包括糖尿病足溃疡在内的慢性创面方面的国际指南的制订，同时取得了国家和地方的高级别的科技奖项和科研课题，发表了一批高质量的科研论文，并有技术专利和应用推广的技术产品以及医院和社区一体化的分工合作的工作模式，从而节省了社会资源和医疗费用，提高了患者的生活质量，减轻了患者家庭及社会负担。

第二节 · 糖尿病足的病因

了解足溃疡发生发展的危险因素,非常重要。足溃疡的发生是许多导致损伤因素共同作用的结果。其发生前存在着许多预示溃疡的征兆或危险因素。糖尿病合并足溃疡并不是必然的结果,足溃疡无一例外地发生于下肢特殊病因与环境危险因素作用情况下。糖尿病足传统地被认为是周围血管病变(PVD)、周围神经病变和一些创伤共同作用的结果。在此基础上,还有一些其他的因素。糖尿病足溃疡不同于外科烧伤科临床常见的急性溃疡,具有病因复杂、影响因素多、治疗困难、预后差、费用高等特点。而且,患者很难找到合适的医院和科室就诊,因为糖尿病足溃疡是一个跨科室跨专业的糖尿病慢性并发症,住院时间长、医疗费用高、愈合困难,尤其是一些复杂的严重感染和(或)严重缺血的足溃疡。

一、糖尿病合并下肢动脉(周围血管)病变

周围血管病变主要指下肢动脉闭塞性病变(PAD)。近期的调查再次证实,我国50岁以上的合并至少一项心血管危险因素(如吸烟、血脂异常、高血压、以往心脑血管病病史、蛋白尿等)的糖尿病患者中,五分之一以上的患者合并有下肢闭塞性动脉硬化症(PAD)。PAD既是发生足溃疡的危险因素,又是患者心血管事件和死亡的预警指标,但在临床上往往被忽视,造成知晓率低、诊断率低、治疗率低的现象。

糖尿病合并的PAD最常累及的是远端血管,患者的年龄相对要轻。PAD是糖尿病足溃疡形成的主要因素,是截肢的主要原因。在足溃疡形成过程中,PAD很少独立地引起溃疡,常常是联合轻度的创伤,最终导致溃疡(图7-1)。轻度的创伤和随之而来的感染更增加了超出了周围循环能力的血供需要,缺血性溃疡和截肢风险随之而至。近些年,神经缺血性溃疡和PAD存在于同一患者,合并有创伤因素,这些已经越来越常见于足病临床。

(一)糖尿病合并下肢动脉病变的定义、临床特点及其分级

糖尿病合并的PAD是造成糖尿病足溃疡乃至截肢的重要因素。糖尿病足病及其相关专业的医务人员必须高度关注PAD,这基于下列原因:

- PAD非常常见,累及30%的糖尿病患者。
- 糖尿病患者中截肢很常见,5~10倍于非糖尿病患者,PAD是糖尿病截肢的主要原因。

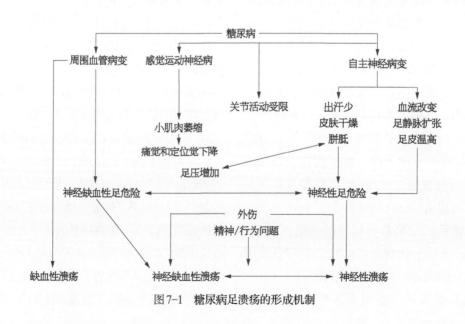

图7-1 糖尿病足溃疡的形成机制

糖尿病患者中动脉粥样硬化很常见,测定踝肱动脉指数(ABI)可以尽早识别糖尿病患者或非糖尿病患者合并的无症状阶段的PAD。

糖尿病患者相比于非糖尿病患者,PAD更多发,且病变广泛、累及部位更多更远端,因此,手术治疗更困难。

无论全身的(例如心肺病变)还是局部的(例如感染),与外科手术患者相比,糖尿病患者有更多的并发症。

糖尿病患者动脉粥样硬化病变的基础治疗与非糖尿病患者相同。

下肢动脉粥样硬化的发病机制是双方面的,慢性的阻塞和血栓形成。当慢性阻塞性病变成为下肢缺血的主要原因时,如糖尿病患者,其前可以发生血栓性事件,如1例轻度跛行的患者突然行走距离明显缩短或出现休息时疼痛。或者,似乎健康的患者突然发生跛行。一般而言,糖尿病患者更常发生动脉粥样硬化性并发症,发病时年龄更轻、治疗更困难且有更多的治疗并发症(尤其是无创性治疗)。

PAD是很常见的慢性病变。WHO定义是运动相关的疼痛和(或)踝肱指数(ABI)≤0.9。下肢症状的发生平均晚于冠脉循环症状5～10年。可以发生急性缺血,这是由于原先存在的动脉粥样硬化斑块和(或)狭窄的基础上血栓形成;栓塞,如来自心脏壁的血栓;动脉损伤的逆行;创伤所致。糖尿病是引起PAD的主要原因。

PAD传统上被分为如下4个阶段(Fontaine分级)。

- 无症状(ABI<0.9)。
- 功能性疼痛(跛行)。
- 休息时疼痛。
- 非愈合溃疡或坏疽。

(二)糖尿病合并PAD患者的识别与诊断

PAD的及早识别特别有意义,因为合并PAD的糖尿病患者有很高的心血管事件死亡率。PAD与这些患者发生缺血性溃疡或者由于神经病变、外伤所致的足溃疡难以愈合甚至截肢有关。无症状的PAD可以通过ABI测定被识别。ABI是踝部血压除以双臂血压中的更高值。该检查仅仅需要几分钟,测量

过程中的血压变异并不影响测定结果。ABI<0.9不仅仅与心血管事件死亡率增加有关,而且ABI下降具有预测性:ABI值越低,预后越差。尽管识别出来的ABI<0.9的患者并不就是下肢血管重建的候选者,但是,这是需要高度关注的预防心血管危险性的病例。

相当多的合并轻度PAD病变的糖尿病患者并没有下肢缺血的临床表现。有些患者即使有行走距离长而出现的下肢肌肉酸痛等表现,往往也意识不到这是下肢缺血所致。PAD具有发病率高、确诊率低、治疗率更低的特点。严重的PAD患者可以有跛行、静息性疼痛和难以愈合的缺血性足溃疡。

大多数患者有足以诊断的病史和客观(如足背动脉、胫后动脉触诊、皮肤温度检测)所见,但测定ABI可以定量地了解缺血程度和监测病变进展。一些糖尿病患者由于动脉中层钙化而使动脉失去弹性,不能在压力下被压缩,以致可以出现ABI升高(>1.3)。这是假性的ABI升高,意味着这些患者有动脉钙化和更高的心血管死亡风险性。这种中层钙化可见于糖尿病患者和伴有肾衰的患者。ABI>1.3的临床意义基本等同于ABI<0.9,尽管在反映下肢动脉病变程度方面两者有所不同,但基本上后者数值越小,下肢动脉病变越严重。

由于小动脉很少受到中层钙化的影响,可测定足趾动脉与肱动脉的收缩压比值(TBI)来评估PAD。TBI可以预测足溃疡能否愈合和截肢的风险性。

采用ABI筛查PAD具有特异性强、操作简单、价廉、无创的特点,但是这种检查的敏感性不高。对于通过临床症状、体征及ABI筛查出的PAD患者,在有条件的医疗单位则需要结合临床表现进一步通过CT血管成像(CT angiography, CTA)或磁共振血管成像(magnetic resonance angiography, MRA),必要时行数字减影血管造影(DSA)检查以明确诊断PAD的严重程度以及病变部位,并制订相应的治疗方案。如果糖尿病患者缺乏PAD临床症状和客观检查证据或相关的心血管缺血症状,ABI又在正常参考值范围,此时进行价格昂贵的CTA、MRA或DSA检查没有任何益处。

糖尿病合并PAD患者的心血管风险性要远远高于单独PAD而无糖尿病的患者,跖骨以上水平的截肢风险性较非糖尿病患者增加8倍。另外,糖尿病PAD患者的死亡率明显增加,约有加倍的死亡风险。

(三)糖尿病合并PAD的治疗

有症状的下肢缺血患者的治疗包括两方面:治疗下肢缺血的症状,预防心血管危险性。前者包括生活方式干预、药物治疗和介入或手术的干预治疗,后者包括生活方式干预和预防性药物治疗。

PAD患者能够从生活方式干预和积极的药物预防治疗中获得极大益处,这种有效性甚至超过了其他疾病的患者。大多数有益于糖尿病患者的生活方式干预同样有利于PAD患者,例如戒烟、定期运动、体重控制和饮食改变。

药物的预防同样遵从于其他的动脉硬化性疾病的指南,例如糖尿病合并PAD的患者,无论其胆固醇水平如何,都应给予积极的他汀类治疗、抗血小板治疗和血压控制。特别需要强调的是良好控制血糖、血压,纠正血脂异常和戒烟以及轻中度且无足溃疡的PAD患者的适当运动等,这些是糖尿病合并PAD的基础治疗。

(四)糖尿病合并PAD的药物治疗

大多数合并PAD的糖尿病患者不需要采取有创的经皮血管成形术(percutaneus transluminal angioplasty, PTA)和/或传统的开放的外科治疗。但由于这些患者心血管并发症(心、脑)的风险远远高于截肢的危险,因此治疗主要是采取预防性措施阻止动脉粥样硬化病变的进展。保守的再血管化措施对于糖尿病患者特别重要,因为这些患者外科手术并发症风险增加且外科手术预后差。但对严重下肢缺血的糖尿病患者实行积极的再血管化治疗能挽救肢体。

在下列情况下,应该尽早考虑介入治疗:① 患者在发生足溃疡之前已经有行走困难和间歇性跛行且行走距离很短。② 患者处于截肢的危险之中(静息痛、足溃疡不愈合)。

这些糖尿病患者有下肢缺血症状,这标志着他们有很高的心血管事件风险,其风险严重程度甚至超过了下肢。一般人认为,下肢动脉粥样硬化性病变风险不如其他部位的大,这是错误的。间歇性跛行的药物治疗包括扩血管药物和他汀类药物。这些治疗都被证实能够改善行走距离30%~50%,进而能够减少发生心血管事件的危险。

扩血管药物治疗主要用于病变早期和轻中度的患者以及无法行下肢血管重建的患者,可以提高患者生活质量、减轻间歇跛行的严重程度、提高肢体的生存能力。常用的这类药物有:前列地尔(尤其是脂微球包裹的前列地尔)、西洛他唑、沙格雷酯等。

原则上,内科药物治疗适合于轻中度PAD患者。对于步行距离不足200m、ABI < 0.4或足部经皮氧分压低于30 mmHg的糖尿病合并重度PAD患者,内科药物治疗作用很有限。对于这些患者,需要及时请血管外科或介入外科会诊,以决定进一步的手术治疗。至于采取介入还是传统的血管外科手术治疗,这既取决于患者下肢闭塞血管的部位、是否多节段、闭塞程度及侧支循环等因素,也取决于所入住医院的血管外科或介入外科的临床经验、技术水平与硬件条件。

二、糖尿病神经病变

糖尿病神经病变是最为常见的糖尿病慢性并发症,影响着神经系统的各个部分,具有广泛的不同的临床表现。最常见的神经病变是慢性感觉运动性远端对称性多支神经病和自主神经病。感觉运动神经病和周围自主神经病并存,成为足溃疡发生的重要病因。

(一)感觉运动神经病

这种神经病变非常常见,大约有高达50%的老年2型糖尿病患者合并此症,临床检查中有感觉缺失或明显减退的证据。这些患者处于无感觉足损伤的高度危险之中,常常有袜套样的感觉缺失和小肌肉的萎缩。一些患者可有典型的神经病症状例如烧灼感、针刺感、麻木和夜间加重。另一些患者有感觉缺失,无任何症状。还有一些患者可以有"疼痛—无痛"的足,一种自然的继发于神经病症状的不舒适,但是,在检查时这些患者同时有小、大神经纤维的感觉缺失,这些患者更容易发生无痛的糖尿病足。

神经病变的患者临床表现各异,一部分患者表现为剧痛,另外一些患者则表现为无痛。两种患者都有明显的感觉缺失。最具有临床挑战性的是那些感觉缺失且无症状的患者,这些患者因无不适而没有意识到自己正处于发生足病的高度危险之中,这些患者很难做到定期的足病筛查。重要的是,神经病变的症状与感觉缺失相关性很差,症状的缺乏绝不意味着不发生足病。因此,评估足病风险应该总是让患者脱鞋脱袜进行仔细的检查,而与是否有神经病变病史无关。

医患双方都应该认识到,双足失去感觉就意味着足部失去了警报信号——痛觉,失去痛觉就是失去了足保护的功能。对于那些没有得到过专业培训的人而言,关注失去感觉的足是个挑战。有时很难理解,一些患者会购买过小的鞋子,以至于穿鞋后出现由于鞋子不适当引起的足溃疡。实际上,解释很简单,这就是感觉减退,非常紧的鞋子压迫神经末端。英国的前辈教授 Brand 曾经作为外科医生和传教士在南印度工作,他将疼痛描述为是上帝赐予人类的礼物。他给他的学生强调,任何有足底溃疡且走进诊所时没有跛行的患者肯定合并有神经病变。

(二)自主神经病

下肢交感自主神经病导致出汗减少、引起皮肤干燥以致更容易裂开;动静脉短路引起局部血流增加和皮温升高(如果大血管没有堵塞)。神经病变与其他致病因素相互作用的复杂性见图7-1。

三、糖尿病足的其他危险因素

其他危险因素中,足溃疡既往史很重要。许多研究发现,足溃疡患者中约50%以上为复发的足溃疡。足病危险因素有:周围神经病包括感觉和自主神经病、周围血管病、既往足溃疡病史、慢性并发症(如终末期肾衰、视力缺失等)、足底胼胝、足畸形、浮肿、体力劳动者、经济条件差和文化水平低等。

(一)长期并发症

有其他糖尿病晚期并发症的患者,特别是肾病,足溃疡的危险性明显增加。风险最大的是那些因为终末期肾病开始做透析的患者。接受肾脏移植或近期内肾脏-胰腺联合移植的患者通常处于发生足溃疡的高度危险中,即使胰腺移植后血糖已经处于正常,他们发生足病危险性并不下降。

(二)足底胼胝

胼胝的形成是由于皮肤干燥、不敏感和反复地在局部皮肤承受压力的结果。其作用如同外界压力作用于局部,容易引起溃疡。没有感觉或感觉减退的足底有着胼胝,这就提醒医生该患者有发生足溃疡的风险,应该有足医或者受过专业训练的人员除去胼胝。

(三)增高的足压

许多研究已经证实,异常的压力在足溃疡形成过程中起着病因学的作用。研究已经证明,有足病危险因素的糖尿病患者虽然足承受的总压力没有明显改变,但是压力分布明显异常,局部压力明显增高的区域是容易发生溃疡的部位。避免足底局部承担过多的压力是预防足溃疡的基本措施。

(四)足畸形

运动神经病、手关节病变和步态异常被认为是足神经病高危因素,患者往往合并有鹰爪样足趾、跖骨头突起、高足弓和小肌肉萎缩。

(五)社会和性别因素

男性较女性发生足溃疡的风险增加1.6倍。总体上,糖尿病足溃疡好发于社会地位低、文化程度差、经济条件差和医疗卫生保健能力差的患者,尤其是老年患者。

四、糖尿病足的形成过程

通常两个以上的危险因素组合最终引起糖尿

病足。单一的因素（如神经病）不足以导致足溃疡。但是，当这种因素联合其他因素时就容易引起溃疡。最常见的是病因学上的三联征，这见于约三分之二的病例，即神经病、畸形和创伤。水肿和缺血也是常见的病因。其他的简单的两种因素的组合是失去感觉和机械创伤如钉子刺伤、鞋子太小不合适，神经病和烫伤。神经病和化学烧伤也可以引起溃疡，临床上可以见到有的糖尿病患者因为足部有水泡，处理不当而使溃疡发生发展，乃至最后截肢。这种模式可应用于神经缺血性溃疡，这种溃疡发病过程中往往合并三种因素即缺血、创伤和神经病。

第三节 · 糖尿病足的预防

一、糖尿病足的筛查

绝大多数糖尿病足都是可以预防的。预防的第一步是识别高危人群。包括中华医学会糖尿病学分会在内的许多国家的糖尿病专业学会都通过了对糖尿病患者施行年度并发症筛查的原则。糖尿病患者至少每年筛查1次糖尿病并发症，其中包括足病危险因素的筛查。这种筛查可以在社区中心举行，也可以在医院完成。

简单的病史十分重要，足的仔细检查如估计神经功能、血管状态是必须的。强有力的证据说明，使用简单的器具即可预测足溃疡的危险因素。有较好的证据表明10g尼龙丝检查可应用于评估神经病。其他一些试验见表7-1。评估神经病的一个试验是振动阈值。这是一种半定量的检测方法。尽管在表7-1中，振动阈值检查不是必须的，但强有力的证据支持，振动阈值测定有很好的预测糖尿病足的价值。

二、高危患者的干预

上述筛查时发现的任何异常都意味着患者处于发生足溃疡的危险之中。干预措施中最重要的还是教育。

（一）糖尿病足及其危险因素的预防教育

医务人员需要告诉患者感觉缺失或减退是发生足溃疡的危险因素，这些患者需要定期自我检查、保持足卫生干净、必要时请求医务人员的帮助，并应

表7-1 糖尿病足检查的关键点

病史	有否既往足溃疡的证据
足外形	• 有否跖骨头突起或爪形趾 • 跨外翻 • 肌肉萎缩 • 夏科畸形
皮肤改变	• 胼胝 • 红斑 • 出汗异常
神经	10 g尼龙丝检查双足底，每个足底检查4个点，再加上以下一种检查： • 128 Hz音叉检查振动觉 • 针刺感觉 • 踝反射 • 振动阈值测定（可采用振动阈值测定仪测定）
血管	足动脉搏动 踝肱指数

该知道一旦出现足损伤应该采取何种措施。如果患者并未认识到足溃疡先于截肢而存在，这种降低截肢率的教育计划注定是要失败的。需要做许多教育工作来降低足溃疡的发生，从而降低截肢率。通过视诊和与他人比较，可以帮助患者理解为什么这些患者的足是不同于他人的。这可以包括采用一些检查，例如Neuropad贴片，将该贴片放到足部时，如果足部能正常出汗，贴片的颜色会由蓝色变为粉红色，如果不出汗，就不会有颜色改变，这可以使患者体会到他的足与其他人不一样。类似的视觉辅助检查如PressureStat（Podotrack）。这是简单价廉的半定量足印检查，可以借此了解足压力是否增高。压力越高，足印局部的颜色就越黑。这可以用以糖尿病教育，让患者认识到他们足的特殊区域处于容易发生足溃疡的危险之中。

糖尿病足病的筛查应根据病情的类型和程度而定。例如,足底有溃疡的患者复诊应勤一些,可以1~3周复查1次;足部感觉缺失的患者可以每3个月复诊1次。对于有足病危险因素的患者,应加强糖尿病足预防的教育,同时安排糖尿病足专业或相关专业人员对于足病危险因素做出评估,以便采取个体化的教育管理措施。

糖尿病足的防治中预防更重于治疗。许多足病如足溃疡、足坏疽往往治疗上相当困难,医疗花费巨大,但是预防则十分有效。国外的经验证明,贯彻预防为主的理念和采取专业化处理、多学科合作的做法,可以使糖尿病足截肢率下降50%以上。

要注意提醒所有的糖尿病患者:① 任何时候,不要赤足行走,以免足部皮肤受损。② 洗脚时,先用手试试水温,避免水温高而引起足的烫伤。洗脚后应该用毛巾将趾间擦干。糖尿病神经病变在足部表现得更严重,许多患者足的感觉减退,而手的感觉则是正常的。③ 穿着干净舒适的棉袜,袜子太紧会影响足部血液循环。④ 鞋子宜宽大一些,透气要好一些。穿鞋前应看看鞋子里是否有异物。鞋跟不可过高。⑤ 剪足趾甲时,应该平剪,不可为了剪趾甲而损伤甲沟皮肤,甚至引起甲沟炎。⑥ 足部皮肤干燥时,可以用护肤油膏。⑦ 足底如有胼胝(过度角化组织,又叫鸡眼),不要自己处理,应请专业人员修剪。⑧ 就医时,提醒医生检查一下您的脚。⑨ 如果自己检查足有困难,可以借用镜子来看足底有否胼胝、皮肤破溃等。⑩ 戒烟。吸烟可以引起血管收缩。吸烟严重者容易有周围血管病变。⑪ 尽可能将血糖和血压控制好。

糖尿病足病的预防和降低糖尿病患者截肢率的关键是尽早识别出有糖尿病足病高度危险因素的患者,预防糖尿病足溃疡、合理地治疗足溃疡并防止溃疡复发。糖尿病足病护理教育在预防溃疡形成中十分关键。

(二)糖尿病足防治中的多学科合作

糖尿病足的防治必须贯彻三项基本原则,即多学科合作、专业化处治和预防为主。糖尿病足的发生发展涉及多方面的因素,需要多学科人员的共同关注和合作处理。在足溃疡发生发展的不同阶段,参与诊治的医学专业人员可以有所不同,基础治疗如控制高血糖、高血压和纠正血脂异常、营养不良以及对症处理是必须的,糖尿病专科医生护士发挥着基础的管理教育和治疗的作用。然而,在去除足病危险因素如胼胝处理、压力异常的矫正、下肢缺血的改善和血管重建以及足溃疡合并感染的治疗甚至截肢方面,分别需要足医、血管外科、感染科、骨科等多方面专业人员的参与。

第四节·糖尿病足的分类、诊断和治疗

一、糖尿病足的分类与诊断

尽早识别和预防足溃疡高危患者的教育已经日益受到重视,但足溃疡仍然是糖尿病处治中的重要问题,是2型糖尿病的临床特点之一。处理原则的基础是仔细评估危险因素、感染、神经病变和(或)缺血的程度。在讨论特殊类型足溃疡处理之前,重要的是认识如何进行足溃疡分类。已经提出多种足溃疡分类系统,但这里仅仅介绍几种。

最广泛使用的足溃疡分类系统是Meggitt-Wagner分级,见表7-2。尽管该系统被广泛使用,但

表7-2 糖尿病足的Meggitt-Wagner分级法(由Oyibo等修改)

分级	临床表现
0级	没有足溃疡,但有足溃疡高危因素
1级	表面溃疡
2级	较深的溃疡,可累及肌腱,但没有累及骨组织
3级	深度感染,伴有骨组织病变、骨髓炎
4级	局限性坏疽(例如趾坏疽)
5级	全足坏疽

该系统缺乏特异性,没有涉及神经病变、血管病变或溃疡的感染状态。

得克萨斯大学的分类即UT系统要比Meggitt-

Wagner 系统在判断预后方面更为准确,该分类系统既包括了反映足溃疡深度的解剖学变化,也反映了足溃疡的致病因素即神经病、血管病和感染的严重程度,因此更科学。国际糖尿病足工作组推荐采用 PEDIS 分类系统[P 指供血(perfusion);E 指溃疡范围(extent);D 指溃疡深度(depth);I 指感染(infection),具体分为无、轻、中、重度感染;S 指感觉(sensation),分为有或无],该系统更适合用于临床科研。UT 系统的足溃疡分类描述见表 7-3。

表 7-3 得克萨斯大学糖尿病足分类系统

分级	表现	分期	表现
1	高危,无溃疡史	A	高危足,无感染、缺血
2	表浅溃疡	B	感染
3	深及肌腱	C	缺血
4	骨、关节	D	感染合并缺血

二、糖尿病足的治疗

(一)减压

引起糖尿病创面(这里指的是神经性即所谓的压力性足溃疡)的重要因素是创面的反复受压,减压对于创面的愈合至关重要。只要用全接触石膏支具(TCC)减压,神经性足底溃疡能够愈合很好。全接触性石膏支具(TCC)处理的原则是减轻足压,这种支具难以脱下,强迫患者坚持治疗。许多随机对照试验已经比较了 TCC 与其他可移动的足底减压装置,愈合最为迅速的还是 TCC 治疗。可移动的支具步行器(RCW)可以使足底压力重新分布,其作用类似于 TCC,然而,TCC 被证明是最好的促进创面愈合的方法。最可能的解释还是 TCC 增加了患者对治疗的坚持。后来的随机对照试验证明,修改后的不可移动的 RCW 可以得到 TCC 一样的治疗效果。

适当减压可以使得创面更像急性创面,具有修剪过的样式,有血管生成、成纤维细胞增殖和肉芽组织。比较而言,来自没有减压过的创面的活检标本中有高度角化的组织、纤维化和慢性炎症。这无疑提示伴有神经病的足溃疡通过适当减压可发生组织学改变,包括炎症及其反应减轻,促使创面愈合。

情感痛苦(如忧郁和焦虑)对于创面愈合有直接和间接的影响。直接的作用包括改变儿茶酚胺和皮质醇分泌,使细胞因子分泌失衡,这些直接影响创面愈合。间接的是,有忧郁的患者更不容易坚持治疗,例如在行走的任何时候都穿 RCW。临床医生以往忽略了这些,如果一个足底溃疡的患者接受 RCW 治疗但没有愈合的征象,要考虑穿不可移动的 RCW 的依从性问题。

减压是处治神经性足溃疡必须的一环,这将包括 UT1A 和 2A 溃疡的患者。有证据支持,使用减压器能有效地治疗神经缺血性溃疡,但是,这仅仅适用于没有感染的情况下。

对于那些接受不可移动的支具助行器的患者,支具助行器每周被除去 1 次以评估创面、清创和清洁。通常在穿支具 6~12 周后,创面可以愈合。强烈建议,在足底溃疡愈合后,再继续穿着支具 4 周并逐渐过渡到适当的鞋袜,这种鞋袜在额外的深度或严重畸形的患者,需要定制。

(二)包扎与敷料

包扎和绑带有时会给医务人员一种错觉,相信这些措施能够治愈溃疡。影响足溃疡愈合的三个最重要的因素是免除受压、免除感染和良好的血液循环。包扎的目的是防止创面进一步受伤、降低感染的风险和准备良好的创面愈合环境,在多数情况下这是一种湿性的环境。支持任何敷料有特效的依据都非常不够,很少有这方面的试验,即使有,也都是小样本的、不适当的比较和较差的实验设计。几乎没有什么证据能够说明任何特别的敷料明显地影响着创面的愈合。这点已经在国际糖尿病足工作组有关创面愈合的指南中被强调。

(三)感染的处理

处理感染的第一步是了解是否确实存在感染。所有的被怀疑有感染的足溃疡都应该取样做细菌培养。这点国际糖尿病足工作组已经强调了。但是,感染的诊断和处理仍然是依靠临床。因此,有临床感染征象如脓性渗出、红肿、局部温度升高和浮肿,说明需要适当的治疗。

1. 临床上非感染的溃疡 足溃疡没有合并感染，如神经性溃疡（UT分级1A、2A），不需要用抗生素。随机临床实验说明，只要处理创面得当，是否全身使用抗生素没有差别。在处理神经性溃疡方面，清创、去除胼胝和减压是必须的。如果有感染的征象，就需要用抗生素。对于缺血性溃疡，患者往往没有明显的感染征象，这部分患者中大多数需要抗生素治疗，因为糖尿病足患者的缺血与感染并存很常见，最终可以导致截肢。

2. 临床感染的溃疡 在国外，非威胁肢体的足溃疡感染（UT分级1B、1D、2B、2D）一般在门诊治疗，根据药敏结果口服广谱抗生素。但在国内大多数医院，足溃疡合并感染往往住院治疗，这一方面是为了更好地控制好糖尿病及纠正其他因素如低蛋白血症、贫血、血脂异常等，另一方面是为了方便清创和减压处理。继2011年国际糖尿病足工作组发表有关创面愈合、周围血管病等指南后，Lipsky等起草的有关糖尿病足溃疡感染的国际指南已经发表并翻译成中文和得到解读。这些较新的指南的一个重要内容是定义糖尿病足感染的分类和严重程度。一般而言，轻度的感染是表浅和局限的；中度的感染是累及较深部组织；严重感染往往伴有全身感染征象和代谢紊乱。任何有临床感染证据的溃疡都应该取样送细菌培养和药敏。虽然常用表面拭子取样的方法，但深部组织取样做细菌培养为首选以明确诊断。大多数足溃疡感染是多种细菌感染，常常混合厌氧菌和需氧菌。遗憾的是，有关糖尿病足溃疡感染的文献说明，只有很少的合适的经过设计的随机对照研究。因此，很难说明哪种抗生素更适合哪种感染。然而，只要怀疑有骨髓炎（足趾有香肠样的特征或者探针能探及骨组织），患者都应该接受X线，甚至进一步的检查。临床上有感染的但不威胁肢体的且没有骨髓炎的感染应该根据组织培养的药敏试验结果选用抗生素。如果已经知道药敏结果，那就可以选用窄谱的抗生素。一旦确诊临床有感染时，在等待细菌培养时应该尽快开始适当的广谱抗生素治疗。

3. 威胁肢体的感染 威胁肢体的感染通常有全身症状和体征，需要住院治疗和静脉用抗生素。应该做深部组织取样和血液培养，采用非创伤性方法评估周围血供，常需要静脉滴注胰岛素控制高血糖。部分病例需要尽早外科清创，最初应该用广谱抗生素直到获得细菌培养结果。最早的抗生素应用包括：克林达霉素、环丙沙星或氟氯西林、氨苄青霉素和甲硝唑。一个重要的问题是分离出的细菌是否是真正的感染细菌。PCR技术在鉴别致病菌方面更有效。法国的研究说明，使用这种技术能够迅速区分定植菌还是致感染的细菌。

抗生素耐药的细菌感染例如耐甲氧西林青霉素的金黄色葡萄球菌（MRSA）是糖尿病足临床上的一个问题。在多数病例中，MRSA是伴随长时期广谱抗生素治疗的定植菌。如果MRSA成为致病菌，一些新的药物是有效的，如利奈唑胺是有效抗这类细菌的药物，可以口服也可以静脉用。在清除糖尿病足创面合并感染的MRSA方面，蛆虫治疗也有效。

4. 骨髓炎 骨髓炎的诊断是有争议的。一些诊断性试验已经被推荐。在这些试验之中，"探针探及骨组织"有相对高的预测价值。X线在骨髓炎的早期诊断中是不敏感的。然而，在大多数病例，最终的诊断还是由足的X线结果决定。溃疡面积超过2×2 cm、探针能探及骨组织、血沉快和X线检查异常在诊断糖尿病足合并骨髓炎方面是最有帮助的，而MRI阴性则有可能排除骨髓炎。有关这方面的最新的文献说明，临床和实验室结合能明显地改善糖尿病足骨髓炎诊断的正确性。溃疡深并有血清炎性标志似乎是特别敏感的。一些局部的骨髓炎可能需要长时间（＞6周）抗生素治疗。然而，在适当抗生素治疗后去除局部的骨组织仍然是最常用的方法。局限在一处骨组织且没有关节累及和没有周围血管病变的骨髓炎对于抗生素治疗反应良好。必须强调的是，有关骨髓炎治疗方式选择的随机对照试验非常有限，急需进一步研究。

（四）辅助治疗

近20年来，一些新的方法可以促使糖尿病足愈合。以下仅讨论一部分。

1. 生长因子 许多生长因子和其他类似物质被用于修复创面床或其周围组织的生物化学异常。但这些并没有被普遍用于日常医疗工作中。其中，血小板衍生生长因子（PDGF）已经在一些国家应用于临床，我国华西医院糖尿病足中心在这方面已经取得很好的经验。有一些随机的临床研究支持该因子的使用，但由于其价格昂贵和大多数神经性溃疡在减压后即可愈合，所以PDGF使用范围很局限。PDGF和其他一些局部应用的因子如表皮生长因子等都缺乏较大样本的随机对照研究来支持其用于日常的医疗工作中。

2. 高压氧 · 高压氧（HBO）应用于难愈性足溃疡已经多年，尤其是在美国。但在许多方面，相关的研究设计差或无对照，影响到这种治疗的推广应用。但有一些小样本的随机对照研究很好地评估了HBO在缺血性糖尿病足中的疗效。国际糖尿病足工作组认为，HBO是可以接受的，因为有一些支持该疗法的证据。不过，仍然需要大样本的对照研究，不仅仅证

实其疗效，还需要了解什么创面能从这类昂贵的治疗中获得最大收益。

3. 创面负压治疗 · 近年来，负压创面治疗（NPWT）已经较为普遍地应用于复杂糖尿病足溃疡的治疗。以往研究发现，该疗法能改善创面的血供、减轻局部水肿、除去过多的液体和炎症前的渗出液。已经有对照的临床研究支持糖尿病足术后局部用该疗法。这种治疗能够促进肉芽组织生长，但其花费限制了其应用于复杂的糖尿病足创面和对常规治疗无效的创面。

4. 生物工程皮肤替代品 · 有一些证据支持在非感染的神经性足溃疡中使用生物工程皮肤替代品，但其价格问题限制了其使用。但国际糖尿病足工作组认为仍需要更多的文献来进一步评估其使用，故在现阶段并不推荐。

第五节 · 糖尿病夏科关节病

夏科关节病（CN）简称夏科足，是发生于供血良好的没有感觉的非感染性的关节病。CN的确切发病机制仍不清楚。急性CN的发病机制经典的有神经创伤和神经营养学说。如果前者正确，那么CN应该更为常见，且应该是对称的。但比较而言，急性CN在神经病变患者是相对少见的，而且通常是不对称的。CN患者对侧关节发病危险性增加。

CN发生于供血很好的无感觉的足。典型的病例中，患者表现出足部温暖、浮肿，可以伴有疼痛或至少受累及关节的不适。病变的患者有年轻化的趋势。尽管可以有外伤史，但这种外伤病史往往不足以解释临床检查中发现的严重异常的病变。

治疗CN取决于诊断时疾病处于什么阶段。在

急性期，通过采取石膏支具对病变足的减压最为有效，可以延缓病变发展、减轻局部炎症。石膏支具应该持续继续应用到浮肿和皮温高都已经被消除，皮肤温度差小于1℃。此时，可以定制适当的鞋。二膦酸盐有较强的抑制破骨细胞活性的作用。急性CN时应用静脉的帕米膦酸二钠可缓解急性CN。但仍然需要较大的随机对照试验来证实。

CN是一种需要内外科合作防治的疾病。内科医生的重点是及早识别及早诊断，必要时采取制动减压等措施；外科医生的职责是纠正局部畸形、促进溃疡愈合和/或防止溃疡新发或复发，避免截肢。伴有骨畸形的进展性CN需要重建外科医生的处理。

第六节 · 糖尿病足防治的总结和展望

尽管我们努力尽早发现尽早预防和积极治疗糖尿病足，但其发病率将在未来的数十年内必然持续增加。这是因为2型糖尿病的发病率剧增和人口的

老龄化。糖尿病及其足病和周围血管病都好发于老年人。付小兵等组织全国17家三甲医院联合调查了2007年1月到2008年12月期间住院的慢性溃疡患

者,结果发现住院慢性溃疡患者中糖尿病患者占到33%,是2006年多家医院调查住院慢性溃疡患者中糖尿病占4.9%的6倍多。糖尿病足不仅仅增加致残率,更增加死亡率。Armstrong等指出,糖尿病足要比许多癌症更可怕。李翔等报道,糖尿病患者截肢后5年的死亡率为45.8%,平均生存时间为5.38年。糖尿病足的预后首先取决于是否存在缺血,Wagner或UT分级越高或程度越严重,截肢的可能性更高。神经性溃疡的愈合通常很好,而严重缺血的更可能需要血管外科医生的帮助。

国外糖尿病足防治和截肢率下降的成功经验告诉我们,在糖尿病足防治中应该贯彻三条基本原则,即专业化处治、多学科合作和预防为主。

糖尿病足既是糖尿病全身并发症的局部表现,也是可以表现为十分严重、直接危害生存的一种急性并发症,临床处治中应该抓住最突出的问题,分阶段处理。威胁生命的严重感染,必须刻不容缓地首先处理。一般情况下,在解决周围血液供应基础上的清创和抗感染治疗能获得更好的效果。

对于非糖尿病足专业的医务人员,了解何时何种糖尿病足应该及时转诊或会诊是有必要的。一旦出现以下情况,应该及时转诊给糖尿病足专科或请相关专科会诊:皮肤颜色的急剧变化、局部疼痛加剧并有红肿等炎症表现、新发生的溃疡、原有的浅表的溃疡恶化并累及软组织和(或)骨组织、播散性的蜂窝织炎、全身感染征象、骨髓炎等。及时转诊或会诊以及外科医生的及早介入有助于降低截肢率和减少医疗费用。

糖尿病足治疗困难,但预防很有效果,且能明显减少患者的医疗花费。预防的关键在于识别糖尿病足的高危因素。对于这类患者加强足病防治知识的教育和管理甚为重要。由于超过85%的糖尿病患者的截肢起因于糖尿病足,因此预防和及早治疗糖尿病足是降低糖尿病截肢率的关键。糖尿病足的防治和糖尿病截肢率的下降不需要高深的技术和昂贵的设备,需要的是医务人员的专业精神、协作精神,需要的是热情认真、耐心细致地对足病高危患者的筛查、管理、教育以及及时科学的处治。随着这方面知识的普及、专业人员的培训以及及时处治有关危险因素和发病因素,糖尿病足尤其是糖尿病截肢率下降将成为可能。

(许樟荣)

第八章
糖尿病足创面外科处理

随着经济发展和社会结构向老龄化社会快速转变,我国糖尿病发病呈现井喷式和灾难式的增长趋势。糖尿病足在糖尿病相关并发症中占用医疗资源最多,成为国民卫生经济的沉重负担。其带来的高截肢率、致残率,无论给社会和患者家庭都带来严重影响。尽早修复创面,避免截肢是广大医务工作者迫切需要解决的难题。

一、糖尿病足发病机制

糖尿病足是糖尿病患者在经历一定病程(中位时间8年)基础上,因并发周围神经病变与血管病变,引起足部结构和承重点变化等原因,造成局部过高的机械压力,以及损伤性因素、感染等原因形成皮肤损伤,进而引起足部软组织及骨关节系统的破坏与畸形形成。从轻度的神经病变症状(麻、痛等)到严重的溃疡、感染、血管疾病、神经性骨关节病(夏科氏关节)和骨折等一系列足部问题。

糖尿病患者自身机体免疫力低下,白细胞的游走性和吞噬能力降低,神经病变和外周血管病变的存在造成即使微小的创伤也可引起微生物的侵袭和感染,并且感染后血液中促凝物质增加,局部氧耗增加,使局部缺血加重而发生坏疽。上述诸因素的协同作用,使得创面难愈(甚至不愈),是其最大特点,已经成为我国体表慢性难愈合创面最主要的致病原因。我国糖尿病患者年新发溃疡发生率为8.1%,足溃疡患者发生率为31.6%;糖尿病足溃疡患者的年死亡率为14.4%。导致足溃疡发生的独立风险因素包括肾病、是否使用胰岛素以及HDL水

平的降低。糖尿病性截肢占全部截肢的28.2%,占非创伤性截肢的39.5%,我国糖尿病足患者总截肢(趾)率为19.03%(大截肢2.14%,小截肢16.88%),大截肢独立风险因素包括白细胞升高和既往足溃疡史,小截肢独立风险因素包括糖尿病病程延长、白细胞升高、感染、足畸形、血管重建手术史以及餐后血糖水平降低。

二、糖尿病足分级系统

目前,国内外已有一些关于糖尿病足不同的分级系统,因为关注于糖尿病足临床表现的不同方面,各有特点,均对糖尿病足诊断和治疗有一定的指导作用。其中Texas法分级简单,对预防、判断预后及指导治疗有帮助。Strauss分级继承了先对溃疡进行评分,再对溃疡进行分级的特点,对选择治疗方案相对简便有效。PEDIS分级按照血液灌注(perfusion)、溃疡大小(extent)、溃疡深度(depth)、感染(infection)、感觉(sensation)五个方面进行描述,是国际糖尿病足工作组为实验研究而提出的一种分级方法。Wagner按照解剖层次进行分级,在临床上运用较广泛,是较经典的分级方法。其重点关注溃疡深度和是否存在骨髓炎或坏疽,可以反映溃疡和坏疽的严重程度,不能反映糖尿病足的病因学,对溃疡面积关注不够,缺乏特异性,对预后判断没有说明。具体如下:① 0级,有发生足溃疡的危险因素,目前无溃疡;② 1级,高危人群,有神经或血管病变,加上危险因素,如胼胝、水肿和足畸形;③ 2级,较深溃疡,常合并软组织炎,无脓肿或骨的感染;④ 3级,深部溃疡,有脓肿

或骨髓炎；⑤ 4级，局限性坏疽；⑥ 5级，全足坏疽。其他还有Foster分类、Kobe分级法、SAD分级、DEPA评分系统等，各有侧重。

三、糖尿病足外科处理原则

糖尿病足创面修复的根本目标是使足部形态的完整性得到恢复，足的行走和站立功能得到保留。修复过程多采用保守或者外科技术。修复原则旨在采用最简单、侵入性最小的方法，达到迅速、持久及功能性伤口闭合。

在修复以前，进行有效合理的清创对创面愈合至关重要。付小兵院士在《现代创伤修复学》一书中，对创伤修复的一般过程及原则进行了科学的阐述：清创是伤口愈合的基础，彻底清创是防止创面感染的重要措施，及时闭合伤口又是防止组织进一步发生坏死的重要手段。当完成对创面的预判工作后，适当的创面基底处理、合适的敷料覆盖以及闭合方法在加速愈合中有重要作用。其中，我们可以看到，彻底的清创对良好的创面愈合所具有的重要性。

清创的概念有广义和狭义之分。狭义上的清创术即是指传统的清洗、消毒污染的伤口，清除异物，切除坏死组织，使之变为清洁的伤口，从而有利于伤口愈合。随着湿性愈合理论以及一些选择性、柔性损伤的器械，生物工程等技术的诞生，新的清创术概念得到广泛的外延，广义上一切去除细菌性、坏死性、细胞性负荷的方法都具有清创的作用。实行过程中，还强调保持创面处于密闭、湿润的易于愈合的环境，以及去除创缘衰老细胞、有利于新生上皮爬行。

合理、有效的清创，可以起到以下几方面的作用：① 彻底地清除坏死组织以减少新生组织生长的障碍，为其快速生长留出空间。② 可以减轻部分严重感染情况下，组织间高张力状态。③ 通过彻底的清创，可以彻底地开放脓腔，有利于脓液及坏死组织的充分引流。④ 减轻细菌负荷，对于有效控制感染至关重要。⑤ 减少坏死组织分解及降解过程中毒素吸收，对于改善患者技能状态至关重要。任何存在坏死组织的创面都需要有效的清创。

但是，清创后创面生长的效果与清创的时机、方法及手段密切相关，临床中不合适的清创造成创面进一步恶化的情况并不少见。尽管所有的坏死组织都适合采取外科清创，但是清创中对于坏死组织的辨识能力，影响创面愈合因素的辨识和处理能力，对清创后创面生长趋势的预判能力，都与清创效果直接相关，由此造成清创后结局也千差万别。因为糖尿病足多数伴有微循环障碍，手术锐性清创可能因为损伤出血，进而启动凝血机制，往往导致微循环障碍加重，引发新的组织坏死，甚至是不可避免的截肢。因此，这种情况应该采取有限度的清创，即在不出血的情况下，尽可能多地切除坏死组织。此时的手术锐性清创须在充分的整体评估下谨慎选择，或在充分改善下肢血供后再予实施，必须保证清创的术野有有效的血流供应。清创中要依据足部解剖，患者足部感染坏死组织部位、层次，进行良好的设计。鉴于足部存在较多骨、筋膜间隙和分隔，感染性脓液随着这些间隔及间隙蔓延的可能性较大，因此特别强调将所有感染脓腔彻底开放、充分引流的重要性。

在合理的清创及恰当的创面床准备完成后，理想的创面修复最好是一期用邻近自体组织无张力修复伤口，而且组织能耐受站立、行走过程中形成的各个方向的持续压力及剪切力。较小的糖尿病足伤口经过适当的清创和局部伤口护理就可能完全愈合。然而，大面积的伤口，尤其是那些有深层软组织和骨性结构暴露的伤口，通常需要更复杂的创面修复技术。"阶梯性重建"按照侵入性从低到高，提供了可用于进行伤口闭合的如下措施：① 局部伤口护理方式。通过换药使伤口保持湿润和无菌的环境，这样有利于促进组织自我分解及动员各种伤口愈合因素以达到二期愈合。② 刃厚或全厚皮片移植。③ 邻近组织重建或局部随意皮瓣。④ 远端（如带蒂）复合皮瓣。⑤ 吻合微血管的游离组织移植。皮肤移植因为使用简单、创伤小、作用可靠、花费小，且必要时可重复进行，并对伤口能进行全部软组织覆盖而最常用。

糖尿病足创面修复治疗之前，首先要解决的关键问题是糖尿病足的感染问题。感染不解决，任何修复治疗技术都不可能成功。糖尿病足感染的外科处理取决于积极的体格检查,外科处理只是感染的糖尿病足整体处理中密不可分的一部分。除了对糖尿病足部进行一般的检查外,还应该对感染的征兆进行有效评估。有些患者因为合并神经病变,他们主观反映出来的,尤其患者自己所能感受到的症状变化往往要晚于实际的病情变化。且加上这类患者往往高龄、免疫机能抑制状态、营养状况比较差,他们感染引起的全身反应及表现常是轻微的。如果感染为混合感染,当需氧菌和厌氧菌合并存在时,如果再有产气菌的存在,那么就会造成感染的迅速扩散,并且其所造成腐败坏死组织等有毒物质会迅速造成感染部位肿胀,从而对以远部位的血供形成障碍,进一步造成远端足部的坏疽。所以,这样的患者截肢风险往往最高。而且这个过程进展非常迅速。临床上,经过一昼夜甚至更短时间,足部颜色由正常变为全黑(全足坏疽)的病例并不少见。对于这些患者,在进行侵入性外科治疗之前,进行更积极的检查很有必要。因此,有经验的外科医生会理解,短短的24 h内是否及时切开引流脓肿,对于足部及肢体能否保留意义重大。因为我们无法准确判断何时会出现这样的关键性转折,因此,在任何时间外科医生的介入都不过早。

在处理感染的时候,首先要判定当下的感染有无肢体威胁。当面临严重的威胁肢体的感染,多学科合作模式就成为必需。即使那些病情不稳定的患者也需要积极的外科手术处理,而这些威胁肢体的感染更需要立刻的外科处理,最好不要耽搁。对于这样的感染,任何保守治疗、什么样的抗生素都不如即刻的外科清创来得直接、可靠。他们需要紧急切开引流、清创,如果需要还必须紧急截肢。外科决定的耽搁会带来更严重恶化的后果,造成更多的组织损失或失去肢体,甚至因合并坏死性筋膜炎而失去生命。在做完切开引流后还要进行血管的检查。外科医生必须充分了解动脉血供不足对伤口愈合及感染控制的影响,并且在规划切口时必须考虑到这一点。在这种情况下,最好由经验丰富的外科医生参与初步评估和术中决策,对于有组织缺失、暴露的伤口,能立即做出治疗计划并予以封闭。设计不当的切口会影响后来的重建术中皮瓣的最佳设计及保足

截肢手术。此外,对于血供不佳区域表面焦痂的处理,如果没有发现感染的迹象,就没必要进行削痂及清创,因为这样会造成更多的组织缺失及新的焦痂形成。

在糖尿病足创面的处理过程中,创面得到封闭只是完成了最初级的目标,在过程中要充分考虑到后期站立、行走功能的需求,在负重区和易摩擦区的创面,要尽量减少瘢痕形成,降低后期溃疡再发生风险,根据患者条件选择以皮瓣修复为首选。在非负重区,可以根据患者自身条件,以尽早、尽快有效封闭创面,如植皮,为首选方式。要根据未来支具适配的需求以及患者的心理和社会需求,来判断组织(趾)的保留需要,需要参考的因素涉及医学和人文社会学,需要和患者有效沟通后,综合考虑,才能确定各方满意以及具有可操作性的技术方案。在糖尿病足创面修复治疗中,外科彻底清创及修复技术是根本的治疗手段。还有一些辅助治疗,如负压创面治疗、高压氧治疗、血小板凝胶等技术,如果能够合理地联合使用,对于修复成功可起到事半功倍的效果。另外,在创面修复后,如果能再进行一些矫形方面的治疗,如切除骨性突起或矫正踇外翻等,或者采用矫形支具对修复后创面起到良好的保护作用,这些措施的实施对于预防溃疡发生及复发至关重要。

四、植皮术

(一)分类

1. **按皮片厚度分** · 皮片依据其厚度不同可分为刃厚、中厚、全厚皮片及带真皮下血管网的皮片,不同皮片有其各自特点,有着不同的应用范围。

• 刃厚皮片:指含有表皮层及少量真皮乳头层的皮片,又称表层皮片,其厚度0.2～0.25 mm。刃厚皮片特点表现为皮片薄、活力强,无论在新鲜无菌创面或有感染的创面、老化的肉芽创面上均能存活,且供皮区不留瘢痕,不易感染,在同一取皮区可再次取皮(头皮可多达10余次反复取皮)。然而皮片因缺乏真皮层弹力纤维,耐磨性差,创区愈合后皮片挛缩程度大,皮片色素沉着重,因此不适用于面部、关节、

手背等功能部位,多适用于大面积烧伤患者邮票皮片移植或微粒自体皮片移植。

• 中厚皮片:包含有表皮层及部分真皮层,厚度0.3～0.6 mm,因含有较多真皮,愈合后耐磨性较刃厚皮片好,其移植后外观与功能亦较刃厚皮片佳,瘢痕挛缩小,因此,对常见的创面修复,尤其是功能部位及面部创面及后期整形修复部位首选皮片。但这种皮片移植抗感染能力较刃厚皮片弱,移植到颜面部易产生色素沉着,供皮区取皮应注意不宜太厚,否则可能会产生瘢痕增生。

• 全厚皮片:包含有皮肤全层的皮片,其厚度因不同的供皮区部位而定,通常在0.6 mm以上,皮片质地柔软,弹性好,耐磨性强,色素沉着少,外观佳,挛缩程度轻,是目前皮片移植效果最好的一种。但对于感染的创面,瘢痕形成多或局部血供较差的部位皮片存活率低,在供皮区选择上常受到取皮面积的限制,对一些面积较大的全厚皮片供皮区不能直接愈合,需另取中厚或刃厚皮片移植封闭。临床上常用于小面积功能部位的植皮(如手、面部、小块植皮或睑外翻矫正手术等)。

• 带真皮下血管网的皮片:这种皮片除含有皮肤全层组织外,还保留真皮下完整的血管网,同时还带有薄层的皮下脂肪组织,皮片厚度超过全厚皮片。这种皮片借助真皮下血管网建立血循环,成活后皮片弹性好,不挛缩,色泽柔软度近似正常皮肤,但移植条件要求严格,适用于无菌及血供良好的创面,常用于面、颈、手、足底等部位移植。

2. 按皮片移植方式分

• 邮票皮片移植:此种皮片移植多采用薄断层的皮片,并将其皮片剪成邮票状大小形态移植。移植区创面引流好,皮下不易积血,皮片易存活,皮片间相互独立、相互影响小,单独皮片出现坏死不易影响其他皮片存活,对感染或肉芽创面亦可移植,且具有节省皮片、可融合生长等优点。但由于皮片较薄,又需剪成小块移植,故手术操作费时、费力,创面愈合后多伴有不同程度的瘢痕挛缩及外形较差的缺陷。

• 微粒皮片移植:将刃厚自体皮片剪成碎末微粒状,按受皮面积与供皮面积10:1的比例,把自体皮微粒均匀地分散在大张异体皮的真皮面(每平方厘米20粒左右)。利用微粒自体皮间距近、易融合的特点,只需少量的自体皮即可修复较大面积的创面。主要应用于大面积烧伤、自体皮源短缺者,慢性创面一般不应用,移植后创面基本一次愈合,并不裸露创面。较大面积烧伤异体皮打洞嵌入自体皮,具有手术操作简便、省时、省力、省物等特点。

• 网状皮片移植:需要专门的网状切皮机,加工成网状皮片。根据患者创面情况,将中厚自体皮片压制成网眼状,其比例按与原先皮片的扩展面积之比计算,可分为1:1、1:3、1:6、1:9等多种,并配以相应扩展面积的网眼板。常用于烧伤切削痂创面以及大面积深度烧伤切削痂关节功能部位的覆盖。因网眼状植皮创面易于引流,故可移植在感染或肉芽组织上,但术后创面渗出多,如网眼扩展比例太大,则愈合时间较长,网眼处创面较多瘢痕组织生长,愈合后表面常伴有网状纹理或凸起,影响美观,故不适用于颜面及暴露部位区域的植皮。网状植皮术也常用于慢性创面,相较于邮票植皮,两者引流效果均较好,网状植皮操作省时、省力,愈合后外观、功能亦较好,而相对易出现皮片大片坏死。

• 大张皮片移植:将整张皮片适当开洞作引流,移植于创区,常常应用于关节等功能部位、较小面积的创面移植。愈合后外观及功能较邮票、网状植皮好,然而引流、抗感染能力较差,易出现移植手术失败。因此,大张植皮对创面清洁、术中固定、包扎等要求较严格。

(二)术前准备

慢性创面往往与基础疾病、全身营养不良,局部血循环、淋巴回流障碍,感染等密切相关,情况较新鲜创面特殊,因此术前准备非常关键,应从以下几方面做好术前准备。

1. 全身状况调理 · 手术前必须控制基础疾病,患者全身状况稳定是保证皮片及皮瓣等手术成功的重要因素。对伴有贫血或血浆蛋白过低的患者,应及时予以补充,一般保持血红蛋白110 g/L,血浆总蛋白50 g/L以上。糖尿病患者合并慢性溃疡创面,根据血糖波动情况,应用胰岛素等控制血糖,并监测血、尿糖以调整胰岛素等药物用量。一般使尿糖控制在±～＋，空腹血糖控制在5.2～8.3 mmol/L，尿酮体转阴。对于长期卧床的老年患者，应注意防治肺部、泌尿系感染，改善心肺功能，增强患者对手术的耐受。患肢适当抬高，或予以理疗等手段，促进局部血液、淋巴循环，改善患肢肿胀情况。

2. 创面准备·慢性创面伴有感染者，多可根据细菌培养及药敏结果，局部或全身性应用针对性强的抗生素，控制感染，并在围术期予以抗生素。对局部创面分泌物较多或肉芽水肿较重的创面，应加强换药，术前予以创面外用抗菌药物（如碘仿、磺胺米隆等）湿敷。创面换药时尽量清除坏死组织，加强引流，促进肉芽组织生长。近年实验及临床研究证明负压引流技术在许多创面能起到很好的引流、清创作用，并且负压有利于促进细胞分裂、增殖，可促进肉芽组织生长，促进创面愈合。另外慢性创面还可以应用浸浴、水浴治疗处理创面，其对于创面可起到明显引流效果，同时可抑菌、杀菌，改善创面菌群失调，防止继发感染。还可明显改善局部创面血液微循环，促进部分代偿，使血管病变所致的局部缺血缺氧状态得以改善，有利于创面恢复。浸浴疗法尚对创面有一定的按摩作用，可促进新的皮岛生长，同时可提高患者的痛阈而达到止痛效果，便于换药。

3. 取得患者及家属的信任和支持·术前应向患者及家属做好细致的解释工作，取得患者及家属理解、信任，以便于术中及术后患者的配合。植皮术后，皮片因移位发生血供建立障碍，或植皮区因肿胀而血供障碍，从而引起皮片存活困难或坏死，导致手术失败，因此术前应告知，术后患者及家属予以配合。另外，慢性创面患者的免疫力多下降，患者及家属的积极心态，可增强患者免疫力，有利于创面愈合。

（三）手术操作

1. 清创·慢性创面往往是肉芽创面，或是带有坏死组织的创面，且可能伴有感染，需将这些不健康组织尽可能清除，再进行彻底止血，一般创面在有良好血供的情况下，在正常肌肉、脂肪、筋膜、肌腱等组织上植皮均可获得满意效果。在没有骨膜的骨髓或软骨上植皮，皮片难以生长，因此遇到骨或软骨暴露的创面，应利用创面附近软组织或皮瓣将其覆盖。创面感染仍是植皮失败的主要原因，而慢性创面多伴有不同程度的感染或细菌定植存在，因此这就要求手术者严格遵守无菌操作技术，切除或刮除坏死组织要彻底，术中创面反复以3% H_2O_2 溶液及生理盐水冲洗，并使用有效的抗生素湿敷后方可植皮，植皮后亦需抗生素湿敷包扎。此外，植皮区创面必须止血完善，明显的出血点予以结扎，对于渗血点可用干纱布压迫止血。清创创面准备是否彻底，是植皮手术成功的重要保证。

2. 皮片获取·术前根据患者全身皮肤生长情况及创面大小，选择合适的取皮区域，并拟定皮片移植种类，是邮票、大张还是网状等，从而拟定取皮大小。另外，慢性创面患者往往伴有糖尿病或其他疾病，且老年患者较多，应考虑到取皮区愈合的问题，尽可能选择皮肤附件较多、易愈合部位，并尽量减小取皮区面积。某些患者可考虑从皮肤松弛的腹部或上臂、大腿梭形取皮，而后切除皮下脂肪，缝合切口。一般取皮方式包括徒手取皮法、滚轴刀取皮法及电动或气动取皮法。

3. 皮片移植·参照植皮创面大小、形态，将获取的皮片手工或利用专业机器加工成可移植皮片，置于清创后的待植创面，皮片之间尽量不留空隙。其边缘与创缘用细丝线间断缝合或用钉皮机间断固定，并剪除与创缘重叠的多余皮片。皮片缘与创缘对合时要保持植入皮片适宜张力。皮片移植缝合固定完毕后，再以注射器吸取生理盐水或带有抗生素的生理盐水冲洗皮片下创面，以进一步清除植皮区残留的异物或小凝血块，确保移植皮片的成活。皮片的移植操作关键在于皮片的拼接及皮片的固定。

4. 植皮区的包扎固定·适当的压迫和良好的固定是皮片移植后存活的必备条件，否则植入皮片常因皮下积液、积血，或皮片固定不良引起皮片皱褶或移位，新生的毛细血管不能很好生长，从而皮片生长受到影响。小面积植皮区域一般以留线打包包扎固定，面部、会阴部、腋窝、腹部等难以加压包扎固定亦多以打包固定，对于肢体或躯干部位的创面则以敷料加压包扎为主，越过关节的植皮还应以石膏托外固定制动,以免植入皮片移动。小儿、精神病患者等依从性差的患者,包扎固定尤为重要,某些患者尚需使用床边约束带等。

(四)术后管理

术后多应继续应用抗生素,适当抬高植皮区体位,并避免摩擦、大幅度活动,保持植皮区与供皮区敷料干燥清洁。慢性创面坏死组织较多,肉芽亦不新鲜,可能还伴有感染,往往渗出较多,因此首次打开更换敷料的时间需较新鲜创面提前,一般在2～3日为宜。若见外敷料渗出多,术后第1日就应及时更换敷料。植皮创面首次更换敷料,要耐心细致地操作,逐层将外敷料打开,直至内层植皮区,如植入皮片干燥、色泽好,无皮下积血、积液,可依原样敷料包扎。对有皮下积液、血肿,甚至积脓感染的创面应及时引流,剪除坏死组织,再以抗生素湿敷包扎,加强局部换药。对单纯皮下血肿创面,在术后4日以内,应予以清除皮下血肿、加压包扎,方可达到皮片移植较好的效果。一般植皮区创面14日左右可拆线,具体视皮片生长情况而定。供皮区创面在无菌凡士林纱布保护下通常术后2周可自行愈合,早期尚需观察渗出情况,及时更换敷料,对于切缝供皮伤口可依新鲜创面处理。

慢性创面术后管理较新鲜创面更要仔细,除了取植皮区处理外,患者营养状况、基础疾病控制情况,以及患者的心理、配合程度亦非常关键。创面按期愈合,需要患者、家属与医护人员的共同努力。

(五)植皮失败原因及处理措施

1. 感染·是植皮失败最常见的原因,常因创面发生侵袭性感染或急性蜂窝织炎,全身用药或局部处理不当时发生。临床上常见的能分泌融解、液化皮片蛋白酶的溶血性乙型链球菌,血浆凝固酶阳性的耐药型金黄色葡萄球菌,均是造成皮片感染脱落的常见菌种。因此,强调术前、术中及术后抗生素应用,如乙型链球菌对青霉素敏感或金黄色葡萄球菌对三代头孢菌素敏感。亦可根据术前创面细菌培养的种类及药敏结果,有针对性地应用抗生素,并加强创面清创处理。

2. 出血·植皮区的出血易造成皮下血肿,会影响皮片与创面基底的血液循环,并可发生皮片的坏死。发生的原因多为术中止血不佳,或由于患者凝血机制不良,因此,应在术中注意创面的止血一定要认真、细致、彻底,对于范围较大的清创区域,术前、术中应予以止血药物预防应用,可达到较好的止血效果。对较大的血管,应予细丝线结扎止血,渗血广泛的创面,在应用肾上腺盐水纱布压迫的同时,还应电灼止血。术后还可采用留线打包或加压包扎,抬高患肢等综合治疗措施来预防。

3. 皮片移位或压力不当·术后在皮片生长期,皮片如有移动,新生血管即会遭到断裂破坏,皮片会因不能及时得到血供而坏死。一些特殊部位植皮(颈、胸腹、关节等)因其随呼吸或活动易造成局部皮片的移动,因此,这些部位的植皮一定要固定牢靠,植皮区中央或边缘一定要细致地缝合固定,并要注意留线打包或加压包扎,必要时辅以石膏托外固定。此外,包扎所致的局部压力不当亦是皮片不易存活的重要原因。包扎过紧可以引起局部皮片的压迫性坏死,包扎过松则易发生皮下积液或积血、皮片移动,因此,术后包扎创面的敷料要足够厚,压力要适宜。

4. 皮片质量不佳·自体皮片一般现取、现加工、现使用,慢性创面多伴有感染、不健康组织生长、血供较差,因尽量使用刃厚或中厚皮片,并加工成邮票或网状皮片,以利于引流。创面较大时,可使用电动或气动取皮,以使所获取皮片厚薄控制均匀、机械损伤少。

5. 全身状况不良·植皮手术前患者的全身情况好坏对自体皮片移植效果或成败非常重要,贫血、低蛋白血症、脓毒血症时中毒性休克、全身血循环不良,以及弥散性血管内凝血(DIC),均影响皮片存活,引起植皮失败。因此,术前应掌握患者全身情况,尽可能纠正贫血、低蛋白血症,并维持患者较好的血液循环。慢性创面患者,往往是伴有基础疾病的老年患者,全身状况较差,因此术前应全面评估,多科协作控制基础疾病,及时调整全身状况。

6. 创面状况不佳·如术前创面自然脱痂不干净;手术中坏死组织清除不彻底,仍残留不健康组织;肉芽组织老化水肿;肌腱、骨髓、关节暴露;深部肌肉组织等坏死,均可发生皮片移植失败。所以术前创面准备要充分,术中应彻底清除坏死组织,清除不健康的水肿苍老的肉芽组织,反复用过氧化氢溶液、生理盐水或抗生素生理盐水冲洗创面。对于有肌腱、骨髓、关节外露的部位,在充分去除坏死组织前提下,利用邻近软组织或皮瓣予以覆盖。

五、糖尿病足创面皮瓣修复手术要点

(一)供瓣区及皮瓣类型选择的原则

* 选择皮肤质地、颜色近似的部位为供皮瓣区。
* 以局部推进、邻近皮瓣、安全简便的方案为首选。
* 尽可能避免不必要的"延迟"及间接转移。
* 皮瓣设计的面积应比准备好的实际创面床大20%左右。
* 应尽量多选用血供丰富的轴型皮瓣或岛状皮瓣移植。
* 患肢有良好的血液供应,且主干血流稳定。
* 皮瓣的长宽比例不宜超过1.5:1,并根据患者年龄、糖尿病病程及血管状况做更恰当的调整。
* 逆行设计或"试样"是皮瓣设计必不可少的步骤。
* 供瓣区和受瓣区以及皮瓣的厚度要考虑到未来耐压、耐磨的特性,还要考虑到适配鞋具需要,并考虑到未来做皮瓣减削术的需要。
* 患者血糖控制稳定,肾功能正常或不存在贫血、低蛋白血症,年龄小于70岁,一般情况耐受手术,创面床综合评判具有良好的生机。

(二)糖尿病足创面皮瓣修复常用的术式

1. 局部皮瓣。
2. 轴型皮瓣。常采用邻位或远位带蒂皮瓣修复为主,常用的有腓肠神经营养血管皮瓣、小腿筋膜蒂逆行岛状皮瓣、足背岛状皮瓣、足底内侧皮瓣及足外侧皮瓣等。
3. 游离皮瓣等。具体内容,在相关章节中均有详细阐述。

(三)评估

皮瓣修复是糖尿病足创面的理想修复方式,需要对患者全身、局部情况综合评估,如果病例、术式选择不当,将存在破坏足部现有血供、增加创面愈合困难的风险。术中要严格掌握剥离的平面,观察皮瓣颜色的变化,对皮瓣血液循环有怀疑时,应将皮瓣缝回原处,不应勉强转移,以免失败。

典型病例

(一)植皮术

患者男,57岁,左足足心红肿痛破溃10日入院。序贯性进行清创、创面床准备和刃厚皮片移植,皮片完全成活,完成创面修复(图8-1)。

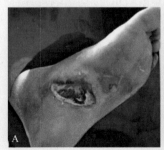 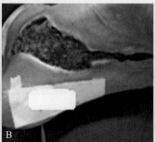 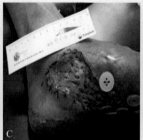 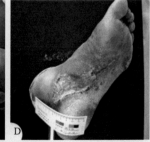

图8-1 植皮术病例
A. 清创前;B. 创面床准备;C. 植皮术后48 h;D. 存活

（二）局部皮瓣术

患者女，57岁，2型糖尿病20年，左足第1、2趾间红肿痛破溃7日。入院后紧急清创引流（图8-2A），待交界性坏死组织界限清楚后（图8-2B），于第1、2趾末节基底部截除趾骨，修整并保留趾腹健康组织瓣（图8-2C：F标注），翻转覆盖修复足背创面（图8-2C）。

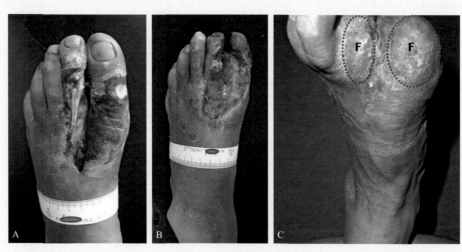

图8-2　局部皮瓣术病例

（三）带蒂皮瓣术

患者男，58岁，2型糖尿病16年，外踝破溃结痂1月余（图8-3A）。入院后予清创、创面负压治疗，发现腓侧副韧带及关节囊破损，持续有关节滑液外流（图8-3B），行腓肠神经营养血管皮瓣修复外踝创面（图8-3C），皮瓣成活良好（图8-3D）。

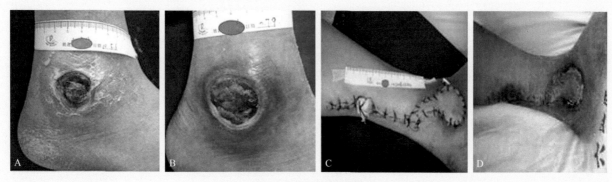

图8-3　带蒂皮瓣术病例

（姜玉峰　陈连明　陈阿鑫　沈　琦　李　莹）

参考文献

［ 1 ］　Jiang YF, Wang XM, Xia L, et al. A cohort study of diabetic patients and diabetic foot ulceration patients in China［J］. Wound Repair and Regeneration, 2015, 23(2): 222-230.

［2］ Jiang YF, Xia L, Jia LJ, et al. Survey of Wound Healing Centers and Wound Care Units in China［J］. The International Journal of Lower Extremity Wounds, 2016, 15(3): 274-279 .

［3］ Jiang YF, Ran XW, Xu ZR, et al. Epidemiology of type 2 diabetic foot problems and predictive factors for amputation in China［J］. The International Journal of Lower Extremity Wounds, 2015, 14(1): 19-27.

［4］ Jiang YF, Xu ZR, Fu XB. Healing Diabetic Foot Ulcers Step by Step［J］. The International Journal of Lower Extremity Wounds, 2012, 11(4): 307-310.

［5］ Jiang YF, Huang S, Fu XB, et al. Epidemiology of chronic cutaneous wounds in China［J］. Wound Repair and Regeneration, 2011, 19(2): 181-188.

［6］ 付小兵,王德文.现代创伤修复学［M］.北京：人民军医出版社,1999：14-166.

［7］ 付小兵,姜笃银,贾赤宇,等.慢性难愈合创面防治理论与实践［M］.北京：人民卫生出版社,2011：27-113.

［8］ 付小兵.糖尿病足及其相关慢性难愈合创面的处理［M］.北京：人民军医出版社,2013：19-96.

［9］ 姜玉峰,许樟荣,付小兵.整体观、系统观及多学科合作在糖尿病足诊治中的重要性［J］.感染、炎症、修复,2012,13(6)：67-69.

［10］ 王炜.整形外科学［M］.杭州：浙江科学技术出版社,2007：76-260.

［11］ 付小兵.进一步重视体表慢性难愈合创面发生机制与防治研究［J］.中华创伤杂志,2004,20(8)：449-451.

［12］ Ramanujam CL, Zgonis T. Primary arthrodesis and sural artery flap coverage for subtalar joint osteomyelitis in a diabetic patient［J］.Clin Podiatr Med Surg, 2011, 28(2): 421-417.

［13］ Clemens MW, Attinger CE. Functional reconstruction of the diabetic foot［J］. Semin Plast Surg, 2010, 24(1): 43-56.

［14］王耀军,陈璧,胡大海,等.糖尿病足的整形外科治疗［J］.中华损伤与修复杂志(电子版),2009,4(4)：467-471.

［15］ Capobianco CM, Zgonis T. Abductor hallucis muscle flap and staged medial column arthrodesis for the chronic ulcerated charcot foot with concomitant osteomyelitis［J］.Foot Ankle Spec, 2010, 3(5): 269-273.

［16］ Ducic I, Attinger CE. Foot and ankle reconstruction: pedicled muscle flaps versus free flaps and the role of diabetes［J］.Plast Reconstr Surg, 2011, 128(1): 173-180.

第九章
神经性关节病

神经性关节病（neuroarthropath）又称夏科关节（Charcot joint），是指由于神经病变引起的骨与关节的无痛性非感染性破坏，目前该病在足踝部常继发于糖尿病足，其病程呈进行性，常继发严重的足踝畸形、溃疡、感染，如得不到合适的处理常导致截肢甚至死亡。

一、概述

1703年，William Musgrave报道了出现神经性关节病表现的梅毒患者，但一直未引起注意。直至1868年Jean Matrin Charcot首次较全面报道梅毒性脊髓后柱功能障碍患者的骨关节病变并将其命名为Charcot关节，提出脊髓前角细胞营养障碍是其原因。1936年Jordan首次将糖尿病与神经性关节病联系起来，提出了糖尿病神经性骨关节病（diabetic neuropathic osteoarthropathy, DNOAP）的概念。

二、病因学

19世纪Charcot首次报道该病时梅毒是神经性关节病的主要病因。虽然导致神经性关节病的原因有麻风病、糖尿病、酒精中毒、先天性痛觉缺失、梅毒和肾脏透析等，且现今世界范围最常见的病因是麻风病，但目前在我国及欧美国家糖尿病是足踝神经性关节病的主要病因。虽然糖尿病继发足踝神经性关节病的主要原因是周围神经病变，但目前对于神经病变对患病关节的影响上仍存在争议。Charcot把它称为"营养性（trophic）"影响，但对此的理解存在

以下两种不同理论。

三、分期

Eichenholtz把神经性关节病全过程分为三个时期：

1. 第Ⅰ期（骨质碎裂期）：临床上主要表现为急性炎症，此时X线主要表现"碎裂（fragmentation）"。由于充血，在该期患病关节表现为肿胀、发热和出现红斑。X线表现为骨融解、碎裂和关节脱位。

2. 第Ⅱ期（新骨聚结期）：该期的病变开始修复，临床表现为水肿消退、皮温下降和红斑消失，X线表现为新骨的形成。这时新骨在最初的骨折及骨质破坏区甚至在没有骨折的脱位处开始"聚结（coalescence）"。

3. 第Ⅲ期（新骨固结期）：该期主要为新骨的"固结"（consolidation）"和疾病愈合，通常残留畸形。关节在该期虽水肿消退但却体积仍可以增大。神经性关节病虽可在同一部位反复发作，但并不常见；且通常只发生于第Ⅱ期而不发生在第Ⅲ期，因为第Ⅲ期已完成坚强的骨性愈合。

四、临床表现

（一）临床体征

足踝神经性关节病分为急性和亚急性。急性神经性关节病呈一般急性炎症表现。患足或踝通常表现为肿胀，同时伴有不同程度的皮温增高和红斑。在疾病早期可能炎症肿胀十分严重但X线上无任何

异常表现。由于有时患处红斑十分明显，可以呈蜂窝织炎表现。因此糖尿病患者如足部出现急性红肿热，应考虑包括蜂窝织炎、脓肿和早期神经性关节病等疾患。

急性与亚急性或慢性神经性关节病相比急性炎症表现相对温和，但畸形相对严重，同时 X 线片上出现不同程度的改变。神经性关节病最终表现为足部结构破坏，可以是单一关节的毁损也可以累及足以上关节。足部结构通常增宽，同时伴有足底或足内外侧缘骨赘出现。在一些病例上出现的足纵弓塌陷甚至足弓倒转翻可致典型的足反弓畸形（或摇椅足畸形，rocker-bottom 足）。同时由于纵弓塌陷，跟骨前倾角减小使跟腱的动力作用受影响。骨赘在临床上相对重要，这是由于它们常导致跖面或足内外侧出现神经病性溃疡，前者是由于站立或行走时的足底压力异常所致，后者则是鞋具的摩擦挤压所致。由于足部形状的改变使得穿鞋较为困难，使得糖尿病患者最需要的是定制鞋具而不是用定制鞋垫垫高的普通鞋。

其他的病例在病变最重的部位出现球形肿大。当第 I 期组织结构广泛破坏并不断进展但没有发展到愈合的第 II、III 期时，畸形会变得越来越严重。这时可能出现足踝近端关节的严重畸形，如小腿下方足的严重偏离，最后可发展为无法修复的足内或外翻畸形。踝部、后跟或后足受压严重时可致使溃疡、感染、骨髓炎甚至截肢。

（二）临床症状

急慢性神经性关节病的临床症状表现也各不相同。神经性关节病典型症状是"无痛性肿胀"。也有大约一半的患者主诉疼痛，但该疼痛程度和患足严重毁损的体征不相符。神经性关节病首发时大部分患者可以行走，其后若患足出现骨与关节严重毁坏，将使患者残废或丧失行走能力。

患者可能是突然或逐渐地注意到足部形状改变或者原先鞋具不再合脚。该病最常见的症状是患足负重后出现日益加重的持续肿胀，且通常不能完全缓解。但具有严重骨破坏和结构不稳的患者很少诉有软腿（giving way）或其他的与后足或踝的结构完

整性尚失（该部位最可能受累）有关的症状。这原因可能是该部位本体感觉器较少。

五、诊断分析及鉴别诊断

（一）诊断分析

1. 临床症状 · 一般按病程进展具有前述相应临床症状特点中的大部分或全部。

2. 临床检查 · 同样急慢性神经性关节病按病程进展出现相应的临床体征。同时我们对所有并发足部病变或提示有神经性关节病的糖尿病患者都需要仔细检查感觉功能，如轻触觉和两点辨别觉。在室内，最准确、最适合临床使用的是 Semmes-Weinstein 尼龙单丝，假如患者能感知 5.07 尼龙单丝的刺激，则保护性感觉存在。虽然大部分神经性关节病患足的血液循环良好，我们也须着实记录，特别是准备手术的患者。足部 Doppler 超声可靠并易于操作，故应作为常规检查。假如 Doppler 超声显示血流搏动存在且踝-臂指数 > 0.45，则手术预后良好。

3. X 线检查 · 神经性关节病的 X 线表现常不同，但一旦病变进展到足部结构发生严重毁损时则容易发现。神经性关节病呈两种类型的 X 线表现：一种是萎缩型，其特征是骨的再吸收和关节分离，该类型不常见；另一种是肥大型，其特征是关节破坏，骨折，关节周围绒毛状新骨形成，足跖面、内侧及外侧骨赘形成，骨碎片的出现和游走。早期这种改变可能难以发现或相当微小。一些神经性关节病早期尽管临床上已经开始进入炎症和肿胀过程，但放射学上仍表现为阴性结果。此时放射学改变相当细微，如跖骨基底部之间的分离，但随之就是进一步的塌陷。有时由于本体感受丧失或对侧截肢，进行负重位 X 线检查较为困难，但我们应尽可能收集。

4. CT 及 MRI 检查 · 由于 CT 具有高分辨率的优点，能更好地显示病灶的结构、骨质破坏和临近软组织的情况，并能清晰显示受累关节的关节破坏、关节面硬化、关节间隙变化、关节腔积液、关节周围软组织肿胀，可区分 X 线所显示的游离体是位于关节

腔还是软组织内。尽管平片是诊断本病的首选和基本方法，但CT与X线结合更能清楚显示病变。因此对于平片不能诊断或难于确定病变范围的病例，CT可作为重要的检查手段加以利用。

核磁共振可确定软组织是否感染，但不能很好地区别神经性关节病和骨髓炎，因为两者均伴有骨的水肿。然而，核磁共振有助于诊断糖尿病足溃疡的骨髓炎。

5. 核素骨扫描 · 一些研究成果显示^{111}In标记的粒细胞骨扫描可以用来对所有糖尿病足部损害，包括溃疡和神经性关节病，明确是否存在骨髓炎。部分作者甚至认为^{111}In-羟喹啉骨扫描非常精确，足以代替骨组织活检。由于^{99m}Tc骨扫描特异性不高故无法检查出骨组织是否有感染。当神经性关节病足存在畸形并出现感染性溃疡时很难分辨是否有骨髓炎，放射学上也难以区分。在特定的情况下，部分学者建议同时使用^{99m}Tc和^{111}In骨扫描，这是由于无论有无骨髓炎，^{99m}Tc对神经性关节病足均显示为阳性，由此可以比较两种骨扫描结果得到结论：如果^{111}In标记的白细胞扫描结果也为阳性，且放射性物质浓聚的位置一致，那么在骨组织内存在感染；如果^{111}In骨扫描时放射性物质在骨表面浓聚或浓聚部位与^{99m}Tc扫描不同，那么存在表浅软组织感染的情况下同时伴有潜在的非感染性的神经性关节病。

该技术在理论上极好，但是现实操作中还存在许多问题。首先，铟产生的放射脉冲计数与锝相比相当低，并且通常可察觉到的浓聚部位较难确定。其次，慢性疾病可导致四肢骨骼内骨髓增生活跃，这将导致假阳性的扫描结果。硫胶体扫描可以排除骨髓增生活跃区，但这需要第三种媒介物，这使得该方法不仅繁琐且难以实施。

（二）鉴别诊断

急性神经性关节病的鉴别诊断包括痛风、蜂窝组织炎、骨髓炎。假如患者没有出现发热、血白细胞计数或沉降率升高及血糖正常，那么最可能排除感染。假如仍怀疑感染，卧床休息、抬高肢体2 h可能有帮助，因为急性神经性关节病伴发的肿胀常会消退，而感染伴发的肿胀不会。临床上还可用抬高患肢看红斑是否消失（急性神经性关节病仍有红斑）来排除蜂窝织炎。如果仍无法明确，可通过使用CT和MRI检查来排除感染。应注意到神经性关节病患足会出现持续肿胀。

对于出现溃疡合并感染的神经性关节病患足，主要是明确是否存在骨髓炎。但我们必须注意临床上神经性关节病伴有骨髓炎的情况较少见。糖尿病患者中绝大多数的骨髓炎是由表浅的皮肤软组织破溃发展而来，如果浅表组织没有过破损，那么对神经性关节病足就不应怀疑有骨髓炎存在。虽然部分病例在神经病性关节骨融解处出现血源性骨髓炎，但这种情况极为罕见。实在无法肯定是否伴有骨髓炎时如上所诉可采用MRI、核素骨扫描及活检等手段。

六、保守治疗

足踝部神经性关节病的三个治疗目标是：① 达到第三阶段的骨愈合；② 防止皮肤软组织破损和溃疡；③ 在病程中尽可能使患者正常负重行走。医生和患者都必须注意该病病程较长，常需进行数月乃至数年治疗，因此治疗前应确立合适的治疗方案。大多数神经性关节病足能通过非手术治疗治愈。外科重建术无法加速神经性关节病的愈合且不能完全恢复足的大小或构造。相反，手术甚至可能使愈合延迟，这是由于新"骨折"或手术引发更严重的不稳导致的。

休息和抬高患肢减少肿胀是最基本的治疗。一些医学中心最初使用气囊装置来减少肿胀，但目前最普遍使用的方法是全接触管型石膏。该管型石膏与用来治疗跖侧神经病性溃疡的管型石膏区别不大。第一次的全接触管型石膏应在约1周后予以更换，原因在于此时石膏导致肿胀急剧减退从而使石膏松动。如果松动较大，足够使石膏滑动，那么将增加水疱和溃疡出现的危险。使用管型石膏时必须注意两个技术细节：① 石膏内衬垫不要太多，否则衬垫磨损并移位将使石膏松动。② 应在生理骨性突起处放置毛毡或泡沫材料垫。如果患者出现继发的水泡、皮肤擦损或溃疡等这些常见的全接触管型并发症,必须暂停管型石膏固定,同时患肢短期避免负重或使用定制的行走支具。由于定制的支具不如石膏服帖,且难以适应一些严重的畸形,并缺少控制水肿的作用,因此除非别无选择时不赞成使用支具。

因此,治疗大部分神经性关节病的第一步是管型石膏固定。这代表了足踝部急性炎症和肿胀的急性期治疗方案,这方案应一直进行到炎症消退为止。当病程进入亚急性期时更换石膏的时间间隔开始从1周逐渐延长至数周。

对进行第二阶段治疗的准确定时不重要,但应以急性红斑消退,皮温正常和肿胀的日常波动急剧减少作为开始第二阶段治疗的信号。一些学者提倡在该阶段使用髌骨的肌腱-负荷(PTB)支具,但不如聚丙烯全接触模型支具有效。在愈合过程中,可拆卸的足踝矫形器(AFO)较实用。第二阶段的治疗是使用定制的AFO固定患肢,它通常由矫形支具师采用聚丙烯或类似的热塑性材料制成。其前后两部分从膝关节下方直至足踝一起以卡壳式固定患肢。AFO与下肢紧密服帖,而后一行走鞋底置于支具足底。它常规以热塑性聚乙烯泡沫材料为内垫,使之形成保护性的内侧面且抵抗皮肤表面的剪切力。有时在后半托的足部做成额外的凹陷以放入模型泡沫如硅树脂材料等来适应并保护足的骨突起。AFO的治疗一直持续到病程进展到Ⅲ期(骨固结和愈合)。该过程也许需数月,并且随着足部肿胀的消退和形状的改变,AFO需调换或调整以适合足部外形变化。

当临床上足踝稳定得以重建,影像学显示骨愈合已完成且没有明显的由骨性突起所至的软组织破损,那病程进入第三期。这时为患足定制双密度的矫形鞋垫,然后穿适合足及矫形鞋垫的合适形状的鞋具。只要鞋具有足够的空间来容纳变形足和较大的鞋垫就行,因此它可以是定制的鞋、具有额外深度的矫形鞋甚至是合脚的跑步鞋或布鞋。大部分患者可以穿戴市面上配有合适鞋垫的现成鞋。合适鞋垫的制作和正确鞋具的选择较关键且需要专业的指导。

七、手术治疗

急性期时,假如突出的骨赘或石膏压迫皮肤导致皮肤坏死,则必须手术。足部明显的脱位可能在后期引起穿鞋问题,这也是手术的指征,但不是绝对指征。当发生不伴骨折的脱位,Myerson坚决建议手术,但是假如骨碎片已生长结实则不考虑手术。假如骨质足以支持内固定则可进行手术,但急性期开始后6周就不应手术。

亚急性期或慢性期时,当石膏、矫形器或矫形鞋不能控制复发性溃疡,可对严重畸形或不稳定的足进行重建术。必须考虑到感染会明显增加重建术的死亡率,当出现严重的感染时需使用外固定架。外固定架的使用为足提供了足够的稳定性,以便软组织愈合。感染控制后,伤口的肉芽组织开始生长,使用中厚皮片移植覆盖伤口。

以下列出手术的适应证和禁忌证,但均非绝对指征,仅供读者参考。

1. 手术适应证

• 足踝部骨畸形影响骨愈合或使溃疡反复发生。

• 足踝部不稳定或固定畸形使患者不能穿戴支具或矫形鞋。

• 某些急性骨折。

• 足踝部明显脱位。

2. 手术禁忌证

• 急性期开始后6周。

• 血糖未能较好控制。

• 伴有严重的外周血管疾病。

• 明显的感染。

• 骨质疏松,不能做较坚强的内固定。

手术目的如下。

• 恢复足踝部的形态和稳定性,以便于穿鞋和穿戴矫形器。

• 尽可能防止截肢。

手术可单独或与关节融合术联合进行。

(俞光荣)

第十章
压疮的预防与管理

第一节 · 概述

一、定义

压疮又称为压力性损伤,是局部皮肤和(或)皮下组织的损伤,通常在骨隆突处,由于受到压力或压力加上剪切力的作用而引起。

二、发病机制

长期卧床或被动体位的患者,骨隆突处组织在压力或剪切力的作用下,局部组织血液循环障碍,导致持续性的缺血、缺氧、营养不良,进而发生组织坏死,形成压力性损伤。

三、压疮评估

创面治疗师对压疮患者主要评估4个方面内容:① 患者的社会心理状态及依从性;② 患者的全身情况;③ 压疮发生的原因;④ 压疮情况。

(一)患者的社会心理状态及依从性评估

主要包括以下内容。
- 患者及照顾者的目标和动机。
- 患者是否存在影响判断能力和自护能力的行为。
- 患者的社会支持系统。
- 患者的经济来源。

- 患者获取医疗资源的可及性。
- 患者及照顾者对居家护理所需具备的知识、技术和能力。
- 患者及照顾者理解和获取信息的能力。
- 患者对健康的认知。
- 患者对疾病的认知,疾病对患者生活质量的影响。
- 患者对慢性伤口原因的认知。
- 患者对治疗、护理方案的理解。
- 治疗方案的复杂性。
- 治疗方案是否符合患者期望。
- 治疗环境。
- 医患、护患关系。

(二)患者全身情况的检查

主要包括以下内容。
- 是否合并其他疾病,如糖尿病、肾脏疾病、心脏疾病等。
- 评估患者的活动能力,是否存在强迫体位。
- 评估患者的感觉能力,是否存在温觉、痛觉、压觉丧失。
- 评估患者的排泄能力,是否存在大小便失禁。
- 特别要重视对患者的营养状况的评估,可通过患者皮肤、毛发、皮下脂肪、肌肉的发育情况综合判断营养状况。观察一定时间内的体重变化也是评价营养状况的方法之一。最简便的方法是观察前臂内侧或上臂下1/3背侧的皮下脂肪充实程度。对于压疮患者,特别要注意局部皮肤组织或肌肉组织的发育状况。对于创面周围组织的检查也很重要,如截瘫导致的骶尾部、坐骨结节部位的压疮,要特别注意观察创面周围皮下脂肪组织的厚度及臀大肌的发育状况,臀大肌是否萎缩对于治疗方案的选择和预后的判断十分重要。

(三) 压疮发生原因的评估

若患者压疮位于骨隆突处,且形成原因排除压力或剪切力时,则不能诊断为压疮,如骶尾部放射性治疗引起的放射性溃疡、足踝部静脉曲张引起的静脉性溃疡等。

(四) 压疮情况评估

包括如下内容。

1. 伤口分期 · 根据美国压疮顾问小组推荐的最新压疮分期(表10-1),其与传统压疮分期有所不同,对于无法分期的压疮或者深部组织损伤,伤口的处理需更谨慎。

2. 伤口部位 · 压疮常发生在骨隆突部位的皮肤,包括颞部、枕部、耳、肩胛、肘、脊柱、骶尾部、坐骨结节、膝、踝、足跟以及其他受压部位。若患者存在糖尿病病史,且伤口位于足部时诊断为糖尿病足溃疡,而不是压疮。

3. 伤口局部情况 · 如基底的颜色、形状(如颗粒状、纤维化、坏死状),伤口面积,伤口深度(是否有窦道、潜腔形成),伤口边缘,伤口分泌物的特点(类型、量、颜色、黏稠度、气味、与伤口底部的依附性),伤口疼痛情况。

4. 评估伤口是否感染 · 当伤口基底覆盖坏死状物质、伤口基底肉芽水肿、疏松、伤口分泌物为脓性、伤口周围皮温增高、伤口疼痛时考虑患者存在伤口感染,应在局部或全身抗感染治疗前进行伤口分泌物培养和药物敏感试验。当患者存在全身感染症状或体征时,可通过口服抗生素或静脉滴注抗生素治疗,禁止在伤口局部使用抗生素(如局部喷洒头孢菌素粉)。

5. 伤口局部微循环情况 · 当患者存在伤口局部微循环障碍时,伤口愈合可能性低。可以通过毛细血管充盈试验、皮温检测、局部氧分压检测、激光多普勒成像来评估局部微循环情况。当患者明确存在伤口局部微循环障碍时,需采取干预措施来改善患者伤口局部的微循环,如使用减压支持面,采用伤口负压治疗(negative pressure wound therapy, NPWT)、高压氧治疗(hyperbaric oxygen therapy, HBO)、光照疗法(light therapy)等,以期提高伤口愈合的可能性。

• 毛细血管充盈试验:患者取卧位,用手指压迫皮下组织表浅部位,片刻后去除压力,观察按压局部皮肤颜色变化。局部皮肤颜色由白转红的时间≤2 s为正常,试验阴性。由白转红时间>3 s,或呈斑点状发红为试验阳性,说明循环功能障碍。该检测简便易行,可在社区卫生服务中心实施。

• 皮温检测:借助数字测温仪器可精确测量皮肤温度。有经验的医生、护士也可通过触诊比较检测部位皮肤与周围皮肤的温度差别。

• 局部氧分压检测(TcPO$_2$):这是一项无创、安全的检测技术,检测部位为创缘皮肤,通过加热皮肤来测量组织氧分压,是目前检测皮肤组织活力最有效的方案。TcPO$_2$在30 mmHg时表示局部组织处于安全状态,低于20 mmHg表明组织难以维持活力。

• 激光多普勒成像(laser doppler imaging, LDI):激光多普勒成像系统能发射激光束扫描待检区域,搜集组织反射,通过计算机处理生成组织血液灌注图谱,红色表示灌注良好,蓝色表示灌注不足。这项技术的优势在于能应用于广泛的组织区域进行成像。

四、不可避免压疮

当医护人员全面、合理、及时地评估了个体的病情和发生压疮高危因素,组织和实施了符合患者目标需求及临床实践标准的干预措施,监测和评价了干预措施的效果,必要时修正干预措施后仍然发生的压疮即定义为不可避免压疮。影响不可避免压疮发生的因素包括:治疗冲突(如使用类固醇药物)、患者皮肤压力无法减轻、皮肤血流灌注无法改善、营养状况无法改善、肥胖患者存在皮肤褶皱或血管翳、生命终末期皮肤衰竭等。

表10-1　压疮分期

分期	定义
第一期	完整的皮肤下出现局部不可变白的红色,通常在骨隆突处;深色的皮肤可能观察不到变红的情况,但其肤色可与周围的皮肤不同
第二期	表皮及部分真皮组织缺失,表现为无腐肉的、红色或粉红色基底的开放性浅层溃疡,也可表现为表皮完整或破裂的满含血清的水疱
第三期	全皮层缺失,伤口可见到皮下脂肪组织,但未达骨骼、肌腱或肌肉;可能存在腐肉,但不遮蔽组织破损的深度;潜腔、窦道亦可存在
第四期	全皮层缺失,并包括暴露的骨骼、肌腱或肌肉;腐肉或焦痂可能在溃疡的某些部位出现;常有潜腔、窦道的存在
无法分期	全皮层缺失,但溃疡基底被黄色、棕褐色、灰色、绿色或棕色的腐肉掩盖和(或)在伤口基底有棕褐色、褐色或黑色的焦痂
深部组织损伤	皮下软组织受到压力或剪切力的损害,局部皮肤完整但出现颜色改变(如(紫色或褐红色)或充血的水疱;与周围组织比较,这些受损区域的软组织可能出现疼痛、硬块、黏糊状渗出、潮湿、发热或冰冷

第二节 · 压疮的管理

一、压疮的主要治疗方案

压疮的主要治疗方案包括减压支持面的使用、伤口处理、营养支持和功能锻炼,必要时转诊。

(一)减压支持面的使用

1. 定义 · 减压支持面(pressure-relieving support

surface）是为压力的重新分配、管理组织负荷、改善微循环而设计的。它将原本集中于较小面积的身体压力尽可能地分散在更大的面积，使局部压力降低，通过降低或减少组织表面的压力来预防压疮或促进压疮的愈合。

2. 分类 · 主要分为两类：低技术含量的减压支持面（low-tech device）和高技术含量的减压支持面（high-tech device）。前者包括标准泡沫床垫、交互式泡沫床垫/覆盖物、凝胶床垫/覆盖物、水垫/覆盖物、纤维填充垫/覆盖物、气垫/覆盖物；后者包括交替减压装置、低气压支持系统、翻身床、悬浮床等。

3. 工作原理 · 压疮治疗中最重要的、也是第一个环节，就是利用各种支撑工具降低局部受压。常用减压床垫和坐垫。推荐使用三管交替型气垫床垫（图10-1）。该型床垫在9.6 min内通过每组三根充气管循环充气，有效缓解局部受压，延长翻身时间，可以从每2 h翻身1次延迟至每8 h翻身1次。三管交替型气垫床垫的使用，不仅提高了患者的舒适度，同时减轻了护理人员的工作量。禁止采用环形气圈、"甜甜圈"等传统减压产品。环形的气圈能阻断皮肤的静脉回流，加重局部水肿，不利于中心部位皮肤血液循环；同时气圈易漏气，充气太足又会压迫局

部皮肤，易引起新的皮肤损伤。

（二）伤口处理

在伤口处理前后都应进行伤口评估和照片拍摄。伤口处理包括伤口冲洗、伤口清创、敷料应用（详见相关章节）、外科治疗（扩创术、植皮术、皮瓣移植术等）、辅助治疗（伤口负压治疗、高压氧疗法、光照疗法等）。

（三）营养支持

营养不良会影响伤口的愈合，应重视患者的营养问题。鼓励患者摄入富含优质蛋白、高热量、高纤维的食物。在中国居民膳食指南总原则的指导下，根据患者的具体病情和饮食习惯制订相对个体化的营养支持方案，必要时请营养科会诊。

（四）功能锻炼

鼓励患者在病情允许的情况下尽量进行主动运动，防止肌肉失用性萎缩。协助无法进行主动运动的患者进行被动运动。关节被动活动的方法如下（图10-2、图10-3）：

• 上肢被动运动先从肩部开始，护士一手扶住

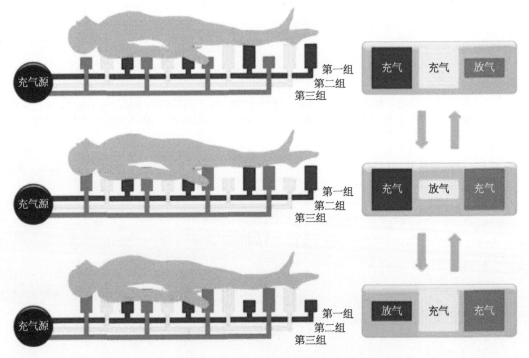

图10-1 三管交替型气垫床垫工作原理，显示受压部位交替轮换

✚ 前臂被动运动

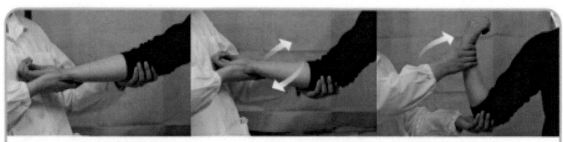

做前臂被动运动时，一手托住患者手腕，掌心向上，另一手托住肘关节，将前臂做屈、伸及内旋运动。

✚ 上肢的被动运动

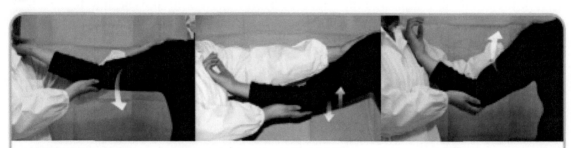

上肢被动运动先从肩部开始，护士一手扶住患者肩部，另一手托住患者肘部，将上臂做外展、内收及向上、向下运动。动作要轻柔，防止因肩关节周围肌肉松弛造成关节损伤或脱位。

✚ 手的被动运动

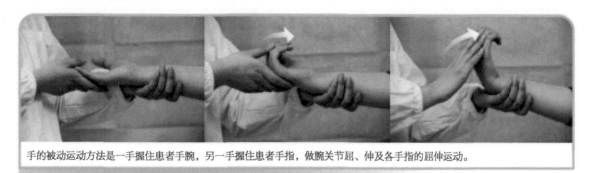

手的被动运动方法是一手握住患者手腕，另一手握住患者手指，做腕关节屈、伸及各手指的屈伸运动。

图10-2　压疮患者上肢的被动运动

患者肩部，另一手托住患者肘部，将上臂做外展、内收及向上、向下运动。动作要轻柔，防止因肩关节周围肌肉松弛造成关节损伤或脱位。

· 做前臂被动运动时，一手托住患者手腕，掌心向上，另一手托住肘关节，将前臂做屈、伸及内旋运动。

· 手的被动运动方法是一手握住患者手腕，另一手握住患者手指，做腕关节屈、伸及各手指的屈伸运动。

· 下肢的被动运动亦先从近端开始，即髋关节的被动运动，将患肢膝关节屈曲，然后一手扶住患侧膝关节，一手扶住髋部，做左右转动动作。

· 小腿运动的方法是一手扶住踝部，一手握住膝部，做膝关节的伸屈运动。

· 足部活动时一手握住踝部，另一手捏住脚趾，使足做背曲及向左右旋转运动。每日至少进行2次

✚ 下肢的被动运动

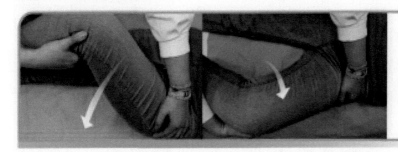

下肢的被动运动亦先从近端开始，即髋关节的被动运动，将患肢膝关节屈曲，然后一手扶住患侧膝关节，一手扶住髋部，做左右转动动作。

✚ 小腿的被动运动

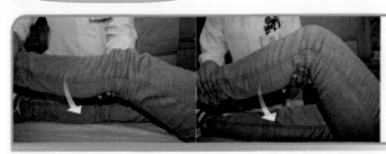

小腿运动的方法是一手扶住踝部，一手握住膝部，做膝关节的伸屈运动。

✚ 足部的被动运动

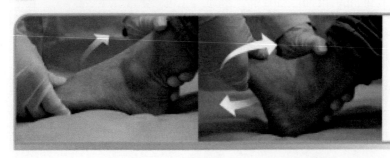

足部活动时一手握住踝部，另一手捏住脚趾，使足做背曲及向左右旋转运动。

图10-3 压疮患者下肢的被动运动

以上，每次每个动作应重复10次左右。

（五）转诊

对于在非创面修复专科工作的创面治疗师而言，应在职责范围内为患者进行伤口护理，当患者病情超出创面治疗师职责范围或者患者创面床准备情况良好可以接受进一步外科治疗时应进行转诊。推荐存在以下情况时应及时转诊创面修复专科治疗或进行咨询。

- 四期压疮及以上患者。
- 由于伤口原因，患者存在全身感染症状或体征。
- 常规治疗1个月压疮未见好转或恶化。

- 伤口的创面床准备良好，可以开展外科干预。
- 复杂型压疮，难以确定伤口护理方案。

二、压疮的诊疗路径

见图10-4。

三、创面治疗师的日常管理工作

在管理压疮患者时，创面治疗师的日常工作主要包括三大类：教育工作、伤口护理工作和科研工作。

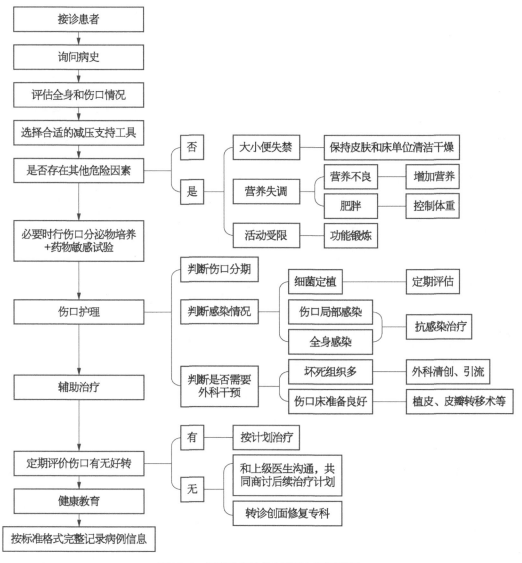

图 10-4　压疮诊疗路径（创面治疗师适用）

（一）教育工作

教育工作包括以下两个方面：① 对压疮高危人群和压疮患者及家属的健康教育。② 对其他医务人员的伤口护理培训。因此创面治疗师应该掌握压疮发生的高危因素，熟练应用各类压疮风险评估工具，对压疮高危人群进行风险评估，根据评估结果进行早期、有针对性的健康教育和干预措施，达到预防压疮发生的最大可能效果。

目前常用的压疮危险因素评估量表有 Braden评估表、Norton 评估表、waterlow 压疮危险度评估卡等，以 Braden 评估表最为常用。Braden 评估表（表10-2）总分 6～23 分，得分越低意味着发生压疮的风

险越大。15～18 分为轻度风险、13～14 分为中度风险、10～12 分为重度风险，9 分及以下为极重度风险；如果患者同时存在如高龄、发热、蛋白质摄入不足、收缩压＜60 mmHg 或其他血流动力学不稳定状况时，则风险等级增加一级。

（二）伤口护理工作

是指创面治疗师从接待患者到患者伤口愈合或好转过程中所涉及的伤口评估、伤口记录、清创、敷料选择和应用、伤口护理效果评价、患者转诊等工作。创面治疗师应在职责范围内开展工作，并和多学科团队合作，共同探讨患者的伤口护理方案，为患者提供连续、整体、全程、性价比最优的伤口护理。

表10-2　压疮危险因素Braden评估表

评分内容	评分标准			
	1分	2分	3分	4分
感觉	完全受限：对疼痛刺激无反应（没有呻吟、退缩或握手动作），由于意识水平下降或镇静作用及体表对疼痛感觉能力下降所致	非常受限：仅对疼痛刺激有反应，除呻吟和烦躁不安，不能通过其他途径表达不适；或有感官障碍，身体一半以上的部分感觉疼痛或不适的能力受限	轻度受限：对口头指令有反应，但不能表达不适或翻身的需要；或由于感觉受损，而对疼痛的反应能力受限，或在1～2个肢体感觉不适	未受损害：对口头指令有反应，没有感觉限制及表达疼痛不适的感觉缺陷
潮湿	持久潮湿：由于出汗或排尿，皮肤总是处于潮湿状态（在每次移动或翻身时发现）	非常潮湿：皮肤经常潮湿，床单至少每班更换1次	偶尔潮湿：皮肤偶尔潮湿，床单需要每天额外更换1次	很少潮湿：皮肤经常性保持干燥，只需常规更换床单位
活动	卧床不起：不能下床	局限于椅：行动严重受限或无法站立，不能承受身体重量或必须依赖轮椅	偶尔步行：日间短距离行走，需要或不需要帮助	经常步行：每天至少在房间内、外活动2次，日间每2h在房间内至少活动1次
移动	完全不能：没有帮助时，身体或远端肢体不能做任何轻微的移动	严重受限：身体或远端肢体偶尔能轻微移动，但不能独立频繁移动或做明显动作	轻度受限：能经常独立地做微小的四肢或身体移动	不受限：无须帮助即可进行大部分的、频繁的移动动作
营养	非常差：很少吃饭，从未吃完1份饭，或未进食；或只能喝水；或静脉补液5日以上	可能不足：通常只能吃1/2份食物，偶尔能吃完一份饭；或摄入的流质或鼻饲饮食低于最佳需要量	适当：能进食半份以上的食物，或以鼻饲或全肠道营养维持营养需求	良好：能进食几乎整份饭菜，从不拒绝进食
摩擦和剪切力	有问题：活动时需要中等到大部分帮助，不借助床单的摩擦，不能完全抬起身体的某个部分；经常滑下床或椅；痉挛、挛缩和振动导致持续的摩擦	有潜在问题：自主移动微弱或需要小部分帮助，在移动时，皮肤可能与床单、座椅、约束带和（或）其他器械摩擦，相对来说，大部分时间能在椅子或床上保持良好的体位，偶尔会滑下床椅	无明显问题：在床或椅子上能独立移动，在移动时肌肉有足够的力量支持，所有时间都能保持良好的体位	——

（三）科研工作

此外，创面治疗师应将科研工作和临床实践相结合，不断了解国内外伤口护理的最新进展和动态，同时分享自己团队的科研工作结果。

（黄　瑶）

参 考 文 献

［1］ Dorner B, Posthauer ME, Thomas D, et al. The role of nutrition in pressure ulcer prevention and treatment: National pressure ulcer advisory panel whitepaper［J］. Adv Skin Wound Care, 2009, 22(5): 212-221.

［2］ Stechmiller JK, Cowan L, Whitney JD, et al. Guidelines for the prevention of pressure ulcers［J］. Wound Repair Regen, 2008, 16(2): 151-168.

［3］ Black JM, Edsberg LE, Baharestani MM, et al. Pressure Ulcers: Avoidable or Unavoidable? Results of the National Pressure Ulcer Advisory Panel Consensus Conference［J］. Ostomy Wound Manage, 2011, 57(2): 24-37.

［4］ Association for the Advancement of Wound Care (AAWC). Association for the Advancement of Wound Care guideline of pressure ulcer guidelines［S］. Malvern (PA): Association for the Advancement of Wound Care (AAWC), 2010: 14.

［5］ Moore ZE, Cowman S. Risk assessment tools for the prevention of pressure ulcers［J］. Cochrane Database Syst Rev, 2014, 5(2): CD006471.

［6］ McInnes E, Jammali-Blasi A, Bell-Syer SEM, et al. Support surfaces for pressure ulcer prevention［J］. Cochrane Database Syst Rev, 2015, 3(9): CD001735.

［7］ Bours GJ1, Halfens RJ, Abu-Saad HH, et al. Prevalence, prevention, and treatment of pressure ulcers: descriptive study in 89 institutions in the Netherlands［J］. Res Nurs Health, 2002, 25(2): 99-110.

［8］ 林雁,姜小鹰.不同翻身间隔时间气垫床对病人皮肤减压效果的研究［J］.护理研究,2011,25(2): 511-512.

［9］ Edsberg LE, Black JM, Goldberg M, et al. Revised national pressure ulcer advisory panel pressure injury staging system: revised pressure injury staging system［J］. J Wound Ostomy Continence Nurs, 2016, 43(6): 585-597.

［10］ Bergstrom N, Braden BJ, Boynton P. Using a research-based assessment scale in clinical practice［J］. Nursing Clinics of North America, 1995, (03): 539-551.

［11］ 吴雁,张燕,张兴荣.关节被动运动结合赛肤润预防中风患者压疮的临床观察与护理［J］.护士进修杂志,2010,25(10): 947-948.

［12］ 王艳,袁芳,陈慧敏.3种压疮危险评估表信效度的比较研究［J］.护理研究,2011,25(8): 2252-2254.

第十一章
下肢血管性(静脉、动脉、混合型)创面

慢性创面可发生在身体任何部位,其中80%发生在下肢,下肢创面病因很多,血液循环障碍、损伤、感染、神经营养障碍等均可造成表皮破损,真皮、皮肤深层组织的破坏,从而造成下肢溃疡。

组织损伤有烧伤、冻伤、强酸与强碱灼伤及放射线损伤等;局部血液循环障碍导致小腿溃疡的疾病除下肢静脉曲张外,还包括动脉硬化、血栓闭塞性脉管炎、雷诺病、结缔组织疾病等;神经营养障碍如脊髓病、脊髓空洞症等;糖尿病、贫血、血浆蛋白过低、维生素缺乏、营养性水肿等代谢障碍也可导致溃疡;局部特异性感染如结核、麻风、梅毒、放线菌病、白喉、溶组织阿米巴病等;免疫反应异常如坏疽性脓皮病、系统性红斑狼疮均可引起下肢溃疡。鳞状细胞癌、基底细胞癌引起的肿瘤性溃疡均为恶性溃疡;由

于治疗不当,换药错误,局部反复应用刺激性药物如碘酊、苯酚(石炭酸)等,未及时清除坏死组织、引流不当等,也可导致创面经久不愈,形成慢性创面。

据英国 *Nursing Times* 调查报告称:大约70%的下肢溃疡是由于静脉高压引起,10%由动脉疾病引起,剩余的20%中,15%是由于动脉和静脉联合引起(混合型多因性溃疡)血管疾病所致,另外5%由外伤、感染等因素引起。可见,下肢溃疡主要由血管疾病所致,分为淤血性溃疡,即静脉性溃疡;另外一类即缺血性溃疡,也称为动脉性溃疡。当发生下肢血管源性创面时,往往提示血管疾病已处于严重病变期,需要及时诊断血管疾病性质,解除血运障碍,以促进创面愈合。以下将周围血管疾病所致的下肢溃疡创面的成因、诊治等分而述之。

第一节 · 动脉疾病所致的缺血性创面

缺血性创面主要是由于创面区域的供血动脉障碍所致。发生在下肢的缺血性创面是由于下肢动脉狭窄闭塞造成的,最常见于合并动脉硬化的老年人,其中最常发生在下肢闭塞性动脉硬化(arteriosclerosis obliterans, ASO)患者中,ASO是由于动脉硬化造成的下肢供血动脉内膜增厚,管腔狭窄或闭塞,病变肢体血液供应不足,引起下肢间歇性跛行、皮温降低、疼痛,至病变后期会出现肢端缺血性溃疡和坏死,出现缺血性创面。ASO是慢性进展性疾病,常为全身性动脉硬化血管病变在下肢动脉的表现。发病率随着年龄增长而增加,>70岁可达15%～20%。男性发

病率略高于女性。据相关资料统计实际患病人数接近2 000万(年龄>50岁人群的患病率9.5%)。高危因素为:>60岁男性,长期吸烟史与ASO发病密切相关,糖尿病使本病发生率增加2～4倍,女性糖尿病患者发生本病的风险是男性患者的2～3倍。糖尿病患者的糖化血红蛋白每增加1%,风险增加26%,糖尿病患者发生严重下肢动脉缺血的危险高于非糖尿病患者,截肢率较之高7～15倍,高血压也是下肢ASO的主要危险因子之一,收缩期血压相关性更高,危险性相对弱于吸烟和糖尿病。其他高脂血症、高同型半胱氨酸血症等也是ASO的独立危险因素。临床上发

生在45岁以下的缺血性创面,除血栓性闭塞性脉管炎外,病因往往比较复杂,常伴有某种隐形或特殊疾病导致的血液高凝状态,临床上称之为易栓症,其病变范围广,下肢出现缺血性创面时,往往还合并有其他全身性临床症状,病情反复,预后不佳。

当肢体出现缺血性创面时,表明处于严重肢体缺血阶段,已影响皮肤血运,也势必影响创面愈合,需要及时开通闭塞动脉以改善肢体血供,促进创面愈合。

一、临床症状

动脉缺血性溃疡是由各种原因造成的下肢动脉血流阻塞,而侧支循环尚未建立导致的皮肤坏死性溃疡。在溃疡出现前往往先感觉到足背动脉搏动减弱或者消失,患肢发冷、麻木、疼痛等。下肢缺血性创面的典型的临床表现包括:既往有间歇性跛行病史,足趾发冷、麻木伴静息痛,检测踝收缩压<50 mmHg(1 mmHg≈0.133 kPa)、趾收缩压<30 mmHg。创面一般位于肢体远端或受压部位(图11-1)。

糖尿病患者同时合并下肢动脉硬化闭塞,无论两者发生的先后,只要同时存在即可称为糖尿病性下肢缺血。临床表现与单纯动脉硬化性下肢缺血相似,但由于血管钙化严重及侧支血管形成较差,且易于并发感染,症状与体征可能更严重,一旦出现坏疽,其发展速度快且波及的范围更大。糖尿病患者的动脉硬化主要包括动脉粥样硬化和动脉中层硬

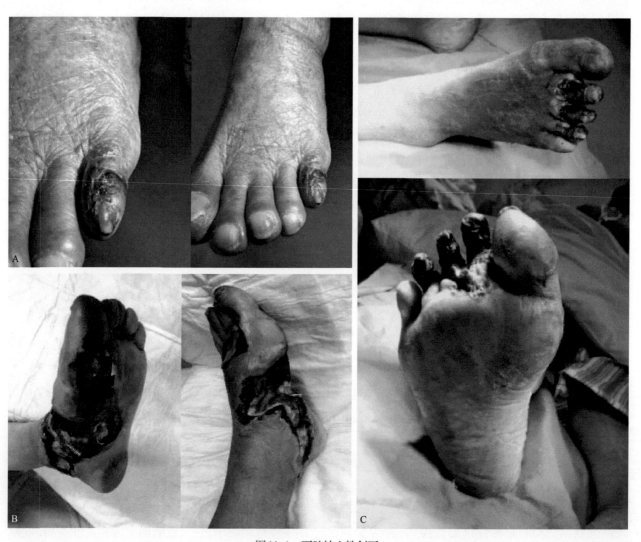

图11-1 下肢缺血性创面

A.男性,76岁,左足趾缺血性溃疡2周,伴静息痛;B.女性,73岁,左足湿性坏疽2周,糖尿病史20年,静息痛;C.女性,78岁,右足第2～4趾干性坏疽1月余,伴静息痛

化,前者引起动脉狭窄和闭塞,后者使血管形成坚硬的管道,微血管病变不是皮肤损伤的主要原因。在我国,糖尿病足溃疡已成为慢性创面的主要原因。

临床上缺血性溃疡和神经性溃疡的各自特点和鉴别要点见表11-1。

二、临床诊断

根据患者的临床症状,结合踝肱指数(ABI)和趾肱指数(TBI)等检测可诊断ABI和TBI是评估下肢缺血程度的常用指标。ABI指踝部动脉收缩压与上臂(肱动脉)收缩压的比值,通过肢体的节段性压力测量获得,为无损伤动脉供血状态评估方法,该比值有助于对缺血程度的判断。TBI指足趾动脉收缩压与肱动脉收缩压的比值,长期糖尿病、老年和长期透析患者由于血管中膜钙化,利用ABI常不能有效评估血管病变程度,可通过测量TBI评估血管供血状态,因为这些患者趾端动脉通常钙化不严重。

临床上常采用的无损伤检查还有:彩色多普勒超声、CTA、MRA,必要时通过动脉造影(图11-2、图11-3)以明确动脉病变的具体部位和程度。

表11-1 神经性溃疡与缺血性溃疡的症状体征比较

神经性溃疡	缺血性溃疡
无痛	疼痛
动脉搏动正常	脉搏动消失
边缘规则,通常为鸟眼状溃疡	边缘不规则
通常位于足背面	通常位于足趾部,边缘毛发稀疏
感觉、反射和振动觉丧失	感觉多变
血流量增加	血流量减少
存在胼胝	无胼胝或少
静脉扩张	静脉塌陷,足部干燥
温暖	足部皮温降低
骨骼畸形	无骨骼畸形
外观发红或充血	外观苍白、发绀

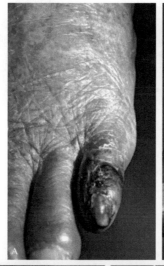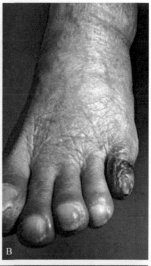

图11-2 缺血性溃疡
A、B. 患者76岁,左足趾缺血性溃疡;
C~E. MRA示左髂动脉严重狭窄,股浅动脉闭塞,膝下动脉狭窄闭塞

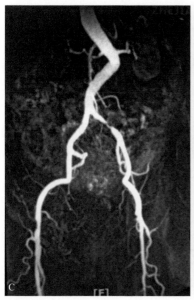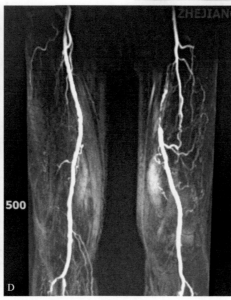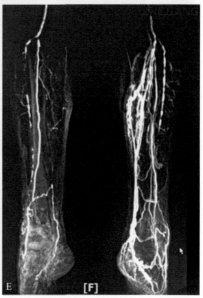

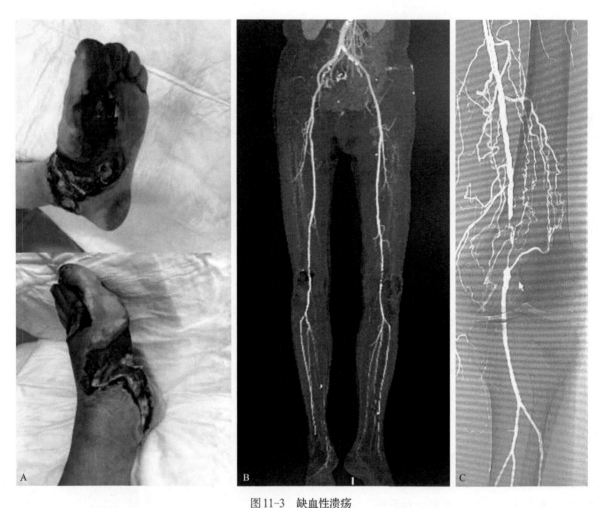

图11-3 缺血性溃疡

A. 患者女性, 74岁, 糖尿病20年, 左足湿性坏疽2周; B. 下肢CTA示股浅动脉、膝下动脉狭窄闭塞; C. 术中造影示股浅动脉闭塞, 伴侧支形成

三、治疗

一旦明确下肢创面是缺血性溃疡时, 要争取尽早手术开通闭塞的下肢动脉, 保证创面的血供后再行创面的清创, 促进创面愈合, 否则将造成创面进行性扩大, 甚至丧失肢体的严重后果。对于存在感染的缺血性创面的治疗, 可先予以抗生素治疗, 局部创面换药, 控制感染后立即行闭塞动脉重建术。但如果抗感染治疗无效, 患者还是持续发热或创面持续性扩大, 则应该马上行动脉再通术, 同时抗感染治疗, 一般均能有效控制感染, 限制创面增大, 使湿性创面转为干性创面。当创面的血运有保障时, 可进一步行清创术, 使创面得以愈合 (图11-4、图11-5)。

目前临床上重建下肢动脉的手术方式以微创腔内术为主, 结合血管旁路移植术和内膜切除术 (图11-6)。

值得一提的是45岁以下缺血性创面的易栓症患者, 由于病因往往比较复杂, 病变范围广, 临床症状重, 病情反复, 预后不佳。治疗应积极控制原发病, 选择合适的手术时机, 尽可能采用微创术, 在血管重建的同时加强对易栓症的药物治疗。术后也应给予积极、严格的抗凝治疗及针对原发病的治疗。

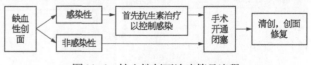

图11-4 缺血性创面治疗简易流程

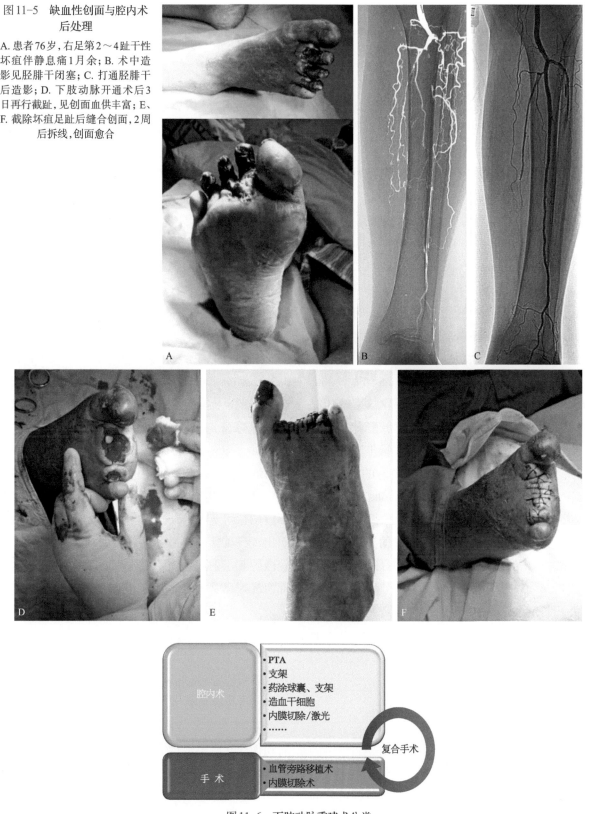

图11-5 缺血性创面与腔内术后处理

A. 患者76岁，右足第2～4趾干性坏疽伴静息痛1月余；B. 术中造影见胫腓干闭塞；C. 打通胫腓干后造影；D. 下肢动脉开通术后3日再行截趾，见创面血供丰富；E、F. 截除坏疽足趾后缝合创面，2周后拆线，创面愈合

图11-6 下肢动脉重建术分类

注：本文中指南是由中华医学会外科学分会血管外科学组组织，在2011年卫生部颁布的下肢动脉硬化闭塞症诊断标准（WS-339）及2009年学组编写的《外周动脉疾病诊治标准（征求稿）》基础上，参考2011年欧洲心脏病学会（ESF）和2011年美国心脏病学会基金会/美国心脏协会（ACCF/AHA）发布的相关指南，结合中国下肢动脉硬化闭塞症的临床诊治特点修改而制订。

第二节 · 静脉疾病所致的创面

因下肢静脉回流障碍所致的淤血性溃疡创面，占下肢创面的70%，其根源为慢性下肢静脉疾病，它是常见的血管病，其发生率随着年龄的增长而增加，女性发病率高于男性。基于此，医生必须充分掌握慢性下肢静脉疾病的发病机制，以寻求针对性去除静脉回流障碍的诊疗方案。

2008年，国际血管学杂志发表的《基于循证医学证据的下肢慢性静脉疾病治疗指南》指出慢性静脉疾病（chronic venous diseases, CVD）是因静脉的结构或功能异常而使静脉回流不畅、静脉压力过高导致的具有特征性症状和体征的一系列综合征，以下肢沉重、疲劳、胀痛、水肿、静脉曲张、皮肤营养改变和静脉溃疡为主要临床表现。国内对CVD常用慢性静脉功能不全（chronic venous insufficiency, CVI）的概念，CVI即指静脉系统功能异常的慢性进展性疾病。在我国，下肢静脉疾病的患病率为8.89%，即患病人数近1亿，每年新发病率为0.5%～3.0%，其中发生静脉性溃疡的占1.5%。2011年，由国际静脉联盟（International Union of Phlebology, IUP）组织的迄今为止静脉领域最大规模的流行病学调查显示，在50岁左右的下肢不适人群中，CVD的发生率为63.9%，其中C3~C6的CVI患者占24%。家族发病的聚集现象表明CVD与遗传有关，目前还未发现明确的遗传特定基因。双亲有CVD病史的，后代发病率可高达90%；单亲有CVD病史的，后代发病率为25%；而无家族史的，后代发病率仅20%。

一、静脉溃疡的病因

长期的静脉高压是导致静脉性溃疡的关键因素。在疾病初始阶段，静脉高压和血液蓄积可使静脉壁扩张、瓣膜受损，血管内皮细胞因静脉高压而受损，从而激活白细胞，导致循环血中白细胞表达L选择素和CD11b减少，同时血浆中可溶性L选择素、黏附分子ICAM-1、内皮-白细胞黏附分子-1和血管细胞黏附分子-1增多，提示白细胞活化，内皮细胞黏附并浸润至局部组织，进而血小板、单核细胞等聚集，产生更多的炎症介质和细胞黏附因子，形成炎症反应的放大效应，导致慢性炎症反应，静脉瓣膜、静脉壁和微循环进一步受损，加重静脉返流，致使静脉压力持续增加。随着疾病的发展，在迂曲和扩张的毛细血管周围形成了"纤维蛋白袖套"，阻碍了血氧的弥散；此外，慢性炎症反应产生较多的基质金属蛋白酶，导致细胞外基质过度降解，继而促进足靴区皮肤营养障碍性病变和溃疡形成等。

临床上常见的静脉高压疾病主要有：① 单纯性静脉曲张；② 下肢深静脉血栓形成（deep vein thrombosis, DVT）；③ 髂静脉压迫综合征（iliac vein compression syndrome, IVCS），左髂总静脉受右髂总动脉骑跨，及第5腰椎和骶骨胛的钳夹所产生的静脉回流障碍，并导致的一系列临床症候，又称May-Thurner syndrome 或 Cockett syndrome；④ 深静脉血栓后综合征（post thrombotic syndrome, PTS），是DVT最常见的长期并发症，发生于之前出现DVT的肢体，下肢静脉回流障碍，继发血栓形成，加剧静脉高压，从而出现各种慢性静脉功能不全的症状和体征如下肢轻微肿胀、慢性虚弱性下肢疼痛、难治性水肿以及腿部溃疡等严重并发症；⑤ 布-加综合征等其他疾病。

二、临床症状

下肢淤血性创面一般伴有周围皮肤的色素沉着、皮炎和浅表静脉炎、脂质性硬皮改变，创面往往渗出较多，多见于足靴区，创面可延续多年，愈合后再复发，至后期创面迁延不愈（图11-7）。肢体的动脉搏动正常。患者有疼痛、肢体酸胀感和小腿疲劳感等表现。

三、临床诊断

下肢创面是否为慢性静脉疾病的所致的淤血性静脉溃疡，需要判别患者是否存在慢性下肢静脉

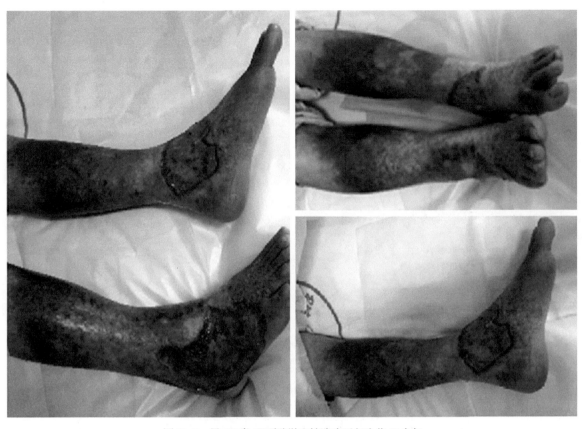

图 11-7　男,87 岁,双下肢淤血性溃疡反复发作 40 余年

疾病。诊断方法有很多,可采用辅助检查如大隐静脉瓣膜功能试验（Trendelenburg 试验,判定隐股静脉瓣膜和大隐静脉瓣膜功能是否完善）、深静脉通畅试验（Perthes 试验,判断深静脉是否通畅）和交通支瓣膜功能试验（Pratt 试验,依次检查下肢任何节段是否存在反流的交通静脉）;体积描记检测:应用多普勒血流仪通过记录受检肢体节段容积变化,间接反映其总血管床血液流入/流出量的变化,对静脉阻塞性病变有较高的判断能力,并可提示静脉阻塞的存在和严重程度及侧支循环建立程度,其中,阻抗容积描记（impedance plethysmography, IPG）对于 DVT 的诊断有明确意义;应变容积描记（strain-gauge plethysmography, SPG）对于测定深静脉的通畅性与返流性有意义;光电容积描记（photoelectric plethysmography, PPG）对判断深静脉瓣膜功能有指导意义。上述检查结合便于评价静脉再通、侧支循环和深静脉返流的发生率。为判断深静脉瓣膜功能提供量化数据。下肢动态静脉压（ambulatory venous pressure, AVP）是评价静脉高压的检查方法。国内部分医院还在应用。

目前临床上首选彩色超声多普勒,当依据病史和体格检查无法判定静脉疾病性质时,此检查能提供可靠的诊断依据,具有安全、无创、无放射性损害、方便快捷、重复性强、准确率高等特点,可明确诊断静脉有无阻塞和返流。

静脉造影（包括顺行和逆行静脉造影）是检查静脉系统病变最可靠的方法,对于深静脉瓣膜功能不全和先天性下肢静脉发育畸形仍有不可替代的优势,能够直观地反映出下肢静脉的形态和病变部位。无论顺行造影或逆行造影都不应作为常规检查方法,如果彩超高度怀疑有较重返流或梗阻而诊断不明确,或需要进行介入治疗的,可根据具体情况选择顺行造影或逆行造影。目前 CT 静脉造影（computed tomography venography, CTV）和磁共振静脉造影（magnetic resonance venography, MRV）技术被广泛地运用于临床静脉疾病,如 DVT 和先天性静脉疾病的诊断（图 11-8）。具有简便易行,空间分辨率高、假阳性率低等优点。

四、治疗方法

治疗方法见图11-9。静脉瘀血性溃疡为慢性进展性炎症反应性疾病，具有病情迁延反复、逐步进展的特点。采用针对下肢静脉系统的药物和加压治疗结合手术治疗的综合性治疗措施，往往可以取得良好的临床疗效，是目前治疗静脉性溃疡的最新趋势。

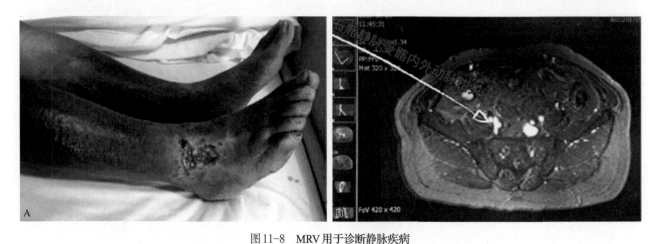

图11-8　MRV用于诊断静脉疾病

A.右外踝反复发作溃疡伴浅表静脉炎，广泛色素沉着；B.MRV示髂静脉受髂内外动脉钳夹，狭窄

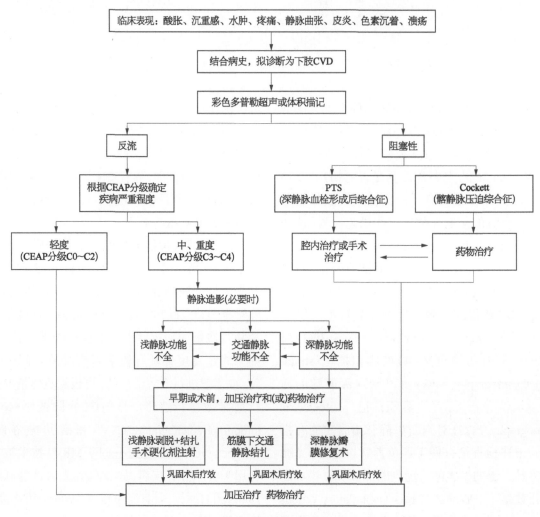

图11-9　下肢CVD治疗方法

针对静脉瘀血性创面形成的病变的不同性质和部位，均可采用传统手术或腔内手术先开通闭塞的血管，解除下肢静脉回流障碍，3～7日后再行进一步创面修复。以上方法经临床验证，治疗活动性下肢静脉溃疡的疗效确切，治愈率高、复发率低。

典型病例

（一）病例1

患者女，58岁，DVT史18年，诊疗过程见图11-10。

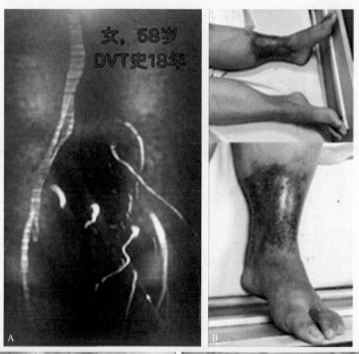

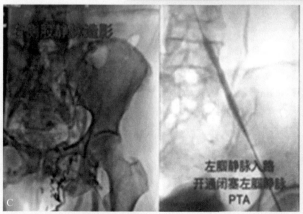
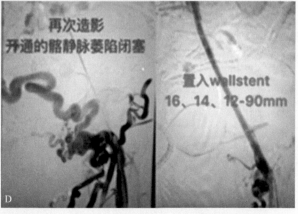

图11-10　病例1

A. MRV示左髂静脉闭塞；B. 下肢肿胀、皮炎，色素沉着，胫前反复溃疡；C、D: 行腔内手术开通闭塞髂静脉

（二）病例2

患者男,62岁,左外踝反复溃疡伴色素沉着（图11-11）。

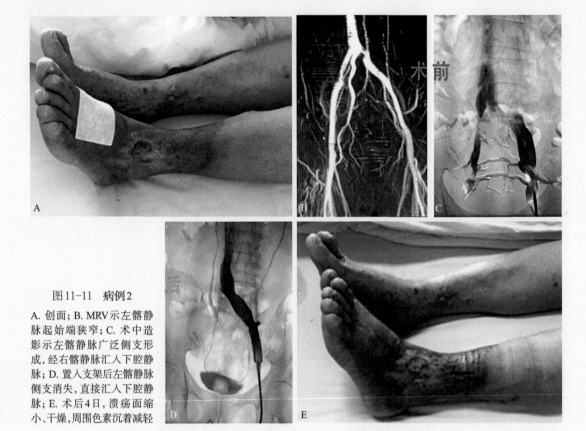

图11-11　病例2

A. 创面；B. MRV示左髂静脉起始端狭窄；C. 术中造影示左髂静脉广泛侧支形成,经右髂静脉汇入下腔静脉；D. 置入支架后左髂静脉侧支消失,直接汇入下腔静脉；E. 术后4日,溃疡面缩小、干燥,周围色素沉着减轻

（三）病例3

男,56岁,左外踝反复溃疡伴色素沉着,反复植皮术后溃疡复发（图11-12）。

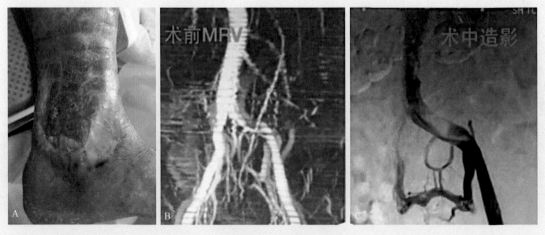

图11-12　病例3

A. 创面；B. MRV示左髂静脉狭窄；C. 术中造影示左髂静脉广泛侧支形成,经右髂静脉汇入下腔静脉

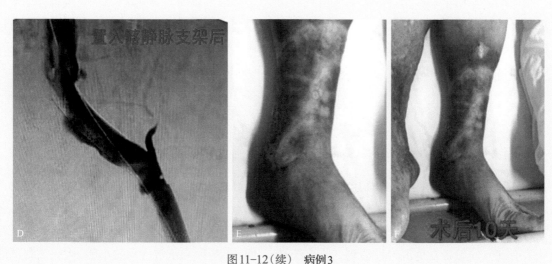

图 11-12(续)　病例 3

D. 开通狭窄髂静脉,置入支架后左髂静脉侧支消失,直接汇入下腔静脉;E、F:术后 10 天,创面愈合,色素减退

(四)病例 4

男,54 岁,胫前溃疡 5 年余,伴色素沉着,近期疼痛(图 11-13)。

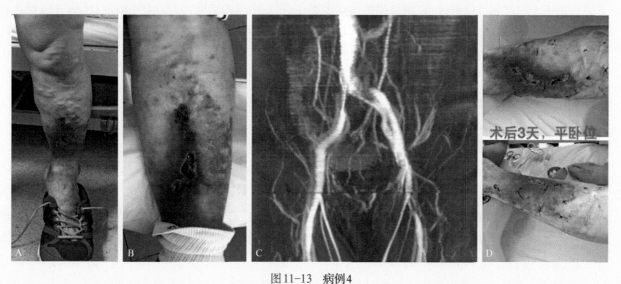

图 11-13　病例 4

A、B. 创面;C. MRV 示双侧髂静脉开口处受压,狭窄;D. 行双髂静脉开通,局部曲张静脉剥脱术后 3 日,创面愈合,色素减退

传统手术如浅静脉高位结扎剥脱术、交通静脉结扎术、深静脉瓣膜重建术等,在我国沿用已经有数十年的历史,具有疗效肯定、复发率低、方法简单易行、不需要特殊仪器设备等优点,至今仍广泛开展。但是,与微创手术相比,传统手术仍有一些缺点,随着技术和治疗理念的不断更新,疗效和低复发率不再是治疗追寻的唯一目标,新的治疗手段力求达到创伤小、恢复快和美容的效果。在过去的 40 年中,静脉造影技术、腔内球囊扩张和支架技术及激光、射频、电凝、透光旋切等方法相继出现,使静脉疾病的外科治疗朝着更有效、更微创的方向发展,治疗成功率不断提高,手术死亡率和并发症发生率大幅下降。

腔内治疗被广泛地用于临床治疗静脉高压所致的中重度PTS患者,治疗效果满意,是未来发展趋势。

慢性下肢静脉疾病的治疗在国内目前呈现百花齐放的局面,治疗方法众多,治疗效果的评估尚无统一标准。因而需要立足实践、正确选择手术及腔内治疗适应证、坚持询证研究、重视药物治疗,有针对性地制订个体化治疗方案,并且更多地在这些方面开展多中心的前瞻性临床研究,以规范治疗方法和标准。

第三节 · 混合型多因性溃疡

大约70%的下肢溃疡是由静脉高压引起,10%由动脉引起,剩余的20%中,有15%被认为是由于动脉和静脉联合引起(混合型多因性溃疡)。然而,Neizen等人认为有30%的患者发生混合性溃疡。临床统计和调查结果以及来自这个领域的专门研究都支持这个结论。

一、混合型多因性溃疡增多的可能因素

• 由于下肢溃疡治疗的改善,静脉溃疡治愈率提高,慢性的不可治愈的混合型多因性溃疡的比例上升。

• 人口趋势:高龄人群动脉疾病易表现为复杂的病理生理改变。

• 糖尿病:随着糖尿病患者的日益增加,增加混合型和多因性下肢溃疡的风险。

• 开始表现为静脉溃疡的患者最终发展成动脉疾病。

关于混合型多因性溃疡处理的文献很少,有关的临床证据更少。然而,一些研究机构根据有效的证据和专家意见已经出版了一些当地的指南。

患者药物治疗史可帮助明确诊断。有卒中、TIA、心肌炎、心绞痛以及疼痛引起间歇性跛行病史者可能会增加动脉功能不全的风险。临床诊断具有复杂性的特点。临床体征和溃疡部位通常可表明患者具有静脉和动脉功能不全。

二、临床症状及治疗

患肢疼痛常提示多因性及严重程度的变化,如麻木、脚趾刺痛等伴随症状常提示动脉血液供应的恶化。然而,动脉或静脉溃疡患者的常见临床症状均为疼痛。静脉疼痛一般为钝痛、下肢或溃疡部位的跳痛。抬高、加压包扎或行走常可缓解疼痛。依动脉损害的程度不同,有些动脉溃疡的患者可能无症状。然而,那些影响正常活动的小腿、大腿或臀部的痉挛常提示有间歇性跛行,是动脉疾病的一种始发症状。这些情况在那些不能活动的患者或仅能走小段路程的患者身上常被忽视。不论溃疡位于何处,动脉溃疡的疼痛都表现为足或脚趾的刺痛。夜间或静息时疼痛导致患者无法入睡和抬高下肢,这是局部缺血所引起剧烈疼痛的结果,常提示严重动脉疾病并需要紧急的血管外科处理。有神经系统改变的糖尿病患者不能察觉轻度的外来压力,如穿上一双不合适的鞋子却没有感觉。踝关节的压力指数(ABPI)是四肢末端动脉血液供应的平均压力。患者的病史和ABPI可以提示所需压力的水平。然而,在开始任何压力治疗前需要考虑患者的病史和生活方式。ABPI在0.5～0.8的患者有中度的动脉功能不全,减压治疗有效。减压的目的在于减少引起溃疡的静脉压力,并未改善动脉状况。如果治疗无效或ABPI持续下降,应该考虑血管外科治疗。ABPI < 0.5的患者具有严重的动脉功能不全,一般不能采用加压治疗,需要血管外科处理。有糖尿病、肾功能不全、心脏病、水肿及老年患者,ABPI可有所升高。如果怀疑患者的ABPI不可靠,在治疗前应进行双重扫描和(或)脚趾的压力计数测定。

脉搏血氧定量仪常作为评估动脉疾病的可靠指示,可以计算压力治疗所允许的最大程度。常在治疗之前测定,尤其是那些临界混合的动/静脉疾病的患者。

三、混合型多因性溃疡的治疗目的

• 促进血管生成,即创伤后新生毛细血管长入

伤口的过程。

• 防止局部皮肤浸润。

• 在维持足够的动脉压力的同时,降低静脉压力。

• 缓解疼痛,提供心理、社会的支持。

混合型多因性溃疡部位有高度的腐烂、渗出物和感染,需要用合适的敷料处理,采用减压包扎,并局部使用抗生素,同时应保护周围皮肤。有良好的动脉血液供应的患者,只要皮肤的微循环未受到损害、血糖控制良好,通常可以忍受减压治疗。静息痛或夜间痛的临界混合型多因性溃疡的患者,首先应解除下肢动脉血供障碍,根据不同的动脉闭塞部位采用个体化的血管重建手术,以保证创面的血运,促进创面早日愈合(图11-14)。

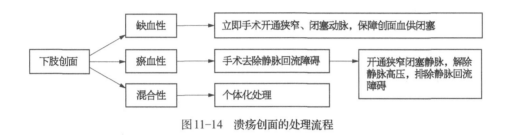

图11-14 溃疡创面的处理流程

(徐 欣)

参 考 文 献

[1] 中华医学会外科分会血管外科学组.下肢动脉硬化闭塞症诊治指南[J].中华医学杂志,2015,95(24): 1883-1896.

[2] 冉兴无,郑月宏.加强多学科协作,提高糖尿病缺血性足溃疡的治愈率[J].中国糖尿病杂志,2016,8(7): 385-387.

[3] 潘选良,陈国贤,韩春茂.皮肤灌注压对肢体缺血患者创面愈合的预测作用研究进展[J].中华急诊医学杂志,2016,25(12).

[4] 胡强,杨雅,曾洁,等.基于创面信息数据库的慢性创面患者特征分析[J].中华创伤杂志,2014,30(4): 298-301.

[5] Windecker S, Kolh P, Alfonso F, et al. 2014 ESC/EACTS Guidelines on myocardial revascularization: The Task Force on Myocardial Revascularization of the European Society of Cardiology (ESC) and the European Association for Cardio-Thoracic Surgery (EACTS)Developed with the special contribution of the European Association of Percutaneous Cardiovascular Interventions (EAPCI)[J]. Eur Heart J, 2014, 35(37): 2541-2619.

[6] Cooke J P, Chen Z. A Compendium on Peripheral Arterial Disease[J]. Circulation Research, 2015, 116(9): 1505-1508.

[7] Schroeder H, Meyer D, Lux B, et al. Two-year results of a low-dose drug-coated balloon for revascularization of the femoropopliteal artery: Outcomes from the ILLUMENATE first-in-human study[J]. Catheterization and Cardiovascular Interventions, 2015, 86(2): 278-286.

[8] Tepe G, Laird J, Schneider P, et al. Drug-Coated Balloon Versus Standard Percutaneous Transluminal Angioplasty for the Treatment of Superficial Femoral and Popliteal Peripheral Artery Disease: 12-Month Results From the IN.PACT SFA Randomized Trial[J]. Circulation, 2015, 131(5): 495-502.

[9] Scheinert D, Schmidt A, Zeller T, et al. German Center Sub-analysis of the LEVANT 2 Global Randomized Study of the Lutonix Drug-Coated Balloon in the Treatment of Femoropopliteal Occlusive Disease[J]. Journal of Endovascular Therapy, 2016, 23(3): 409-416.

[10] Matsumura JS, Yamanouchi D, Goldstein JA, et al. The United States Study for Evaluating Endovascular Treatments of Lesions in the Superficial Femoral Artery and Proximal Popliteal By using the Protégé Everflexs Nitlnol Stent System Ⅱ (DURABILITY Ⅱ)[J]. Journal of Vascular Surgery, 2013, 58(1): 73-83.

[11] Das SK, Yuan YF, Li MQ. Predictors of delayed wound healing after successful isolated below-the-knee endovascular intervention in patients with ischemic foot ulcers[J]. Journal of Vascular Surgery, 2018, 67(4): 1181-1190.

[12] Lescoat A, Coiffier G, Rouil A, et al. Vascular Evaluation of the Hand by Power Doppler Ultrasonography and New Predictive Markers of Ischemic Digital Ulcers in Systemic Sclerosis: Results of a Prospective Pilot Study[J]. Arthritis Care & Research, 2017, 69(4): 543-551.

[13] Nakama T, Watanabe N, Haraguchi T, et al. Clinical Outcomes of Pedal Artery Angioplasty for Patients With Ischemic Wounds: Results From the Multicenter RENDEZVOUS Registry[J]. JACC CardiovascInterv, 2017, 10(1): 79-90.

[14] Philip F. 3-Year Outcomes of the OLIVE Registry, a Prospective Multicenter Study of Patients With Critical Limb Ischemia[J]. JACC CardiovascInterv, 2016, 9(2): 201-202.

[15] Špillerová K, Söderström M, Albäck A, et al. The Feasibility of Angiosome-Targeted Endovascular Treatment in Patients with Critical Limb Ischemia and Foot Ulcer[J]. Annals of Vascular Surgery, 2016, 30: 270-276.

[16] Sundby ØH, Høiseth LØ, Mathiesen I, et al. The effects of intermittent negative pressure on the lower extremities' peripheral circulation and wound healing in four patients with lower limb ischemia and hard-to-heal leg ulcers: a case report[J]. Physiological Reports, 2016, 4(20): 7.

[17] Chen W, Wu Y, Li L, et al. Adenosine accelerates the healing of diabetic ischemic ulcers by improving autophagy of endothelial progenitor cells grown on a biomaterial[J]. Scientific Reports, 2015, 5(1): 11594.

[18] He S, Shen L, Wu Y, et al. Effect of brain-derived neurotrophic factor on mesenchymal stem cell-seeded electrospinning biomaterial for treating ischemic diabetic ulcers via milieu-dependent differentiation mechanism[J]. Tissue Eng Part A, 2015, 21(5-6): 928-938.

[19] Acín F, Varela C, López De Maturana I, et al. Results of Infrapopliteal Endovascular Procedures Performed in Diabetic Patients with Critical Limb

Ischemia and Tissue Loss from the Perspective of an Angiosome-Oriented Revascularization Strategy[J]. International Journal of Vascular Medicine, 2014, 2014: 1-13.

[20] Faglia E, Clerici G, Scatena A, et al. Severity of Demographic and Clinical Characteristics, Revascularization Feasibility, Major Amputation, and Mortality Rate in Diabetic Patients Admitted to a Tertiary Diabetic Foot Center for Critical Limb Ischemia: Comparison of 2 Cohorts Recruited at a 10-year Distance[J]. Annals of Vascular Surgery, 2014, 28(7): 1729-1736.

[21] Iida O, Takahara M, Soga Y, et al. Impact of Angiosome-Oriented Revascularization on Clinical Outcomes in Critical Limb Ischemia Patients Without Concurrent Wound Infection and Diabetes[J]. Journal of Endovascular Therapy, 2014, 21(5): 607-615.

[22] Iida T, Iida O, Okamoto S, et al. Endovascular therapy with novel high anterior tibial artery puncture for limb salvage in a case of critical lower limb ischemia[J]. Cardiovascular Intervention and Therapeutics, 2014, 29(4): 363-367.

[23] Lacin NT, Utkan GG. Role of biomaterials in prevention of in-stent restenosis[J]. J Biomed Mater Res B Appl Biomater, 2014, 102(5): 1113-1120.

[24] Uhl C, Hock C, Betz T, et al. Comparison of venous and HePTFE tibial and peroneal bypasses in critical limb ischemia patients unsuitable for endovascular revascularization[J]. Vascular, 2014, 23(6): 607-613.

[25] 中华医学会外科分会血管外科学组. 慢性下肢静脉疾病诊断与治疗中国专家共识[J]. 中国血管外科杂志(电子版), 2014, 6(3): 143-150.

[26] Cockett FB, Thomas ML, Negus D. Iliac vein compression-its relation to iliofemoral thrombosis and the post-thrombotic syndrome[J]. Br Med J, 1967, 2(5543): 14-19.

[27] Kibbe MR, Ujiki M, Goodwin AL, et al. Iliac vein compression in an asymptomatic patient population[J]. Journal of Vascular Surgery, 2004, 39(5): 937-943.

[28] Raju S, Neglen P. High prevalence of nonthrombotic iliac vein lesions in chronic venous disease: a permissive role in pathogenicity[J]. Journal of Vascular Surgery, 2006, 44(1): 136-143.

[29] May R, Thurner J. The cause of the predominantly sinistral occurrence of thrombosis of the pelvic veins[J]. Angiology, 1957, 8 (5): 419-427.

[30] F. B. Cockett, L. Thomas. The iliac compression syndrome[J]. The British Journal of Surgery, 1965, 52(10): 816-821.

[31] Abbade L P F, Wang M, Sriganesh K, et al. Framing of research question using the PICOT format in randomised controlled trials of venous ulcer disease: a protocol for a systematic survey of the literature[J]. BMJ Open, 2016, 6(11): e13175.

[32] The America Heart Association(AHA). The post thrombotic syndrome: Evidence-based Prevention diagnosis, and treatment strategies: A Scientific statement from The America Heart Association[J]. Circulation, 2014, 130(18): 1631-1661.

[33] Bharath V, Kahn SR, Lazo-Langner A. Genetic polymorphisms of vein wall remodeling in chronic venous disease: a narrative and systematic review[J]. Blood, 2014, 124(8): 1242-1250.

[34] Mousa AY, Broce M, Yacoub M, et al. Iliac Vein Interrogation Augments Venous Ulcer Healing in Patients Who Have Failed Standard Compression Therapy along with Pathological Venous Closure[J]. Ann VascSurg, 2016, 34: 144-151.

[35] Dias Thalyne, Fernandes, Melo Márjorie D. M, et al. Quality of life assessment of patients with and without venous ulcer[J]. Registan Latino-Americana de Enfermagem, 2014, 22(4): 576-581.

[36] Wysong A, Taylor BR, Graves M, et al. Successful Treatment of Chronic Venous Ulcers With a 1, 320-nm Endovenous Laser Combined With Other Minimally Invasive Venous Procedures[J]. Dermatologic Surgery, 2016, 42(8): 961-966.

[37] Kanchanabat B, Stapanavatr W, Kanchanasuttiruk P. Total Superficial Vein Reflux Eradication in the Treatment of Venous Ulcer[J]. World Journal of Surgery, 2015, 39(5): 1301-1305.

[38] Kokkosis A A, Labropoulos N, Gasparis A P. Investigation of venous ulcers[J]. Seminars in Vascular Surgery, 2015, 28(1): 15-20.

[39] Lloret P, Redondo P, Cabrera J, et al. Treatment of venous leg ulcers with ultrasound-guided foam sclerotherapy: Healing, long-term recurrence and quality of life evaluation[J]. Wound Repair and Regeneration, 2015, 23(3): 369-378.

[40] 杨帆, 李金朋, 王勇等. 基质金属蛋白酶-9在静脉性溃疡组织中的表达及意义[J]. 中华实验外科杂志, 2016, 33(5): 1194-1196.

[41] Marston WA. Efficacy of endovenous ablation of the saphenous veins for prevention and healing of venous ulcers[J]. Journal of Vascular Surgery: Venous and Lymphatic Disorders, 2015, 3(1): 113-116.

[42] Thakral G, La Fontaine J, Kim P, et al. Treatment options for venous leg ulcers: effectiveness of vascular surgery, bioengineered tissue, and electrical stimulation[J]. Adv Skin Wound Care, 2015, 28(4): 164-172.

[43] Vounotrypidis P, Pappas P, Vrangalas V, et al. "Toothbrush" the Feet[J]. The International Journal of Lower Extremity Wounds, 2015, 14(3): 291-294.

[44] Wu B, Lu J, Yang M, et al. Sulodexide for treating venous leg ulcers[J]. Cochrane Database Syst Rev, 2016(6): D10694.

[45] Moore HM, Lane TR, Franklin IJ, et al. Retrograde mechanochemical ablation of the small saphenous vein for the treatment of a venous ulcer[J]. Vascular, 2014, 22(5): 375-377.

[46] Sullivan LP, Quach G, Chapman T. Retrograde mechanico-chemical endovenous ablation of infrageniculate great saphenous vein for persistent venous stasis ulcers[J]. Phlebology: The Journal of Venous Disease, 2014, 29(10): 654-657.

[47] Hedayati N, Carson J G, Chi Y, et al. Management of mixed arterial venous lower extremity ulceration: A review[J]. Vascular Medicine, 2015, 20(5): 479-486.

[48] Serra R, Gallelli L, Conti A, et al. The effects of sulodexide on both clinical and molecular parameters in patients with mixed arterial and venous ulcers of lower limbs[J]. Drug Des Devel Ther, 2014, 8: 519-527.

[49] Fourgeaud C, Mouloise G, Michon-Pasturel U, et al. Interest of punch skin grafting for the treatment of painful ulcers[J]. Journal des Maladies Vasculaires, 2016, 41(5): 329-334.

[50] 黎笑媚, 巍秀文. 湿性伤口敷料应用于不可分期压疮的葫芦方法探讨[J]. 国际护理学杂志, 2006, 2, 35(3): 303-306.

第十二章
医源性创面的定义、分类与诊治

一、前言

自希波克拉底（Hippocrates）时代，人们逐渐认识到治疗师不仅能治疗疾患，也可能带来潜在性的损害。于是人们逐渐定义医源性疾病（iatrogenic disease）的概念，认为凡由于医疗意见、医疗过程、药物治疗或是医疗器材（medical device）引发或产生的不利影响、并发症，甚至是伤害，均称医源性疾病。部分医源性疾病的成因可以被明确界定，并很容易识别，如外科手术的并发症。但是也有一些不太明显的医源性疾病，如复杂的药物相互作用，它可能经由谨慎详细的研究调查来查明起因。更有甚者，某些医源性疾病，如各种心理和慢性疼痛，它的成因与条件仍然是不明朗、未经验证、极为复杂，甚至是有争议的，仍然需要更多的研究来加以确认。许多创面也常常由医疗活动继发而来，而且这类创面表现出数量逐年增加、治疗较为困难、预后结局不佳等特征，值得创面治疗师关注。

出现这种现象的主要原因有：人类寿命逐渐延长，老年人口绝对数量增加；代谢性疾病患者增加；手术适应证的不断扩大，高难度手术越来越多，手术时间愈来愈长；新型药物的使用（抗肿瘤、免疫、激素等）；各类新型植入性生物材料不断涌现与应用；新型治疗方式和手段（电、磁、光等）层出不穷。另一方面，现代医学中耐药菌、特殊性感染的出现，伤口感染控制极为困难；代谢性疾病的患者占正常人群比例增多，其愈合具有特殊性；放化疗的肿瘤患者一定比例发生并发症，且伤口受药物、放射线等影响，

治疗难度加大。长期卧床，院内感染可能性增加，患者病死率增加，导致医疗纠纷，医患关系紧张的可能性加大。因此，这类疾病值得关注。

二、定义与特点

（一）医源性创面的定义

医源性损伤（iatrogenic injury）特指在医疗过程中，由于医务人员（包括医生、护士或/和技师等）进行必需的医疗处置、药物治疗或是医疗器材的应用，引起的与原发疾病无关的组织或器官损害。

当皮肤及皮下软组织连续性破坏，甚至造成深层组织（脂肪、肌肉等组织）的缺损，我们称之医源性创面（iatrogenic wound）。

（二）医源性创面的特点

• 医源性创面并非必然起源于医疗错误，有些伤口是医疗过程中必定要产生的，如色素斑、痣的激光治疗，皮肤脓肿切开引流或扩创，皮肤移植或皮瓣转移的供皮区。也可能是无意间或处置不当所造成的皮肤软组织损害，如放射性损伤形成的创面，植入材料外露，各类手术造成的皮肤坏死等。不只由外科医生造成医源性溃疡，其他医护专业人员，如物理治疗师、放疗技师、皮肤科医生、中医科医生、护士和/或其他医护人员，他们的医疗行为均可能造成医源性溃疡。

• 医源性创面并不局限于现代医学（如各种植入物：起搏器、隆鼻或隆胸假体、扩张器；各类治疗仪：放疗仪、电刀；多种化疗药物外渗等）发展而造

成，也涵盖各种传统医学和替代疗法（如中医草药外敷、拔火罐、艾灸等）所导致的创面。

• 医源性创面既包括急性创面，也有诸多慢性溃疡和难愈性创面。因此，它既可以是清洁创面，也可以是污染创面，甚至是感染性创面。

部分医源性创面，由于成因可以明确界定，很容易识别，如外科手术的并发症。但是也有一些不太明确的医源性创面，如某些压力性损伤，它可能是由于患者自身在家中造成而并非医院护理不当引起。因此，不能笼统的将压力性损伤都作为医源性创面。

三、分类

根据损伤时间，医源性创面同样可分为急性创面（acute wound）和慢性创面（chronic wound）。急性创面是指自创面形成的2周内的所有创面。由于某些不利的影响因素如感染、异物等导致创面愈合过程受阻，愈合过程部分或完全停止，使创面愈合时间超过4周，这时的创面称之为慢性创面。由此可见，所有慢性创面都是由急性创面发展而来。

如按照被细菌污染程度，医源性的创面又可分为清洁（clean wound）、清洁-污染伤口（clean contaminated wound）、污染（contaminated wound）、感染创面（infected wound）4类：① 清洁创面，指未受细菌感染，可达Ⅰ期愈合。② 清洁-污染创面，指有创治疗区域可能接触到一定潜在污染的部位，例如口腔咽部、胃肠部、呼吸道而产生的创面。③ 污染创面，指沾染了异物或细菌而未发生感染的创面，早期处理得当，可达Ⅰ期愈合。④ 感染创面，包括继发性感染的手术切口，损伤后时间较长已发生感染化脓的创面，须外科手术，如充分引流创面分泌物，去除坏死组织，加强换药处理，减轻感染，促进创面肉芽生长后愈合，属于Ⅱ期愈合。

从发生的形式上看，医源性创面可以分成是医疗过程中不可避免的创面（unavoidable wound）和应该尽量避免的（avoidable wound）。前者主要是因为治疗本身必须要形成创面，如整形外科拆东墙补西墙式的各类供皮、供瓣区所继发的创面，色素或瘢痕要进行的激光或微晶磨削治疗，较大范围体表肿物

切除等。这类创面多为急性创面，属无菌创面、愈合能力较强。另一些医源性创面则是需要在各类医疗工作中尽量避免的。它们包括：各种医疗干预相关的、某些药物的副作用引起的医疗失误相关的创面（包括放射治疗导致皮肤坏死、化疗药物外渗导致局部皮肤坏死）。这类创面刚形成时为急性，有很大一部分转为慢性。

总之，医源性创面既可以是急性的，也可以转为慢性的创面。而慢性的医源性创面一般是污染性的，甚至多伴有感染，常常成为难愈性创面（hard-to-heal wound 或 difficult-to-heal wound）。

四、检查

如同所有的创面检查一样，医源性创面的检查包括：

• 创面部位（location）、大小（size）、深度（depth）、形状（shape）、创缘（margin）和伤口深层组织（神经、血管和肌腱）的功能。它们可提示致伤原因和损伤类型。如进行放射性治疗的患者，因剂量不当或累加造成的创面，其创周组织的再生能力较差。

• 创面污染情况：清洁伤口适宜做Ⅰ期缝合，污染重的创面则需彻底清创后做延期缝合。

• 创面的性状：创面组织有捻发音，肌肉呈粉红包，有异味，预示有厌氧菌感染；创面有黄色黏稠的脓液为葡萄球菌感染；红色稀浊脓液多为链球菌感染；有灰白色脓液并有假膜覆盖者为大肠埃希菌感染；有绿色脓液及臭味者为铜绿假单胞菌感染。

• 创面内异物存留与否：浅层易发现，深层需依靠X线。必要时可用探针检查。特别要注意的是：无论有无异物（包括各类植入物）露出，这类创面均应作细菌培养和药敏试验。

五、处理

医源性创面的处理原则基本与其他创面的治疗原则一致。包括：① 控制感染；② 清创去除坏死组织；③ 清洁创面，取出创面内植入物（心脏起搏器、各类假体、高分子材料、钛板和内固定钢板等），

控制感染；④ 覆盖创面。

按照医源性创面的分类情况，即正常医疗活动必须要形成创面的，如激光治疗后的创面、取皮术后的供皮区创面以及去除病变组织（如巨大的体表色素痣、肿瘤等）所形成的创面，多为急性创面。

这类创面的治疗较为简单，创面处理重点如下。

• 预防创面感染：虽然这类治疗的创面多为无菌，一般不容易感染，但稍有不慎会发生感染导致创面加深并遗留瘢痕，所以术后预防创面感染非常必要。局部的处理十分关键。强调创面的清洁、保持伤口干燥、减少渗出、避免发生感染，大部分创面可自行愈合。必要时可使用抗生素软膏。

• 促进创面愈合：此类创面只要能控制感染，防止加深，都能在1～2周愈合。创面处理方法不同，愈合时间会有一些差异。处理得当，可促进创面愈合，反之则妨碍创面的愈合。创面可直接喷敷生长因子类或壳聚糖类药物，随即用单层凡士林纱布覆盖，其边缘应超出创缘2～3 cm，加盖干纱布敷料10～15层及棉垫，用胶布固定再用绷带加压包扎，以免敷料移位造成创面感染。若为关节等活动区域则应适当制动，防止敷料移位。经常检查敷料有无松动、滑脱或渗出物增多等情况。如无感染发生，无需更换敷料，可去除外层敷料，施以红光或灯烤，保持干燥，或使用一些新型敷料。术后2周，一般即可愈合。但在切取皮片较厚时，其愈合时间可能延至3周。目前也有一些新型敷料可以使用。

• 手术治疗：直接在术中进行植皮或皮瓣转移覆盖创面。这类创面术后要注意观察，防治术后血肿、感染、皮片坏死。供皮区一般包扎或半暴露，一般在术后2周更换敷料，如有渗血、臭味、剧烈疼痛应及时检查。躯干、四肢或头皮取断层皮片的部位在半暴露时，可用远红外线治疗仪照射促进创面干燥结痂，防止受压，必要时增加翻身次数。而在躯干、四肢取全厚皮直接缝合的创面应在术后7日打开换药。植皮区则要固定制动，肢体部位通常使用石膏外固定，1～2周；头皮、腹部、腰背部需打包缝合，切忌敷料松脱、皮片移动或压力不够，7日后拆包。会阴、大腿根部的植皮区要防止大小便污染，保持干燥。7日后已成活的皮片可给予石蜡油或乳膏

涂抹，使用弹力绷带，并指导患者加强按摩和进行功能锻炼。

另有一部分不可避免的创面则是由于疾病本身要求必须进行切开、扩创（如各部位脓肿、痈等），继发产生的创面。这类创面由于已经发生感染，宜采用开放式换药、清创、（负压）引流、湿敷等处理后，待肉芽组织新鲜，创面准备好之后，经缝合或植皮、皮瓣转移完成创面的覆盖。

第二大类医源性创面就是不希望形成，应尽量避免的创面。多是在各种医疗活动中因药物副作用、医疗并发症、甚至是医疗操作失误（包括放射治疗导致皮肤坏死、化疗药物外渗导致局部皮肤坏死）造成的。按照病程它们同样包括急性和慢性两类伤口，按照伤口情况表现为清洁、清洁-污染、污染和感染等四种不同方式。

这类创面一旦发现，应尽早处理。能在急性期处理的就要避免进入慢性期，否则就常常成为难愈性创面。

医源性创面的诊治流程见图12-1。

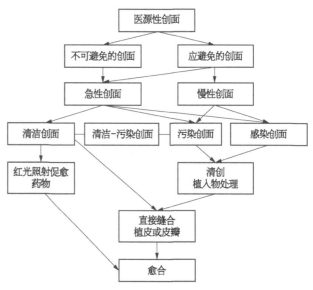

图12-1 医源性创面的诊治疗程图

常见的创面情况及其处理方式如下。

• 健康肉芽组织：健康肉芽组织鲜红、硬实、分泌物不多，表面有均匀细小颗粒，触之易出血，创缘有一圈新生上皮向内生长，用无菌生理盐水棉球蘸吸创面渗液，周围皮肤消毒后，创面覆盖凡士林纱

布,加盖无菌敷料。

• 肉芽水肿:肉芽组织表面光滑晶亮,呈淡色或白色,分泌物较多,常高出创面,触之有浮动感,不痛且不容易出血。3%～5%高渗盐水湿敷,局部加压包扎,如面积较小,可用剪刀剪除。

• 肉芽生长过度:肉芽高出创缘,上皮不易覆盖而延迟愈合。剪刀剪平或硝酸银棒烧灼,压迫止血,盐水湿敷。创面此时不宜用油性敷料。

• 生长缓慢或生长不良的肉芽创面:清除不健康组织,外用生长因子。若肉芽创面苍白,可能是贫血或营养不良,建议全身给予支持疗法。

• 急性感染创面:主要表现为局部红、肿、热、痛、功能障碍,全身症状视感染程度及患者体质强弱而定,主要有化脓性创面感染(见于创面蜂窝织炎、创面化脓等)与特异性创面感染(常见于破伤风、结核病、厌氧性坏疽等疾病)。最好进行细菌培养,方法可采用:棉签擦拭、活检切片、针吸、刮除、棉球接触、滤纸等手段,然后做药敏试验。在处理上,宜敞开,以利于感染灶引流,应尽早清洗创面,用刺激性敷料脱去脓痂及坏死组织,尽量避免创面敷用抗生素,裂隙状的清洁健康创面,应及早缝合,溃疡面较大的健康清洁肉芽面,应及早植皮。

• 大量渗液的脓腔:用3%过氧化氢溶液冲洗,也可以采用创面灌洗,一般创面选用等渗盐水加呋喃西林溶液灌洗。清洗后放置合适的引流条。纱条的尾端应留在创面外面便于引流。乳胶管作持续引流,拔除过早可导致引流不畅形成残余脓腔,拔除过晚可形成窦道。或使用封闭式负压引流,并同时给予滴注冲洗。

• 大而深的创面:从创面底部开始,创底要填平,创面保持开放,用纱布条引流,使成漏斗状,纱布不要过多、过紧或过松,以免妨碍引流或造成肉芽组织水肿,影响肉芽组织生长。如创面小而脓腔较大,

扩大创面,以利引流。经多次换药处理后分泌物不多或仅有血性分泌物、创面较浅、肉芽生长良好以后酌情换药。

• 慢性感染及窦道:如果创面急性感染处理不当,可能逐渐转化为慢性感染并转变为窦道。此时应注意观察分泌物的多少、引流是否通畅、是否存在异物、肉芽是否健康等。做细菌培养和药敏试验,根据不同情况予以相应处理。分泌物多,可用3%的过氧化氢溶液冲洗。引流不畅,应扩大引流口,必要时应剪除过度生长的肉芽,切开已愈合的肉芽甚至皮肤,直视下仔细清创。如系慢性骨髓炎所致,应行碟形手术清除死骨,进行抗生素滴注,必要时行肌瓣堵塞等。

• 植入物(钢板、钛网、各类假体)外露:应立即清创,置闭式引流冲洗,皮瓣覆盖;如效果不佳,则取出植入物,再行皮瓣覆盖。

• 封闭式负压引流技术:见相关章节的介绍。

• 局部放射性皮肤溃疡:多伴有营养不良,呈消耗性体质。必须在创面基底准备的同时,加强改善全身营养状况,增强创面愈合能力,提高手术成功率。鼓励指导患者合理进食,给高热量、高蛋白质饮食,根据医嘱多次少量输血浆或蛋白。对坏死纤维组织可用糜蛋白酶或弹性酶软膏去除,有利于控制感染、促进肉芽生长和愈合。放射性皮肤溃疡的切除范围要足够大,边缘超出正常皮肤1 cm左右,将溃疡周围萎缩、变薄、有色素改变的病变皮肤与溃疡一并切除。理想深度为清创后创面基底露出正常质地和有活跃出血的组织,对一些变性的软骨或骨组织也应予清除。修复方法要依据创面的性质、切除的范围和深度,以及创面基底情况和所在部位而选用不同方法,较常见的有皮片移植,局部任意皮瓣、轴型皮瓣等皮肤移植和大网膜移植等。

(程 飚)

参 考 文 献

［ 1 ］ Barnes CL. Overview: the health care burden and financial costs of surgical site infections［J］. Am J Orthop (Belle Mead NJ), 2011, 40(12 Suppl): 2-5.

［ 2 ］ Barwolff S, Sohr D, Geffers C, et al. Reduction of surgical site infections after Caesarean delivery using surveillance［J］. J Hosp Infect, 2006, 64(2): 156-161.

［ 3 ］ Cheng CE, Kroshinsky D. Iatrogenic skin injury in hospitalized patients［J］. Clin Dermatol, 2011, 29(6): 622-632.

［ 4 ］ Çigdem MK, Onen A, Otçu S, et al. Postoperative abdominal evisceration in children: possible risk factors［J］. Pediatr Surg Int, 2006, 22(8): 677-680.

［ 5 ］ Cruse PJ, Foord R. A five-year prospective study of 23, 649 surgical wounds［J］. Arch Surg, 1973, 107(2): 206-210.

［ 6 ］ Darouiche RO. Treatment of infections associated with surgical implants［J］. N Engl J Med, 2004, 350(14): 1422-1429.

［ 7 ］ Demura S, Kawahara N, Murakami H, et al. Surgical site infection in spinal metastasis: risk factors and countermeasures［J］. Spine, 2009, 34(6): 635-639.

［ 8 ］ Díaz-Agero Pérez C, Robustillo Rodela A, Pita López MJ, et al. Surgical wound infection rates in Spain: data summary, January 1997 through June 2012［J］. Am J Infect Control, 2014, 42(5): 521-524.

［ 9 ］ Fabiano G, Pezzolla A, Filograna MA, et al. Risk factors of surgical wound infection［J］. Ann Ital Chir, 2004, 75(1): 11-16.

［ 10 ］ Freilinger G, Schürer-Waldheim H.［Iatrogenic tissue damage and its treatment (author's transl)］［J］. Wien Klin Wochenschr(German), 1976, 88(4): 138-139.

［ 11 ］ Horn J, Danziger L, David R. Warfarin-induced skin necrosis: Report of four cases［J］. Am J Hosp Pharm, 1981, 38(11): 1763-1768.

［ 12 ］ Kennedy PJ, Shipman JS. Exposed implants; a follow-up report［J］. AMA Arch Ophthalmol, 1951, 46(4): 460-461.

［ 13 ］ Kessler B, Sendi P, Graber P, et al. Risk factors for periprosthetic ankle joint infection: a case-control study［J］. J Bone Joint Surg Am, 2012, 94(20): 1871-1876.

［ 14 ］ Lazarou J, Pomeranz BH, Corey PN. Incidence of adverse drug reactions in hospitalized patients: a meta-analysis of prospective studies［J］. JAMA, 1998, 279 (15): 1200-1205.

［ 15 ］ Lederer FL. Prevention of iatrogenic trauma in otolaryngology［J］. J Int Coll Surg, 1953, 19(1): 43-52.

［ 16 ］ Lee TG, Chung S, Chung YK. A Retrospective Review of Iatrogenic Skin and Soft Tissue Injuries［J］. Arch Plast Surg, 2012, 39(4): 412-416.

［ 17 ］ Lowenstein EJ. Iatrogenic injury in dermatology［J］. Clinics in Dermatology, 2011, 29(6): 585-586.

［ 18 ］ Mauermann WJ, Sampathkumar P, Thompson RL. Sternal wound infections［J］. Best Pract Res Clin Anaesthesiol, 2008, 22(3): 423-436.

［ 19 ］ Mawalla B, Mshana SE, Chalya PL, et al. Predictors of surgical site infections among patients undergoing major surgery at Bugando Medical Centre in Northwestern Tanzania［J］. BMC Surg, 2011, 11(1): 1-7.

［ 20 ］ Nalbandian R, Mader I, Barrett J, et al. Petechiae, ecchymoses, and necrosis of skin induced by coumarin congeners［J］. JAMA, 1965, 192(2): 107-112.

［ 21 ］ Roy-Chaudhury P, Munda R. Infections associated with surgical implants［J］. N Engl J Med, 2004, 351(2): 193-195.

［ 22 ］ Spear SL, Howard MA, Boehmler JH, et al. The infected or exposed breast implant: management and treatment strategies［J］. Plast Reconstr Surg, 2004, 113(6): 1634-1644.

［ 23 ］ Tawfik HA, Budin H, Dutton JJ. Repair of exposed porous polyethylene implants utilizing flaps from the implant capsule［J］. Ophthalmology, 2005, 112(3): 516-523.

［ 24 ］ Upton AC. Prevention of work-related injuries and diseases: lessons from experience with ionizing radiation［J］. Am J Ind Med, 1987, 12(3): 291-309.

［ 25 ］ Weber J Jr, Hentz RV. Salvage of the exposed breast implant［J］. Ann Plast Surg, 1986, 16(2): 106-110.

［ 26 ］ Wilson JA, Clark JJ. Obesity: impediment to wound healing［J］. Crit Care Nurs Q, 2003, 26(2): 119-132.

［ 27 ］ Young MH, Washer L, Malani PN. Surgical site infections in older adults: epidemiology and management strategies［J］. Drugs Aging, 2008, 25(5): 399-414.

［ 28 ］ Young PY, Khadaroo RG. Surgical site infections［J］. Surg Clin North Am, 2014, 94(6): 1245-1264.

第三篇

创面相关诊断及治疗技术

第十三章
下肢溃疡诊断的辅助检测手段

第一节 · 概述

慢性创面辅助检测的主要目的是找出发生慢性创面的病因，医生可以有依据地对症治疗，患者也可以全面了解自身的身体状况，积极配合医生治疗。有良好的医从性，才能达到良好的治疗效果。同时，辅助检查对于糖尿病足的预防也是相当重要的。近年来，国际糖尿病组织的每一期新指南都包含了同一内容，即糖尿病患者必须定期进行血管和神经病变方面的筛查，以及时进行干预。

但现今国内的实施情况差强人意。目前我国关于糖尿病足诊疗所面临的现状可归结为以下几点：① 对于糖尿病足尚缺乏系统性和规范性诊断依据；② 对于糖尿病足慢性创面的治疗无明确依据可循；③ 对于糖尿病足高危人群的确立尚缺乏量化评分标准。这使得糖尿病足的诊治仅凭医生的主观意见，各医院、各诊疗点、各医生之间的判定标准无法统一，使预防工作也止步不前。

由此，及早建立下肢溃疡辅助检测的指导体系，已成为当下刻不容缓的工作之一。

首先简要总结一下下肢溃疡的基本病因，即糖尿病周围血管病变（动脉性溃疡、静脉性溃疡）、糖尿病周围神经病变、皮肤微环境的改变、足部畸形继发的各种损伤感染、反复细菌感染及其他（压力、营养不良、异物刺激、过敏、免疫功能缺陷等）。所有辅助诊断项目的设立，都是基于病因学而建立的。辅助检查主要分有创检查和无创检查。

1. 有创检查 · 主要包括糖尿病筛查、血常规（相应指标如感染严重程度、营养状况以及血凝状况等）、血管造影（明确下肢血管缺血状况）、病理标本检查（排除皮肤癌的可能性及病因学探查）、窦道镜（观察窦道内创面状况及结合影像学技术观察复杂窦道创面）等。有创检查的优点是可清晰探查病原病因，可作为诊断的金标准。但其缺点也很明显，即技术要求、场地要求和仪器要求都比较高，且有侵入性，不适合用作常规检查。

2. 无创检查 · 主要包括创面细菌学培养、血流多普勒检测（周围血管病变）、经皮氧分压检测（微血管病变）、感觉神经病变检测、皮肤自发荧光值检测、足底步态分析仪等。可全方位多系统地对患者的神经血管病变实行量化的评估。无创检查的优点是技术要求比较低，对患者无二次伤害，患者接受度较高。本章第二节主要就无创检查和部分有创检查的相关内容作详细介绍。

第二节 · 各种辅助检测手段的介绍

一、足动脉血流多普勒检查

足动脉多普勒检查是对糖尿病患者进行下肢周围血管病变筛查的理想工具。它采用双向多普勒仪检查，同时配合腘动脉、踝动脉、足背动脉、趾动脉等血压组件（测量踝肱指数和趾肱指数），检查外周血管的硬化、狭窄及阻塞状况。

虽然外周血管疾病公认的诊断金标准是血管造影，可清晰定位和显影，但由于该检查有侵入性，不适合常规的筛查。临床常用的检查方法是动脉搏动触诊。通过触诊足背动脉、胫后动脉、腘动脉搏动来了解足部大血管病变。其优点是操作不受时间场地限制，简便快捷。缺点是主观意识占主导，不同操作者之间可能存在差异，无量化标准。

（一）足部多普勒检查的特点

多普勒可无创探测下肢动脉血流图，配合血压组件可测量各节段下肢血压。可听诊足背动脉、胫后动脉血流声音，检查腘动脉、踝部、足趾血压，获得踝肱指数（ABI），趾肱指数（TBI），是快捷、非侵入性的检查方案，非专业技师亦可操作（图13-1）。

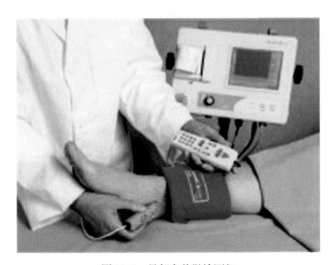

图13-1　足部多普勒检测仪

（二）什么是ABI

ABI（ankle-brachial index）是踝动脉收缩压与肱动脉收缩压的比值。

ABI的检测原理：动脉狭窄达到临界水平后，将导致狭窄远端灌注压下降，降低的程度大致与病变的严重程度呈正比。

（三）ABI的计算方法及病变值区间

$$ABI = \frac{同侧踝动脉收缩压值}{同侧肱动脉收缩压值}$$

已有研究者得出ABI值与下肢缺血程度之间的量化关系，见表13-1。

表13-1　ABI值与下肢缺血程度的相关数值区间

ABI值	下肢缺血程度
0.91～1.30	正常
0.71～0.90	轻度程度PAD
0.41～0.70	中度程度PAD
0.00～0.40	严重程度PAD
>1.30	下肢动脉中层钙化

多普勒检测仪也可通过节段测压来判断动脉狭窄部位。检测部位分别为大腿上段、膝上大腿、膝下小腿和踝水平。可以通过纵向比较和对侧比较判断病变位置。

1. 纵向比较·正常邻近两段压力差不超过20～30 mmHg，如果大于30 mmHg说明该动脉有明显的闭塞性病变。

2. 对侧比较·观察两腿同一水平的压力。如果血压正常者同一水平节段压力差超过20 mmHg，提示在低压力一侧腿部或该节段以上有明显的闭塞性病变。

（四）多普勒动脉血流波形图分析

多普勒检测仪还可输出下肢动脉的血流波形图，医生可以根据特定的血流图形变化，结合ABI值判断下肢血流的情况（图13-2）。

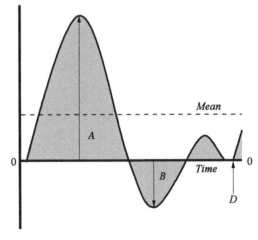

图13-2　正常下肢动脉多普勒血流波形图

A：峰值血流速度；B：回流血流峰值速度；D：舒张末期血流速度（是血管阻力的重要指标，直观理解为搏动间歇期管腔内的血流速度。一般随血管腔直径的减小，D值会逐渐减小，肢体末端小血管甚至为0，即搏动间歇期管腔血流停止）；Mean：平均血流速度

由血流波形图可计算得到如下数据。

1. 搏动指数（PI）

PI=（A–B）/Mean

测量范围：0～99.9。

参数意义：值越大，表示血管弹性越好。

2. 阻力指数（RI）

RI=（A–D）/A

测量范围：0～1.00。

参数意义：值越大，表示血管阻力越大。

3. S/D参数（S/D）

S/D=A/D

测量范围：1.0～99.9。

由于人体不同部位的血管直径、走行不尽相同，因此其相应的血流动力学参数也可相差较大。临床上对上述指标参数尚无统一的标准参照值。但针对某个特定的血管进行临床对照研究（组间对照、组内前后对照），上述参数可以作为良好的客观指标。下肢血管血流波形图解释见表13-2。

（五）下肢动脉多普勒血流声音分析

正常的外周动脉多普勒信号呈双向或三相。

1. 第1声大而快速的收缩期前向血流。

2. 第2声舒张早期较小的反向血流。

3. 第3声舒张晚期小而平坦、低速的前向血流。

在狭窄或闭塞的远端，典型的血流信号是低音调，单相的。多普勒信号消失提示该段动脉闭塞。

（六）ABI检测的技术误差

ABI的检测也会因为自身的限制，造成一定的技术误差。由于踝部是节段测压最远端部位，一般

表13-2　下肢血流波形图示例说明

多普勒波形图示例	波形说明
正常血流波形	正常下肢大动脉多普勒检查的典型波形分为三个时相：第一时相为收缩期的主要正向血流时相；随后为返流时相；在下一个搏动周期开始前还有一个小的正向血流时相。
部分狭窄血流波形	动脉近端狭窄会引起血流波形的改变，部分狭窄的波形主要表现为返流时相的减弱，而第三波正向血流消失。
严重狭窄血流波形	随着动脉近端狭窄程度的增加，反向血流会逐渐消失，而成单相血流。同时第一时相血流波形的上升支及下降支也会趋缓。
动脉阻塞血流波形	动脉近端阻塞以及侧支循环阻塞时，其血流波形表现为收缩时相的缓慢上升支，以及心脏搏动周期的持续低速血流。
动脉远端阻塞血流波形	动脉近端狭窄同时伴有远端阻塞时，波形在收缩下降支将出现肩峰改变。如果出现湍流，正向血流和反向血流可能会同时出现。

注：上述波形图解适合踝关节以上各主要下肢血管，针对下肢的一些细小血管，其波形可以出现一些非典型的改变。请结合临床综合考虑。虽然反向血流消失可以提示严重的动脉疾病，但反向血流消失有时也会出现在运动后、环境温度过高以及扩血管治疗后等情况。本解释仅供临床人员参考，光标显示会因机器设置不同而改变。

不能发现踝部以远的动脉闭塞性病变，包括跖和趾动脉。此时可使用仪器的配套组件——趾压测量组件，进行技术补充。已知趾压＜肱动脉压＜踝动脉压，一般来说踝压－趾压＝(24±7)～(41±7)mmHg为正常；若年轻患者踝趾压差＞44 mmHg，或老年患者踝趾压差＞64 mmHg，则为异常。

当ABI＞1.3时，糖尿病患者发生下肢动脉硬化常出现动脉中层钙化，此时袖带不能完全压迫小腿动脉，使踝部血压测量因此而增高(＞220mmHg)，造成ABI值偏差，易使ABI诊断PAD产生误差。而一般情况下认为足趾动脉不易钙化，趾肱指数(toe-brachial index, TBI)可更好地反映下肢动脉血流情况，TBI是ABI的补充。

二、周围神经病变检查

糖尿病患者会发生无痛性神经病变，当神经受到损害时，将不能正确传导危险信号。此时，发生严重足病的风险就会大大提高。据研究多发性周围感觉神经病变是导致足部溃疡及截肢的主要原因。感觉异常是周围神经病变的主要早期表现，大多神经病变的临床改变常常是先从感觉神经开始，然后影响到运动神经。因此及时进行各种感觉刺激检查，有助于神经病变的早期诊断和治疗。振动感觉检查是其中的重要部分。

（一）检查项目

1. 外观检查
- 皮肤：饱满度、湿润度、皮屑、干燥、毛发分布。
- 脚趾间：裂痕、龟裂、感染。
- 足底：厚度、硬度、皮屑、干燥、裂痕、龟裂。
- 溃疡：脚趾、足底、足边、足背。
- 足变形：夏科氏关节等。
2. 感觉检查
- 大纤维神经：振动阈值检测。
- 小纤维神经：10 g尼龙丝触觉检查，40 g压力针头刺痛觉检查，凉、温觉反应检查，踝反射检查。

感觉神经振动阈检测仪（图13-3）通过数字电路控制手柄震动探头的振幅大小，可以检查受试者振动感觉阈值（vibration perception threshold, VPT），为临床判断感觉神经功能提供可观的数值，为临床

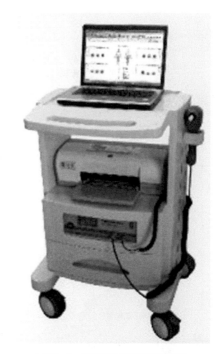

图13-3　感觉神经振动阈检测仪

诊断提供帮助。并可针对某种治疗方案进行长期跟踪观察，评价疗效。

（二）对受检者及环境的要求

1. 受检者体位静坐或平躺。
2. 检测部位左右脚第一趾趾腹处。

当患者最初感到振动时，数字显示屏显示的数值，即为其振动感觉阈值（VPT）。同一部位检测3次，差异小于10%视为可信数值。

3. 注意事项
- 周围环境安静。
- 受试者处于放松状态，闭眼进行检查。
- 检测部位避开皮下肌腱。
- 人体不同部位对振动感觉的敏感性不同，在对比检查结果中，应掌握准确的检查部位，避免误差。

4. 第一足趾参考范围值见表13-3

表13-3　第一足趾感觉振动阈值与病变程度

病变程度	数值(v)
病变临界	10～15
轻度-中度病变	16～24
严重病变	＞25

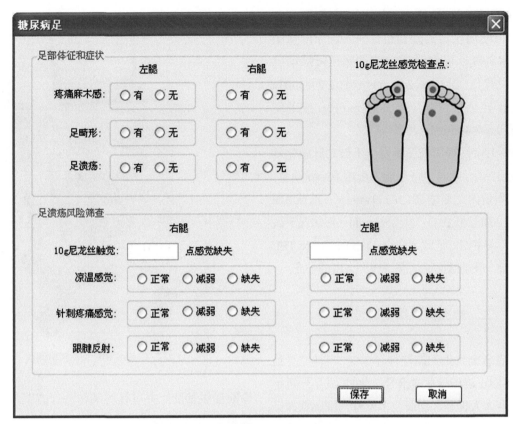

图13-4 糖尿病足检查软件截图

询问糖尿病病史,依据软件提示,依次进行检查,结合感觉振动阈值给出综合性报告

糖尿病足相关项目见图13-4。

三、经皮氧分压检测仪

经皮氧分压(transcutaneous oxygen pressure, TcPO$_2$)是一种无创监测皮肤中氧分压的方法,反映皮下乳头层的组织氧分压,是血管病变的科学检查手段。TcPO$_2$测定已被证实能够反映毛细血管血供,在慢性创面治疗评价,判断创面类型和病程转归中起重要作用,亦是筛选糖尿病足高危人群的良好指标。

经皮氧分压检测仪通过放置在皮肤上的Clark式电极,对局部组织进行加热,从而获得皮肤中的氧分压数值。TcPO$_2$是一个直接反映微循环功能状态的参数。与压力和容积评估相反,TcPO$_2$反映的是皮肤组织细胞中的实际氧供情况。是持续定量的指标,可以多点同时检测。此外,TcPO$_2$也对机体循环的变化做出反应,例如:血压改变,刺激性操作等。

(一)TcPO$_2$检测原理

充足的氧(O$_2$)供应对于正常的伤口愈合是必需的,长期以来人们已经意识到当组织氧分压(PO$_2$)低于某一水平时,慢性不愈合伤口的发生风险会增加。当氧消耗超过供应时即会出现组织缺氧(hypoxia)。血液灌注不良通常被认为会导致氧供应下降而易致伤口缺氧,最终导致伤口愈合障碍。但伤口中生物活动对氧气的消耗也会显著影响氧含量。

经皮氧分压是局部非侵入性检测方法,可以通过与测定位点相连的电极反映从毛细血管透过表皮弥散出来的氧含量。它可以实时、持续地反映机体向组织供氧的能力。TcPO$_2$取决于呼吸系统功能、血液运输氧的功能和循环系统功能。因为皮肤处于机体氧供系统的末端,所以机体输送氧气的任何环节出现损伤,都能立刻从经皮氧分压变化反映出来。电极加热后(44.5℃)可以使局部组织形成充血状态,增加血液灌注和氧气张力。同时加热可以溶解

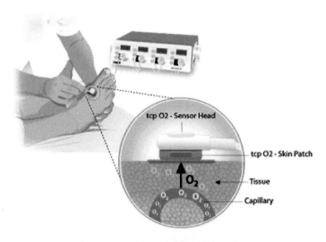

图13-5　经皮氧分压检测原理示意图

表皮中死亡和角化的细胞及脂质层，从而增加皮肤对气体的通透性，有利于氧快速地从皮下组织弥散至皮肤表面，而被氧监测器捕获。值得注意的是局部代谢很高的组织，氧气可能被细胞耗尽（图13-5）。

（二）临床使用条件

- 建议在标准的条件下使用，以使监测结果具备可比性。
- 环境温度21～23℃。
- 监测前避免吸烟（吸烟人群的TcPO₂值较非吸烟人群低10%）。
- 避免咖啡因的摄入。
- 患者状态稳定。

（三）使用方法

- 把电极定标。
- 把电极取出检查空气氧分压。
- 将电极安装在患者身上。
- 待TcPO₂参数稳定。
- 等待15～20 min，使氧完全扩散到皮肤。
- 记录TcPO₂基线。
- 记下TcPO₂基线值。
- 把电极从患者身上取出，检查空气氧分压。

（四）临床意义

- 诊断严重的肢体局部缺血。
- 保守治疗预后的评价，可评估血管生成。

- 建议截肢平面的评估。
- 预测伤口愈合概率。

（五）注意事项

每次测量前均要先定标。确认测试电极上薄膜无漏气后，再连接并加热电极。导致TcPO₂值下降主要的因素包括：外周动脉疾病（PAD）、毛细血管损伤、心肺疾病、水肿及由于感染或炎症导致的氧的大量消耗。因此，测量的电极应放置在毛细血管分布均匀区域，并且要避开大血管、皮肤损伤、毛发及骨骼凸出处，血流动力状态不稳定、严重的水肿也可导致不可靠的检查结果。如有溃疡则选择溃疡上方完整皮肤为测量部位，如溃疡周围明显红肿则在红肿边缘检测。

（六）经皮氧分压预测伤口预后情况

1. 原理·伤口的O₂供应主要依赖于周围组织和循环血液中的PO₂。因此，水肿、微循环障碍和受损组织中血管收缩会影响O₂的足量供应。此外，血液循环不良也会抑制O₂向伤口的输送。其他影响O₂供应的因素包括水肿造成的扩散障碍和细菌生物膜对O₂的消耗。另外需要注意的是，愈合伤口活跃的代谢活动也会降低组织氧含量的整体水平。

中性粒细胞是人体最主要的吞噬细胞，O₂消耗增加是其对各种不同刺激源的典型反应，如果吸附的中性粒细胞成功清除了组织中侵入的微生物和促炎碎片，它们的工作即会停止，O₂消耗逐渐下降，伤口趋于愈合。

然而，细菌对攻击的中性粒细胞具有抵抗能力，一旦形成生物膜便可以诱导中性粒细胞的活化，使中性粒细胞不断耗竭微环境中的O₂生成ROS，但却无法根除细菌。同时，中性粒细胞无法及时改善组织损伤和清除组织碎屑，因而导致中性粒细胞的积聚，进一步加快O₂的消耗，造成组织低氧状态进而使伤口愈合延迟甚至停滞。

虽然低氧是促进伤口愈合最初的生理信号，但持续的缺氧会维持炎症状态，阻止伤口愈合的进展。因此，慢性感染引起的持续缺氧会妨碍伤口的正常愈合。

表13-4 经皮氧分压值与创面预后及下肢缺血情况的关系

参考值(mmHg)	创面预后的判断	参考值(mmHg)	缺血性疾病的判断
50～70	正常	≥40	不伴缺血病变
<40	难愈创面	21～39	存在轻度缺血病变
<30	严重的下肢缺血	≤20	重度的缺血病变

2. 测定估值的方法·经皮氧分压预测伤口预后有绝对值法和相对值法,绝对值法一般采用三点法,即创面部位、对侧同部位和同侧躯体锁骨下肋骨间隙,具体参考值见表13-4。相对值法即创面部位经皮氧分压值与同侧锁骨下肋骨间隙的经皮氧分压的比值(图13-6)。

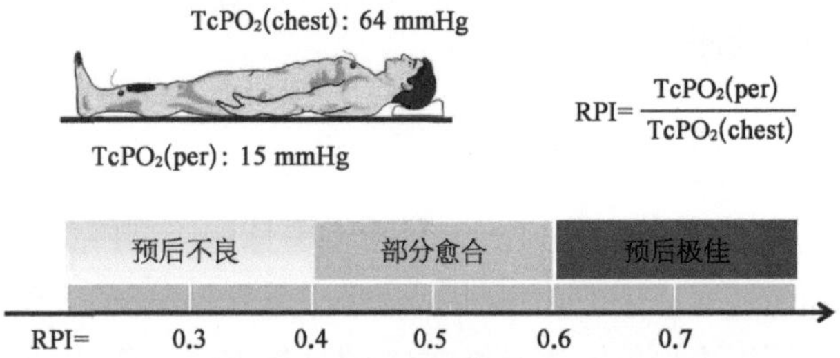

TcPO$_2$(chest): 64 mmHg

TcPO$_2$(per): 15 mmHg

$$RPI=\frac{TcPO_2(per)}{TcPO_2(chest)}$$

| 预后不良 | 部分愈合 | 预后极佳 |

RPI= 0.3 0.4 0.5 0.6 0.7

图13-6 经皮氧分压检测用于预测伤口愈合概率的位点示意图和计算方法

四、AGE READER

(一) AGE简介

AGE是糖基化终末产物的英文简写,AGE分为外源性和内源性两种。外源性AGE主要来自富含碳水化合物和脂肪的食物以及烟草,内源性AGE是指蛋白质、脂质或核酸等大分子在没有酶参与的条件下,自发地与葡萄糖或其他还原单糖反应所生成的稳定的共价合成终末产物。本章节所提的AGE均指内源性的AGE。

糖基化反应在正常机体中缓慢进行,AGE水平会随年龄增长而缓慢增加。但在老化过程,特别是在糖尿病持续高血糖情况下,这一反应的速度显著加快,AGE形成量明显增多。

由于AGE的不可逆性,即使高血糖被纠正后,AGE水平也不能恢复到正常,而继续在组织中累积。从组织AGE自然释放出的反应中间物,如不能经肾脏消除,可再次结合到其他结构上,发生AGE的"第二次"或"第三次"生成。

AGE的累积与高血糖、高血脂、氧化压力以及肾脏对AGE前体的清除下降有关,包括如下几点。

• 氧化活性的增加如年龄、糖尿病、炎症状态、透析膜/溶液、感染的生物不相容。

• 抗氧化活性下降维生素的缺乏、还原性谷胱甘肽的下降等。

• 对AGE前体解毒功能下降。

• 肾脏排出AGE前体的功能下降、饮食摄入增加。

• 高纤维、胰岛素抵抗。

• 脂质代谢紊乱,如脂蛋白脂肪酶活性下降等。

(二) AGE的致病作用

现已证实,AGE在动脉粥样硬化、糖尿病肾病、糖尿病视网膜病变、阿尔茨海默病和老化性病变的发生中起重要作用。AGE能加速慢性病的发展,如糖尿病及其并发症,肾衰竭,动脉粥样硬化及心血管疾病。体内AGE慢性蓄积与动脉粥样硬化之间有明显因果关系,AGE能启动和(或)加重动脉粥样硬化,而不取决于糖尿病或血脂异常,与糖尿病肾病早期肾小球形态改变明显相关,并且血清AGE浓度可预示早期肾脏病变。

AGE能直接损害肾脏功能和结构,引起类似人类糖尿病肾病的肾脏改变。在终末期肾脏疾病的糖尿病患者和非糖尿病患者,其血清和组织AGE水平均明显升高,可能由于AGE经由肾脏清除减少,致使体内AGE蓄积。类风湿性关节炎患者的血清戊糖苷水平明显增高。

组织中的AGE事实上可以取代其他单一危险因素(如糖尿病、高脂血症),反应组织损伤发展的总体危险状况。同时AGE对于糖尿病、肾病、心血管疾病治疗的指导也独具价值。由于AGE对于上述疾病显著的预后价值，判断药物的疗效也不能单纯凭借血糖、血脂等传统指标的改善情况。

AGE在糖尿病足、大血管并发症和微血管并发症中均发挥重要作用。研究发现AGE在糖尿病周围神经的过度沉积，同时AGE积聚能够使内皮细胞功能恶化，其中RAGE起关键作用，RAGE阻断后加速了糖尿病大鼠伤口的愈合，减少了如TNF等细胞因子的释放。这表明，AGE积聚通过对神经、血管和创口愈合等的影响在糖尿病足发病过程中起中心作用。同时糖尿病患者的皮肤荧光与糖尿病神经病变及足溃疡关系密切。

（三）AGE的检测方法

研究数据表明，AGE是衡量药物疗效的一把标尺。如果药物仅仅能够降低血糖而对AGE改善无效，对于糖尿病并发症有可能就是无效的。因此，对于疾病的治疗，AGE是更需要考虑的动态指标，评估组织中的AGE累积程度可以作为代谢压力大小和蛋白质损坏的标尺。

组织中AGE含量有如此多的临床意义，为什么AGE的检测没有广泛推广呢？我们先简单介绍几个常用的检测AGE的方法。

1. 放射免疫分析法·它检测AGE的灵敏度高，但对抗AGE抗体纯度的要求很严格。

2. 放射受体分析法·本方法的特异性、精确性和重复性均很好，但检测时须用较大量放射性同位素，易造成环境污染，故在普通实验室难以应用。

3. 酶免疫法·具有特异性高、精确性好、简便、快速和可在普通实验室应用等优点，但抗体制备和分析方法的标准化等问题尚有待提高。

以上这些传统的AGE检测方法有诸多不足、不便之处，比如对抗AGE抗体纯度的要求很严，或者须用较大量放射性同位素，取材需有创（血液、皮肤），皮肤标本制备费时、操作复杂、费用昂贵、重复性差。

（四）AGE READER简述

在研究AGE的过程中我们发现AGE的共同特点：具有交联性、不可逆性，存在的广泛性，结构的

异质性，稳定，不易被降解，与许多细胞膜特异性受体结合发挥生物学效应，同时呈棕褐色，有特殊的荧光特性，在370 nm处激发，440 nm处释放。同时研究证明，组织中AGE的总含量与组织的荧光值成正比，基于这一发现，荷兰某家公司推出了全球第一台AGE无创测量装置：自动荧光测量（autofluorescence reader, AFR）设备。该设备主要由紫外线灯管、光纤、光谱仪组成，此外还包括数据分析及输出装置。

该机器原理是紫外线灯管发出一定范围的激发光，使皮肤中具有荧光特性的AGE产生荧光，通过光纤接受，将所有观察到的自体荧光性表达为AF值——可反应AGE的含量。已按照皮肤内AGE的具体含量对AF值进行确定。其中灯管、光纤及光谱仪之间的几何关系固定，保证测量稳定（图13-7）。

该机器适用于健康体检，糖尿病、肾病、心血管疾病患者，动脉硬化高危人群，白内障、肺病、自身免疫性疾病、肝病患者等。同时无创、快捷、方便、重复性好、不需要采集血样。仅需30 s可无创性评估在非色素沉积皮肤或组织中的AGE（图13-8、图13-9）。

目前我们将该检测作为AGE相关的糖尿病并发症及其他与AGE蓄积相关疾病的评估工具，AGE READER可观测2型糖尿病患者血管损伤情况（皮肤自体荧光值：有血管并发症者＞无血管并发症者），也观测糖尿病神经病变（皮肤自体荧光值：有神经病变者＞无神经病变者＞健康对照者）。

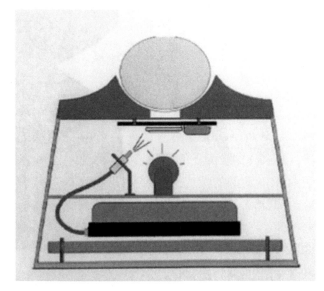

图13-7　AGE READER测试原理示意图

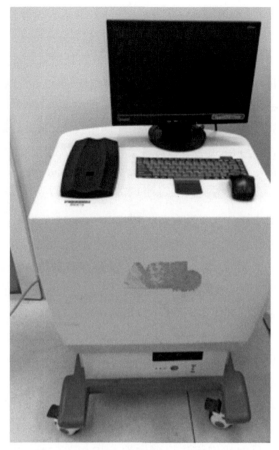

图13-8　AGE READER外观

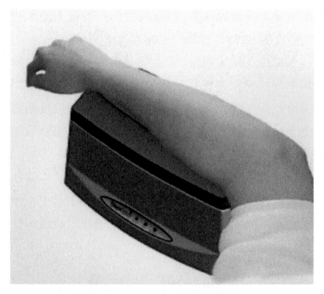

图13-9　AGE READER检测姿势

用于Fitzpatrick 1-3类皮肤类型 (R>10%)		
	2型糖尿病患者	对照组
总计	2.8(0.8).n=973	2.3(0.6).n=231
40至49岁	2.2(0.5).n=65	1.8(0.4).n=44
50至59岁	2.6(0.7).n=191	2.1(0.3).n=47
60至69岁	2.7(0.7).n=280	2.5(0.6).n=32
70至79岁	3.0(0.8).n=303	2.8(0.5).n=37
>80岁	3.2(0.7).n=109	2.9(0.5).n=7

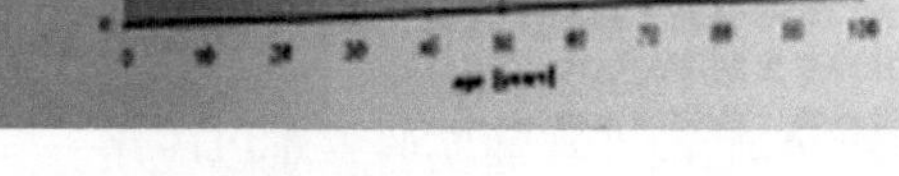

图13-10　Fitzpatrick 1～3类皮肤正常值范围

（五）AGE检测注意事项

• 检测部位无胎记,无过量毛发生长。
• 测量前去除防晒霜和其他皮肤面霜。
• 茶褐色或者黑色肤质的检测对象需调整反射率(Fitzpatrick 5～6类皮肤)。
• 由于检测值和年龄相关性比较大,要正确填写年龄。

（六）AGE READER的结果解读

AGE READER所测的结果主要用AF值来表述。AF值(皮肤荧光值):通过自动吸收人体组织中的AGE发射的荧光来计算AGE在体内的累积量,其值越大,表示累积量越高。AF检测值为2.6时被称为"关注指标",检测值达到此数值的被检测者(不考虑年龄因素)应关注自身的日常生活工作习惯并作出相对应的调整,例如调整饮食并适当增加运动量。AF检测值为2.9时被称为"绝对危险指

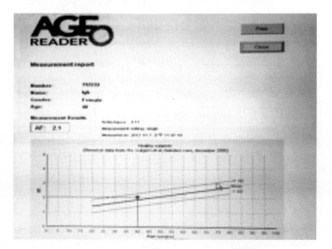

图13-11　AGE READE报告结果示意图

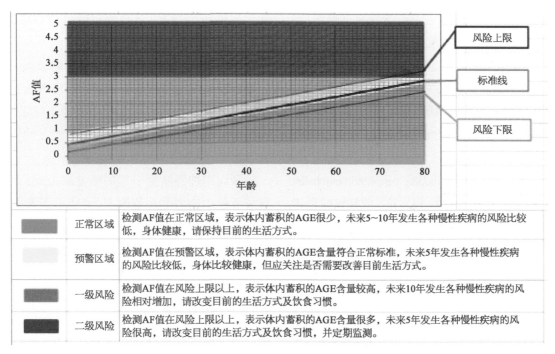

	正常区域	检测AF值在正常区域，表示体内蓄积的AGE很少，未来5~10年发生各种慢性疾病的风险比较低，身体健康，请保持目前的生活方式。
	预警区域	检测AF值在预警区域，表示体内蓄积的AGE含量符合正常标准，未来5年发生各种慢性疾病的风险比较低，身体比较健康，但应关注是否需要改善目前生活方式。
	一级风险	检测AF值在风险上限以上，表示体内蓄积的AGE含量较高，未来10年发生各种慢性疾病的风险相对增加，请改变目前的生活方式及饮食习惯。
	二级风险	检测AF值在风险上限以上，表示体内蓄积的AGE含量很多，未来5年发生各种慢性疾病的风险很高，请改变目前的生活方式及饮食习惯，并定期监测。

图13-12　AF值结果解读

标"，检测值达到此数值的被检测者（不考虑年龄因素）可被认为是具有发生慢性病风险的高危人士，应关注自身日常生活习惯并作出相对应的调整，同时遵从医嘱进一步检测并定期体检（图13-10~图13-12）。

五、足底压力检测

（一）足部动力学测量的简述

足部动力学测量作为当今步态和姿态研究、下肢诊断和运动鞋设计等领域的支撑技术，其发展历经足印技术、足底压力扫描技术、测力板与测力台技术、压力鞋与鞋垫技术。其中典型的应用是运动鞋的设计、运动成绩的分析、损伤的预防、提高平衡控制能力和疾病的诊断。最近的创新应用也深入到了人体身份识别和生物识别，监测姿态分配和康复支持系统等方面。

足部是在运动中和外界环境接触的主要界面，即"足（鞋）-地界面"和"足-鞋界面"。当这一界面活动出现异常时，能尽早地诊断出足存在的问题，对于损伤的预防有重要作用。足部动力学特征可以作为评估足是否健康的一个重要指标，因此足动力学

的测试系统必须具有精确性和可靠性。

在老年人和平衡力较弱群体的健康护理中，足底压力分布和其步态的稳定性息息相关，足底动力学信息可以用来提高老年人的平衡能力。足部动力学测量的高效性和精确性对于科学设计的能力是至关重要的。

人体在静止或者动态行走时，在自身重力的作用下，足底在垂直方向上收到一个地面的反作用力，这就是足底压力。人体的足相对于整个身体来讲是相当小的一部分，但是人体的每一步行走，足底所受到的压力是巨大的，这种压力大概超过人体重的50%。当人体足部结构发生一些病变或者功能障碍时，足底压力和压强都会发生相应的改变。

（二）糖尿病足的主要特征

正常人的足底压力参数和分布有一定的规律，疾病状态时足部畸形或功能异常将导致足底压力改变和分布异常。正常人在行走时，足在趾离地前的最大压力多集中在前足中部。而糖尿病患者足底压增高，且足趾离地前的最大压力多集中在前足外侧。

病变时，前足/后足压力比明显增大。由于糖尿病患者常合并周围神经病变，足底感觉减退或缺失，

肌肉和骨骼系统发生适应性改变，导致足部畸形、胼胝形成和足底软组织厚度变薄，从而使足底负荷从中间向外侧或从后部向前部转移致使足底压力分布改变。致糖尿病足底压力升高的还有其他影响因素，主要影响因素有糖尿病周围神经病变，关节活动度，骨折和截肢，胼胝，不合适的鞋、袜、鞋垫，体重，年龄，足溃疡，剪切力等。

糖尿病周围神经病变（diabetic peripheral neuropathy, DPN）是糖尿病常见的慢性并发症，约50%的患者在起病后10～15年出现DPN。DPN可导致患者下肢感觉缺失、远端肌肉萎缩和运动障碍，从而引起足踝关节生物力学改变、步态异常和足底压力增高，导致糖尿病足压力性溃疡的发生。周围神经病变是周围神经系统的损伤或者功能紊乱。周围神经包括感觉神经、运动神经及自主神经。感觉神经病变会导致糖尿病患者足部对疼痛、冷热及振动的感觉下降。正常人足底某一区域压力过大时可以通过调整姿势缓解压力，但具有严重周围神经病变的患者缺乏这一调节机制，结果足底某一区域过大的力就会使足底组织缺血、坏死，导致足底溃疡的发生。感觉缺失的患者比没有缺失的患者足底发生溃疡的危险增加了7倍。疼痛感觉缺失，觉察不出足部损伤，缺乏治疗后可导致足畸形。足底运动神经病变导致足底肌肉萎缩、关节稳定性下降、足底软组织位置和形态改变。过度的压力负荷将导致足部受压点胼胝的形成。同时也会导致患者平衡能力和稳定性下降。

糖尿病周围神经病变患者足底压力分布异常、承受压力时间延长，两种因素共同作用致足底压力—时间增高，后者可致糖尿病足压力性溃疡。大量临床观察证实，两者相关性高达70%～90%。足底压力异常增高，由于机械压力直接破坏组织、使足底毛细血管闭塞造成局部组织缺血，反复持续的机械压力使组织发生无菌性、酶性自溶，从而导致足溃疡。

糖尿病合并周围神经病变患者行走过程中，足底压力主要集中在前足部位的跖骨头处；而没有周围神经病变的糖尿病患者表现为足弓及第二趾处压力明显降低，第二跖骨头处压力明显增加。研究也表明此类患者足底压力表现为第三跖骨头、第五跖骨头峰值压力增高，足弓部位峰值压力显著降低。有研究表明糖尿病且有溃疡史的患者外侧跖骨头处垂直于矢状面的峰值压力明显高于健康人。糖尿病合并神经病变和糖尿病有溃疡史的患者跖骨头区域在垂直方向上的峰值压力都明显高于健康人，所以检测糖尿病患者的足底压力对糖尿病足的防治具有临床意义。

除周围神经病变引起的感觉缺失外，下肢肌肉与关节的生物力学功能改变，形成不正常的步态也是引起不正常足底压力的原因。使用肌电图和足底压力测试系统对糖尿病患者进行测试，发现糖尿病患者下肢肌肉功能障碍的生物力学因素会引起糖尿病患者行走时的步态改变，表现为前足接触地面时间比健康人短，下肢胫骨前肌在脚后跟落地过渡到前足时不能充分地完成离心收缩，导致糖尿病患者前足落地时间变短，压力集中在跖骨头下，从而使糖尿病患者跖骨头处压力过高。对糖尿病患者行走过程中下肢肌电、关节的活动及足底压力的同步测试，进一步证实了下肢肌肉功能障碍会导致患者不正常的足底压力分布。糖尿病患者下肢功能改变包括使足弓变平，形成扁平足，这均会使足弓部位的压力增加。而糖尿病患者神经病变本身会导致足部压力增加，因此更加重神经病变性糖尿病足发生的概率。

（三）足底压力检测仪的简述

足底压力的测量是通过足底压力测量技术对不同状态下的足底压力参数进行分析研究，揭示不同的足底压力分布特征和模式。通过正常足与病理足的足底压力参数的对比研究，分析病足成因、病程衍变以及功能评定。足底压力测试是一项基于生物力学原理，探测人体下肢结构状况，预估未来足部使用情形，为患者提供科学康复治疗方法的国际先进技术。其意义在于筛查高危人群，防患于未然。诊断糖尿病足，发现溃疡高风险区域，并指导治疗。在足底压力检测是早期发现糖尿病患者人群足部物理变化的有效手段。临床经验已证明，治疗性鞋或鞋垫使压力负荷重新分配，有预防足溃疡发生的作用，尤其是对曾发生过足溃疡和有足畸形的患者效果更好。

下面介绍现在常见的几种足底压力测试的仪器。

1. 静态足底压力测试仪 · 该仪器运用压力测量仪器对人体在静止状态下足底压力的力学、几何学以及时间参数值进行测定。对不同状态下的足底压力参数进行分析研究，揭示不同的足底压力分布特征和模式。通过正常足与病理足的足底压力参数的对比研究，分析病足成因、病程衍变以及功能评定。该仪器操作方便，只需患者站在仪器上静止1 min，可以得到一份足底压力分布的大致情况以及足弓指标。通过对这些指标的分析，我们能得到一些正常人（表13-5）以及糖尿病足患者的走路姿势的问题（图13-13，表13-6），糖尿病患者潜在溃疡识别领域，对病情进展情况已经将来发展趋势的预测有很大的帮助（图13-14）。

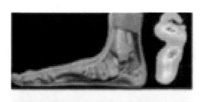
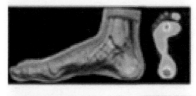
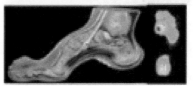

扁平足

正常足

高弓足

图13-13 足弓类型分析

表13-5 左右足部压力差影响骨盆的平衡度

压力差	骨盆平衡度
5%以内	骨盆的平衡度属于正常范围
5%~10%	骨盆的左右有些许不平衡，要注意功能性长短脚现象
10%以上	骨盆有倾斜状况，要注意功能性长短脚现象。如果压力相差超过20%时，建议专业医师检查是否有长短脚

表13-6 根据足底压力可以大致判断患者足弓分型

足型说明	鞋子较常磨损区域	
高足弓	足弓较高，足底筋膜弹性较强，耐走不耐站，站姿不良，容易发生趾骨疼痛、足底筋膜炎、关节炎	
正常足	足弓高度适中，足底筋膜弹性佳，站姿平衡性较佳，耐走不怕站	
扁平足	足弓有塌陷现象，足底筋膜弹性较差，不耐走，小腿易酸痛，容易发生足底筋膜炎、关节炎	

2. 动态足底压力测试 · 动态足底压力检测系统能真实地测量出足部的压力，多元化的分析软件

可对测量的压力数据进行详细全面的分析，并加以量化，如：步伐长度和宽度的改变，内翻足和外翻足的位置，足部接触地面的面积。其优点是由于其是固定的一个平台，使得测力板容易使用，而其缺点是这要求受试者必须熟悉测力板环境以确保是自然的步态，一般来说局限于实验室条件下的研究。

动态足底压力测试可以检测以下指标。

· 自动识别左脚步态和右脚步态，每个步态的时间、接触面积、平均压力和最大压力分析。

· 评价左侧步态和右侧步态的特征。

· 显示最大压力和平均压力分布。

· 显示触地压力时间分布。

· 步态统计。

· 步态类型。

3. 鞋内压力测量系统 · 鞋垫传感器灵活的嵌入鞋内以此测量并反映足和鞋之间接触面的压力的装置。其通过测量足部压力的变化，在步态分析、技术动作分析、运动损伤等研究领域拥有广阔的研究前景。可针对不同运动项目，测量运动不同时段的足底压力分布状况，从而可以进一步分析动作特点、合理性以及与运动损伤的关系等。测量系统测量量程、灵敏度、采样频率、数据存储量、测量精度、系统可靠性、系统稳定性、空间分辨率以及分辨率，尤其在测量重复性、精度上表现极为突出。

鞋内压力测量系统一般可得到如下数据。

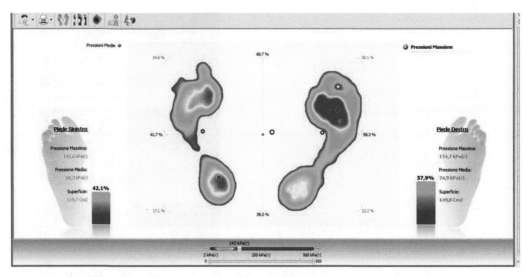

图13-14 足底压力分析
红色显示溃疡风险区域

- 各式运动项目脚底与步伐的压力分析。
- 观察因2型糖尿病造成的失调与神经方面的疾病。
- 外科手术完成后,掌握关节对体重的支持能力。
- 监测足部关节的失调及退化。
- 观察因脚趾异常所产生脚底压力集中的情况。
- 协助医生判断提高矫正效率。
- 协助医生进行外科手术前的评估。
- 判断潜在发生溃疡的区域。

鞋内压力量测系统的优势如下。

- 记录实际运动状态下的数据。
- 测试距离过程不受任何地区、任何时间的影响。
- 治疗过程中能够掌握足部被鞋所包覆的情况。
- 增进矫正鞋类的矫正能力。

4. 缓解足底压力异常的方法

在得到患者足底压力异常的数据后,我们可以向患者提供缓解足底压力异常与预防糖尿病足的方法,如下。

- 足底按摩改善足部血液循环:每天早晚对脚进行揉搓、温水浸泡,适时抬高足部等可以促进血液循环和流动,调节运动神经,防止肌肉萎缩,减轻足部压力,防止足部溃疡的发生。
- 去除胼胝:研究结果表明,胼胝去除术可有效减轻足底压力。糖尿病患者除胼胝后,足底总压力、总冲量、局部压力、局部冲量等都有所下降,与胼胝去除前比较,其差异有统计学意义。

- 预防性糖尿病鞋、鞋垫和袜的使用:行走时足底峰值压力在赤足时最高,穿合适的鞋子则显著降低,同时研究表明跑鞋同样可以降低糖尿病患者的足底压力。通过对有溃疡病史的患者或糖尿病足病高危患者进行实验,结果表明穿有搭扣的鞋和减压鞋垫可以有效地减轻足底压力,减压鞋垫能够降低患者趾骨区域的压力。
- 减少人体超出的重量,防止足底部角化症和真菌感染等也可减轻足底压力。
- 足弓矫正、糖尿病溃疡预防或者改善的方法:矫正鞋垫。目前适合糖尿病患者的鞋垫主要有:① 糖尿病个性化鞋垫设计(按照患者情况完整制作一张鞋垫)(图13-15); ② 半成品减压鞋垫(图13-16)。

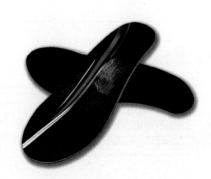

图13-15 糖尿病个性化鞋垫
完全根据患者足部数据而定制的鞋垫

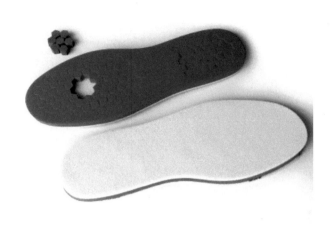

图13-16　蜂窝减压鞋垫

目前足部动力学测试系统，无论是在时空分辨率、采样频率、还是准确性和灵敏性上都足以满足现代足部生物力学研究的需要，且能够采集的参数也不断增多。

足部动力学测试技术作为当今步态研究中最先进的技术，特别是在帕金森综合征、偏瘫、糖尿病等患者的步态研究中，能够为针对患者制造个性化的康复鞋提供可靠的数据。

六、组织活检

（一）简介

组织活检是指用一定的方法从病变处取活体组织作病理学检查，目的在于证实临床上的印象而获得诊断和鉴别诊断，或了解疾病情况，以此作为治疗的指导和对预后做出估计。其原则是一次成功、痛苦少、瘢痕小、不增加组织恶变概率。

组织活检为肿瘤、特异性肉芽肿、炎性皮肤病，确诊不明的情况提供了诊断价值。在创面修复科我们建议慢性溃疡超过2个月，或难愈创面超过1年的患者做病理组织切片观察病变部位是否已经产生癌变或其他变化。

（二）取材流程

1. 取标本前的准备
- 取标本前一定要做到全面查体，然后选最明显的具有代表性的皮损。

- 尽可能从原发皮损取材，避免取治疗过或其他因素引起的继发性皮损。
- 取发展较为成熟的损害，如不是为了特殊目的，尽可能不要取太晚期或太早期的损害。
- 水疱、脓疱性皮损，要选择早期损害，如浮肿性红斑或早期小水疱。取材时，要保持水疱壁的完整性。
- 环状损害，应取环状边缘处组织。
- 斑片损害应从活动性靠近边缘的部位取材。
- 浸润高起皮损，可取中央部位，一定要够深、够宽。
- 溃疡性损害应取溃疡周围，包括正常组织和病变的活组织，不应太靠近边缘，以免仅取到正常组织。
- 结节性损害，取材时，必须包括皮肤及皮下组织，不能只单独取结节。
- 如皮疹有多种形态，怀疑不同疾病时，应各取一代表性皮损送检，分别装瓶、固定，并注明。
- 麻风皮损取材，如果要求确诊时，应尽可能不取麻风区；如果为了观察疗效或判断治愈，要取高起的红斑处的麻风区。如又有新皮损出现，要选新皮损。

2. 取材前记录　以肉眼及相机观察并记录以下项目（图13-17）。
- 创面形状、大小。
- 皮肤表面：平滑、粗糙、水肿、水泡、毛发附着、色素、白斑、疣状物、乳头、结节状隆起、皮下结节、硬度等。
- 取材的组织块大小、方向、切缘等。

3. 取材前的消毒　取材前需对取材部位消毒，对碘过敏的患者应用其他消毒剂消毒。可以用0.1%的利多卡因做局部浸润麻醉，应注意局部麻醉应在病变周围进行，避免在皮损上麻醉，也不要在麻醉药中加肾上腺素，以免影响诊断。为减少出血，对指（趾）部活检是可以在其根部扎止血带。

4. 取材部位　取材时应根据观察目的选取具有代表性并对诊断有重要价值的部位，熟悉组织的组成并据此决定其切面的走向。一般选择成熟、原发的皮损，避免早期，晚期或治疗后皮损，同时避开

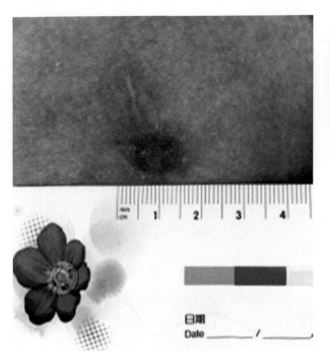

图13-17 取材前附上标尺照相

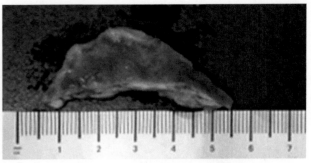

图13-18 较大的组织固定后会略有收缩

皮下血管神经等部位。根据皮损特点考虑取材部位，例如弹力纤维病应取病变中央，环状和堤状隆起取边缘，脓疱性皮损最好在活检中包含多个脓疱，等等（参见上页"1. 取标本前的准备"）。

5. 取材大小 · 取材的组织块不宜过大，应该小而薄（理论上组织大小为2～3 mm），组织深度最好能包括表皮、真皮及皮下组织。

取材应包括如下部位。

- 主要病灶（原发部位）。
- 病灶与正常组织交接处。
- 远距离病区的正常组织。

取材后尽量去除与周围不需要的部分，以免影响以后的观察。各部位标本应在标签上标明。取材后及时放入10%中性福尔马林内，避免组织干燥影响脱水，如有较多血迹，黏液等可用生理盐水冲洗后放入固定液中。新鲜组织固定后或多或少会产生收缩现象，所以放入固定液时尽量展平（图13-18）。病理号病理申请单上患者姓名要相符。

（三）取材方法

目前病理标本采集的方法主要有手术切取法、环钻法。

1. 手术切取法 · 该方法为活检的基本方法，可适用于所有皮损，应用锐利刀剪，切割时不可来回挫动，夹取组织时切勿猛压，以免压损组织（图13-19）。切口切割时应垂直于皮肤表面，避免横切毛囊，伤口再小也应减少张力，剥离需要剪刀或者解剖刀来完成，可在切开组织一端后，用单钩或镊子提起一端，将组织切下。

2. 环钻法 · 环钻法则具有创面小、不需缝合、所需器械简单、操作简便的优点，尤其适用适用于较小的早期皮损或局限于表浅处或手术切取困难者。

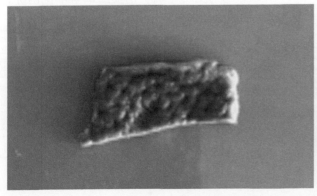

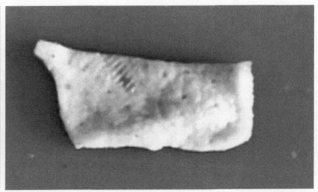

图13-19 镊子用力过猛后在组织上留下不可逆转的齿痕（同一组织的正反面）

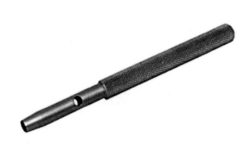

图13-20　病理科常用的环钻工具

3 mm钻孔器可不缝合,小儿亦可应用,但小儿所取组织表浅,主要用于表浅的皮肤炎症。削切法应用较少,主要用于外生性皮损。图13-20、图13-21为使用环钻取材的示意图。

(四) 病理取材的注意事项

皮肤活检具有一定的损伤,在实施检查时应注意:

· 应争取一次成功,痛苦少、瘢痕小以及不增加病变组织恶变概率等。

· 瘢痕体质、有出血倾向、精神病、严重内脏疾患、白癜风活动期、全身或局部明显感染的患者应慎做。

· 遵循知情同意原则,应征得患者同意并签字。

· 在取材时应注意到美学方面的影响,尽量避免面部或暴露部位取材,尽量环钻取材。

· 取材切口方向应与皮纹一致,如需缝合,尽量将切口皮肤对齐。

· 夹取组织时,动作要轻柔,勿用力挤压,以免

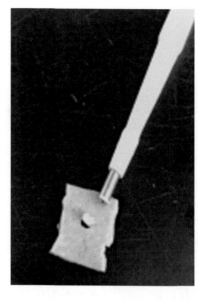

图13-21　一次性环钻工具的取材示意图

造成人工假象,影响病理诊断结果。

· 尽量避免关节部位取材,以免形成瘢痕,影响功能。如必须在关节部位取材,注意切口方向应与皮肤所受应力方向一致,以免影响功能。

· 注意无菌操作。

(五) 取材后一般流程

取材后一般做普通病理HE染色,如怀疑癌变,也可做免疫组化来进一步确诊。一般HE染色我们可以得出关于皮肤的恶性肿瘤有:鳞状细胞癌,基底细胞癌,基底细胞痣综合征,卡波西肉瘤,隆突性皮肤纤维肉瘤,恶性黑素瘤,皮肤B细胞淋巴瘤,皮肤型恶性组织细胞增生症,皮肤转移癌等。

(董叫云　宋　菲)

第十四章
创面游离植皮技术及术后处理

烧伤、创伤以及其他多种原因（如糖尿病、压疮等）形成的创面，可根据创面和患者的具体情况，采取保守治疗和手术治疗。保守治疗（非手术治疗）包括普通清创换药、封闭负压引流、生物敷料（异体皮、异种皮及其他人工生物敷料等）、组织工程皮肤、生长因子制剂、物理因子治疗、干细胞治疗等。面积较小或深度较浅的创面，通过保守治疗多可以治愈，但对面积较大、深度较深的创面，手术治疗是非常重要甚至关键的方法，其中游离植皮又是手术治疗中最常用的技术。

一、创面植皮手术方法

（一）削痂植皮术

早期用滚轴刀将深度烧伤坏死组织削除，用皮片覆盖封闭创面。

1. 主要适应证·深Ⅱ度烧伤早期创面、手背等重要功能部位溶痂创面。

2. 手术时机与范围·轻、中度烧伤可伤后立即进行，重度、特重烧伤一般于休克期后进行，在良好监护能保持血流动力稳定、娴熟的手术技术和保障条件下，也可早期削痂。大面积烧伤一次削痂面积一般为15%～30%，两次削痂手术间隔为3日左右。

3. 削痂创面覆盖方法·削痂后残留健康真皮较少的创面可移植刀厚自体皮、网状自体皮、异体皮、异种皮、大张异体皮混植小量自体皮、人造皮等。真皮较多的创面可单纯用抗生素薄油纱或生物敷料包扎。功能部位创面如自体皮源充足，一般采用大张中厚自体皮移植。

早期削痂可防止创面加深，加速创面愈合。研究表明，局部过度炎症会导致烧伤创面伤后48 h内进行性加深，伤后24 h内削痂可减轻局部过度炎症反应，防止创面进行性加深。24 h内削痂还能增加局部生长因子的释放，促进创面愈合。36家烧伤中心1 186例患者治疗表明，伤后24 h内削痂，创面愈合时间较常规48 h后削痂提前10日。此外，深Ⅱ度烧伤保留部分变性真皮组织，植皮愈合后瘢痕少，皮肤较柔软，功能恢复较好。

（二）切痂植皮术

伤后早期将深度烧伤的皮肤、皮下脂肪一并切除，立即移植自体皮或混合移植自、异体皮（异种皮），封闭创面。切痂平面一般应达深筋膜，坏死的肌肉、肌腱应切除，可保留少量健康脂肪以使外形丰满。

1. 适应证·早期Ⅲ度烧伤焦痂；脓毒症"抢切"，一次手术可清除明确病灶和周围深度烧伤坏死组织时，应积极切痂。

2. 手术时机与范围·一般在伤后2周内，焦痂未自溶前进行。轻度烧伤伤后可立即进行，中度烧伤无休克者伤后也可立即进行，重度与特重烧伤应待血流动力稳定后进行，大面积Ⅲ度烧伤每次切痂面积15%～30%，但有条件者可"早期一次大面积切痂"，一次切痂面积可达40%～50%。大面积Ⅲ度烧伤应预先通盘谋划手术次数、手术范围、部位及供皮区。

3. 切痂创面植皮方法·小面积可用整张自体皮，较大面积可选择自体邮票皮、网状皮，大面一般用点状皮、自体/异体(异种)皮混植、微粒皮、MEEK植皮、大张异体皮开洞嵌植小片自体皮。大面积深度烧伤自体皮源有限,要充分利用有限的皮源,采用可靠覆盖材料,保障植皮存活。

早期大面积切痂和创面脓毒症"抢切"不是单纯为了封闭创面,是创面处理与并发症防治一体化理念的具体实践。

严重烧伤后应激和炎症通过损伤血管内皮细胞,引起血管通透性增加和微循环障碍,导致缺血缺氧。由于炎症介质众多,网络复杂,机制难以阐明,既往针对单一介质治疗时,其他因素仍然在起作用,临床效果不明显,制约了大面积烧伤疗效的提高。能否从源头上阻断这一过程?研究发现,创面及痂下水肿液含有大量炎症介质、毒素,是早期损害的重要原因,在动物实验中开展伤后立即一次性切痂,发现可有效降低血管通透性,打断炎症介质、烧伤毒素、内环境紊乱的恶性循环,防治脏器损害。大面积切痂应用于临床,脏器并发症降低,治愈率提高。早期大面积切痂清除潜在感染源或侵袭性感染灶,是防治创面脓毒症和脏器并发症的关键措施,解决了严重烧伤因为坏死组织长时间存留导致持续炎症反应和并发症的难题。

(三)剥痂植皮术——焦痂(痂皮)剥除术

在焦痂或痂皮开始自溶,初见松动时,以刀剪将其清除,称为剥痂术。术后应及时植皮覆盖创面。剥痂术可以缩短焦痂或痂皮自然分离过程。应用于伤后早期由于延误或情况不允许切、削痂的患者,以及来不及或不宜进行切、削痂的部位。剥痂的时机较切痂或削痂要晚些,较蚕食脱痂要早。一般在伤后2~3周施行,作为处理焦痂或痂皮的一种补充措施。

剥痂前全身及创面通常无需特殊准备,但对较大面积的剥痂,全身应选用有效抗菌药物。一般用强化麻醉,必要时可加用静脉复合麻醉。不用驱血带或止血带。应尽量做到少出血及避免损伤健康组织。如能立即植皮,一次剥痂可达体表面积的15%~20%或更大。剥痂最好是成片进行,以有利于植皮及便于包扎与更换敷料。剥痂后的植皮,小面积可用整张自体皮,较大面积可选择自体邮票状皮、网状皮,大面积一般用点状皮、自体/异体(异种)皮混植、MEEK植皮。

剥痂的目的是促进创面愈合,减少全身性感染的威胁。因而首先必须掌握剥痂的时机,操作必须细致轻柔,沿着正确平面剥离。烧伤后2~3周,肉芽屏障业已形成,一般说来,若剥痂操作正确、细致,出血少,损伤组织少,通常并不易引起全身性感染的发生。相反,如果剥痂的平面不正确、粗暴,出血多,使大片肉芽与真皮组织遭受创伤与破坏,就有可能促使全身性感染的发生。

(四)蚕食脱痂植皮术

蚕食脱痂亦称焦痂(痂皮)自溶分离法或焦痂(痂皮)自溶脱痂法,系待焦痂(痂皮)下已溶解,坏死组织与创基的肉芽面已趋分离,仅有少许纤维带附着时,将纤维束带切断,逐步清除焦痂(痂皮)。一般在伤后3周左右方开始进行蚕食脱痂。在未分离前,尽可能保持焦痂(痂皮)完整、干燥,避免受压潮湿,以防感染。去痂后裸露的肉芽创面应尽量全部覆盖,做到边脱痂边植皮。深Ⅱ度创面已有上皮岛者,脱痂后使用局部抗菌剂,或加用促愈合的生长因子制剂等以促使创面愈合。

(五)慢性难愈创面和感染创面清创植皮术

慢性难愈创面多有复合感染和较多坏死组织存留,术前应加强清洁换药、充分清创和负压封闭引流,或用生物敷料反复覆盖,促使新鲜肉芽组织生长;控制感染、减少坏死组织,以利植皮存活。无侵袭性感染的创面术前可行湿敷、浸泡;创面感染较重,焦痂未完全脱落时,应控制创面局部感染;明确感染灶威胁生命时,应立即清除病灶植皮。术前做好细菌学检查,术后有针对性地选用抗生素。

二、游离皮片分类与切取方法

(一)游离皮片分类

1. 按皮片的厚薄分类·分为刃厚皮片、中厚皮片、全厚皮片、真皮下血管网皮片。

- 刃厚皮片：含表皮及少量的真皮，供皮区愈合后，无瘢痕增生，移植后的皮片易挛缩、耐磨性差、关节功能欠佳。适用于非功能部位的大片创面及肉芽组织，或烧伤后期整复治疗无中厚皮片供区时。

- 中厚皮片：含表皮和真皮的1/2和1/3，存活后耐磨性好，收缩小，厚中厚皮片效果更好，但有一定色素沉着。用以治疗新鲜烧伤关节功能部位皮肤缺损、烧伤关节部位瘢痕挛缩松解术后创面的覆盖，效果好。供区会有一定瘢痕增生，特别是并发供区感染后，多选用薄中厚皮片。

- 全厚皮片：包括表皮和真皮全层，存活后弹性好，色泽及耐磨性均佳，接近正常皮肤。皮片较厚，较中厚皮片难存活，供皮区不能愈合。仅用于小范围的植皮，主要用于面、手掌、足底等部位创面修复。

- 真皮下血管网皮片：包括表皮、真皮的全层以及真皮下血管网。易建立血循环，弹性好，收缩少，色泽正常，耐磨性及柔软性接近正常。适宜用于面、颈、手掌、足底等皮肤的移植，但有时出现皮片水疱、花斑，是血液循环重建障碍所致，影响外观，质地也稍硬。

2. 按皮片大小分类

- 点状或MEEK皮片：大小(0.3～1.5)cm×(0.3～1.5)cm。

- 邮票状皮片：大小(2～4)cm×(2～4)cm，与邮票相似。

- 条状皮片：宽度为(0.5～1)cm的条状，常与同样的宽度的异体皮片相间混合移植。

- 大张皮片：4cm×4cm以上的皮片。

- 网状皮片：将薄中厚皮片用制网机压制或滚动成鱼网状，可扩大皮片面积1～9倍，常用2～3倍。

- 微粒皮：将刃厚皮片制成0.1 mm×0.1 mm以下微粒。

(二) 游离皮片的切取

1. 供皮部位的选择 · 尽可能选择与植皮区色泽、质地相近且易被遮盖的部位，非关节功能部位、无感染或皮疹。早期取皮时要考虑到后期修复所需的供皮，年轻妇女及小女孩尽量不用腹部皮肤。常用头皮、背部及大腿外侧供皮。头皮附件密集，愈合快，间

隔4～6日即可重复取皮，但必须控制在刃厚皮片的厚度，才能不影响毛发生长，不出现增生性瘢痕。

2. 不同厚度皮片的切取方法

- 刃厚皮片的切取：刃厚皮片切取工具可选择滚轴刀、剃须刀、电动取皮机。供区皮肤注射0.5%普鲁卡因(加入1/1 000肾上腺素)；供区皮肤表面涂少许水或石蜡油，使刀易滑动；术者将刀在皮肤上轻轻下压，使刀刃处皮肤略皱起，来回拉动刀架向前切割推进。皮片厚薄与刀在皮肤上的压力有关，轻压时皮片薄，刀与皮肤之间角度小、刀片锋利、皮肤绷紧适度时皮片薄，反之皮片较厚。理想的刃厚皮片真皮面为薄白色。

头皮刃厚皮片的切取，应扎头部止血带，止血带下垫纱布，不可过紧。于帽状腱膜下注入生理盐水或0.25%普鲁卡因加1%肾上腺素，使头皮充分隆起，顺毛发方向切取皮片，避免刀与头皮成角或用力过猛，以使取皮过厚，影响毛发生长。术后用凡士林油纱覆盖，加压包扎，48 h半暴露，一般间隔1周左右供皮区愈合，可重复切取头皮。

- 中厚皮片的切取：可用鼓式取皮机、电动(气动)取皮机、滚轴刀。取皮前，应检查鼓面与刀刃之间距离是否适当、均匀一致，检查刀片是否锋利。于供皮区四周通过皮肤向供皮区注入生理盐水或0.25%普鲁卡因加1%肾上腺素。如果使用鼓式取皮机，鼓面可用双面胶纸或涂胶水。

- 全厚皮片的切取：取皮前按受皮区创面的大小画于供区皮肤上(一般选用梭形，以便供区的直接缝合)，切开皮肤后，于一端的皮肤角上缝上牵引线并提起，再用利刀将皮肤的全层取下，剪除脂肪组织。全厚皮片切取时宜略大于受皮区0.3～0.5 cm。

- 带真皮下血管网皮片的切取：在供皮部位用美兰画出所需皮片的大小，沿标出的线切至皮下直至脂肪层，连皮下脂肪一同取下，细心剪修皮下组织，保留脂肪层2 mm左右，以免损伤真皮下血管网，局部麻药中切勿加肾上腺素，以免影响皮片的存活。真皮下血管网皮片切取时宜略大于受皮区0.3～0.5 cm。

3. 供皮区的处理 · 刃厚、薄中厚、厚中厚皮片供区，充分止血后用凡士林油纱覆盖，加压包扎，48 h

后半暴露,也可包扎至愈合为止,若有感染要及时更换。厚中厚皮片供区可用刃厚头皮回植,减少瘢痕增生。全厚皮片与真皮下血管网皮片供区,止血后直接缝合,缝合困难时,移植刃厚皮片。

三、自体游离皮片移植方法

(一) 刃厚皮片移植法

刃厚皮片移植主要用于大面积烧伤及非功能部位的创面,一般分为两种。

- 点状(小片)刃厚皮片:用压皮机压制或手工剪制,大小0.5 cm×0.5 cm或0.75 cm×0.75 cm,皮片愈小增加面积越大,移植间距0.1～0.5 cm,可用于新鲜创面及肉芽创面,肉芽创面要求清洁新鲜。术后内层可用网眼纱布覆盖,再外用多层抗菌纱布包扎,视情况术后2～4日首次更换敷料,若创面清洁,网眼纱布可不更换,仅更换外层敷料。

- 邮票或大片刃厚皮片:用于中小面积烧伤自体皮源比较充裕时,在切削痂后创面、健康肉芽创面(去除不健康的表层肉芽组织后),将邮票或大张刃厚皮片密植全覆盖于创面。因刃厚皮片薄,不易铺开,影响覆盖操作及速度,可将大刃厚皮片置生理盐水中漂浮展开,然后载上小铺皮板,剪成(2～4)cm×(2～4)cm大小,与邮票相似,或将整张皮片从皮板将刃厚皮片移于创面,操作较方便,速度也快。

(二) 中厚皮片移植法

中厚皮片常用于手背、关节(肘、膝)等功能部位,早期手背深Ⅱ度烧伤于切削痂后充分止血,立即用薄中厚皮片覆盖,间断缝合,抗菌纱布覆盖,多层纱布包裹加压包扎,手指固定于半球位,外用石膏固定,术后7～10日启视,常可获得满意效果,如失去早期手术机会,手背已形成肉芽创面,经过清洁准备,除去表层肉芽组织后也可立即用薄中厚皮片覆盖,缝合包扎固定,术后5日左右启视创面,亦可获得满意的效果。

(三) 全厚皮片移植法

常用于面颈、手足掌部位的皮肤缺损,如瘢痕、肿瘤及早期Ⅲ度烧伤,在以上手术切除后的创面,充分止血后,立即用全身皮片覆盖,间断缝合,加压包扎,如无特殊,术后2周启视创面,更换敷料。

(四) 真皮下血管网皮片移植法

此种皮片亦多用于面、颈、手掌等部位的瘢痕、肿瘤切除后的创面覆盖,方法同全厚皮片。因皮片较厚,术后打包压迫的时间要长,一般3周后启视创面更换敷料,术中止血要充分,过早启视会影响皮片的生长。

(五) 自体网状皮片移植法

自体网状皮片的移植,主要用于大、中面积烧伤,有一定供皮源的患者,早期切痂或削痂后,立即用自体网状皮片覆盖,周边缝合,加压包扎,一般可增大自体皮片覆盖面积1～6倍,个别可达9倍,常用的增大倍数2～3倍,可节约皮源,若皮片增大倍数大于1:3时,宜用大张开洞的中厚异体皮片覆盖于自体网状皮片,以减少网眼中的渗出,有利于感染的预防和全身状况稳定。术后3～5日启视创面。在大片肉芽组织创面,经过较好的清洁准备去除表层肉芽后,也可用自体网状皮片覆盖,用1:2.5自体网状皮片为佳,术后2～3日启视更换敷料。

(六) 自体小片皮与异体小片皮混植法

此法主要用于大面积烧伤未能早期手术,脱痂后形成的大片肉芽创面,当自体皮源供皮有困难时,也用于早期切痂植皮失败后的大片创面。优点是节约自体皮源,封闭创面的可靠性好,局部引流充分。方法是将自体刃厚皮片及新鲜异体皮片均制备成0.5 cm×0.5 cm大小的皮片,或自体刃厚皮片制成0.5 cm×0.5 cm大小皮片,异体皮片制成1 cm×1 cm大小皮片。待大片肉芽组织清洁后按自、异体皮片1:(4～6)的比例规则均匀地镶嵌覆盖于创面,密植不留间隙,全覆盖。自体小片皮和异体小皮片可用压皮机压制或手工剪制,创面植皮后内层用网眼纱布覆盖固定,外层用抗菌纱布包裹,多层纱布包扎,术后2～4日启视创面,更换敷料。

（七）大张异体皮片开洞嵌植小片自体皮片法

常用于特大面积烧伤创面的处理，具体操作是将大张新鲜中厚异体皮片开洞覆盖于早期切痂后的新鲜创面，术后48 h异体皮存活后在其洞中嵌植自体小片皮。本法节约皮源，封闭创面完整，全身情况易于稳定。大张开洞异体皮片的制作，可用压"U"形皮瓣洞滚刀压制，亦可用手工尖刀戳成，洞大小与洞距均以0.5 cm为宜，在嵌入自体小皮片前需将异体皮上的"U"形皮瓣掀起或剪去洞边一小片异体皮，使新鲜创面基底显露有利于接受自体皮片，外用抗菌纱布覆盖，再用多层纱布包裹加压包扎，术后2～4日启视创面，更换敷料。此法可增大自体皮片覆盖面积1～6倍，动物实验可达17倍。

（八）自体微粒皮移植法

用于大面积烧伤自体皮源不充裕时早期切痂植皮治疗，优点是节约皮源，操作简便，手术时间短。方法：将自体刃厚皮片微粒（皮粒<0.1 cm²）均匀地涂抹于大张中厚异体皮片真皮侧，在切痂创面充分止血后，立即用此带有自体微粒皮的大张中厚皮片覆盖于创面，覆盖之前要看好位置，不要在创面上移动异体皮片，避免异体皮片移动而擦动自体微粒皮，以致失去皮粒均匀性，影响创面愈合。覆盖完毕后内层用抗菌纱布，外层用多层纱布覆盖，术后2～3日启视创面，予以暴露或半暴露治疗。此法可增加自体皮覆盖面积6～8倍。在肉芽创面使用时，易因感染而失败，要慎用或少用。

（九）MEEK微型皮片移植法

此法是近年来用于大面积烧伤自体皮源不充裕时早期切痂植皮、削痂植皮、大面积剥痂或肉芽创面治疗的方法。优点是节约皮源，操作简便，手术时间短。此法可增加自体皮覆盖面积4～8倍。

四、游离植皮术注意事项

（一）影响皮片成活的因素

皮片下血肿、皮片下感染、坏死组织清除不够、皮片与创周对位差、缝合张力不当、皮片与创面贴合不紧、启视时间不当，这些都会影响皮片存活，造成手术失败。

（二）注意事项

• 术中充分止血，术后严密观察渗血：术中用热生理盐水、1/20 000肾上腺素溶液、双极电凝器、气囊止血带等止血，皮片下应无积血。术后观察创面渗血，非功能部位大张皮片移植时可用尖刀戳散在小洞，防术后皮下积血，并适度加压包扎。

• 包扎压力适当，抬高术肢，注意末端血循环：包扎过紧可使回流障碍，甚至导致组织和肢端坏死，包扎过松，易出现皮片下积血积液。手指不宜用湿纱布环绕包扎，以防湿纱布术后收缩压迫手指血循环。不便于包扎的部位，小范围者可打包包扎，趾、指端应外露，便于观察末端血液循环情况。尤应注意预防术后筋膜间隙综合征和肢体缺血坏死。手术后密切观察肢端血液循环状况，如有进行性疼痛加重及胀感加剧，应及时减张敷料改善血循环。

• 慢性及肉芽创面术前控制感染，术中彻底清创：慢性创面、肉芽创面，术前1～2日可行清洁湿敷，术中彻底清除不健康肉芽组织，必要时可先行VSD治疗，待创面新鲜后再行植皮。术后2～4日启视创面，加强创面感染防治。

• 术后植皮区制动，功能位固定，防止皮片移动：防止皮片移动是保障植皮成功的重要前提。此外，上肢植皮术后不宜在手部输液或上臂测量血压，下肢植皮术后要卧床休息，皮片存活1～2周方可循序渐进下床活动，下床时用绷带加压包扎，防皮片下积血积液，发生水泡、坏死。

• 防止挛缩，加强关节功能练习：关节功能部位选择较厚的皮片，防止皮片移植后回缩和挛缩而影响功能和外观。皮片存活后会发生挛缩，挛缩程度与皮片厚度成反比：刃厚皮片挛缩30%～70%，平均50%左右；薄中厚皮片术后挛缩10%～30%；厚中厚皮片术后挛缩10%～20%；全厚皮片术后挛缩0～10%。关节部位宜用中厚皮片，面、颈、手掌宜用全厚皮片，大张皮片移植时，缝合应有张力，使其恢复到取皮时的大小。保持对抗挛缩体位或置颈托，关节特别是指关节宜术后早期活动，适当理疗、体疗，儿童时期应随身体发育生长应长期坚持功能练习，对抗皮片移植后的挛缩，防止关节畸形。

• 适时换药防治感染：换药过早过晚均影响皮片存活。① 刃厚皮片移植：新鲜创面3～5日，肉芽创面2日左右，感染创面1日，小心移除内层纱布（无分泌物可不移除），防皮片脱落，MEEK植皮一般3日左右小心揭除绉纱。② 中厚皮移植：新鲜无感染创面7～10日，感染创面3日启视，更换敷料，继续加压包扎。③ 全厚皮移植新鲜无感染创面10～14日，感染创面需提前更换敷料，继续加压包扎。④ 真皮下血管网皮片一般3周左右启视。

• 注意慢性创面植皮和护理的特殊性：糖尿病溃疡者应控制空腹血糖水平＜7.8 mmol/L。压疮、血管淋巴性溃疡等，控制相关疾病。移植皮片以刃厚皮片为主，皮片上适度打孔引流。不能彻底清创者，先用VSD进行创面准备。术后与负压引流技术联合应用，可提高植皮成活率。加强换药，控制和预防创面感染，保障植皮存活。加强全身支持，纠正营养不良状况。

（黄跃生）

参 考 文 献

［1］ 黄跃生,柴家科,胡大海,等.烧伤关键治疗技术及预防急救指南［M］.北京：人民军医出版社,2015：90-100.

［2］ 黄跃生,柴家科,胡大海,等.烧伤关键治疗技术及预防急救指南［M］.北京：人民军医出版社.2015：100-106.

［3］ Hang YS, Yang ZC, Chen FM, et al. Effects of early eschar excision en masse at one operation for prevention and treatment of organ dysfunction in severe burned patients［J］. World J Surg, 1999, 23 (12): 1272-1278.

［4］ 黄跃生.烧伤外科学［M］.北京：科学技术文献出版社,2010：140-171.

［5］ 黎鳌.黎鳌烧伤学［M］.上海：上海科学技术出版社,2001：102-128.

［6］ 黄跃生.烧伤早期救治与康复治疗学［M］.石家庄：河北科学技术出版社,2013：157-218.

［7］ 黄跃生.实用烧伤临床治疗学［M］.郑州：郑州大学出版社,2013：76-105.

［8］ 黄跃生.中华战创伤学.特殊致伤原因战创伤［M］.郑州：郑州大学出版社,2014：373-395.

第十五章
皮瓣修复及其常用方法

皮瓣移植是创面修复外科最基本也是常用的操作技术之一，广泛应用于急慢性深度组织缺损的最终修复。

一、简介

皮瓣也称带蒂移植皮肤，由具有血液供应的皮肤及其附着的皮下组织组成，可以从身体的一处向另一处转移。在皮瓣形成与转移过程中，必须有一部分与本体（供皮瓣区）相连，此相连的部分称为蒂部，以保持血液供应，其表面及深面均与本体分离。转移到另一创面后（受皮瓣区），暂时仍由蒂部血运供应营养，等受皮瓣区创面血管长入皮瓣，建立新的血运后，可将蒂部切断，完成皮瓣转移的全过程。故又名带蒂皮瓣，但局部皮瓣或岛状皮瓣转移后则不需要断蒂。

皮瓣转移后，局部的血液循环和营养在早期完全依靠蒂部供应。当皮瓣在移植处愈合3周左右，又逐渐建立起新的血液循环。由于带有全层皮肤和丰富的脂肪组织，其收缩性远较游离植皮小得多，而且可耐受外力摩擦，并能保持皮瓣转移前原有的色泽。因此，皮瓣移植在深度创面修复中最为常用，其效果优良。

二、适应证

- 皮肤伤口不能直接缝合，或在颜面及关节部位，勉强缝合影响外形与功能。
- 肌腱、骨、关节、大血管、神经等深部组织裸露

的急慢性创面。
- 深度软组织缺损的创面，如压疮。
- 不稳定型贴骨瘢痕或瘢痕溃疡创面。
- 穿透性缺损创面，如面颊部穿透性缺损。
- 局部血运不良的创面，如放射性溃疡。

三、围手术期注意事项

- 术前全身准备：纠正营养不良，控制感染，清洁创面，体位训练等。
- 移植部位准备：供瓣区皮肤健康评估，皮瓣设计与标识，血管走行超声定位标记等。
- 技术和设备的准备：小血管吻合技术训练，手术显微镜和外科器械等。
- 皮瓣覆盖与固定：推荐使用持续封闭式负压吸引装置，与周围组织固定相对牢靠，便于皮瓣下引流或引流管的引流，有效降低缝合口张力，压力适中，有止血效果，利于皮瓣与创面基底的黏合。
- 术后注意患者全身情况外，需密切观察皮瓣血运情况并预防感染。
- 术后可常规给予补充血容量、保温、止痛、抗凝等措施疏通微循环。

四、皮瓣的选择与设计原则

- 选择皮肤质地、颜色近似的部位为供皮瓣区。
- 以局部、邻近皮瓣，安全简便的方案为首选。
- 应尽可能避免不必要的"延迟"及间接转移。
- 皮瓣设计面积，应比实际创面还要大20%

左右。

• 应尽量多选用血运丰富的轴型皮瓣或岛状皮瓣移植。

五、逆行设计或"剪裁试样"

逆行设计或"剪裁试样"是皮瓣设计必不可少的步骤，其大致程序如下。

• 先在供皮瓣区绘出缺损区所需皮瓣大小、形态及蒂的长度。

• 用纸（或布）按上述图形剪成模拟的皮瓣。

• 再将蒂部固定于供皮瓣区，将纸型（或布型）掀起、试行转移一次，视其是否能比较松弛的将缺损区覆盖。如此在病床上根据患者的实际情况和可以耐受的体位，模拟比试的设计方法叫逆行设计，也叫皮瓣逆转设计法。它是防止设计脱离实际情况行之有效的措施，在手术前讨论时是不可忽视和省略的，因为只有通过这种逆行设计才能检验我们所设计的皮瓣，其具体大小、位置、形状能否与缺损区吻合，患者对这种体位能否耐受。

六、常用皮瓣

（一）局部皮瓣

系利用皮肤组织的松动性，在一定条件下，重新安排其位置，以达到修复缺损的目的。

1. 随意皮瓣 · 属近位转移皮瓣，特点是没有知名血管供血，设计皮瓣时，其长宽比例受到一定限制。在肢体与躯干部位，长宽之比以1.5∶1为最安全，不超过2∶1；在面部，由于血循丰富，可放宽到（2~3）∶1，在血供特别丰富的部位可达4∶1。按转移式又可分为推进皮瓣、旋转皮瓣及交错皮瓣。

• 推进皮瓣（又称滑行皮瓣）：根据创面周围组织活动度，在缺损相邻部位一侧或两侧作辅助切口设计皮瓣。皮瓣与皮下组织分离后，利用组织的弹性，将其滑行推进覆盖缺损部位以整复创面。

临床常用的"V-Y"皮瓣成形术，也是属于滑行皮瓣的一种：在皮肤上作"V"形切口，分离三角形皮瓣及两侧皮下组织，利用组织的收缩性，使三角形皮瓣后退，再将切口缝为"Y"形，可以使皮肤的长度增加，宽度缩小。反之，在皮肤上作"Y"形切口，分离三角形皮瓣及对直切口两侧行潜行分离，利用组织的弹性，将三角形皮瓣向前推进，把切口缝合成"V"形，则可使皮肤的长度缩短，宽度增加。尤其适用于手指指端皮肤缺损伴骨外露者。

• 旋转皮瓣：在皮肤缺损的邻近部位设计一皮瓣，沿一定轴线旋转而覆盖创面。供皮区遗留的创面，可游离附近皮下组织或作辅助切口后缝合，尽量使缝合线与皮纹平行。如因供皮区较大不能直接缝合时，可用游离皮片移植修复。矩形皮瓣也是旋转皮瓣的一种，常用于修复较小的深度组织缺损。

• 交错皮瓣（或称易位皮瓣，常用的有Z字形成瓣、W皮瓣、五瓣成形术等）：通过皮瓣位置相互置换，达到松解张力、增加挛缩方向的长度，以改善局部的功能与外形。做成对偶三角形（Z形）然后互换位置即可延长挛缩方向的长度，三角形皮瓣的角度愈大，则其增长的长度也愈大，但角度太大时常因两侧皮肤松动受限。不易达到转移目的。一般以60°为宜。两个三角瓣也可以根据需要作成一大一小。如在瘢痕较长或局部为狭长部位，也可以作连续几对三角形皮瓣，以解除挛缩；同一段距离，作单Z（一对）转移不及多Z（多对）转移延长的效果好。

2. 岛状皮瓣 · 在表浅的动脉末端设计一皮瓣，使动脉与皮瓣直接相连，也称动脉皮瓣。特点是有一对知名血管供血与回流，因而只要在血管的长轴内设计皮瓣，一般不受长宽比例限制，常以岛状皮瓣或隧道皮瓣的形式转移。将皮瓣转移至缺损部位时，仍有动脉与皮瓣相连，以保证血液的供应。带动、静脉（或神经）的岛状皮瓣已广泛应用于全身各部位，同时特别重视保留回流静脉。岛状皮瓣特点是蒂长，经过皮下转移灵活，常用的如示指指背动脉皮瓣修复拇指深度缺损、阔筋膜张肌肌皮瓣修复髋部深度压疮等。

• 隧道皮瓣：是指皮瓣必须通过皮下或深部组织进行转移。与岛状皮瓣不同的是，除含有知名血管外，蒂部的横径与皮瓣的横径相一致，仅仅是在通过隧道的部分蒂部被去除了表皮。隧道皮瓣实际上是岛状皮瓣与皮下皮瓣的结合与发展，这种皮瓣的最大优点是手术可一次完成,无需二期断蒂或修整,常用的如颞浅动脉岛状皮瓣修复眼周深度组织缺损。

• 轴型皮瓣:是利用含有知名动脉(及其伴行静脉)供养范围的皮肤组织或皮肤肌肉组织。带血管蒂移植至邻近或远处,达到修复目的。它(不必作小血管吻合的一种皮瓣或肌皮瓣)具有血供丰富、成活好、操作较易、便于推广等优点。常用的有:颞动脉轴型皮瓣、筋膜皮瓣、胸大肌肌皮瓣、胸三角肌肌皮瓣、侧胸皮瓣、前臂皮瓣、髂腰部皮瓣、阔筋膜张肌肌皮瓣、隐动脉皮瓣、足背皮瓣,跖内侧皮瓣及各种逆行皮瓣、筋膜皮瓣等。术前可用超声血流探测仪(Doppler)确定动脉的行走方向,再设计皮瓣的切取范围。

(二)远处皮瓣

直接皮瓣创面缺损较大,局部无足够的皮肤转移修复时,可于身体其他合适部位设计一皮瓣直接转移到缺损部位以修复创面,使皮瓣完全愈合后,蒂部经过血运阻断试验,再将其切断修整。例如手部皮肤撕脱伤合并肌腱断裂或神经损伤时,当修复肌腱神经后,应在腹部身体其他合适部位,设计一直接皮瓣,将手部创面完全覆盖。待3～4周伤口愈合后,即可断蒂。如果应用薄皮瓣转移(即仅含真皮下血管网的薄皮瓣),断蒂时间常可提早至术后6～10日。

(三)管形皮瓣

简称皮管形成术,在选定的部位作两个平行切口,其长宽之比一般不超过2∶1;在皮肤血运较好的部位如颈部,可略增至2.5∶1或3∶1。自深筋膜上分离皮瓣,再将皮瓣两缘向内翻转缝合,成为无创面外露的实心皮管。遗留的供皮区创面可以游离两侧的皮下组织,使两侧皮肤松动,将创缘直接缝合,或用游离植皮以修复创面。这样皮管可由两端得到血液供应。经过3～4周后,即可将皮管的一端移植至预定修复部位。再经3～4周后可将皮管另一端切断,部开摊平缝于缺损的部位。当皮管较长或携带有较大的皮瓣时,一端切断恐有部位皮肤血运不够,可先

将计划的皮瓣或皮管作部分切开剥离皮下组织,彻底止血后再缝回原处,则手术后部分血运被阻断,另一端蒂部血管即可发生代偿性的增生与扩张。这种逐步切断皮瓣部分血运,以改变血运方向的手术,称之为皮瓣延迟术。其运用了皮瓣延迟血流方向改变的原理。

(四)游离皮瓣

系吻合血管的皮瓣移植,将远离创面部位的轴型皮瓣完全游离切取后,应用血管显微外科技术将皮瓣的血管与缺损部位的血管吻合,皮瓣移植于缺损区,立即得到良好的血液供应和静脉回流,从而在移植部位永久存活。主要作为急性创伤和体表肿瘤术后缺损立即整复的主要手段。对于急性创伤导致的皮肤软组织缺损,移植游离皮瓣时要考虑创伤组织的损伤时间、程度及复杂性,如无把握,不要勉强施行此种手术。也不适用于糖尿病患者下肢组织缺损或放射性溃疡等周围血运欠佳的慢性深度创面修复。

(五)穿支皮瓣

隶属于传统的轴型皮瓣,是传统轴型皮瓣在小型化、精细化、薄型化和微创化方面的新发展。

穿支皮瓣的概念由日本Koshima和Soeda于1989年首先提出,是指由穿支动静脉供养的岛状皮下组织皮瓣,属于轴型血管的皮瓣范畴。自1997年以来国际上每年召开一次穿支皮瓣培训交流大会,但直到2003年"根特"共识的发表,才引起世界学者的广泛重视。我国的穿支皮瓣概念由张世民等于2004年首先介绍。穿支皮瓣有简单类型(单纯穿支皮瓣)和复杂类型(特殊穿支皮瓣)。

简单类型的穿支皮瓣是指仅由1条穿支血管供养的皮瓣。供养的血管蒂有两种类型,一为仅切取穿支血管(不带源动脉),二为穿支带上级源动脉。携带的组织瓣有多种类型,包括真皮下血管网皮瓣(超薄皮瓣)、皮下组织皮瓣、筋膜皮瓣、皮神经营养血管皮瓣、筋膜皮下瓣等。我国的专家共识提出,临床命名穿支皮瓣时,应指明其源动脉和组织瓣类型,如"骨间后动脉穿支皮瓣"意为不切取骨间后动脉、

仅为其穿支血管供养的皮下组织皮瓣,而"带骨间后动脉穿支筋膜皮瓣"意为切取骨间后动脉但以其穿支供养的筋膜皮瓣。增加一个"带"字以突出其携带源动脉的特征。

复杂穿支皮瓣又称为特殊类型穿支皮瓣,其营养血管均起源于同一个上级源血管,包括联体穿支皮瓣(面积大或长)、分叶穿支皮瓣(二叶、三叶等)、嵌合穿支皮瓣(多个不同种类的多元组织瓣)、超薄穿支皮瓣、血流桥接穿支皮瓣等。特殊类型穿支皮瓣是内容最丰富、形式最复杂、使用最变化多端的穿支皮瓣,最能显示临床医师匠心独运的创造力和想象力。

穿支皮瓣的临床应用方式有带蒂转位(V-Y推进、螺旋桨旋转)和游离移植。对于大面积的联体穿支皮瓣或血循环不充分的皮瓣,尚需进行辅助的血管吻合(动脉外增压或静脉超回流)。对于中小面积或单纯皮肤软组织缺损的创面,局部转位的穿支血管蒂螺旋桨皮瓣能获得良好的效果,尤其在小腿下段和足踝创面获得了广泛的应用。将穿支血管解剖游离至主干动脉(胫后动脉、腓动脉),获得充分的长度($\geqslant 2$ cm)以平滑的180°扭曲,是保证成功的关键。对于面积较大或缺损结构复杂的创面,常需要穿支皮瓣游离移植才能可较好地解决问题,如穿支联体皮瓣、穿支嵌合皮瓣、血流桥接穿支皮瓣,甚至多个穿支皮瓣的显微外科拼接等。

穿支皮瓣的临床应用和研究发展迅猛,如Wang和Sun的指固有动脉背侧支穿支皮瓣游离移植修复指腹缺损,吻合的血管口径仅$0.2 \sim 0.3$ mm。在皮瓣设计上,Zhang等提出了化宽度为长度的"KISS理论"。如在股前外侧供区,根据旋股外侧动脉降支的多个穿支血管,先切取较长的皮瓣,再根据穿支的部位进行分割,拼接成一个较宽的皮瓣,以适应受区宽大圆形创面的需要,而供区的长条形缺损则能直接拉拢缝合,愈合后仅留一条线状瘢痕。

细小的穿支血管解剖变异较多,因此术前详细准确的可视化血管探查十分重要,包括穿支血管的部位、起源、口径、流速、分支等,有时需多种探测显像技术联合应用超声多普勒增强CT、计算机体层血管成像(CTA)等才能提高术前预判的准确性。术中使用吲哚菁绿(ICG)荧光显像对判断皮瓣的动脉血供是否充足很有帮助。但穿支皮瓣术后并发症大多出现在静脉回流方面,需进一步研究判断静脉回流效能的技术方法。

七、穿支皮瓣适应证

具有一般皮瓣移植的适应证。
- 不适宜用邻近皮瓣或轴型皮瓣修复者。
- 受区附近有供吻合的正常动、静脉。

(一)供皮瓣区的选择

- 皮肤外观正常,质地柔软而无瘢痕。
- 至少有一对适当长度($2 \sim 3$ cm)和适当外径(1 mm左右)的正常动、静脉分布于其内,以便能在手术显微镜下吻合。
- 血管的解剖位置应较明确,变异较小。
- 可供足够大小的皮瓣,皮瓣的厚薄、肤色要能满足受区的需要。
- 皮瓣最好有一根可供缝接的感觉神经。
- 皮瓣转移后供皮瓣部位的功能和形态影响不大。

常供选择的皮瓣有:侧胸皮瓣、肩胛区皮瓣、股内侧、前内侧、外侧皮瓣、足背皮瓣、胸肩峰皮瓣、前臂皮瓣、下腹皮瓣、髂腰部皮瓣等。

(二)受区的要求

- 受区内或附近有可供吻合的血管。最好动、静脉平行或相距较近。
- 血管要有适当的长度和口径,最好皮瓣血管与受区血管的口径相一致口径不宜太小,应能在显微镜下吻合。
- 受区的血管被切断与瓣血管吻合,不致引起该血管原来供应范围的组织缺血或坏死。

八、局部皮瓣应用要点

- 首先应依据缺损的大小、形状和位置,在邻近的部位设计皮瓣,并画出切口线。力求避免形成新的明显畸形。

• 切开皮肤后将皮下组织作锐性分离。操作要轻柔,勿损伤下重要神经血管。皮瓣要求厚薄均匀,不可挤压折叠。

• 术中就应注意皮瓣的活力。若肤色红润,远端边缘有出血,轻压皮瓣充血反应良好,证明活力好;如皮瓣远端苍白,边缘不出血,说明动脉供血不足或血管痉挛,可用温盐水湿敷,数分钟后,颜色好转始可转移。如皮瓣发绀,则静脉回流不畅,可将皮瓣远侧抬高,或缝合后给以适当的压力包扎即可好转。

• 皮瓣上不宜有瘢痕,以免影响血运。止血应完善。

• 最后分层缝合,并使皮瓣四周张力均匀。如缝合线附近肤色发白,可能张力较大,应做适当的调整,以减少皮肤的张力。

九、游离皮瓣应用要点

• 术前除全身准备外重要的是技术和设备的准备。包括小血管吻合技术训练,手术显微镜外科器械等,其次是移植部位的准备,移植部位又有两种情况,一是无菌创面(即手术创面),另一种是新鲜创伤,在后一种创面移植游离皮瓣时要考虑创伤组织的损伤时间、程度及复杂性,如无把握,不要勉强施行此种手术。

• 术后注意患者全身情况外,需要密切注意皮瓣血运的变化并预防感染。

• 术后动脉危象可以通过保温、镇静、止痛、补充血容量,扩张血管药物治疗,有条件时可行理疗或高压氧治疗。

• 术后静脉危象可采取敷料加压包扎,抬高肢体或皮瓣远端,加强体位引流,由皮瓣远端向蒂端轻柔按摩等方法,还可拆除部分缝线,应用肝素、利多卡因生理盐水溶液浸湿创缘。紧急处理可剪开已结扎的皮瓣边缘的小静脉,使积血流出,待3～5日循环重新建立,静脉回流改善,皮瓣有可能成活。断蒂前有必要进行皮瓣血运训练与评估。

十、皮瓣修复的意外预防及护理要点

• 保温护理:术后保温尤为重要,皮瓣局部给予60 W烤灯持续照射7～10日,距离为30～40 cm。用无菌巾遮盖灯罩和皮瓣,使之保暖,但要注意烤灯距皮瓣不要太近以免烫伤,夏季间歇照射。

• 术后体位:术后体位的安置是保证皮瓣的血供和静脉回流、促进皮瓣成活的重要措施之一。术后保持患肢高于心脏,抬高患肢10～15度,维持功能位或根据手术部位适当调整,以保证动脉供血有利于静脉回流。禁止患侧卧位,防止皮瓣受压或牵拉,避免皮瓣痉挛导致皮瓣缺血坏死。尽量采取满足患者的体位,要经常巡视患者,特别是熟睡患者,注意保持体位,同时向患者解释体位固定的重要性,使其密切配合治疗,及时纠正不正确姿势。

• 疼痛护理:疼痛可使机体释放5-羟色胺(5-HT),5-HT有强烈缩血管作用,不及时处理可致血管痉挛或血栓形成,故术后应及时给予止痛。局部包扎固定,保护肢体,避免活动时损伤皮瓣,引起疼痛,包扎不要过紧以防压迫。术后所有治疗护理操作轻柔,如注射、输液、换药、拔引流管等,尽量减轻疼痛。

• 维持有效血液循环:血容量不足可引起心搏量减少,周围血管收缩,从而影响皮瓣血供,威胁再植组织存活,故术后应注意观察生命体征及全身情况,补足血容量。同时遵医嘱予抗痉挛、抗血栓等治疗,注意观察药物疗效及副作用。

• 预防伤口感染:早期及时合理应用抗生素,严格无菌技术操作,保持敷料清洁干燥,保持皮片引流通畅,观察引流液颜色、量、性质,做好记录,防止皮瓣空隙处积血,影响皮瓣成活。

• 给予饮食指导:嘱进食高蛋白、高热量、高维生素饮食,增强抵抗力以利组织修复。同时加强基础护理,预防压疮、病房每日进行空气消毒,定时开窗通风。

另外,由于显微外科技术的发展,除游离皮瓣外,尚有游离复合皮瓣、游离肌皮瓣、肌骨皮瓣等。若用于恢复运动功能的肌瓣或肌皮瓣转移则应吻合运动神经。然而,穿支皮瓣的深入发展不应偏废传统轴型皮瓣和其他创面覆盖技术的应用。临床上皮瓣的安全成活、创面的覆盖成功是第一要求,在此基础上可再追求美观外形和一次完成等。如何在传统轴型皮瓣和穿支皮瓣的应用之间作出科学合理的选择,需要综合考虑患者全身状况、受区需要、设备条件和技术团队等因素。

(李永林)

参 考 文 献

[1] 邢新.皮瓣移植实例彩色图谱[M].沈阳:辽宁科学技术出版社,2004: 5-31.

[2] 顾玉东.皮瓣移植修复创面的发展及临床应用原则[J].中华移植杂志(电子版),2011,5(1): 5-6.

[3] 邢新,杨志勇.局部皮瓣在创面修复中的应用[J].中国实用美容整形外科杂志,2005,16(4): 253-256.

[4] 王炜.整形外科学[M].杭州:浙江科学技术出版社,1999: 101-103.

[5] 张彬.穿支皮瓣修复的新进展[J].中国修复重建外科杂志,2007,21(9): 945-947.

[6] 朱薛锋,邓景成,蒋朝华,等.头皮撕脱伤显微外科再植的急救处理[J].组织工程研究,2015,11(3): 152-155.

[7] 鲍世威,马小兵,赵红艺,等.游离肩胛皮瓣移植修复头皮大面积缺损合并骨外露[J].中国组织工程研究,2014,18(51): 8315-8319.

[8] Chao AH, Yu P, Skoracki RJ, et al. Microsurgical reconstruction of composite scalp and calvarial defects in patients with cancer: a 10-year experience[J]. Head Neck, 2012, 34(12): 1759-1764.

[9] 肖海涛,王怀胜,刘晓雪,等.应用游离皮瓣修复头皮恶性肿瘤术后缺损18例[J].中国修复重建外科杂志,2016,30(11): 87-90.

[10] 唐举玉,魏在荣,张世民,等.穿支皮瓣的临床应用原则专家共识[J].中国临床解剖学杂志,2016,34(1): 4-5.

[11] 任雪峰.皮瓣移植术后患者的观察及护理[J].中国医药指南,2016,14(27): 246-247.

第十六章
内镜支持下窦道窦腔型慢性创面的处理

一、概述

慢性难愈合创面病因常为患者自身的基础疾病，或外科手术放疗等医源性因素，可致肢体残疾、废用，给患者和社会带来痛苦和负担。慢性创面修复领域近年来在国内外已取得长足进步，但在窦道窦腔型慢性创面的科研和临床上创新有限。对于此类慢性难愈创面，无论长期换药治疗或外科扩大清创，对患者而言都是难以承受的损伤或风险。以腔镜内镜为基础的外科微创技术自应用以来，以其符合解剖生理，手术创伤小，疗效确切，综合成本低，逐渐成为外科发展方向，对比传统术式具有明显的技术优势。在此背景下，将内镜引入到窦道窦腔型慢性创面的修复治疗是内镜外科和创面修复的交叉创新，也是修复医学发展的必然结果，将为此类创面的治疗提供新手段，从而造福患者和社会。

二、慢性创面中的窦道窦腔型创面

（一）慢性创面

临床上常见的慢性创面也称慢性伤口，多为体表慢性难愈合创面。慢性创面的定义目前尚未统一，国际伤口愈合学会将慢性创面定义为无法通过正常有序而及时的修复过程达到解剖和功能上完整状态的伤口。慢性难愈合创面是糖尿病等常见慢性疾病的并发症。也常见于外科手术术后，肿瘤放疗损伤，各种原因所致的免疫力低下人群；更是整形修复外科一直以来难以解决的主要疾病。慢性难愈合

创面同时又是一种长期消耗性疾病，有较高的致残率，给患者造成了极大的痛苦，给社会带来了沉重的负担。近年来，国内外对慢性难愈合创面的成因、分类、病理生理机制等方面的研究有着较大的投入，取得许多成果。目前在探索创面形成上已经深入到细胞和分子免疫机制。在创面的临床处理上从宿主因素和环境因素等不同角度提出了许多有效方法。目前学界普遍认为，对于慢性创面的处理既要考虑宿主因素又要考虑环境因素。早期及时的清创，预防治疗感染，积极治疗原发病，控制水肿，应用适当的创面敷料是已被广泛接受的共识。目前主流的创面处理技术包括：应用外源性生长因子、负压封闭引流技术、高能红光治疗以及外科清创技术等。

（二）窦道窦腔型慢性创面

1. 定义·本章所指的窦道窦腔型慢性创面是慢性难愈合创面的一个特殊形态学类型。目前学界尚无明确定义。根据我们目前的研究经验，笔者尝试在临床观测和病理形态两个不同层面分别给出研究纳入标准。

· 临床观测：开口于体表、延伸于体内，不能仅凭直视或借助简单器械充分显露的慢性创面。

· 病理形态：慢性创面形成腔道，其最大深度和其入口直径之比大于1。

2. 诊疗现状·慢性难愈合创面的研究尽管发展迅速，然而对于慢性窦道窦腔型创面，由于其自身的特殊形态，其治疗仍然没有取得明显的突破，其仍是创面修复中心常见的疑难病症。此类创面的治疗难点一般归因于窦道窦腔型慢性创面自身形态复杂并

且所处部位深在，临床检查时对腔道深部"看不见、摸不着"，致使对这类创面无法做到精准治疗、微创治疗。传统的处理只能通过换药或外科开放手术，通过较大的切口直接切开窦道创面，用逐层分离、牵拉暴露等方式完整显露创面，再进行探查、活检或清创等操作。此术式费时费力，后果难预，手术副损伤大。给患者、医生和社会都带来很大负担。有鉴于此，针对窦道窦腔型慢性创面的特点，临床上亟需新的处理方法，以克服上述传统治疗方式的缺点。

3. 特征

• 病因学：病因、创面病变性质、基础疾病、异物和增生物。

• 组织学和形态学：面积、深度、腔道走行及分支；窦口、窦壁、窦底的组织学性质；与周围组织器官的关系。

• 理化环境：pH、含氧量、菌群种类、生物膜。

三、如何解决：从"看不见、摸不着" 到"看得见、够得着"

（一）解决"看到"问题

1. 实现方式——内镜支持 · 近几十年来，现代外科医学取得的一个显著进步就是发展了以医用内窥镜（简称内镜）的应用为基础的微创外科医学。现代医用内镜可以利用孔道型微小切口或生理腔道、间隙进入深部手术区域，用显微、染色、荧光等多种显示技术做到精确识别术野组织结构，用刨削器、吻合器等各种能量器械实现快速精准操作，从而以最小的代价达到手术目的。比起传统手术显著减少了对组织的损伤、减小术中出血量、降低术后疼痛、缩短患者康复时间、提高临床资源的使用效率。

由于内镜技术具有诸多不可替代的优点，将其应用到创面处理领域是创面修复外科发展的必经之路。我们在前期探索性研究中发现，利用现有的成熟内镜技术，将其插入至窦道或窦腔的深部，使得窦道或窦腔的深部创面由"看不见、摸不着"变为"看得见、够得着"，这一步是窦道窦腔型慢性创面治疗理念和处理技术上的显著进步。

在一系列前期研究中，虽然由于缺乏专用的腔道创面内镜和操作器械，导致镜下观察范围和处理手段受到较大的局限，但在不增加新的损伤的前提下，利用患者原有慢性窦道的体表创口，通过内镜可以清晰地观察窦道深部的情况并发现了可能导致窦道形成的病因学异物，有力证明了创面内镜及其相关附件可以成为窦道窦腔型慢性创面治疗的有效方法之一（图16-1）。

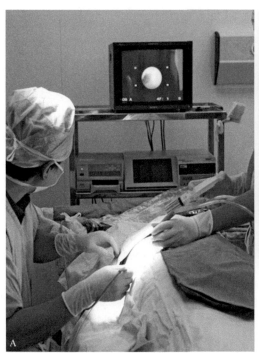
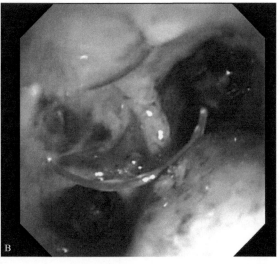

图16-1　内镜支持治疗窦道窦腔型慢性创面的前期研究

2014年笔者前期研究中利用泌尿外科内镜检查一肝脏术后不愈合达2.5年的腹部窦道（A）及镜下所见（B）。窦道深达18 cm，伴3个分支，并发现异物（外科缝线）

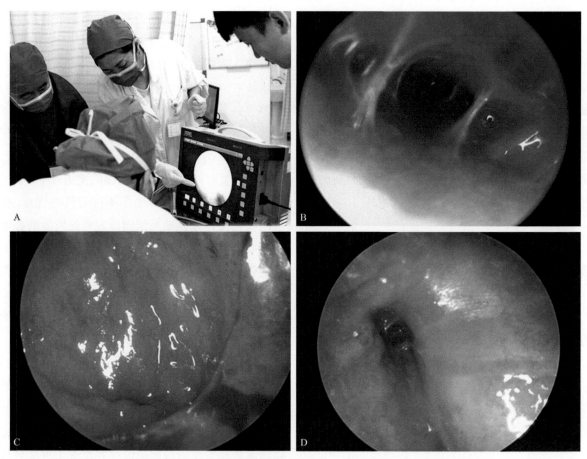

图16-2　利用内镜检查窦道型创面（A）及镜下所见（B、C、D）

2. 看的内容——明确诊断、评估伤情。包括以下两个主要方面（图16-2）。

• 窦道的结构：面积、深度、口径、分支、异物、是否存在瘘管。

• 创面的性质：纤维化、坏死物、增生物、渗液性状；直视下精准取材活检可检测创面pH、含氧量、菌群种类、生物膜等。

3. 意义——指导临床治疗的策略方向。创面的有效治疗，首先须明确创面难以愈合的病因学，即通过系统科学的评估，对创面难愈的病因学作出尽可能明确的病因学诊断，并围绕病因学制订和实施治疗方案。创面难愈的病因学特指创面发生后导致创面难以愈合的主要病理因素，在逻辑上，如不能去除或有效缓解该病理因素，则创面无法获得愈合结局。

4. 量化归类——从新内容到新原则。在了解病因的基础上，对窦道窦腔型创面进行定性、定量的归类，意义在于对临床诊疗提供参考。

（二）解决"够到"问题

1. 实现方法——使用内镜下专用窦道创面处理器械（图16-5）。内镜专用清创工具可进行镜下刨削、镜下磨钻、镜下注射、镜下剪切松解等。

2. "够到"之后做什么——慢性创面需要的处理

• 原则：清除坏死腐生组织（机械、激光、水刀、化学剥脱）、去除生物膜降低细菌负担；改善创面床，营造湿性环境，将慢性创面的分子环境调整至急性创面愈合的水平；局部用药（生长因子、PRP），应用干细胞治疗等。

• 目前慢性创面处理的清创方法如下。

1）外科手术锐性清创：指通过使用传统的手术器械，如刀、剪等，对创面坏死组织、肌肉、筋膜及骨质破坏产生的碎骨片予以清除。

2）各种能量来源进行非选择性清创：又称物理清创，通过水流冲洗、激光汽化等方法去除伤口中的腐肉、组织碎片、异物和杂质等使伤口床洁净。

3）自溶性清创：指利用伤口内自身的溶酶使失活组织液化、软化、去除坏死组织和纤维蛋白原覆盖物，通过一系列的现代先进敷料来实现，常用敷料为水凝胶、水胶体或藻酸盐敷料，它们的作用在封闭环境中能得到加强。

4）酶学清创：又称化学清创，是指采用某些具有蛋白水解作用的外源性酶类，将坏死或失活的组织分解、清除，同时又不损害邻近正常组织，从而达到清创目的。

• 分步实施步骤如下。

1）清创，引流：① 清创：传统清创术指清洗、消毒创面，清除异物，剪除坏死腐生组织，有利于创面愈合。目前强调只要去除细菌性、坏死性、细胞性负荷的方法都具有清创的作用，让创面处于湿润的、清洁的环境，以及清理创缘明显失活上皮、刺激新生上皮长入。一些慢性创面常常不宜一次清除所有无生机组织，可视创面情况有计划分次清除。② 引流：镜下置入引流条，达到充分引流的目的。

2）创面床准备：创面处理的目的是进行良好的创面床准备，以促使部分创面愈合。不能自愈的创面经过创面床准备后，局部微循环改善，感染得以控制，为组织修复或手术创造条件。内镜下通过相关附件设备对创面进行剪切、刨削，充分清除坏死物质，磨削血供不良创面，将慢性修复停滞状态转为急

性修复状态（图16-3）。

• 内镜的优点如下。

1）内镜使得上述手段更精准、安全、损伤更小。

2）内镜及相关附件使得原来不可能触及的地方不再是盲区、禁区。

（三）安全性问题

窦道创面的安全隐患包括：存在"后门"——即不是窦道而是瘘管。两者的治疗方向、治疗策略存在差异，甚至收治科室都可能不同。窦道型创面的一大病因是外科术后遗留窦道，此类窦道与胸腔、腹腔、盆腔和肠道等空腔脏器相通的可能性很大。此外，窦道创面深入体表深部，有可能和其他重要组织、脏器、神经、血管等毗邻。为避免盲目处理造成新的损伤，引入影像学检查尤为必要。

对慢性创面进行影像学评估有利于制订治疗计划、判断疗效、评估创面愈合情况。临床主要应用的影像学检查方式包括超声、窦道造影、CT和磁共振。通过将对比剂注入窦道，CT窦道造影可清晰显示其走行及与周围结构的解剖关系（图16-4）。对得到的二维图像进行重建后，能够更精细地显示窦道解剖结构，如内口、继发性扩张、周围炎症、脓肿和窦壁纤维化，并得到窦道的完整立体图像，有助于创面修复科医生制订手术计划。

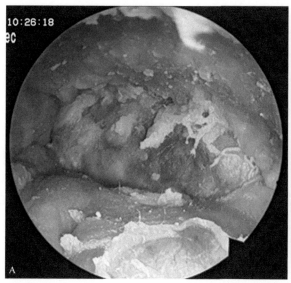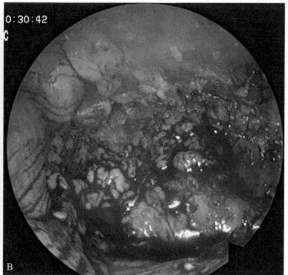

图16-3 内镜下处理创面前后对比

A. 处理前；B. 处理后

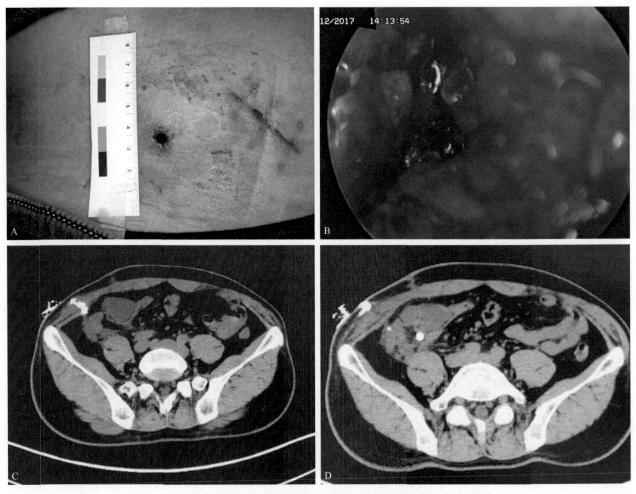

图16-4　窦道创面及其内镜下、CT扫描图像

A. 创面；B. 腹壁窦道内镜下所见；C、D. 注入对比剂后CT扫描图像

此外，MRI三维重建也被越来越多地运用到研究和临床中。MRI三维重建根据一个平面上获取的三维数据，可进行其他平面上的重建。MRI对软组织的分辨率高，三维重建后能够更清晰地显示解剖细节，放射科医师可对图像进行移动操作、透明化不需要的被覆结构和加重感兴趣的部位，显示病变大小、结构、与周围组织关系，经过处理后还可显示血管信息，使外科医生对病变部位有更深刻的了解。利用磁共振和三维重建软件，可清晰显示创面的深部立体结构，包括窦道的走行和深度、炎症组织和正常组织的毗邻关系，还可对图像进行旋转、平移、缩放等操作，从不同角度观察窦道形态。

窦道型慢性创面的治疗过程中应当充分利用各种影像学手段在窦道（腔）型创面诊断评估中的优势，使其和内镜诊疗手段有机结合、发挥协同作用。

四、设备选择和操作经验

（一）内镜设备

· 在未有专用设备之前，硬镜建议采用五官科用内镜设备，软镜可采用支气管镜（图16-5）。考虑到后期研制专用设备的需求，目前瑞金医院创面修复中心在研设备为窦道慢性创面专用内窥镜，包括软镜和硬镜。参研厂家为国内医学内窥镜产业的龙头企业，具备一定的研发能力。

（二）一些细节

1. 没有内镜的情况 · 在评估安全性的基础上，选用合适的探查工具进行窦道内部检查。笔者的经

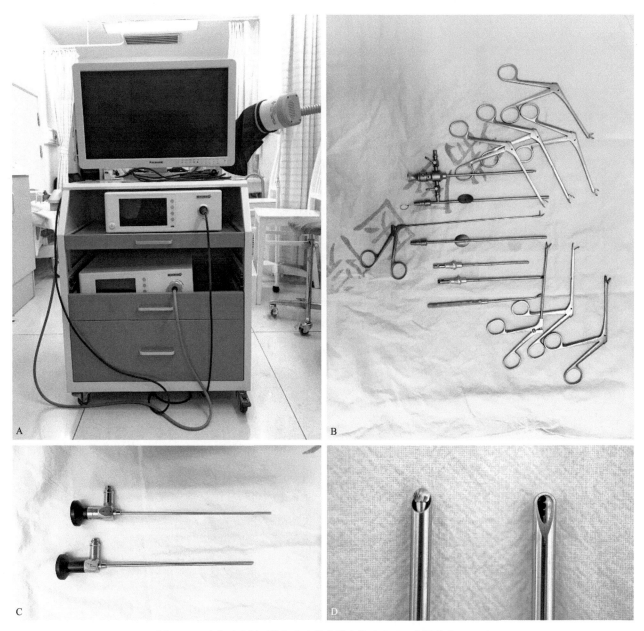

图16-5　瑞金医院创面修复中心的内镜主机（A）及工作附件（B、C、D）

验：工具要小巧、细长、多种规格齐备，要准备深部照明设备，不可强求全部探查到。

2. 放置引流条及时机

• 引流条放置时机：渗出较多时，狭长深部积液积脓明显窦道，存在低位窦腔无法通过重力自然引流，清刮窦腔后。引流条体外部分务必留有足够的长度，下垂放置，低于估计的窦腔深部最低点。

• 引流条种类：生理盐水纱条、凡士林纱条、水凝胶、中医药捻、负压装置等。

• 配合药物：普朗特、磺胺米隆、中药等。

3. 其他有用的辅助手段　加压包扎、红光治疗等。

五、辅助方法

良好的创面处理方法仅仅是慢性创面治疗过程的一部分，在慢性窦道（腔）创面手术后针对性地施用各种辅助方法亦是决定疗效的关键。目前较为常用的辅助技术包括使用创面负压系统、各种生物敷料、生长因子凝胶等。各种辅助技术的研制目的包括但不限于：最大程度地减少创面脓

临床病例

1. **专科检查** · 左侧髋部股骨大结节隆起明显，其体表投影处敷料覆盖，较多淡黄色渗出，揭开敷料可见一圆形窦道口，直径约0.5 cm，内有引流条，患者自诉为"磺胺嘧啶银纱条"，取出引流条后窦道口自然抿闭。创口边缘皮肤苍白水肿，向创口内卷，未见明显坏死。骶尾部亦有敷贴覆盖，自诉骶尾部创面已愈合。

2. **探查** · 棉签可及深度约2 cm，有纤维粘连阻隔，窦口内壁可直视部分均为上皮组织，窦腔内有淡黄色渗出，无渗血，无异味。

3. **镜下可见** · 内镜（5 mm 30度）探查，窦道方向约为冠状位10点钟，镜下深度约4 cm，窦道呈口袋状，底部横径约1.5 cm，可见底部，无分支，无异物；窦口上皮内卷入约1 cm，深部均为苍白或淡红色水肿肉芽，触之有少量渗血；窦腔内黄白色渗液充斥。

4. **疼痛分级** · 笑脸评分2级。

5. **处理** · 镜下予以清刮深部窦壁，直至明显渗血；放置胶原蛋白支架；外用患者自带泡沫敷贴。嘱其暂时不予深处填塞引流，创口更换敷贴即可。下周我科复诊。加强营养。

6. **诊疗计划** · 内镜下由深至浅逐步清创，加压闭合窦腔；后期磨削窦口上皮促进创面闭合。

腔死腔，抵御局部病原微生物生长，建立并保持创面部位适宜的微环境，有效供给创面修复所必需的营养物质和活性因子，调节物理环境以诱导创面床肉芽生长，改善调节躯体表面压力等。通过各种辅助技术，可以影响或改变慢性创面病理生理过程的多个方面。窦道窦腔的解剖结构使此类创面局部容易出现低氧、持续性死腔、病原微生物深部定植等导致创面难愈合的特殊病理环境。在完成内镜下创面探查处理后，再进一步使用各种辅助技术持续有效地改造病理环境，对创面的最终治愈具有重要意义。

（马　先　吴敏洁　陆树良）

第十七章
PRP技术原理及实践

一、PRP概述

富血小板血浆（platelet rich plasma, PRP）是通过离心的方法从自体全血中提取出来的血小板浓缩液，含高浓度的血小板、白细胞和纤维蛋白。由于PRP可以促进骨和软组织的修复，且来源于自体，无免疫排斥，制作简单，对机体损伤小，近10余年来，PRP已经被应用于多种学科，如骨科、口腔颌面外科、心胸外科、神经外科、妇产科、眼科、耳鼻喉科、普通外科和整形美容科等。特别是在欧美国家，PRP应用已非常广泛。大量临床研究报道，应用PRP可以加快骨折愈合，促进创面修复，减少术中麻醉药使用剂量，减少术中出血和术后伤口渗出，减轻疼痛，减少术后并发症，缩短住院天数，促进术后功能恢复。对于慢性皮肤溃疡、糖尿病足、韧带软骨损伤等难愈合的疾病，PRP在这类组织的修复上显示出了独特的优势和疗效。

二、PRP的历史、发展及现状

PRP由纤维蛋白胶（fibrin glue, FG）发展而来，FG从自体或异体血浆中通过离心的方法提取出来，含有高浓度的纤维蛋白原，可以用来封闭创面、止血、加强创面收缩、促进伤口愈合。早期FG大部分从血库里的异体血中提取，最早在1982年Matras将FG应用于颌面外科取得了良好的临床疗效。其后Matras和她的同事将FG制作成商业产品Tissel，在欧洲市场应用较广，但这种商业产品的临床应用一直没有获得美国FDA批准，因为FG的应用无法避免异体间疾病传播，如HIV、肝炎等。由于异体FG的排异、制作过程复杂、自体FG费用昂贵等因素，人们逐渐开始寻找和研究自体的、简化的、有更高疗效的替代物。

与FG相似，PRP也是通过离心的方法从血中提取，不同的是PRP不仅含有高浓度的纤维蛋白，更重要的是还含有高浓度的血小板。血小板的α颗粒在血小板激活后能释放出多种生长因子，目前发现的一共有30余种，如血小板衍生生长因子（platelet-derived growth factor, PDGF）、转化生长因子-β（transforming growth factor-beta, TGF-β）、胰岛素样生长因子（insulin-like growth factor, IGF）、血管内皮生长因子（vascular endothelial growth factor, VEGF）和表皮生长因子（epidermal growth factor, EGF）等均有促进组织修复的作用。与FG相比，PRP制作操作简单，来源于自体，无免疫排斥反应和疾病传播的可能，其中含有的大量高浓度的生长因子在理论上支持PRP可比FG更有效地促进骨与软组织的修复。

将PRP应用于临床上修复骨组织最早见于1997年Whitman和1998年Marx的研究报道。在Whitman的报道中，将PRP与自体骨和异体骨相结合用于口腔颌面外科手术得到了良好的临床疗效。PRP的制作与手术同步进行，不额外增加手术时间，制作简单，无不良反应。Marx对88名下颌骨缺损超过5 cm以上的患者进行随机对照研究，实验结果显示PRP显著促进了骨再生，缩短了骨修复的时间。

随后，关于PRP的研究逐年增多。PRP的应用范围也越来越广。已应用到骨和软组织修复、肌腱韧带、慢性难愈合伤口等方面,在临床应用中取得良好的临床治疗效果。PRP治疗骨折或骨缺损已获得广泛认可。还用于治疗骨不连、骨髓炎等方面。PRP修复软组织创面,包括急慢性伤口,在动物实验和临床治疗方面都显示了显著的修复效果。对于慢性难愈合伤口效果尤其明显,不但可提高创面愈合率,还能减少渗出、减轻疼痛、减少瘢痕。PRP对于神经组织的修复也有促进作用,不过,目前此类研究还仅限于细胞和动物实验。

目前,PRP的临床应用范围越来越广,国际上的大型学术会议都有大量的PRP报道,特别是在各个领域的基础机制研究和临床应用研究目前正处在白热化的全球竞争状态之中。

三、PRP的成分及作用

PRP中最主要的成分包括血小板、白细胞和纤维蛋白。

1. 血小板 · 血小板是哺乳动物血液中的有形成分之一。在止血、伤后愈合、炎症反应、血栓形成及器官移植排斥等生理和病理过程中起着重要作用。

血小板在PRP中起着主要的修复作用,其理论基础在于血小板分泌的生长因子如PDGF、TGF-β、VEGF、EGF、IGF等。这些生长因子主要存在与血小板的α颗粒中,当血小板被激活后,血小板的α颗粒和细胞膜融合,即血小板发生脱颗粒作用,生长因子从血小板的α颗粒中大量释放。一些因子如PDGF、TGF-β在结合组蛋白和碳水化合物侧链后,转化为活性状态,随后通过内分泌、自分泌、旁分泌方式作用于靶细胞(如间充质细胞、成骨细胞、成纤维细胞、血管平滑肌细胞、上皮细胞、软骨细胞、神经细胞等),与其表面的跨膜受体结合,进而激活细胞内的信号转导途径,引起基因的表达,诱导mRNA转录,合成组织再生过程所需的各种蛋白质,指导细胞增殖、基质合成、类骨样物质产生、胶原合成等,从而促进组织修复。已有大量研究证实,多种生长因子联合应用,对软组织和骨组织的修复效果明显好于单一生长因子。PRP是自体血的浓缩物,其血小板浓度是一般血液的4～6倍,因此是高度浓缩的生长因子库,而且,其中所含的各种生长因子浓度比例接近于体内正常比例,各种生长因子之间有着最好的协同促进作用。

血小板除具有以上所说的凝血和细胞修复的功能外,它还具有辅助、调控炎症和免疫反应的功能。

2. 白细胞 · PRP含有多种高浓度的白细胞,如中性粒细胞、单核细胞、淋巴细胞,在机体的炎症反应和控制感染方面起着重要作用。可以帮助机体清除局部病原体,增强局部抗感染能力,又可以帮助机体清除坏死组织,加快局部损失组织的修复速度。另外,白细胞受血小板分泌的生长因子趋化,本身还可分泌生长因子直接参与组织修复。

3. 纤维蛋白 · 纤维蛋白在血小板激活、聚集和形成胶状的过程中发挥着关键作用,不仅促进凝血,而且有利于创面收缩,促进伤口闭合。除此之外,纤维蛋白可形成一种三维的、具有生物相容性的网状的纤维蛋白支架,包裹血小板和白细胞,防止它们流失,并为修复细胞的爬行提供支架,有利于组织修复。

根据PRP制作方法的不同,PRP中纤维蛋白形成的三维结构是不一样的,在组织修复中起到的作用也不同。之前对PRP的研究主要集中在血小板和生长因子,在Dohan和Choukroun提出第二代PRP——PRF(platelet-rich fibrin)后,其重要性才开始被重视起来。Dohan认为,从静脉抽取血液后,不加抗凝剂,直接离心,血液在离心过程中自然凝固。这个过程与体内凝血过程相似,是慢聚合反应,纤维蛋白能形成合适的三维结构,有利于生长因子的分泌和组织的修复。而添加凝血酶的凝固过程是快聚合反应,纤维蛋白形成的三维结构不是PRF,而是PRPG(platelet-rich plasma gel),PRPG与PRF之间在生长因子代谢、组织修复方面有显著差异。

4. 其他成分 · PRP中除了血小板、白细胞及纤维蛋白以外,还有很多有用成分,如纤维连接蛋白(FN)、血小板反应蛋白(TSP)、骨连接蛋白(ON)、玻璃体连接蛋白(VN)等,均在组织修复中起到重要作用。其次,PRP还含有多种高浓度抑菌蛋白质,如血小板因子4(PF-4)、RANTES、结缔组织活化肽-Ⅲ(CTAP-Ⅲ)、血小板碱性蛋白、胸腺素4、纤维蛋白肽-B(FP-B)以及纤维蛋白肽-A(FP-A)等,这些蛋白质可以抑制细菌及真菌的生长,与白细胞共同增强抗感染作用。

四、PRP的制作

(一)制作原理

根据全血中各种成分的沉降系数不同,利用离心的方法将血小板提取出来。血液在离心过程中,红细胞沉降速度最快,离心后沉入试管底部,上清液在最上层,中间即为血小板层。白细胞的沉降速度与血小板相似,也集中在血小板层。去除红细胞和部分上清液,剩下的即为PRP。

(二)制作方法

早期的PRP是用细胞分离仪制取的,需要抽血400～450 ml,分离提取出富血小板层后,其余成分再回输体内。这种设备体积较大,抽血量多,对环境和技术要求过高,费用也比较昂贵,必须在对患者进行生命体征的监控下由麻醉医师来制作。这些都不利于PRP的应用和推广。随后,专门制作PRP的设备迅速发展。使得PRP的制作简便、安全和快捷,大大推动了PRP的临床应用。一般需抽血30～60 ml即可,全部制作时间在30～60 min。由于设备体积小、操作简单,门诊诊室即可制作应用。

PRP制作方法主要有如下三类。

1. 细胞分离技术/血浆分离法 · 为最早期的制作方法。

• 缺点:所需要的血浆分离器庞大,价格昂贵;抽血量大(450 ml);操作条件要求高:剩余成分回输人体,整个过程需要患者在心电监护下才能进行。上述条件要求限制了PRP的临床应用和推广。

2. 一次离心技术 · 又分为加抗凝剂和不加凝剂两种。

• 加抗凝剂:进行一次离心,血液分三层,上层是上清液,下层是红细胞,两层交界处可见一很薄的浅黄色层,即PRP层。用塑料吸管口接触液面,小心吸取上清液至交界面上3 mm,弃掉,吸取剩下的上清液至红细胞层下2～3 mm,转移到另一管中即为

PRP。

• 不加抗凝剂:血液在离心过程中凝固,根据血液中各成分的沉降速度不同,PRF上端为血清,下端为红细胞,分别剪去上端的血清和下端的红细胞,中间即为PRF。

• 缺点:血小板回收率低,浓度低,不能制作出有效的PRP。第一次离心之后,仍有相当数量的血小板在上清液里。因此,一次离心技术丢弃了大部分的上清液,造成血小板回收率低。

3. 二次离心技术 · 将血液抽取后分二次离心来制作PRP,是目前主流的制作方法。具体操作如下:第一次离心后,吸管吸取全部上清至交界面下3 mm,移至另一离心管,平衡后再次离心,离心管中液体分为2层,上层上清液为贫血小板血浆(platelet-poor plasma, PPP),下层为血小板浓缩物(platelet concentrate, PC)。吸取约3/4上清液,弃掉,剩余摇匀,即为PRP。

• 优点:血小板回收率高,比较容易获得有效的PRP。

• 缺点:二次离心技术的离心时间和离心力千差万别,存在争议。

(三)PRP的制作流程

1. 全血采集 · 采集静脉血30～40 ml,至于枸橼酸钠(ACD-A)抗凝的试管里,以防血小板在应用之前被活化。

2. 两次离心 · 第一次离心,全血低速离心(200～600 g);第二次为高速离心(700～2 300 g)。

3. 活化 · 加入血小板活化剂,促使血小板聚集,于是PRP形成PG。血小板活化剂的选择会影响生长因子释放的水平。但目前对于PRP使用前应用何种活化剂激活血小板没有统一的认识。目前普遍使用的活化剂为牛凝血酶和氯化钙:1 ml牛凝血酶(5 000 IU/ml)和5 ml的10%氯化钙(100 mg/ml)溶液混合用于制备PRP凝胶。研究发现,凝血酶对PRP的激活属于快速激活,纤维蛋白形成的网格结构密集、均匀,凝胶回缩快,血小板α颗粒结构在凝血酶应用1 h后破坏完全;而钙离子制剂对PRP的激活属于缓慢激活,纤维蛋白形成的网格结构较疏松,凝

胶回缩慢,在钙离子制剂应用1h后仍有血小板α颗粒结构未被破坏。因此两类活化剂可影响PRP的结构及生长因子释放速度,临床应用中可根据需要做适当调整。

4. 注意事项·PRP最终要回输到人体,所以制作PRP的全过程需严格无菌操作。

(四)PRP的质量评价标准

1. 血小板计数·包括全血血小板计数及PRP中血小板计数。PRP中血小板计数与全血血小板计数呈正相关趋势。因此,在相同离心力、离心时间和相同最终PRP体积的情况下,全血血小板计数高的患者,PRP血小板浓度亦高。

· 注意事项:PRP中血小板浓度高,而全自动血小板分析仪允许的血小板计数有一个最大值,超过此浓度后,计算结果不能测出,所以PRP在制作完成后,用抗凝剂ACD-A以1:1稀释后测定。PRP中的血小板不能保持其悬浮状态,数秒钟后就开始有沉淀,刚制备好就立即计数的PRP样品的平均血小板计数低于在振荡器上重新悬浮的样品的平均血小板计数。因此,PRP在血小板计数前应在振荡器上振荡不少于5 min才能得到较准确的血小板计数。

2. 血小板回收率·(PRP中血小板总数/全血中血小板总数)×100%。

3. 血小板浓度·(PRP中血小板总数/PRP体积)×100%。

4. 血小板活化率·检测血小板活性。CD62P属于选择素家族的成员之一,又称P-选择素,α颗粒膜蛋白质-140(GMP-140),位于静止血小板α颗粒膜上和内皮细胞的Weibel-Palade小体中,当血小板活化时,血小板内的α颗粒膜与开放管道系统融合,α颗粒内的CD62P随之出现于血小板膜表面,而静止状态的血小板表面是没有CD62P表达的。所以用流式细胞仪测定CD62P的表达率来检测血小板活化率。可用以检测不同方法制作PRP过程中对血小板的破坏情况,观察血小板质量。

(五)PRP的影响因素

1. 离心方法·PRP的制作方法还没有统一的标准。在离心过程中,离心力、离心时间和离心次数这三要素都起着重要作用。不同的离心力、离心时间或者离心次数制作出来的PRP,其血小板浓度、活性和回收率都有显著的差异。

血小板在体外很脆弱,容易激活。离心力大于200 g,血小板会出现聚集现象。采用二次离心技术制备PRP,第一次离心力应较低,以减少上层的血小板沉积到红细胞层,第二次离心应适当提高离心力,以促进上清液中的血小板沉积,提高血小板回收率。原因在于离心时,红细胞和离心管下方的血小板较快沉积,上方的血小板由于沉降速度慢,将沉淀在红细胞层表面或进入红细胞间隙。最上方的血小板将沉积在前面形成的血小板层上。第一次离心力越大,沉积在红细胞层的血小板越多,随红细胞层被丢弃的血小板越多,易影响血小板回收率。同时提示我们,如果以较大离心力离心制作PRP,可以在交界面以下取较多的红细胞层。

理想的离心应该是在一定的离心力下,能使最多的血小板沉积在红细胞层的上面。这样,在二次离心后就能得到体积最小,血小板浓度最高的PRP。而不同类型的离心机(固定角式,悬摆式,垂直式,连续流动式)血液有形成分的沉降原理不一样,以及不同直径与长度的离心管在相同离心力下对应的离心时间是不一样的。因此,最佳的离心方式需要综合多种因素考虑,有待进一步研究完善。

在其他条件一致的情况下,离心力过大,时间过长,以及离心次数过多会导致血小板活化率的升高。

2. 药物·很多药物会对血小板的数量和/或功能产生影响,如:① 解热镇痛药:安替比林、保泰松、阿司匹林、水杨酸钠、吲哚美辛(消炎痛)等;② 金鸡纳生物碱:奎宁、奎尼丁;③ 镇静、催眠、抗惊厥药:苯妥英钠、苯巴比妥、安宁;④ 抗生素:头孢菌素、新生霉素、青霉素、链霉素、磺胺、利福平、红霉素;⑤ 磺胺衍生物:乙酰唑胺、氯磺丙脲、氯苯甲噻二嗪、甲磺丁脲;⑥ 其他:氯喹、地高辛、金盐、异烟肼、甲基多巴、百日咳菌苗、破伤风类毒素、氯噻嗪等。

3. 生理性波动·在体内,血小板本身存在生理性波动。有文献报道,不同年龄、季节,一天中不同时间段的血小板浓度呈规律性变化。另外,不同部位(静脉、末梢)，不同体位(卧位、坐位、立位)或运动前后，妇女月经前后及产前产后，均会对血小板计数产生影响。

4. 其他 · 在体外，血小板容易在外源性刺激后被破坏或激活，如抽血时间过长、针头过小、止血带的运用、不适当的抗凝剂和贮血器、摇匀程度、放置时间等都会造成人为的血小板活化和破坏，影响计数。因此，为保证样本的质量，不扎止血带，以18号针头快速顺利地采血，用不易吸附血小板的塑料试管贮血，用对血小板有保护性的ACD-A抗凝剂(酸性的柠檬酸葡萄糖)抗凝，样本在采血后3 h内测完，以尽量降低干扰因素的影响。

(六) PRP制作设备

国外的PRP制作设备发展非常迅速，目前经FDA批准的PRP制作设备有10余种。自动化专业设备使PRP的制作简便，安全和快捷，一般制作PRP所需时间在15～30 min，大大推动了PRP的临床应用。

在国内，虽然PRP已被应用于骨科、整形外科、口腔外科、伤口愈合等领域，但大多采用开放式的手工二次离心技术制备PRP，存在以下缺点，极大限制了其在临床的应用：容易受到外界污染，多个容器中转移，增加了血小板激活和被污染的机会；血小板回收率较低；易受操作因素的影响，制备方法不够稳定；没有专门的应用工具，使用不方便。目前，国内已有PRP套装上市，有望推动PRP技术在国内的临床应用。

随着PRP制作设备的自动化和智能化，PRP的制作将越来越简单，PRP的应用也会越来越方便，应用的范围也会越来越广泛。

五、PRP的适应证和禁忌证

(一) 适应证

应用非常广泛，几乎所有部位的软组织创面、骨折骨缺损以及骨髓炎都能应用。到目前为止还未见PRP应用后出现不良反应的报道。

(二) 禁忌证

1. 绝对禁忌证 · 血小板功能障碍综合征、重度血小板减少症、血流动力失稳、败血症、局部感染、凝血酶过敏的患者、不愿接受风险的患者。

局部应用牛凝血酶有可能产生凝血因子V和凝血因子XI抗体，导致人体内凝血因子V和凝血因子XI缺乏，从而引发严重的凝血功能障碍。目前已有局部应用牛凝血酶导致患者死亡的报道。虽然这种并发症发生的概率很小，但应该引起注意。不过，在PRP的相关文献中，至今未见PRP凝胶导致患者凝血功能障碍的报道。

2. 相对禁忌证 · NSAID药物停药未超过48 h、1个月内患处曾注射糖皮质激素、全身糖皮质激素治疗停药未超过2周、吸烟、最近发烧或其他疾病、癌症(尤其是造血系统或骨骼系统)、血红蛋白 < 10 g/dl、血小板计数 < 10^5/μl。

六、PRP的应用形式

PRP在临床上根据需要可分为液态及凝胶两种应用形式。

液态，即提取PRP后不加活化剂，直接用于注射。液态的PRP可经皮注射入膝关节腔、肌腱止点、窦道或骨不连区域，甚至脱发区域及皱纹区。

凝胶，即经凝血酶激活后形成凝胶状，具有较强的黏性，可以防止PRP流失，便于黏合移植骨颗粒、覆盖创面、填塞缺损等。临床上PRP的应用以凝胶状为主。常使用双注射器喷枪(一只注射器里装有PRP，另一只注射器里装有凝血酶，使用时，PRP和凝血酶同时从喷枪中喷出，喷出前经喷嘴处混合，喷出后可在几秒钟内形成凝胶)。

七、存在问题

(一) 名称混乱

随着对PRP研究的逐步深入，很多学者对PRP这一名称提出了异议，认为现在的PRP与早些年传统的PRP不一样，为非输血用的异体血小板浓缩液，所以有必要强调自体来源，如APC。或者，PRP不仅含有血小板，还含有高浓度的白细胞、纤维蛋白等有效成分；PRP使用时常常与凝血酶混合后形成凝胶状,而非血浆状态,等等。这些情况导致目前关于富血小板血浆的名称和简称使用都相当混杂,如PC、PRC、PG、PRF以及PLG等。到目前为止,PRP的名称还是被大多数学者认可和使用。Pubmed对富血小板血浆采纳的MESH词也是PRP。

(二) PRP制作方法的多样性

目前制作PRP的设备有很多种,这些设备制作出的PRP所含血小板、白细胞等成分的浓度并不相同。不同浓度的成分将显著影响到PRP的作用。除了PRP设备的不同,PRP制作方法更是千差万别。在一些文献报道中,PRP被证实无效或对组织的修复起到抑制作用,这可能与PRP的制作设备和制作方法有关,制作出的PRP可能并不是有效PRP。这一点,在阅读文献的时候要注意鉴别。

(刘英开)

参 考 文 献

[1] Anitua E, Sanchez M, Nurden AT, et al. New insights into and novel applications for platelet-rich fibrin therapies[J]. Trends Biotechnol, 2006, 24(5): 227-234.

[2] 袁霆,张长青,李四波,等.自体富血小板血浆与难愈合伤口的修复[J].中华整形外科杂志,2006,22(05): 391-393.

[3] Anitua E, Andia I, Ardanza B, et al. Autologous platelets as a source of proteins for healing and tissue regeneration[J]. Thromb Haemost, 2004, 91(1): 4-15.

[4] Eppley BL, Pietrzak WS, Blanton M. Platelet-rich plasma: a review of biology and applications in plastic surgery[J]. Plast Reconstr Surg, 2006, 118(6): 147e-159e.

[5] Bielecki TM, Gazdzik TS, Arendt J, et al. Antibacterial effect of autologous platelet gel enriched with growth factors and other active substances: AN IN VITRO STUDY[J]. J Bone Joint Surg Br, 2007, 89(3): 417-420.

[6] Matras H. The use of fibrin sealant in oral and maxillofacial surgery[J]. J Oral Maxillofac Surg, 1982, 40(10): 617-622.

[7] Whitman DH, Berry RL, Green DM. Platelet gel: an autologous alternative to fibrin glue with applications in oral and maxillofacial surgery[J]. J Oral Maxillofac Surg, 1997, 55(11): 1294-1299.

[8] Marx RE, Carlson ER, Eichstaedt RM, et al. Platelet-rich plasma: Growth factor enhancement for bone grafts[J]. Oral Surg Oral Med Oral Pathol Oral Radiol Endod, 1998, 85(6): 638-646.

[9] Smith SE, Roukis TS. Bone and wound healing augmentation with platelet-rich plasma[J]. Clin Podiatr Med Surg, 2009, 26(4): 559-588.

[10] Foster KN, Kim H, Potter K, et al. Acquired factor V deficiency associated with exposure to bovine thrombin in a burn patient[J]. J Burn Care Res, 2010, 31(2): 353-360.

[11] Landesberg R, Moses M, Karpatkin M. Risks of using platelet rich plasma gel[J]. J Oral Maxillofac Surg, 1998, 56(9): 1116-1117.

[12] Dohan DM, Choukroun J, Diss A, et al. Platelet-rich fibrin (PRF): a second-generation platelet concentrate. Part Ⅱ: platelet-related biologic features[J]. Oral Surg Oral Med Oral Pathol Oral Radiol Endod, 2006, 101(3): e45-e50.

[13] 仇建军,张长青,袁霆,等.富血小板血浆及所含相关因子在组织修复再生中的应用与作用[J].中国组织工程研究与临床康复, 2009, 13(41): 8131-8134.

[14] Marx RE. Platelet-rich plasma: evidence to support its use[J]. J Oral Maxillofac Surg, 2004, 62(4): 489-496.

[15] Kimura A, Ogata H, Yazawa M, et al. The effects of platelet-rich plasma on cutaneous incisional wound healing in rats[J]. J Dermatol Sci, 2005, 40(3): 205-208.

[16] Martin DE, Reece MC, Maher JE, et al. Tissue debris at the injury site is coated by plasma fibronectin and subsequently removed by tissue macrophages[J]. Arch Dermatol, 1988, 124(2): 226-229.

[17] Zhou Y, Poczatek MH, Berecek KH, et al. Thrombospondin 1 mediates angiotensin II induction of TGF-beta activation by cardiac and renal cells under both high and low glucose conditions[J]. Biochem Biophys Res Commun, 2006, 339(2): 633-641.

[18] Anitua E. Plasma rich in growth factors: preliminary results of use in the preparation of future sites for implants[J]. Int J Oral Maxillofac Implants, 1999, 14(4): 529-535.

[19] Choukroun J, Diss A, Simonpieri A, et al. Platelet-rich fibrin (PRF): a second-generation platelet concentrate. Part Ⅳ: clinical effects on tissue healing[J]. Oral Surg Oral Med Oral Pathol Oral Radiol Endod, 2006, 101(3): e56-e60.

[20] Marx RE. Platelet-rich plasma: evidence to support its use[J]. J Oral Maxillofac Surg, 2004, 62(4): 489-496.

[21] 袁霆,张长青.骨组织与软组织修复作用中富血小板血浆的制作及其原理[J].中国临床康复, 2004, 8(35): 7939-7941.

[22] 杨域,张卫,程飚.不同激活剂对人富血小板血浆形成凝胶及释放活性物质影响的实验研究[J].中华烧伤杂志, 2017, 33(1): 12-17.

[23] Piccin A, Di Pierro AM1, Canzian L, et al. Platelet gel: a new therapeutic tool with great potential[J]. Blood Transfus, 2017, 15(4): 333-340.

第十八章
激光创面治疗技术与实践

一、概述

激光（LASER）是"受激光放大"（light amplification by stimulated emission of radiation）英文单词的第一个字母的缩写，是一种人造的特殊的光，它与一般灯光、太阳光同是电磁波，由光子组成，但其产生机制不同，它是工作物质中原子"受激"发射的光。激光与普通光不同，激光是在时间、空间和单位频宽内高度集中的光能量，具有高单色性、高方向性、高亮度和良好的相干性。在医学方面主要是利用激光高亮度、高方向性等特点，使其通过透镜控制聚焦光斑的大小，改变功率密度，使人体某一点上的温度最高可达 $200 \sim 1\,000\,℃$，在极短时间内（$10^{-3} \sim 10^{-2}\,s$）使病变组织凝固、分解，以至熔融和汽化。

（一）激光的发射原理

在外来的感应下，某些特殊的物质中粒子大部分处于较高能级上，并发生相同的能级间跃迁，由此产生连锁反应，发射出大量频率、方向、偏振状态、相位都一致的光子，这种光就是激光。

激光产生的条件如下。

1. 激励源 · 把能量供给低能级的电子，激发使其成为高能级电子。

2. 工作物质 · 被激发、释放光子的电子所属的物质。

3. 谐振腔 · 增强亮度，提高单色性和方向性。谐振腔是两面互相平行的镜子，作用是把光线在反射镜间来回反射，目的是使被激发的光经过增益介

质多次以得到足够的放大，当放大到可以穿透半反射镜时，激光便从半反射镜发射出去。

（二）激光的物理特性

1. 高亮度 · 激光在发射方向上的高度集中提高了激光的亮度。激光的发射角极小，几乎是高度平等准直的光束，能实现定向集中发射。

2. 高单色性 · 激光是物质中原子（或分子、离子）受激辐射产生的光子流，依靠发光物质内部的规律，使光能在光谱上高度的集中起来。在激光的发光形式中，可以得到单一能级间所产生的辐射能，是同波长或同频率的单色光。光谱高度集中，纯度接近单一波长的光线。单色性能使被作用组织上特定的靶基团选择性吸收，产生一系列生物学效应，但对临近组织和细胞影响极小。一般激光的单色性以气体最好，固体次之，半导体较差。

3. 高定向性 · 激光光波在传播过程中时间和空间保持高度的集中，发散角小，几乎是一束平行的光线，可以准直地射向远距离目标。通过聚焦，焦点的直径可接近激光本身的波长，激光光束能量密度高。

4. 高相干性 · 激光在传播过程中能保持恒定的位相关系不变，且频率相同、振动方向相同、位相差恒定，在特定的时间点上完全一致。

（三）激光医学治疗的发展历史

1960年美国科学家根据爱因斯坦提出的自发和受激辐射理论制造出世界第一台红宝石激光器，第二年美国医学研究人员将激光技术引入到临床治疗眼科疾病。20世纪60年代皮肤病学专家Goldman

等开始在皮肤上研究激光与生物组织的相互作用。1970年使用CO_2激光治疗基底细胞癌和皮肤血管瘤，由于连续地提供有效的激光功率和能量密度，克服了早期脉冲激光功率低、效率低的特点。20世纪80年代，科学家提出选择性光热作用理论"光热分离"，是激光医学学科形成的重要标志之一。到20世纪90年代，医用激光器与电子计算机、纤维内镜、图像分析、荧光光谱、X线和超声等新技术的结合，使医学激光器朝着高性能、智能化、微型化及专科化方向发展。激光技术在医学领域近40多年来已取得了巨大成就，广泛应用于诊断、治疗及基础理论研究。由于激光器具有切割、凝固、汽化、打孔、截骨等功能，目前已广泛应用于皮肤科、眼科、耳鼻喉科、普外科、神经外科和肿瘤科。

二、激光的生物学效应

人体不同组织对不同波长的激光有不同的吸收特性。激光辐射作用于组织时，有选择地被某些特定组织成分吸收，并通过热作用将这些特定的组织成分破坏，也称为"选择性光热作用"。根据靶组织的吸收波长选择合适的激光波长进行治疗，是激光治疗能有效去除病变组织而又不损伤周围正常组织的基础。

激光作用于生物组织后产生一系列物理、化学和生物学变化。不同的激光性能作用于不同性质的生物组织，可产生热效应、光化效应、光压效应和电磁场效应，根据这些作用可以进行各种临床治疗。

（一）激光热效应

激光的本质是电磁波，若其传播的频率与组织分子等的振动频率相等或相近，将增强其振动，这种分子振动产热，也称热振动。在一定的条件下，激光的能量被生物组织吸收后转变为热能，组织温度升高，组织性质发生变化，即产生热效应。生物组织随温度升高出现热致温热、血管扩张、红斑、水泡、凝固、碳化、汽化。例如将100 W的连续激光用光学镜头进行聚焦，在0.1 s内可以达到1 000℃的高温，使肌肉组织在瞬间汽化。当聚焦光点缩小到微米量级，激光束便等效于光刀，可以进行各种切割手术。当激光用于理疗的时候，其低温热效应可以起到消炎、止痛和调节人体机能的作用。

（二）光化学反应

生物大分子吸收激光光子的能量后可产生受激原子、分子和自由基，引起体内一系列的化学反应，导致酶、氨基酸、蛋白质、核酸等活性降低或失活，产生相应的生物学效应。激光的光化学反应包括：光分解反应、光氧化反应、光致聚合反应、光致异构反应和光致敏反应。如光照皮肤合成维生素D，产生视网膜视觉反应等，以及吸收一定波长激光的黑色素颗粒，产生光化学反应，破坏整个细胞。

（三）光压的作用

当光照射到组织上，光子的动能作用在组织上产生的压强，称一次压强。生物组织吸收强激光出现瞬间高热和急剧升温时，因组织沸腾汽化而体积剧增，可产生气流反冲压强、热膨胀压强及超声压强等，称为二次压强。激光对组织的压缩、瞬间热膨胀，可产生机械性破坏"爆破效应"，达到靶组织的治疗效果。临床上利用激光的压强治病，如祛除文身，激光碎石，激光治疗青光眼等，产热很少，对周围组织没有损伤。

（四）电磁场效应

激光是电磁波，以电磁场的形式作用于生物组织，电磁波具有波粒二象性，不同振荡频率的波长，所产生的能量不同，当形成强的电磁场时，可发生组织电离、核分解，组织细胞的结构和功能受到破坏。

（五）刺激效应

当弱激光照射生物组织时，不会对生物组织直接造成不可逆性的损伤，而是产生像超声波、低功率微波等理疗作用效果。可能是生物组织吸收了光子的能量和光波的作用，组织发生了理化反应和生物反应。体内一系列的生物效应可起到改善血液循环、促进细胞的新陈代谢、调节免疫功能、促进组织的修复更新等作用。

三、激光治疗技术分类

（一）强激光治疗

即用较高功率密度的激光束对病灶施行凝固、止血、汽化和切割等治疗。包括如下。

• 凝固术：主要作用是对出血的凝固止血，抑制血管的异常增生和汽化病灶组织。

• 汽化术：利用激光的热效应使病变组织温度超过100℃，细胞外液体变为水蒸气，失水的细胞皱缩成微粒逃逸，称为水汽化。水汽化使组织稳定升温，直到水被完全汽化，组织温度才会继续上升。当温度升到1 000℃以上，软组织细胞由固态直接变为气体释放，称为光汽化。当激光辐射使组织温度升高到300～400℃，而不继续迅速上升时，组织变为棕黑色，称为光碳化。汽化术可用于体表赘生物、压疮、慢性溃疡的清创。

• 切割术：强激光作为手术刀作用于人体，可同时进行烧灼、凝固、汽化、切割。使用短脉冲激光切割时，组织切口边缘出现极轻微的光凝固和光碳化。因而与传统的解剖刀比，激光刀不出血或少出血。与传统的冷刀、超声刀和高频电刀比，激光刀的切割能力强，切口锋利，损伤少。激光刀还能通过光导纤维进入人体内施行手术而不用剖腹等开放手术，能透过眼屈光介质对眼底施行手术而不用切开任何部位。

（二）弱激光治疗

即用较低功率密度的激光照射生物组织，局部组织温度不超过36.5℃或正常体温，用这种激光照射人体组织或细胞不会直接造成不可逆损伤，只引起一系列生物学作用。弱激光疗法主要产生生物刺激作用，通过调整机体免疫系统、神经系统、循环系统和内分泌代谢系统的功能，恢复机体的病理状态，达到治疗目的，可用来作理疗照射治疗或激光光针治疗。与传统理疗中的光疗比，低功率激光的疗效显著地提高，具有且适应证更广泛。与传统毫针比，激光光针无菌、无痛，不会断针、晕针，却能治疗毫针的所有适应证。

（三）激光光敏治疗

在通常情况下，视细胞以外的绝大多数生物细胞不容易被可见光直接引起光化效应。但是，当人体组织摄入了某些光敏化剂时，敏化剂分子吸收即使是较低功率的激光能量后，就会发生一系列化学反应，这种反应就叫光敏反应。光敏反应因有无分子氧参加而分成两类。

一类光敏反应有分子氧参加，即生物系统被光氧化过程的敏化，这种有分子氧参加的光敏作用叫光动力作用。这类光敏反应往往不消耗敏化剂，敏化剂可被反复不断地使用，直至该处的生物细胞被杀死。目前国内外普遍应用这一类光动力作用治癌，所用的敏化剂多为血卟啉衍生物，所用的敏化光源多为波长为630 nm的红色可见光激光。

另一类光敏反应不需要分子氧参加，此类敏化反应可消耗敏化剂，这一类较典型的敏化剂如呋喃香豆素。临床上先使病灶处局部摄入呋喃香豆素，再用波长长于290 nm的紫外激光照射，可治疗牛皮癣，也可使白癜风的白色永久性变暗。但用这类光敏治疗时需控制剂量，并密切注意随访，有报道用补骨脂素光敏化动物实验导致了皮肤癌的发生。

（四）激光光动力疗法

激光所介导的光动力疗法（photodynamic therapy, PDT）是一种联合应用光敏剂及相应光源，通过光动力学反应选择性治疗局部病变的技术，目前作为治疗癌症的新方法已应用于临床。同时利用可见光或紫外线激发光敏剂，在局部产生光毒性可以抑制或杀死微生物，甚至可参与破坏与细菌感染有关的毒性因子，达到治疗感染的作用。

四、激光创面治疗技术的临床实践

激光创面治疗技术具有操作简便、安全，能显著减少换药次数、减轻患者痛苦、控制创面感染，有效清除创面坏死组织和纤维蛋白、促进肉芽组织和表皮生长和明显缩短疗程等优点，在创面不同阶段的"创面床准备"中发挥重要作用。

（一）创面坏死组织的清创

慢性创面通常需要经过一定时间的创面处理来改善愈合环境，即创面床准备（wound bed preparation），以促使创面自愈或为手术覆盖创面创造条件。清创的目的在于去除创面内坏死、污染重的组织、异物以及血凝块等。但对一些慢性创面而言，如血供不足的糖尿病足或骨骼隆起部位的压疮，由于创面界限不清，感染、损伤范围大，患者难以耐受疼痛等原因，无法做到彻底的清创，需要根据创面情况有计划分次清除此类创面无生机组织。高功率激光短暂照射，照射部位在几毫秒内产生局部高温，可使组织凝固、脱水、细胞坏死，起到烧灼作用。当温度达到 $300 \sim 400 ℃$ 时，创面表层坏死组织和纤维蛋白发生碳化，进而燃烧、汽化。激光的凝固作用则起到了止血的效果。由于聚焦后的光束极细，可以精确、安全地消除病变的细微组织，而与周围健康组织界限清楚。

二氧化碳（CO_2）波长为 10 600 nm，位于不可见远红外区域内。10 600 nm 波长大部分能被水吸收，这一特性使得这种激光尤其适合软组织手术。在 CO_2 激光 10 600 nm 波长中，水的热弛豫时间为 261 μs。在慢性创面使用激光治疗时，使用峰值功率高、脉冲持续时间短的脉冲 CO_2 激光在伤口床上引起"冷损伤"是至关重要的。这种方式对组织的热损伤最小，而对血管的止血效果有效，对周围健康组织无损伤。高能量脉冲激光需要在足够短的时间内发出足够高能量的激光，以免对周围组织造成额外的损伤。脉冲时间越短，需要的激光具备的功率越大。如单脉冲 U-pulse 的功率高，脉冲时间短，组织穿透深，但对周围组织热损伤较小。意大利 DEKA 激光公司 Endoscan 超微型扫描系统结合 U-pulse，允许非常精确控制汽化的组织层，最大限度地减少对周围健康组织的热损伤（大约为 50 μm）。与传统清创手术相比，激光治疗操作简单，出血少，患者疼痛感觉轻微，可对慢性创面实现反复多次清创（图18-1）。

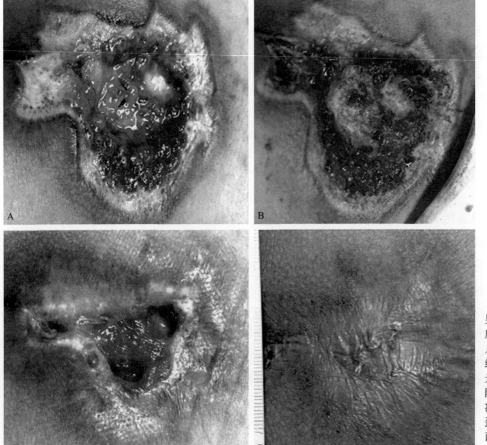

图18-1 病例1

男性，46岁，2型糖尿病昏迷，卧床3周后出现骶尾部压疮1个月，早期创面凹陷，基底深，坏死组织纤维蛋白附着。A：CO_2 激光治疗前坏死组织和纤维蛋白、陈旧肉芽组织；B：CO_2 激光第1次治疗清除部分坏死组织和纤维蛋白；C：CO_2 激光2次治疗后创面缩小，创缘上皮化明显；D：CO_2 激光2个月后创面完全愈合

（二）控制创面感染

感染是各种创面/伤口愈合延迟或不愈合的主要原因之一，尤其对于大面积烧创伤创面、糖尿病足、慢性难愈创面、老年压疮等具有非常高感染风险的创面。激光创面治疗技术可采用非接触操作，结合激光烧蚀组织达到的高温，有效导致微生物及其生物膜的破坏。通过直接杀灭细菌、破坏细菌生物膜等多个方面的作用，能使创面感染迅速得到控制，并有效预防创面感染（图18-2）。研究发现，使用CO_2激光治疗能明显降低糖尿病足溃疡创面的细菌负荷，较传统手术相比明显减少创面葡萄球菌、类白喉杆菌数量。Kojima等报道，CO_2激光在体外可杀死99%牙龈卟啉单胞菌和放线杆菌，能量密度大于7.5 J/cm^2时可显著降低LPS活性。

（三）促进骨质暴露创面肉芽生长

多种慢性创面或溃疡如糖尿病足、压疮、放射性溃疡等，因软组织缺损、骨质暴露、肉芽组织生长困难，造成创面迁延不愈，皮片移植手术失败。骨质暴露的慢性创面增加了骨髓炎的发生率，特别是在组织缺血时，抗生素治疗困难，患者的截肢率高。激光治疗使用适当的波长和强度的激光光束，在骨膜上形成不连续性的孔，可以使骨髓腔内循环单核多能干细胞暴露达到溃疡面，从而启动愈合过程，使肉芽组织迅速生长覆盖暴露的骨质，为创面皮片或皮瓣移植以及创面自愈奠定良好基础（图18-3）。使用功率高、脉冲时间短、组织穿透深的激光技术，治疗骨质暴露创面，具有操作简单，允许精确控制治疗范围和深度，对周围组织无损伤，患者疼痛感觉轻微等优点。

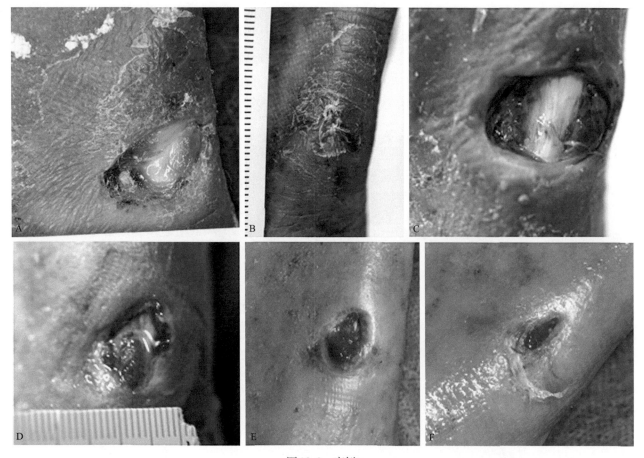

图18-2　病例2

男性，70岁，20年糖尿病、高血压、糖尿病神经周围病变史，血糖控制欠佳。左足跟腱处创面不愈2月余，早期创面凹陷，基底深，跟腱暴露，纤维蛋白附着，创缘炎症反应明显，渗出多。A：CO_2激光治疗前；B：CO_2激光治疗1次，约3个月后，创面完全上皮化；C～F：中间过程

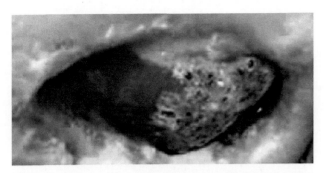

图18-3 暴露骨表面打孔（意大利DEKA CO₂激光治疗仪治疗的病例）

（四）促进上皮化

表皮细胞、成纤维细胞和血管内皮细胞等细胞的增殖是创面愈合的重要环节。机体通过一系列修复细胞的生物学行为的表达，促进新生血管形成、成纤维细胞增生并产生基质、伤口边缘收缩、表皮细胞迁移以覆盖创面。生长因子FGF、PDGF、TNF-β、TGF-β、EGF等参与创面愈合各阶段的调节。慢性创面由于血管病变、炎症反应异常、营养成分缺乏、机体异常免疫等影响因素造成创面愈合困难。研究表明，激光针能增加Ⅰ型胶原的基因表达，提高血管内皮生长因子、成纤维细胞生长因子和表皮生长因子的水平，增加表皮厚度，目前被广泛用于瘢痕、皱纹和皮肤松弛等的治疗。激光针治疗慢性创面能明显促进创面的上皮化（图18-4），这可能和激光促进生长因子表达、胶原再生、免疫调节和新生血管生成等方面的作用有关，相关机理正在进一步研究中。

五、CO₂激光治疗参数设置和辅助治疗

由于CO₂辐射是不可见的，需要在CO₂激光束路径上精确叠加上一道可见（通常是红色）的激光瞄准光束。通过适当选择激光技术参数（如功率、脉冲形状、频率和扫描特性，图18-5），医生可以对组织产生不同的影响，从精确的切割和/或消融到深层有效的组织再生增强。同时通过一些辅助设备可以对不同位置的创面或组织进行治疗（图18-6）。

（一）清创模式

清创模式是指利用激光的高能量使创面坏死组织和纤维蛋白汽化。可选择Endoscan超微型扫描系统，脉冲U-pulse，功率5～15 W，扫描形状"三叶草"（图18-7）。该模式适用于各类存在坏死组织或纤维蛋白、肉芽组织增生不良的创面。在该模式下患者可有轻微刺痛，治疗前可在创面上湿敷利多卡因。

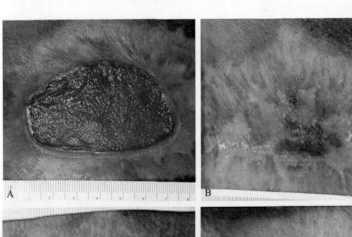

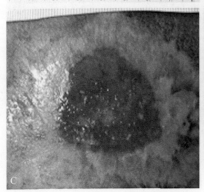

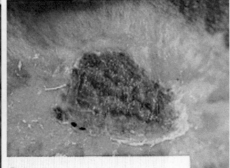

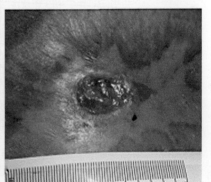

图18-4 病例3

女性，30岁，侏儒症患者，糖尿病、糖尿病神经周围病变、下肢感觉神经功能障碍史。双侧大腿后侧压疮不愈2月余，早期肉芽组织增生，创缘上皮化迟缓。A：CO₂激光治疗前；B：CO₂激光治疗3次，约2个多月后，创面完全上皮化；C～E：中间过程

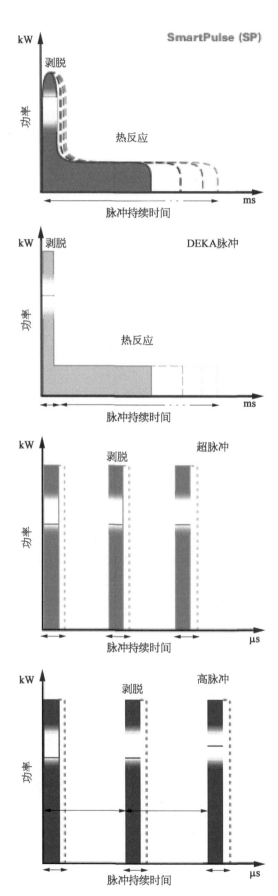

图18-5　CO_2激光脉冲模式

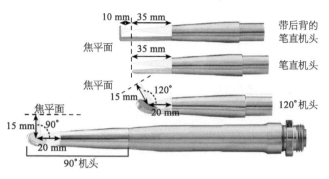

图18-6　激光辅助设备(意大利DEKA激光公司提供)

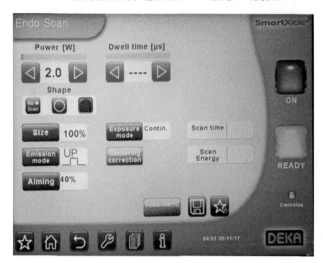

图18-7　清创模式界面(意大利DEKA　CO_2激光治疗仪)

(二) 骨组织打孔模式

骨组织打孔模式是指利用激光的高能量在暴露的骨组织表面穿孔,促进创面的肉芽组织增生。可选择CO_2 FreeHand系统,脉冲U-pulse,功率70～80 W,9孔/cm^2,深度直至出血为止(图18-8)。

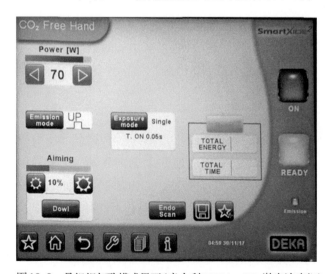

图18-8　骨组织打孔模式界面(意大利DEKA　CO_2激光治疗仪)

（三）激光针模式

激光针模式是指通过激光针的治疗促进慢性创面上皮化愈合。可选择CO_2FreeHand系统，脉冲H-pulse，功率15 W，频率100 Hz，重复曝光，间隔0.5～1 mm，位于创缘的表皮层和真皮层（图18-9）。该模式适用于上皮化阶段的创面或创缘。

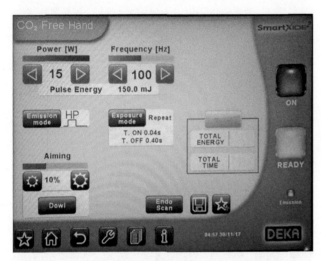

图18-9 激光针模式界面（意大利DEKA CO_2激光治疗仪）

六、激光创面治疗的并发症

激光治疗创面的并发症包括：出血、肿胀、不适感或轻微疼痛、畸形愈合、粘连。

（一）出血

激光治疗创面本身有止血作用，但往往慢性创面的治疗不是彻底清创，可能由于溶痂导致后期坏死脱落，进而引发创面出血。

（二）疼痛

激光治疗创面往往是治疗时轻微疼痛，治疗后不适感。当患者之前并无创面疼痛，在激光治疗数天后，主诉创面疼痛，此时应考虑创面细菌性或病毒性感染可能，结合创周有无红肿表现，以及引流物性状是否发生变化等，综合判断是否存在创面感染。

七、激光创面治疗的注意事项

激光治疗已取得了良好的临床共识，但在应用过程中应注意以下方面，以确保良好治疗效果的取得和有效避免各种并发症的发生。

（一）激光治疗前的注意事项

1. 严格掌握适应证和禁忌证 · 在激光治疗前，应充分评估激光治疗的利与弊，充分比较不同处理方法的优劣，以最有利于创面修复为原则选择最优的治疗方案，避免滥用激光治疗和延迟治疗时机。如：对于深部骨骼、肌腱或神经暴露创面，应首选皮瓣直接覆盖封闭，以免肌腱或神经进一步变性坏死。对于不明性质的溃疡，在激光治疗前，应通过病理检查明确溃疡的性质，决定手术范围。

2. 良好的创面准备 · 激光治疗不能完全替代传统外科清创手术，尤其对于感染严重和存在大量坏死组织的创面，必须先初步清创，再行激光治疗；对于感染创面，还必须配合抗菌药物的应用。

（二）激光治疗中的注意事项

· 仔细检查CO_2激光束是否正确对焦在显微镜工作距离处，确保红色瞄准光束与CO_2激光束是同轴的。如果瞄准光束与治疗光束没有重合，切勿使用激光。

· 操作者戴防护镜，保护眼睛，必要时给患者戴眼罩或防护镜。

· 为了控制剥脱深度，激光束必须人工或者通过配备的扫描系统移动。

· 手术部位附近的区域需用湿的毛巾或叠片纱布或者激光束逆止器保护起来。

· 在实施麻醉、软组织治疗准备及器械清理或消毒时使用不可燃的物质。

· 在使用激光设备之前，需先让胶黏剂的溶剂及用于清理与消毒的可燃溶液蒸发干净。

· 治疗室内尽量减少可燃材料的存放。倘若治疗需要用到可燃材料，比如，纱布，首先将它浸在水中。

· 在治疗带毛发部位时，在开始治疗之前先用水或盐水打湿该部位,以免烧毛或灼伤。

· 当心内源性气体的着火危险。在治疗肛周部位时,须在直肠内插入打湿的海绵。

(三)激光治疗结束后的注意事项

· 激光治疗后患者疼痛不明显。清创和骨组织打孔后会有少量渗出,治疗后应注意创面渗出情况,及时检查伤口更换敷料。

· 激光治疗后应注意仔细观察创面情况,根据创面情况以确定后续治疗方案或再次激光治疗

的时机。

八、激光创面治疗技术展望

自从20世纪60年代第一台激光机被发明以来,激光技术被广泛应用于医学研究和疾病预防诊断治疗等各个领域。随着现代医学的发展,激光修复创面治疗的相关机理得到阐明,治疗技术和方法将进一步成熟,治疗方案进一步优化。

(唐佳俊)

参 考 文 献

[1] 苑凯华,余文林,李勤,等.激光美容外科治疗学[M].北京:人民军医出版社,2011:1-54.

[2] Monami M, Mirabella C, Scatena A, et al. CO$_2$ laser for the treatment of diabetic foot ulcers with exposed bone. A consecutive series of type 2 diabetic patients[J]. J Endocrinol Invest, 2017, 40(8): 819−822.

[3] Monami M, Scatena A, Zannoni S, et al. A randomized, open-label, controlled trial to evaluate the antimicrobial and surgical effect of CO$_2$ laser treatment in diabetic infected foot ulcers: DULCIS (diabetic ulcer, CO$_2$ laser, and infections) study[J]. J Endocrinol Invest, 2017, 40(9): 985−989.

第十九章
创面修复的干细胞及再生医学技术应用

创面愈合是一个复杂的病理生理过程，它是由多种细胞、细胞外基质及细胞因子共同参与、互相高度协调，出血、炎症反应、增殖及重塑四个渐次发生又相互重叠的过程。目前关于慢性难愈性创面愈合障碍的机制尚不完全清楚，尽管临床上治疗方法众多，但是治疗效果并不令人满意。慢性创面发病率日益增高，严重影响患者的生活质量并增加患者经济及社会医疗资源负担。干细胞是一类具有自我更新能力和多向分化潜能的原始未分化细胞，在一定条件下能够分化为多功能细胞。近年来，关于干细胞参与创面修复的相关研究已经成为创面愈合修复的研究焦点。随着细胞治疗研究的不断拓展和深入，干细胞及再生医学新技术为临床解决慢性难愈性创面修复问题提供了新的手段。

一、慢性难愈性创面概述

（一）定义

对于慢性创面目前尚没有统一定义。国际创伤愈合学会对慢性创面的定义为：无法通过正常有序而及时的修复过程达到解剖和功能上的完整状态，常常表现为二期愈合的伤口。目前学者们认为时间也是慢性创面的重要因素，因此将慢性创面定义为：持续存在3个月以上，无法通过有序而及时的修复过程使得组织恢复解剖和功能完整性的创面。

（二）创面愈合过程

创面愈合包括4个独立又互相重叠的过程：止血反应、炎症反应、增殖和重塑。创面愈合过程中的每一个阶段都由不同的细胞、细胞因子和炎症递质所参与。在创面愈合早期，创面经历短暂的出血和止血过程，该阶段主要由血小板、纤维蛋白完成；后进入炎症反应期，炎症细胞通过趋化作用和血管运输到达创面区，主要由中性粒细胞、巨噬细胞和淋巴细胞参与；同时创面组织开始修复，由创周成纤维细胞、内皮细胞、上皮细胞和胶原共同完成；重塑期成纤维细胞的表型转变为成肌纤维母细胞，该细胞表达平滑肌肌动蛋白，具有收缩力使肉芽组织不断收缩，细胞外基质不断进行结构优化，创面愈合后一段时间重塑过程仍然存在，该阶段主要由胶原纤维的收缩和瘢痕形成，使创面愈合后具有较好的组织学和生物力学特性。

（三）创面难愈原因分析

1. 机体内源性修复机制 · 慢性难愈创面存在时机体对营养和能量的需求明显增加，若同时伴有全身营养不良、血管疾病、低血容量或组织水肿引起的组织灌注不足，则出现蛋白质、能量和多种微量营养元素的绝对和（或）相对缺乏。内源性修复功能不足可导致创面愈合缓慢或经久不愈，这些因素包括激素合成减少、蛋白质合成速率减慢和分解加快、蛋白缺乏等导致的免疫功能低下及感染机会增加。同时，内源性修复功能障碍时，内源性干细胞迁移至创面局部、抗纤维化能力、保持细胞外基质内环境稳定及减少细胞凋亡作用也随之降低。

2. 组织灌注不良或缺血再灌注损伤 · 组织灌注不良包括组织灌注不足过程中引起的缺血缺氧、代谢产物堆积以及缺氧诱发的中性粒细胞功能低下，从而引起创面愈合延迟。组织缺血基础上反复发作的缺血再灌注损伤是导致慢性创面难愈的因素之一,当缺血再灌注损伤发生时,炎症细胞在趋化因子的作用下进入组织并释放促炎症因子、自由基等,同时 N_2O 的含量降低,造成血管收缩和组织无灌注现象,从而加重组织再次损伤。机体衰老细胞对缺血再灌注损伤反应性则更差,这也可能是老年患者更容易发生慢性难愈性创面的原因。

3. 细胞因子与细胞外基质 · 创面愈合是一个复杂的生物学过程,由细胞因子的高度协调介导细胞与细胞间或是细胞与基质间的相互作用来修复受损组织。临床上创面难愈合可能是由细胞因子的协调作用不佳或功能障碍导致创面愈合过程不能正常进行而引起。创面难愈一方面是创面病毒感染引起,另一方面是由创面局部缺血缺氧所导致。创面感染过程中伴随着身体免疫细胞的异常激活,释放大量炎性因子、活性氧及蛋白水解酶,创面由此长期过度处于炎性反应阶段,难于达到组织的重塑,导致肉芽组织和表皮组织长期无法形成。当创面局部组织缺血缺氧时,胶原蛋白无法有效合成,基质金属蛋白酶异常激活。金属蛋白酶可降解细胞外基质、抑制细胞增殖和血管化、参与创面异物的清除并为创面愈合细胞的迁移做准备,在愈合后期又参与瘢痕组织及组织重构,它与金属蛋白酶类组织抑制剂两者间的平衡出现紊乱,导致大量细胞因子降解,从而影响创面角质细胞和成纤维细胞的增殖和迁移能力,使创面不愈合。大量的研究均表明干细胞可通过分泌大量促创面愈合的细胞因子及细胞外基质蛋白参与促进创面愈合过程。

4. 糖尿病 · 糖尿病目前已成为严重危害人类健康的慢性疾病。糖尿病患者发生慢性难愈性创面的主要因素是正常创面愈合过程中所需细胞和分子信号缺失。另外,糖尿病慢性难愈性创面与周围神经病变、外周循环损害、白细胞功能异常、蛋白酶平衡紊乱及持续高血糖有密切关系。糖尿病并发症也会引起慢性难愈性创面的发生。糖尿病状态下机体微循环发生改变,创面细胞生长环境异常,血管化与血管重建出现障碍。在这状态下成纤维细胞减少、生长因子异常表达、炎性过程延长和糖基化产物堆积,均影响正常创面愈合。糖尿病足溃疡创面由于创面感染、胼胝体形成,创面局部受压等外在因素,以及神经病变、血管缺血性改变等内在因素,难以正常有序地修复创面。有学者认为,糖尿病创面愈合延迟与干细胞募集、存活及增殖受损密切相关,创面局部处理的目的是促进干细胞的归巢及存活,为创面修复创造条件,从而促进创面的愈合。

5. 细胞衰老 · 细胞衰老不仅存在于机体正常老化的细胞,且存在持续暴露于慢性难愈性创面渗出液体中衰老的细胞。如褥疮、静脉性溃疡的创面中均可发现其成纤维细胞表现出衰老的特征。衰老细胞不但对创面愈合刺激反应低下,并且占据了创面有限的空间。而在正常创面愈合的过程中,创面有限的空间应是由正常组织细胞占据。

二、干细胞在慢性难愈性创面中的应用

随着细胞生物学、组织工程学的日益发展,以干细胞作为种子细胞的组织工程在创面修复特别是慢性难愈性创面治疗中的应用受到了越来越多的关注。现临床上用于创面修复的主要有表皮干细胞、骨髓间充质干细胞、脐带间充质干细胞、真皮多能干细胞、脂肪源性干细胞等。

(一)干细胞用于创面治疗的理论基础

1. 干细胞直接分化为创面愈合所需细胞系,直接参与创面修复 · 干细胞具有长期的自我更新能力和多向分化能力,在创面局部它可能增生分化为多种创面修复所需的皮肤细胞,如角质形成细胞、内皮细胞、外周血管壁细胞、毛囊细胞、皮脂腺细胞、汗腺细胞等,促进皮肤创面愈合及毛囊、皮脂腺等皮肤附属器的再生与重建。如骨髓间充质干细胞可促进血管新生、加速创面愈合,其在创面修复过程中进入血液中,迁移到损伤的部位分化形成成纤维细胞、血管内皮细胞和角质形成细胞。有学者通过共培养系统,将骨髓间充质干细胞分别和内皮细胞、成纤维细胞和表皮细胞共培养,通过细胞间的相互作用,干细胞被诱导分化为内皮细胞、成纤维细胞和表皮细胞

等相应的细胞,并且表达这些细胞的特异蛋白。脂肪源性干细胞也可在皮肤创伤微环境诱导下直接分化形成皮肤和皮下组织必需的细胞系。Altman等将绿色荧光蛋白(green fluorescent protein, GFP)标记的ADSCs复合支架移植于无胸腺小鼠背部皮肤创面,发现GFP标记的ADSCs同时表达成纤维细胞特异性标记热休克蛋白47。同时,ADSCs还可分化成内皮细胞,直接参与血管新生过程,Rouwkema等人甚至将由骨髓组织培养得到干细胞培养成熟后诱导分化为血管及管腔组织。

2. 干细胞旁分泌信号调节受损部位的细胞反应·创面愈合是一个错综复杂的生物学过程,涉及炎症反应、细胞增殖、迁移、上皮化、血管生成、细胞外基质沉积等多个方面。干细胞旁分泌信号有免疫调节、抑制细胞凋亡、促进血管发生、化学趋化、抗瘢痕等作用,改善机体局部微环境,促进内、外源性干细胞增殖、迁移及分化,挽救濒临凋亡细胞,协调细胞与细胞或细胞与基质间的相互作用,促进多种细胞参与创面修复及组织重建。干细胞可分泌多种细胞外基质、细胞因子、生长因子及生物活性蛋白,与多种细胞及细胞外基质相互作用,有序调控皮肤组织修复及创面愈合。其中生长因子,如胰岛素样生长因子-1(insulinlike growth factor-1, IGF-1)、成纤维细胞生长因子(fibroblast growth factor, FGF)、角质形成细胞生长因子(keratinocyte growth factor, KGF)、表皮细胞生长因子(epidermal growth factor, EGF)等,均能促进创面修复。它也可分泌促血管生长的细胞因子,如血管内皮生长因子(vascular endothelial growth factor, VEGF)、血管生成素、血小板源性生长因子(platelet-derived growth factor, PDGF)等。旁分泌途径贯穿创面愈合全过程,在损伤组织修复的炎症期及增殖期,干细胞发挥免疫调节作用,减轻炎症反应;它分泌特性因子促进创面血管生成和刺激创周干细胞和创面修复细胞增殖、分化、迁移和分泌胶原蛋白,加快创面修复;促进巨噬细胞、血管内皮细胞和成纤维细胞组成肉芽组织填补创面,并逐渐发生上皮化。重塑期一方面有效较少瘢痕形成,另一方面经旁分泌瘢痕蛋白和促凋亡因子等实现创面的塑形改造。

(二)表皮干细胞

1. 表皮干细胞的分离和培养

• 细胞来源:胎儿正常皮肤组织或包皮组织。

• 分离和培养步骤:目前表皮干细胞的体外分离培养和诱导分化技术已非常成熟。表皮干细胞培养技术的进步,使应用培养的自体角质细胞治疗患者成为现实。经表皮干细胞培养技术,一小片标本经3周的培养期,细胞的数量达到5 000～10 000倍,形成可供移植的表皮膜,此技术已成功应用于临床。

将皮肤组织清洗干净后,将之放到含有200 U/ml青链霉素的平衡液中消毒20 min后再用PBS浸洗组织一次,除去皮下结缔组织,将组织修剪成1 cm×1 cm左右大小,然后放到2 g/L的Dispase酶中浸泡14～16 h。隔日将皮肤组织置于培养皿中分离表皮和真皮,除去真皮,保留表皮,用PBS清洗一遍,加入已预热的0.125% Trypsin+0.01EDTA 3 ml进养皿中,用弯头吸管迅速搅拌2 min。中和后调整离心机转速为1 000 r/min,离心10 min后废弃上清液,保留离心管底的细胞沉淀,用原先配制好的K-SFM培养基2 ml重悬细胞,接种于预先铺好100 mg/L的人Ⅳ型胶原的培养瓶中,放置培养箱中15～20 min孵育,用1M的PBS液清洗两次吸出漂浮的未贴壁细胞,重新加入配制好的含有0.25 ng/ml的rEGF、25 µg/ml的BPE的K-SFM培养基溶液。以后隔日换液,待融合至80%左右表皮干细胞进行传代。

2. 表皮干细胞用于创面修复的研究

• 实验研究:表皮干细胞介导的再上皮化是创伤组织细胞增生的重要过程。大量的实验研究观察了表皮干细胞与创面愈合间的关系,有学者将Brdu标记表皮干细胞植入糖尿病大鼠创面观察,证实创面愈合过程中表皮干细胞随创面表皮移行进入创面床,参与创面上皮化,促进创面愈合。在烧伤创面动物模型中,创缘表皮干细胞向创面迁移,同时创伤愈合过程中的相关基因P311也协调促进干细胞的迁移。随着组织工程技术的发展,利用表皮干细胞作为种子细胞构建工程化皮肤治疗创面修复也成为研究的焦点,廖立新等人用表皮干细胞与异种脱细胞真皮构建工程化皮肤成功修复大鼠全层皮肤缺损。

由表皮干细胞作为种子细胞所构建的组织工程皮肤更适合,具有更好的组织学和生物力学特性。

• 表皮干细胞直接参与修复创面:移植表皮干细胞和促进其增殖的方法是目前治疗难愈性创面的策略。李建福等人在研究中发现皮肤难愈性创面创缘残存的表皮可见散在的表皮干细胞,提出异位现象对创面内残存的表皮干细胞和再上皮化起到保护和促进作用,并认为表皮干细胞所处的微环境参与对这种保护性异位现象的调控,残存的表皮干细胞是创面修复的细胞来源。有学者在临床处理难愈性创面时发现,藻酸盐敷料与mEGF联合应用促进创面表皮干细胞增殖和分化,缺损皮肤修复速度加快。表皮干细胞修复创面时除了干细胞增殖迁移以外,同时可分化为汗腺细胞及毛发基质细胞。付小兵发现表皮干细胞治疗严重皮肤烧伤以后,修复创面内存在汗腺和毛囊组织结构。

• 表皮干细胞作为种子细胞构建人工皮肤:表皮干细胞是潜在的多能干细胞,可以利用表皮干细胞构建出新型具有完整的表皮、真皮和皮肤附属器,功能健全的人工皮肤,达到创面修复由解剖修复向解剖、功能一体化的永久性修复。临床上将表皮干细胞种植在含有成纤维细胞的三维培养基上,可以获得新型的人工皮肤,已成功移植在三度烧伤创面,临床修复效果较佳,创面上皮化良好,可以形成完整的表皮及皮肤附属器。细胞在经过体外扩增后可用于大面积创伤的修复,2001年上海长海医院实施了这项新技术,用于一名烧伤面积达到85%的女性病例,取得了成功,创面愈合后伤口平整、光滑且富有柔韧性。

• 表皮干细胞基因修饰参与创面修复:隐性营养不良性大疱性表皮松解症是由 COL7A1 基因突变引起的,导致慢性伤口。Ⅰ期临床试验包括修饰自体表皮片与野生型Ⅶ型胶原的应用,通过逆转录病毒感染大疱性表皮松解症患者达到治疗目的。Mavilio 等人通过对大疱性表皮松解症患者进行为期一年的随访,其报道利用患者的层粘连蛋白B3基因修饰参与创面修复,并在患者的双腿上成功完成表皮再生。

(三)骨髓间充质干细胞

骨髓间充质干细胞通过促进细胞增殖、肉芽组织和新生血管形成、胶原合成、上皮形成而促进创面愈合。研究发现骨髓间充质干细胞不仅具有分化为肌细胞、神经细胞前体细胞、心肌细胞、脂肪细胞、成骨细胞和其他细胞的能力,还可迁移至受损组织而发挥促进组织再生、分泌营养因子和细胞外基质的作用,同时可分化为成纤维细胞和角质形成细胞而直接参与创面愈合及皮肤附件的再生。

1. 骨髓间充质干细胞分离培养

• 细胞来源:正常人体骨髓组织。

• 分离培养步骤:从双侧髂后上棘穿刺取患者自体骨髓,每例约采集骨髓250～300 ml,Ficoll液分离,配制成干细胞混悬液50 ml,细胞计数为 $1 \times 10^8 \sim 10 \times 10^8$。

2. 骨髓间充质干细胞创面应用研究

• 动物实验研究:骨髓间充质干细胞已被证明能加速糖尿病大鼠创面愈合,糖尿病创面愈合延迟与骨髓源性干细胞的募集、存活及增殖受损密切相关,局部治疗的目的在于促进内皮祖细胞的归巢及存活,从而促使血管新生,促进糖尿病创面的修复。McFarlin等将BMSC静脉注射到SD大鼠,发现创面胶原蛋白的生成增加,皮肤创面的愈合加快。利用CM-Dil标记的骨髓间充质干细胞注射到大鼠皮肤创缘,发现干细胞移植组较空白对照组切口组织坏死程度轻微,血管增殖明显,细胞外基质成熟速度较快,创面愈合加快。骨髓间充质干细胞促进伤口愈合的动物研究中,除了证明骨髓间充质干细胞能明显加速创面愈合、促进上皮再生和血管生成外,也证实了它可以改善皮肤修复的质量。

• 糖尿病足:Prochazka等人将给糖尿病足患者下肢肌内注射骨髓间充质干细胞作为治疗糖尿病足的最终性治疗,他报道81%的患者症状得以改善,显著降低了截肢率。研究还发现,创口的愈合速度与干细胞的浓度有关,越大的创面需要越多的干细胞。国内学者在自体骨髓干细胞移植治疗糖尿病足的研究中,干细胞浓度采用了 $4 \times 10^8 \sim 9 \times 10^8$/ml。静脉麻醉下进行小腿肌内及足部局部注射,每个位点注射0.3～0.5 ml,两个位点间距约3 cm,进针深度1.5～2.0 cm(下肢),0.5～1.0 cm(足部)。经过17例患者治疗前后自身对照,可见患肢冷感及间歇性跛行能得到改善。北京宣武医院从2003年开始率先在国内开展自体骨髓干细胞移植治疗糖尿病足，均取得较好的治疗效果。黎英豪等人采用应用自体骨髓干细胞局部注射治疗22例三级糖尿病足患者，将采集的单个核细胞悬液按每点 $0.8 \sim 1 \, ml$（$4 \times 10^8 \sim 6 \times 10^8$ 个）（根据创面大小不等），均匀注射到创面下组织内。对比治疗前后患者间歇性跛行距离、疼痛、肢体冷感、溃疡愈合时间、踝臂指数（ABI）等方面，结果显示应用骨髓干细胞治疗糖尿病足三级创面，可有效缩短愈合时间，减轻疼痛，增加间歇性跛行的距离，无不良反应。王秀慧等同样对骨髓间充质干细胞移植治疗糖尿病足进行了临床应用研究，研究对象为69例糖尿病足患者，对组织破溃者给予局部清创换药等对处理，待局部感染控制后，破溃处长出组织新鲜或愈合后进行骨髓间充质干细胞移植治疗，结果显示骨髓干细胞治疗组患者自觉疼痛、冷感、间歇性跛行改善。Lu等用自体骨髓间充质干细胞治疗糖尿病足溃疡时发现干细胞除可促进创面愈合外，还使下肢血液灌注及侧支循环明显增加。将非糖尿病患者的间充质干细胞移植在胶原蛋白支架上，应用在难愈性糖尿病足溃疡面上，结果显示血管生成增加和促进了创面的愈合。

• 烧伤创面治疗：Rasulov对1例大面积烧伤患者进行异体移植间充质干细胞的细胞治疗，并于细胞移植后第4天实施自体皮肤移植术。结果证实经间充质干细胞治疗可以辅助创面愈合过程中血管的生成，缩短康复时间。有学者将骨髓间充质干细胞在体外扩增到一定数量后，模拟内源性干细胞的方式，将骨髓间充质干细胞注射到静脉中，通过血液循环的转运，最终归巢而治疗大面积烧伤皮肤。

• 皮肤难愈性创面：骨髓间充质干细胞具有促进血管新生、加速创面愈合的作用，其向临床转化应用也取得一定的成果。局部应用骨髓间充质干细胞，一般通过将分离得到浓缩的干细胞直接喷洒或加入生物敷料覆盖于创面上，或将干细胞直接注射到创周的形式达到治疗的目的。有学者对胆囊破裂术后感染切口、裸露的坏死跟腱组织及静脉性溃疡等慢性创面使用骨髓间充质干细胞进行治疗，方法是在创面换药以后，从患者髂腰部抽吸出骨

髓 $10 \sim 25 \, ml$，分别采用将骨髓直接涂抹于创面、取 $1 \sim 3 \, ml$ 创周注射及培养骨髓干细胞后将悬液涂抹于创面等3种方式，结果显示三种治疗方式均能有效促进皮肤组织的改建、再生，进而促进创面的愈合。对急性手术创面及下肢慢性难愈性创面的处理中，有学者将自体骨髓间充质干细胞分离后直接喷洒到创面上，结果显示伤口加速愈合。NR Dash等人在治疗难愈性下肢溃疡（包括血栓闭塞性脉管炎和糖尿病足溃疡）时，将抽取出的骨髓进行体外扩增后制备成细胞悬液（细胞浓度达 $10^6/ml$），在对溃疡创面进行清创后，将细胞悬液进行涂抹于创面，同时肌内注射于溃疡创周边缘肌肉，经治疗后创面愈合加速。对于难愈性的皮肤创面，也有学者认为可通过构建组织工程皮肤，即将骨髓间充质干细胞植入胶原海绵后再用于皮肤创面，达到促进创面愈合的目的。有研究将骨髓间充质干细胞与组织胶（含人类纤维蛋白原、凝血酶）共同制备成高分子凝胶，装于喷雾装置中，对慢性难愈性创面进行喷涂，发现创面愈合加速。有学者在治疗严重肢体缺血性疾病时，将抽取所得 $240 \, ml$ 骨髓进行密度梯度离心后得到 $40 \, ml$ 骨髓细胞浓缩液，将浓缩液进行缺血部位附近肌内注射和通过股动脉内穿刺置管将之移植到血管闭塞部位，结果显示大部分患者经治疗后取得创面愈合及保肢的治疗效果。

（四）脐带间充质干细胞

人脐带（human umbilical cord，HUC）含有丰富的造血干细胞和间充质干细胞，其是中胚层发育的早期细胞，增殖能力强、免疫原性低，具有多向分化的潜能，且同种异体移植安全可行。

1. 脐带间充质干细胞分离培养

• 细胞来源：脐带标本取自健康足月顺产或剖宫产的新生儿。

• 分离培养步骤：脐带采集后在6 h内进行处理，切除双侧带夹痕及淤血的部分，用含双抗的PBS缓冲液充分冲洗脐带外周以及脐静脉内腔。

1）植块法：沿脐静脉内腔纵向剪开血管，剥离脐静脉内膜，将剩余组织切成 $3.0 \sim 5.0 \, mm^3$ 小块，贴于预先用 $1 \, ml$ 完全培养基（含体积分数为2%的胎

牛血清、40% MCDB201、10 μg/L 血小板衍生生长因子、10 μg/L 碱性成纤维细胞生长因子、10 μg/L 表皮生长因子的 DF12 培养基）润湿 T25 培养瓶底壁，底壁朝上，置于 37℃、体积分数为 5% 的 CO_2 饱和湿度孵箱中，过夜后翻转。每 24 h 加入 1 ml 上述培养基，72 h 全量换液，以后每周换液 2 次。观察贴块周围贴壁细胞爬出情况。2 周后去贴块。

2）胶原酶消化法：夹闭脐静脉一端，灌入 1 g/L 胶原酶 Ⅱ 3.0～5.0 ml，置于含双抗的 PBS 中，37℃ 孵育 0.5 h，收集酶液，并用 PBS 反复灌洗。收集灌洗液，与酶液同时离心洗涤弃上清后，以完全培养基重悬，$1 \times 10^6/cm^2$ 接种于 T25 培养瓶中，3 d 后全量换液，以后每周换液 2 次。观察贴壁细胞生长。

3）胶原酶与胰酶联合消化法：将脐带组织切成 $1.0～2.0\ mm^3$ 小块，直接加入 1 g/L 胶原酶 Ⅱ 于 37℃ 孵育 16 h，以 PBS 洗涤后加入 25 g/L 胰酶于 37℃ 孵育 0.5 h；加入含体积分数为 20% 的胎牛血清的培养基中和胰酶，以 100 μm 的滤器过滤细胞，收集滤液；PBS 洗涤弃上清后，以完全培养基重悬，按 $1 \times 10^6/cm^2$ 接种于 T25 培养瓶中，3 d 后全量换液，以后每周换液 2 次。观察贴壁细胞生长。

2. 脐带间充质干细胞用于创面修复的研究

• 重度压疮：程文广等人对脐带血间充质干细胞进行 Brdu 标记后移植于创面，结果显示其可在体内分化为皮肤细胞与组织，能应用于皮肤创面的修复。王杨等将脐带血间充质干细胞移植在压迫性溃疡创面后，创面肉芽生长速度增快，浅腔变小，创面变平，从而得以通过简单的植皮手术封闭创面。临床上人脐带间充质干细胞联合负压封闭引流术治疗 Ⅲ、Ⅳ 期压疮时，分离、提取、培养人脐带间充质干细胞，制成干细胞悬液，取 2 ml［细胞数（5.8～8.2）$\times 10^7$ 个］，4℃ 下冷藏不超过 24 h，治疗前恒温水箱复温至 37℃，行脐带间充质干细胞逐层注射治疗。

• 糖尿病足：于崇岗等在利用人脐带间充质干细胞治疗糖尿病足的临床研究中，首先取自愿捐赠的健康足月顺产胎儿脐带组织分离、培养脐带间充质干细胞并传代，配成（1～6）$\times 10^{11}$/L 的细胞悬液，多点分层注射到病变下肢，每点注射 0.3～0.5 ml，各点间距 3 cm × 3 cm，并在该研究中提出人脐带间

充质干细胞治疗的适应证、相对禁忌证及不良反应。HL Qin 等人治疗伴有血管性疾病的糖尿病患者时，利用脐带间充质干细胞制备成细胞悬液，在接受血管重建手术后进行血管内干细胞移植，同时在创面周缘注射干细胞悬液，结果观察到经干细胞治疗后肢体溃疡愈合率升高，伴有更多的新生血管，且皮温、踝肱指数、经皮氧分压等指标均优于对照组。

• 烧伤创面：有学者建立严重烧伤动物模型（Wistar 大鼠），将 5×10^6/ml 的人脐带间充质干细胞 1 ml 经大鼠尾静脉注入大鼠体内。发现移植人脐带间充质干细胞后减轻了创面炎性细胞的浸润程度，降低了创面中促炎因子水平及创面中凋亡细胞的数量，增加了创面中新生微血管的数量，上调了创面组织中 Ⅰ、Ⅲ 型胶原的比例，从而加速了严重烧伤创面的愈合速度。

（五）真皮多能干细胞

真皮多能干细胞是从真皮组织中分离出的具有多向分化潜能的一类成体干细胞，在一定条件下可分化为脂肪组织、成纤维细胞、骨细胞及神经元细胞。

1. 真皮多能干细胞分离培养

• 细胞来源：人体包皮组织或正常全厚皮肤组织。

• 分离培养步骤：取人包皮组织或全厚皮肤置于 0.25% 的胰酶中，4℃ 消化过夜，Hank's 液轻洗 3 次，剥去表皮，无菌外科镊分离真皮表层，用滴管吹打成单细胞悬液，过滤并且除去大块组织和碎片，接种于塑料培养瓶，培养条件为 IMDM+10% 胎牛血清、37℃、5% CO_2。培养 6 小时后，轻轻弃去悬浮细胞，将贴壁细胞继续培养，待长满瓶底越 80% 后，胰酶消化，常规传代。

2. 真皮多能干细胞用于创面修复的研究

陈泽林等人建立了小鼠全层皮肤损失模型，采用短时间 Brud 标记快速分裂细胞的方法检测创面局部创伤修复过程中细胞增殖反应情况，结果提示创伤后人真皮多能干细胞被激活并参与创面愈合过程中肉芽组织的形成。在糖尿病创面愈合过程中，真皮多能干细胞具有向表皮细胞分化的能力。国外报

道发现移植人真皮多能干细胞不仅能够促进放射损伤后骨髓造血能力的恢复,且对皮肤损失、骨髓损伤等多种创伤修复都具有明显的促进作用。

(六)脂肪干细胞

脂肪干细胞是从脂肪组织中分离获取的多能干细胞,在特定条件下可向三个胚层的细胞分化,并可分泌多种细胞生长因子。随着脂肪干细胞的发现和组织工程研究的不断深入,有研究报道,脂肪干细胞作为皮肤再生的一种强大细胞来源,在老化皮肤修复和辐射损伤修复中的应用空间巨大,特别是自体脂肪干细胞应用于创面修复、瘢痕重塑和老化皮肤的再生修复等更有前景。

1. 脂肪干细胞分离培养

• 细胞来源:腹部抽脂术或植皮术后腹部废弃的脂肪组织。

• 分离培养步骤:Jiang等在无菌条件下,取18～45岁女性腹部脂肪抽吸术后的脂肪,用D-Hanks稀释液清洗脂肪组织以去除麻醉药及血细胞,用0.1%胶原酶和0.25%胰酶组成的消化液消化脂肪组织,并持续搅拌20 min,然后将脂肪混合物置于含15%胎牛血清的改良培养基中灭活,1 500 r/min离心10 min,用含15%胎牛血清的改良培养液重悬,然后以适当密度接种到培养瓶中,并标记为P0代细胞,放入含5% CO_2 的37℃培养箱中,每2 d更换培养液,待细胞数目占瓶底约85%时,用0.25%胰酶消化,根据需要选择冻存或按比例传代。

2. 脂肪干细胞用于创面修复的研究

• 动物实验研究:脂肪干细胞可促进角朊细胞增殖和迁移。Yuan等将脂肪干细胞与角朊细胞共同培养确定为实验组,进行划痕实验,建立创伤模型,发现实验组角朊细胞迁徙明显快于对照组,并认为脂肪干细胞通过直接接触促进表皮角朊细胞迁移。脂肪干细胞可促进创面血管生成。Lu等通过在小鼠背部皮瓣基底局部注射等量的脂肪干细胞后7 d,分析背部皮瓣血管密度和单位组织内血管内皮细胞数量,发现实验组的血管密度和血管内皮细胞数量最大,认为脂肪干细胞有促进血管重建的功能。脂肪干细胞在促进糖尿病动物创面血管生成中同样显

示了较好的效果。Nambu等将自体脂肪组织干细胞移植于糖尿病鼠类动物创面的实验中发现,实验组创面上皮形成、肉芽组织较对照组好,毛细血管更丰富。脂肪干细胞可通过增殖分化促进创面愈合。Altman等以丝蛋白-壳聚糖为载体将绿色荧光蛋白1标记的脂肪干细胞移植于鼠类创面,术后8 d实验组创面愈合面积较对照组大,术后2周实验组创面部位血管密度高于对照组,成纤维热休克蛋白、平滑肌肌动蛋白和von Willbrand因子绿色荧光蛋白标记物阳性,并可见脂肪干细胞分化成上皮细胞,Altman等据此认为脂肪干细胞能促进创面愈合,并分化形成血管、内皮、表皮,修复组织缺损。

• 复杂难愈性肛瘘:脂肪干细胞通过诱导再上皮化、促进血管形成、旁分泌细胞因子等促进邻近细胞、组织的迁移,从而促进创面修复。Herreros等通过Ⅰ、Ⅱ、Ⅲ期临床试验观察体外培养扩增的脂肪干细胞治疗克罗恩病引起的肠外瘘的效果并评价其安全性,研究取患者腹部脂肪来源的脂肪干细胞进行分离、培养和扩增,A组患者将脂肪干细胞注入瘘道口,B组患者将脂肪干细胞与纤维蛋白胶混合后注入瘘道口,C组将纤维蛋白胶注入瘘道口,瘘道外口用纱布覆盖。结果提示,A、B两组的治愈率显著高于C组,A组与B组比较差异无统计学意义,且脂肪干细胞治疗肠道炎性疾病引起的肠外瘘道是安全的。Garcia-Olmo等通过第二阶段的多中心随机对照试验,探索了脂肪干细胞对复杂性肛瘘治疗的有效性和安全性。在脂肪干细胞治疗后8周和1年,评估瘘的愈合及生活质量。结果显示脂肪干细胞可加快肛瘘的愈合,并且提高患者的生活质量。

• 放射性损伤:Rigotti等首次将体外扩增的脂肪干细胞应用于皮肤创面修复,证实脂肪干细胞可成功治愈严重的不可逆的放射性损伤(萎缩、纤维化、溃疡、收缩)。对20个接受放射治疗后出现副作用(严重症状或不可逆功能损伤,LENT-SOMA评分3～4级)的患者进行脂肪干细胞治疗,将脂肪干细胞通过低侵入性的电脑辅助注射,移植入靶部位。治疗后的31个月中,靶部位的超微结构显示了组织的逐步再生,包括新生血管形成和水化的提高。所有被评估的患者都出现了症状的缓解。Akita等将

自体脂肪干细胞复合一种人工皮肤替代物治疗4例难愈性放射性损伤,患者创面完全愈合。

· 下肢慢性难愈性创面:各种下肢难愈性创面,包括糖尿病足溃疡、静脉溃疡、缺血性创面等,都是脂肪源性干细胞治疗的对象。有学者将腹部来源的脂肪组织经离心后去除油相、水相、红细胞,将脂肪组织注射到下肢慢性溃疡的创基及创缘,观察3个月患者伤口愈合率达73.2%,第6个月伤口愈合率达93.1%,在创面愈合过程中,肉芽生长明显增加,且伴随着疼痛显著下降。在创面常规清创后利用PRP联合ADSCs治疗下肢难愈性创面,结果提示两者联合促进创面更快愈合。有报道对由于动脉硬化、糖尿病无法进行外周血管重建的患者,将抽脂获得的脂肪组织经过处理后得到血管基质成分,注射于创面周缘和周边肌肉组织,结果提示患者休息疼痛和跛行减少以及踝肱指数得到明显改善,经检查可见新生血管形成征象,提示该手段可用于治疗终末期外周血管病变引起的溃疡,降低截肢率,提高患者生活质量。

· 皮肤缺血坏死:有研究抽取患者脂肪制备脂肪干细胞治疗手部复合伤皮瓣移植后缺血坏死,将手部坏死组织彻底清创后,将脂肪干细胞注射于皮瓣、皮瓣下方和周边的手掌组织及皮肤移植的供体部位,经21天后创面愈合,经三维CT检查可见手部浅层组织出现新的血管层面,提示脂肪干细胞应用于缺血皮瓣周围的支持组织及皮瓣本身可达到原位血运重建。Sung等报道了两例因鼻部填充剂注射,鼻部出现焦痂及区域性坏死等急性并发症的患者,予以鼻部清创后在创面皮下和真皮层局部注射ADSCs。注射细胞后未予以其他任何治疗,8～10 d后创面完全上皮化,数月后皮肤上只留有一条不明显的线状瘢痕,并且没有瘢痕收缩引起的不对称或畸形。

(七) 浓缩纳米脂肪

纳米脂肪(nanofat graft)是颗粒脂肪经过乳化和过滤的产物,是一种乳糜液,其中包含脂肪细胞外基质和颗粒脂肪中的SVF,具有再生性修复功能。纳米脂肪在乳化过程中由于脂肪细胞的破坏,其中的水分和油滴释放,影响其使用效果。通过破坏其

油水稳定性的方法,去除其中的油和水,即为浓缩的纳米脂肪,或纳米脂肪浓缩物。

脂肪由于含有干细胞和外基质等活性物质,已经在临床再生与修复领域被广泛应用。在颗粒脂肪的作用体系里,血管基质组分(stromal vascular fraction,SVF)以及外基质都有其各自不可取代的作用。SVF/脂肪干细胞治疗在临床开展受限,很大程度上是由于其生产过程涉及胶原酶的使用,单独使用脂肪代替细胞治疗,存在颗粒脂肪的容量补充作用和再生能力有待进一步提高,以及使用方法等的限制。2013年Tonnard等人提出大颗粒脂肪、小颗粒脂肪和纳米脂肪这一新概念,其中纳米脂肪由于具有良好的再生功能而被广泛采用,但是油水过多、组织肿胀时间长等问题。为此,笔者对Tonnard等人提出的纳米脂肪的制备过程进行改良,提出了一种浓缩纳米脂肪的概念及其制备方法,并对其生物学性质以及临床应用进行了一系列研究,发现浓缩纳米脂肪在创面修复、瘢痕治疗、面部年轻化等方面具有巨大的应用前景。

1. 浓缩纳米脂肪的制备过程 · 用1 mm侧孔的抽吸管抽吸获取小颗粒脂肪,离心去除下层液体层;然后将离心去水获取的小颗粒脂肪装入10 ml的注射器,再将装有脂肪颗粒的注射器与另外一个10 ml的注射器用2.4 mm的连接器连接,反复推注30次,过滤;获取的脂肪乳糜液用10 ml注射器抽吸成形成负压状态,反复3～4次后再离心,中层即是浓缩的纳米脂肪。

2. 浓缩纳米脂肪用于创面修复的研究 · 笔者通过患者腹部获取脂肪组织,通过浓缩纳米脂肪制备方法将脂肪组织制作成浓缩纳米脂肪。慢性创面常规清创后,将浓缩纳米脂肪局部注射移植至创面的边缘及基底,发现浓缩纳米脂肪移植治疗具有创伤小、操作相对简便、经济的优点,能有效促进慢性创面的愈合,是慢性创面修复中一种新的辅助治疗方法。

三、问题和展望

尽管干细胞在创面修复中的作用以及在慢性创面治疗中的应用受到了国内外学者的广泛的关注,但其研究以动物实验为主,临床应用研究基本以单

中心、小样本的临床病例报道为主,尚缺乏循证医学证据的支持。

然而,近年来各国政府积极倡导和支持干细胞的临床转化研究,其加速了干细胞领域的发展,从而为再生医学的临床转化应用带来了新的希望和机遇。特别是干细胞及再生医学研究成果在人类组织修复领域展现出的美好前景,激励我们去进一步探索这项技术服务于创面治疗的可行性、可靠性。我们应该相信在目前的科学技术条件下,我们一定能够利用干细胞技术探索出服务于慢性创面治疗的新的技术方案。

(刘宏伟 廖 选)

参 考 文 献

[1] Werdin F, Tenenhaus M, Rennekampff HO. Chronic wound care[J]. Lancet, 2008, 372(9653): 1860–1862.

[2] Sen CK, Gordillo GM, Roy S, et al. Human skin wounds: a major and snowballing threat to public health and the economy[J]. Wound Repair Regen, 2009, 17(6): 763–771.

[3] Shu X, Pei D. Pluripotency without proliferation[J]. Cell, 2016, 164: 595–597.

[4] Weissman IL. Stem cells: units of development, units of regeneration, and units in evolution[J]. Cell, 2000, 100: 157–168.

[5] Werdin F, Tenenhaus M, Rennekampff HO. Chronic wound care[J]. Lancet, 2008, 372 (9653): 1860–1862.

[6] Werdin F, Tenenhaus M, Rennekampff HO. Chronic wound care[J]. Lancet, 2008, 372(9653): 1860–1862.

[7] Glodberg SR, Diegelmann RF. Wound healing primer[J]. Crit Care Nurs Clin North Am, 2012, 24(2): 165–178.

[8] Falanga V. Wound healing and its impairment in the diabetic foot[J]. Lancet, 2005, 366(9498): 1736–1743.

[9] Werner S, Grose R. Regulation of wound healing by growth factors and cytokines[J]. Physiol Rev, 2003, 83: 835–870.

[10] Shi Y, Hu G, Su J, et al. Mesenchymal stem cells: a new strategy for immunosuppression and tissue repair[J]. Cell Res, 2010, 20(5): 510–518.

[11] Mclennan S, Yue DK, Twigg SM. Molecular aspects of wound healing in diabetes[J]. Primary Intention, 2006, 14(1): 8–13.

[12] Mulder GD, Vande Berg JS. Cellular senescence and matrix metalloproteinase activity in chronic wounds. Relevance to debridement and new technologies[J]. J Am Podiatr Med Assoc, 2002, 92(1): 34–37.

[13] Falanga V. Growth factors and chronic wounds: the need to understand the microenvironment[J]. J Dermatol, 1992, 19(11): 667–672.

[14] Rathur HM, Boulton AJ. The diabetic food[J]. Clin Dermatol, 2007, 25(1): 109–120.

[15] Kirana S, Stratmann B, Lammers D, et al. Wound therapy with autologous bone marrow stem cells in diabetic patients with ischaemia-induced tissue ulcer affecting the lower limbs[J]. Int J Clin Pract, 2007, 61(4): 690–692.

[16] Guo WY, Wang GJ, Wang P, et al. Acceleration of diabetic wound healing by low-dose radiation is associated with peripheral mobilization of bone marrow stem cells[J]. Radiat Res, 2010, 174(4): 467–469.

[17] Albiero M, Menegazzo L, Boscaro E, et al. Defective recruitment, survival and proliferation of bone marrow-derived progenitor cells at sites of delayed diabetic wound healing in mice[J]. Diabetologia, 2011, 54(4): 945–953.

[18] Ma K, Liao S, He L, et al. Effects of nanofiber /stem cell composite on wound healing in acute full-thickness skin wounds[J]. Tissue Eng Part A, 2011; 17(9/10) : 1413–1424.

[19] Wu Y, Chen L, Scott PG, et al. Mesenchymal stem cells enhance wound healing through differentiation and angiogenesis[J]. Stem Cells, 2007, 25(10): 2648–2659.

[20] Xu Y, Huang S, Ma K, et al. Promising new potential for mesenchymal stem cells derived from human umbilical cord Wharton's jelly: sweat gland cell-like differentiative capacity[J]. Tissue Eng Regen Med, 2012, 6: 645–654.

[21] Niwa A, Umeda K, Chang H, et al. Orderly hematopoietic development of induced pluripotent stem cells via Flk-1 (+) hemoangiogenic progenitors[J]. J Cell Physiol, 2009, 221(2): 367–377.

[22] Sasaki M, Abe R, Fujita Y, et al. Mesenchymal stem cells are recruited into wounded skin and contribute to wound repair by transdifferentiation into multiple skin cell type[J]. J Immunol, 2008, 180(4) : 2581–2587.

[23] Altman AM, Matthias N, Yan Y, et al. Dermal matrix as a carrier for in vivo delivery of human adipose-derived stem cells[J]. Biomaterials, 2008, 29(10): 1431–1442.

[24] Atalay S, Coruh A, Deniz K. Stromal vascular fraction improves deep partial thickness burn wound healing[J]. Burns, 2014, 40(7): 1375–1383.

[25] Rouwkema J, Westerweel PE, de Boar J, et al. The use of endothelial progenitor cells for prevascularized bone tissue engineering[J]. Tissue Eng Part A, 2009, 15(8): 2015–2027.

[26] Khosrotehrani K. Mesenchymal stem cell therapy in skin: why and what for?[J]. Exp Dermatol, 2013, 22: 307–310.

[27] Hocking AM, Gibran NS. Mesenchymal stem cells: paracrine signaling and differentiation during cutaneous wound repair[J]. Exp Cell Res, 2010, 316(14) : 2213–2219.

[28] Liu S, Jiang l, Li H, et al. Mesenchymal stem cells prevent hypertrophic scar formation via inflammatory regulation when undergoing apoptosis[J]. Invest dermatol, 2014, 29(10): 1–10.

[29] Liu S, Jiang l, Li H, et al. Mesenchymal stem cells prevent hypertrophic scar formation via inflammatory regulation when undergoing apoptosis[J]. Invest dermatol, 2014, 29(10): 1–10.

[30] Liu S, Jiang l, Li H, et al. Mesenchymal stem cells prevent hypertrophic scar formation via inflammatory regulation when undergoing apoptosis[J]. Invest dermatol, 2014, 29(10): 1–10.

［31］ Amy Li, Paul J Simmoms, Pritinder Kaur. Identification and isolation of candidate human keratinocyte stem cells based on cell surface phenotype［J］. Proc Natl Acad Sci USA, 1998, (95): 3902–3907.

［32］ Jackie R. Bickenbach, Emily Chism. Selection and extended growth of murine epidermal stem cells in culture［J］. Experiment Cell Research, 1998, 244(1): 184–195.

［33］ 钟清玲,刘德伍,刘繁荣,等.羊膜负载表皮干细胞促进糖尿病大鼠创面的愈合［J］.中国组织工程研究与临床康复,2010,14(32): 6010–6014.

［34］ 孙薇,姚志慧,詹日兴,等.P311在小鼠浅Ⅱ度烧伤及体外细胞创伤模型中对表皮干细胞迁移的影响［J］.中华烧伤杂志,2012,28(3): 213–218.

［35］ 廖立新,陈刚泉,李国辉,等.应用表皮干细胞构建组织工程皮肤及移植实验［J］.中国组织工程研究与临床康复,2007,11(14): 2661–2664.

［36］ 甘露,曹川,李世荣,等.以表皮干细胞与HaCaT细胞为种子细胞构建组织工程皮肤的比较研究［J］.第三军医大学学报,2009,31(20): 1977–1980.

［37］ 李建福,付小兵,盛志勇,等.创面愈合过程中创缘表皮干细胞的再分布［J］.中华医学杂志,2003,83(3): 228–231.

［38］ 毕擎,夏冰,朱丹杰,等.藻酸盐敷料与mEGF联合应用促进难愈性创面表皮干细胞增殖［J］.中国病理生理杂志,2007,23(11): 2253–2257.

［39］ Fu XB, Sun TZ, Li XK, et al. Morphological and distribution characteristics of sweat glands in hypertrophic scar and their possible effects on sweat gland regeneration［J］. Chin Med J, 2005, 118(3): 186–191.

［40］ Murono S. Induction of cyclooxygenase-2 by EBV LMP1 is involved in vascular endothelial growth factor production in NPC［J］. Proc Natl Acal Sci, 2001, 98(12): 6905–6910.

［41］ Siprashvili Z, Nguyen NT, Bezchinsky MY, et al. Long-term type VII collagen restoration to human epidermolysis bullosa skin tissue［J］. Hum Gene Ther, 2010, 21(10): 1299–1310.

［42］ Uitto J, McGrath JA, Rodeck U, et al. Progress in epidermolysis bullosa research: Toward treatment and cure［J］. J Investig Dermatol, 2010, 130(7): 1778–1784.

［43］ Mavilio F, Pellegrini G, Ferrari S, et al. Correction of junctional epidermolysis bullosa by transplantation of genetically modified epidermal stem cells［J］. Nat Med, 2006, 12(12): 1397–1402.

［44］ Akela A, Nandi SK, Banerjee D, et al. Evaluation of autologous bone marrow in wound healing in animal model: a possible application of autologous stem cells［J］. Int Wound J, 2012, 9(5): 505–516.

［45］ Kuo YR, Goto S, Shih HS, et al. Mesenchymal stem cells prolong composite tissue allotransplant survival in a swine model［J］. Transplantation, 2009, 87(12): 1769–1777.

［46］ Pittenger MF, Mackay AM, Beck SC, et al. multilineage potential of adult human mesenchymal stem cells［J］. Science, 1999, 284(5411): 143–147.

［47］ Kwon DS, Gao X, Liu YB, et al. Treatment with bone marrow-derived stromal cells accelerates wound healing in diabetic rats［J］. Int Wound J, 2008, 5(3): 453–463.

［48］ McFarlin K, Gao X, Liu YB, et al. Bone marrow-derived mesenchymal stromal cells accelerate wound healing in the rat wounds［J］. Wound Repair Regen, 2006, 14(4): 471–478.

［49］ 房林.骨髓间充质干细胞移植促进皮肤创伤愈合的实验研究［D］.中国协和医科大学,2010.

［50］ Landry Y, Lê O, Mace KA, et al. Secretion of SDF-1α by bone marrow-derived stromal cells enhances skin wound healing of C57BL/6 mice exposed to ionizing radiation［J］. J cell Mol Med, 2010, 14(6B): 1594–1604.

［51］ Chen L, Tredget EE, Wu PY, et al. Paracrine factors of mesenchymal stem cells recruit macrophages and endothelial lineage cells and enhance wound healing［J］. Plos One, 2008, 3: e1886.

［52］ Procházka V, Gumulec J, Chmelová J, et al. Autologous bone marrow stem cell transplantation in patients with end-stage chronical critical limb ischemia and diabetic foot［J］. Vnitr Lek, 2009, 55(3): 173–178.

［53］ 陈景斌,罗方,康志强,等.自体骨髓干细胞移植治疗糖尿病足17例［J］.中国组织工程研究与临床康复,2007,11(15): 2910–2912.

［54］ 谷涌泉,郭连瑞,张建,等.自体骨髓干细胞移植治疗严重下肢缺血1例［J］.中国实用外科杂志,2003,23(11): 670–670.

［55］ 黎英豪,姜茂华,杨孝良,等.自体骨髓造血干细胞局部注射治疗糖尿病足三级创面［J］.青岛医药卫生,2010,42(6): 416–417.

［56］ 王秀慧,王雅丽,王广宇,等.自体骨髓间充质干细胞移植治疗糖尿病69例临床分析［J］.现代中西医结合杂志,2011,20(31): 3936–3838.

［57］ Lu D, Chen B, Liang Z, et al. Comparison of bone marrow mesenchymal stem cells with bone marrow-derived mononuclear cells for treatment of diabetic critical limb ischemia and foot ulcer: a double-blind, randomized, controlled trial［J］. Diabetes Res Clin Pract, 2011, 92(1): 26–36.

［58］ O'Loughlin A, Kulkarni M, Creane M, et al. Topical administration of allo-geneic mesenchymal stem cells seeded in a collagen scaffold augments wound healing and increased angiogenesis in the diabetic rabbit ulcer［J］. Diabetes, 2013, 62(7): 2588–2594.

［59］ Rasulov MF, Vasilchenkov AV, Onishchenco NA, et al. First experience of the use bone marrow mesenchymal stem cells for the treatment of a patient the deep skin burns［J］. Bull Exp Biol Med, 2005, 139(1): 141–144.

［60］ Lataillade JJ, Doucet C, Bey E, et al. New approach to radiation burn treatment by dosimetry-guided surgery combined with autologous mesenchymal stem cell therapy［J］. Regen Med, 2007, 2(5): 785–794.

［61］ Badiavas EV, Falanga V. Treatment of chronic wounds with bone marrow-derived cells［J］. Arch Dermatol, 2003, 139(4): 510–516.

［62］ Falanga V, Iwamoto S, Chartier M, et al. Autologous bone marrow-derived cultured mesenchymal stem cells delivered in a fibrin spray accelerate healing in murine and human cutaneous wound［J］. Tissue Eng, 2007, 13(6): 1299–1312.

［63］ Dash NR, Dash SN, Routray P, et al. Targeting nonhealing ulcers of lower extremity in human through autologous bone marrow-derived mesenchymal stem cells［J］. Rejuvenation Res, 2009, 12(5): 359–366.

［64］ Hanson SE, Bentz ML, Hematti P. Mesenchymal stem cells therapy for nonhealing cutaneous wounds［J］. Plast Reconstr Surg, 2010, 125(2): 510–516.

［65］ Yoshikawa T, Mitsuno H, Nonaka I, et al. Wound therapy by marrow mesenchymal cell transplantation［J］. Plast Reconstr Surg, 2008, 121(3): 860–877.

［66］ Falanga V, Iwamoto S, Chartier M, et al. Autologous Bone Marrow–Derived Cultured Mesenchymal Stem Cells Delivered in a Fibrin Spray Accelerate Healing in Murine and Human Cutaneous Wounds［J］. Tissue Engineeing, 2007, 13(6): 1299–1312.

［67］ Madaric J, Klepanec A, Valachovicova M, et al. Characteristic of responders to autologous bone marrow cell therapy for no-option critical limb ische-mia［J］. Stem Cell Res Ther, 2016, 7(1): 116.

［68］ Taghizadeh RR, Cetrulo KJ, Cetrulo CL. Wharton's Jelly stem cells: Future clinical applications［J］. Placenta, 2011, 32(Suppl 4): S311-S315.

［69］ Jones E, Yang X. Mesenchymal stem cells and bone regeneration: current status［J］. Injury, 2011, 42(6): 562-568.

［70］ 程文广,黄正根,贺伟峰,等.应用脐带血间充质干细胞修复小鼠皮肤缺损创面［J］.中华创伤杂志,2008,24(4):298-301.

［71］ 王杨,张翼,王锦文,等.脐血干细胞移植治疗压疮性溃疡创面［J］.吉林医学,2012,33(34):7421-7423.

［72］ 杨萍.脐带间充质干细胞联合负压封闭引流术治疗Ⅲ、Ⅳ期压疮的临床研究［J］.现代中西医结合杂志,2013,22(28):3085-3086.

［73］ 于崇岗,崔中平,刘长江.脐血干细胞移植治疗糖尿病足11例［J］.中国组织工程研究与临床康复,2009,13(23):4593-4596.

［74］ Qin HL, Zhu XH, Zhang B, et al. Clinical Evaluation of Human Umbilical Cord Mesenchymal Stem Cell Transplantation After Angioplasty for Diabetic Foot［J］. Exp Clin Endocrinol Diabetes, 2016, 124(8): 497-503.

［75］ 刘玲英.人脐带间充质干细胞促进严重烧伤大鼠创面愈合及其机制的研究［J］.中国人民解放军医学院;解放军总医院;解放军医学院;军医进修学院,2014.

［76］ Shi C, Cheng T, Su Y, et al. Transplantation of Dermal Multipotent Cells Promotes Survival and Wound Healing in Rats with Combined Radiation and Wound Injury［J］. Radiation Research, 2004, 162(1): 56-63.

［77］ Chunmeng S, Tianmin C, Yongping S, et al. Effects of dermal multipotent cell transplantation on skin wound healing［J］. Journal of Surgical Research, 2004, 121(1): 13-19.

［78］ 陈泽林,周青,粟永萍,等.小鼠皮肤创伤后创面局部真皮干细胞参与创面修复过程［J］.第三军医大学学报,2013,35(9):886-891.

［79］ 高新宇,赵李平,柯昌能,等.糖尿病模型皮肤创面中人真皮多能干细胞向表皮细胞的分化［J］.中国组织工程研究与临床康复,2011,15(14):2597-2600.

［80］ Gorid A, Torrente Y, Madaschi L, et al. Fate of autologous dermal stem cells transplanted into the spinal cord after traumatic injury［J］. Neuroscience, 2004, 125(1): 179-189.

［81］ Zuk PA, Zhu M, Ashjian P, et al. Human adipose tissue is a source of multipotent stem cells［J］. Mol Biol Cell, 2002, 13(12): 4279-4295.

［82］ Jeong JH. Adipose stem cells and skin repair［J］. Curr stem cell res ther, 2010, 5(2): 137-140.

［83］ Jiang L, Liu T, Song K. Growth characteristics of human adipose-derived stem cells during long time culture regulated by cyclin A and cyclin D1［J］. Appl Biochem Biotechnol, 2012, 168(8): 2230-2244.

［84］ Yuan F, Lei YH, Fu XB, et al. Promotive effect of adipose-derived stem cells on the wound model of human epidermal keratinocytes in vitro［J］. Zhong hua Wai Ke Za Zhi, 2008, 46(20): 1575-1578.

［85］ Lu F, Mizuno H, Uysal CA, et al. Improved viability of random pattern skin flaps through the use of adipose-derived stem cells［J］. Plast Reconstr Surg, 2008, 121(1): 50-58.

［86］ Nambu M, Kishimoto S, Nakamura S, et al. Accelerated wound healing in healing-impaired db/db mice by autologous adipose tissue-derived stromal cells combined with atelocollagen matrix［J］. Ann Plast Surg, 2009, 62(3): 317-321.

［87］ Altman AM, Yan Y, Matthias N, et al. IFATS collection: Human adipose-derived stem cells seeded on a silkfibroin-chitosan scaffold enhance wound repair in a murine soft tissue injury model［J］. Stem Cells, 2009, 27(1): 250-258.

［88］ Herreros MD, Garcia-Arranz M, Guadalajara H, et al. Autologous. expanded adipose-derived stem cells for the treatment of complex cryptoglandular perianal fistulas: a phase Ⅲ randomized clinical trial (FATT 1: fistula Advanced Therapy Trial 1) and long-term evaluation［J］. Dis Colon Rectum, 2012, 55(7): 762-772.

［89］ Garcia-Olmo D, Herreros D, Pascual I, et al. Expanded adipose-derived stem cells for the treatment of complex perianal fistula: a phase Ⅱ clinical trial［J］. Dis Colon Rectum, 2009, 52(1): 79-86.

［90］ Rigotti G, Marchi A, Galiè M, et al. Clinical treatment of radiotherapy tissue damage by lipoaspirate transplant: a healing process mediated by adipose-derived adult stem cells［J］. Plast Reconstr Surg, 2007, 119(5): 1409-1422.

［91］ Akita S, Yoshimoto H, Ohtsuru A, et al. Autologous adiposederived regenerative cells are effective for chronic intractable radiation injuries［J］. Radiat Prot Dosimetry, 2012, 151(4): 656-660.

［92］ Chopinaud M, Labbé D, Creveuil C, et al. Autologous adipose tissue graft to treat hypertensive leg ulcer: a pilot study［J］. Dermatology, 2017, 233(2-3): 234-241.

［93］ Raposio E, Bertozzi N, Bonomini S, et al. Dipose-derived stem cells added to platelet-rich plasma for chronic skin ulcer therapy［J］. Wound, 2016, 28(4): 126-131.

［94］ Carstens MH, Gómez A, Cortés R, et al. Non-reconstructable peripheral vascular disease of the lower extremity in ten patients treated with adipose-derived stromal vascular fraction cells［J］. Stem Cell Res, 2017, 18: 14-21.

［95］ Marino G, Moraci M, Armenia E, et al. Therapy with autologous adipose-derived regenerative cells for the care of chronic ulcer of lower limbs in patients with peripheral arterial disease［J］. J Surg Res, 2013, 185(1): 36-44.

［96］ Lee HC, An SG, Lee HW, et al. Safety and effect of adipose tissue-derived stem cell implantation in patients with critical limb ischemia: A pilot study［J］. Circ J, 2012, 76(7): 1750-1760.

［97］ Carstens MH, Mendieta M, Pérez C, et al. Assisted salvage of ischemic fasciocutaneous flap using adipose-derived mesenchymal stem cells: in-situ revascularization［J］. Aesthet Surg J, 2017, 37(suppl 3): S38-S45.

［98］ Sung HM, Suh IS, Lee HB, et al. Case reports of adipose-derived stem cell therapy for nasal skin necrosis after filler injection［J］. Arch Plast Surg, 2012, 39(1): 51-54.

第二十章
负压创面治疗技术的原理与实践

一、概述

负压创面治疗技术（negative pressure wound therapy，NPWT）又称负压封闭引流（vacuum seal drainage，VSD）技术或真空辅助闭合（vacuum-assisted closure，VAC）技术，是近年发展起来的一种用于促进急、慢性创面愈合的新型技术，被誉为创面治疗的划时代进步。

（一）定义

负压创面治疗技术是指一种非侵入性的，通过在伤口局部进行封闭负压吸引，从而达到促进伤口愈合作用的技术。其工作原理为以多孔泡沫敷料覆盖创面或伤口，并采用薄膜封闭，使局部创面或伤口形成与外界隔绝的密闭环境，然后以可控负压持续抽吸，达到持续引流渗液、促进创面或伤口清洁和愈合的目的。

（二）发展历史

负压创面治疗技术源自良好的引流利于抗感染和伤口愈合的外科基本理念。1954年，Redon等首先提出真空负压伤口引流的技术，应用于临床，起到了增强引流效果，减轻感染和促进愈合的作用。1992年德国乌尔姆大学创伤外科医生Fleischmann创造性地将负压引流技术与现代封闭式敷料相结合，将该法用于四肢创面抗感染治疗，取得显著疗效。1997年美国学者Argenta和Morykwas采用具有多孔的聚氨酯海绵作为负压封闭材料，其引流效果

更好，应用于多种慢性和急性创面，起到了显著促进创面血流循环和肉芽生长的良好作用，在美国和欧洲得到了推广应用。1994年裘华德教授率先将负压技术引入中国。美国KCI公司首先研发出商品化的负压创面治疗装置，随后，国内外不同公司均相继开发出类似产品，在普外、骨科、烧伤、显微外科等多个学科得到了广泛应用。

（三）规范名称

不同学者对负压技术的命名各异，但其内涵基本一致。目前国内广泛采用负压封闭引流（VSD），而国外文献多采用负压创面治疗（NPWT）。

二、负压创面治疗技术的原理

负压创面治疗技术促进创面愈合的主要原理包括如下。

（一）促进局部血液循环

负压可促使伤口局部细小动脉扩张，刺激微血管和肉芽组织形成，对促进伤口局部的血液灌注具有重要作用。采用激光多普勒血流仪观察负压对创面血流量的影响，发现在125 mmHg负压作用下，创面血流量很快增加，其峰值可达基线血流量的4倍。

（二）促进细胞增殖和肉芽生长

负压作为机械应力通过细胞膜及细胞骨架的变形可传导力学信号至细胞内，促使细胞合成与分泌细胞因子，促进成纤维细胞、血管内皮细胞等细胞增

殖,诱导血管生成和肉芽生长。

(三)减少渗液、减轻水肿和清除坏死物质

负压有利于引流创面渗液,减少组织间液体积聚,降低创周毛细血管的通透性,从而减轻组织水肿。封闭湿润的微环境也利于创面坏死组织溶解脱落,通过持续的引流作用使溶解脱落的坏死组织得以从创面清除。

(四)提供封闭和湿润环境

创面封闭可防止创面干燥,为创面提供湿润环境,有利于保持细胞活力、促进生长因子释放、刺激细胞增殖、加快表皮细胞迁移速度;同时,创面封闭使创面局部低氧,形成有利于抑制细菌增殖的微酸环境,低氧本身又有利于促进表皮细胞迁移,促进血管内皮细胞增殖和肉芽形成。

(五)抑制细菌繁殖和感染

创面延迟愈合常与伤口感染有关。负压引流技术使创面处于封闭状态,避免交叉感染,同时局部低氧环境和负压作用均可抑制细菌增殖。通过引流减少创面坏死组织和渗出物,有利于减少细菌定植。Plikaitis和Molnar研究发现,封闭式负压治疗感染伤口5日可使细菌数量显著减少并保持在低于$10^5/g$的水平,而传统换药则需要11日才能达到较此低细菌水平。

(六)负压牵拉使组织靠拢

在负压的牵拉作用下,创缘皮肤向创面中心靠拢,创面肉芽组织向负压来源方向生长,上述作用使得创面组织靠物理力量相互靠近靠拢,利于腔隙性创面闭合,如老年压疮创面等。

三、负压创面治疗技术的适应证与禁忌证

负压创面治疗技术操作简单、安全性高、作用明确,在很大程度上改变了创面的被动修复或愈合过程。近十年来,其适应证不断拓展,在临床得到了广泛应用。

(一)适应证

非常广泛,适用于各种原因导致的急、慢性创面(溃疡),感染性创面,糖尿病足,腔隙性创面和窦道等。

(二)禁忌证

• 血管暴露性创面、凝血功能障碍或活动性出血创面。

• 脏器吻合术口和裸露的内脏器官表面。

• 存在脑脊液漏的颅脑或脊柱创面。

• 合并厌氧菌感染创面。

• 恶性肿瘤性溃疡。

四、负压创面治疗技术的临床实践

NPWT具有操作简便、安全,能显著减少换药次数、减轻患者痛苦、避免交叉感染、促进创面肉芽生长和明显缩短疗程等优点,目前在烧伤科、骨科、普外科、胸外科、整形外科、显微外科等均普遍应用。根据治疗目的不同,负压创面治疗技术的临床应用主要分为以下方面。

(一)控制创面感染

感染是各种创面/伤口愈合延迟或不愈合的主要原因之一,尤其对于大面积烧创伤创面、慢性难愈创面、老年压疮等具有非常高感染风险的创面。负压创面治疗技术通过持续的引流作用,减少创面渗出和坏死组织,促进创面血液循环和肉芽生长,直接抑制细菌生长等多个方面的作用,能使创面感染迅速得到控制,并有效预防创面感染(图20-1、图20-2)。

(二)促进肉芽生长

创面肉芽生长差是多种慢性创面或溃疡如静脉性溃疡、瘢痕溃疡、放射性溃疡、糖尿病足等迁延不愈的主要原因,也是皮片移植失败的重要因素。相对于传统换药治疗,创面负压技术通常在5~7日内可使急性创面新生血管大量增加和肉芽迅速增长(慢性创面尤其放射性溃疡),为创面皮片或皮瓣移植以及创面自愈奠定良好基础,有利于提高创面手

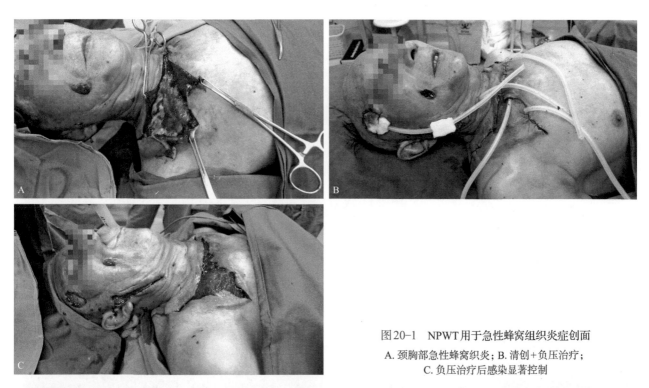

图20-1 NPWT用于急性蜂窝组织炎症创面

A. 颈胸部急性蜂窝织炎；B. 清创+负压治疗；
C. 负压治疗后感染显著控制

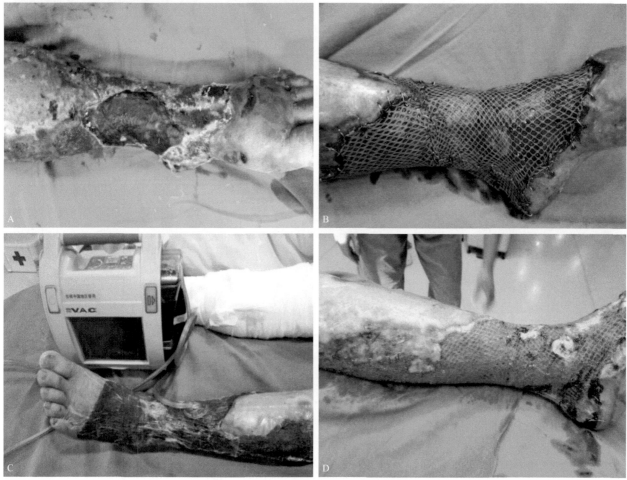

图20-2 NPWT用于深度烧伤感染创面网状植皮术

A. 左下肢深度烧伤感染创面；B. 清创后行网状皮移植术；C. 网状皮移植后行负压治疗；D. 4日后拆除负压见网皮成活良好

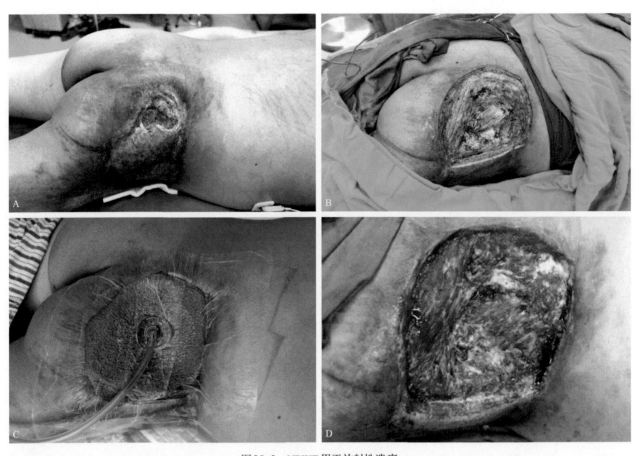

图20-3 NPWT用于放射性溃疡

A. 右侧臀部放射性溃疡；B. 扩大清创；C. 清除术后予以负压治疗；D. 4次负压治疗后创基条件改善

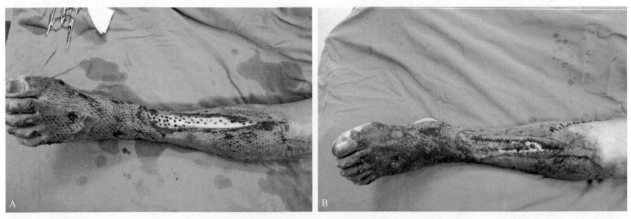

图20-4 NPWT用于外伤

A. 左下肢外露胫骨钻孔术后；B. 两次负压治疗后见肉芽生长良好

术成功率,加快创面愈合进程(图20-3、图20-4)。

(三)促进腔隙或窦道闭合

伤口窦道和腔隙在老年压疮、穿通性创伤、电击伤和深部组织感染创面中较为常见。由于含有腔隙,传统换药方法的引流效果不太理想,使得窦道或腔隙内易并发感染,肉芽生长缓慢或老化,创面经久不愈。负压创面治疗技术通过促进引流、控制感染、刺激肉芽生长和使组织靠拢等作用,能显著加快腔隙闭合。但是,对于深部组织感染导致的窦道,则不宜直接使用负压治疗,采用手术清除病灶是首要治疗原则(图20-5、图20-6)。

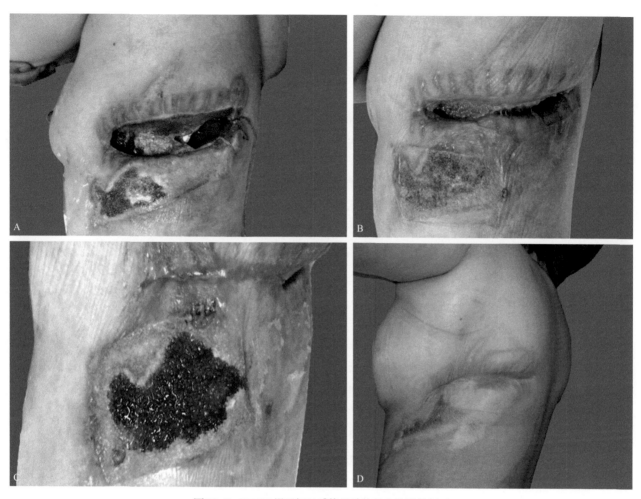

图 20-5　NPWT 用于切口感染导致的复杂腔隙性创面

A. 左侧多发肋骨骨折内固定术后切口感染裂开伴肋骨外露；B. 负压治疗 3 次后创面缩小变浅（7 日 / 次）；

C. 负压治疗 5 次后创面大部分闭合；D. 腔隙闭合

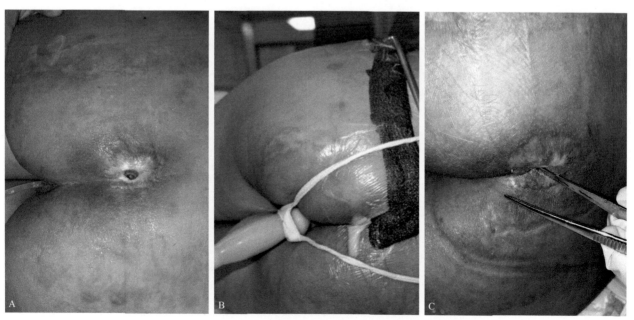

图 20-6　NPWT 用于骶尾部压疮导致的窦道

A. 臀部压疮窦道；B. 予以负压治疗；C. 负压治疗后窦道变小变浅

(四) 固定移植皮片

传统植皮术后多采用包扎方式固定。对于不易包扎的部位如颈部、髋部及肩部等特殊部位,则一般采用纱布打包的方式固定皮片,但该方式耗时,且一旦拆除后难以再次良好固定。负压不仅可以固定皮片,防止皮片错位,而且能促进创面微血管形成、持续引流渗液,显著降低手术感染率,大大提高移植皮片的成活率,尤其适用于邮票皮、拉网皮片移植术后固定。若用于大张中厚皮移植术后固定,则需要在中厚皮上戳些小孔后再采用负压固定,以免大张中厚皮下积液、积血影响皮片成活(图20-7)。

(五) 用于偏浅的烧伤深Ⅱ度创面治疗

由于含有坏死表皮和部分坏死真皮组织,采用常规换药治疗深Ⅱ度烧伤,具有治疗周期长,易发生创面感染以及愈合后易发生严重的瘢痕增生等特点。负压创面治疗技术用于深Ⅱ度烧伤创面尚有争议。有研究报道,早期应用负压技术可减轻深Ⅱ度创面组织水肿,避免深Ⅱ度创面进行性加深。作者临床实践发现,对于偏浅的深Ⅱ度创面,负压技术能加快坏死真皮组织溶解脱落,有效预防创面感染,减少换药次数,加快愈合进程,但在实施负压技术前,宜对深Ⅱ度创面进行简单清创。对于偏深的深Ⅱ度创面,则不建议首选负压技术,因为创面较深,负压技术并不能使坏死组织在短短几日内得到充分的分离和溶解脱落(图20-8)。

(六) 改善电击伤导致的静脉危象

电击伤创面往往较深,且易发生血管栓塞。因此,手、腕部电击伤易出现远端静脉回流障碍。对于该类创面,按照常规方法扩创将进一步加重远端静脉回流障碍,导致湿性坏疽,甚或截肢(指)。作者发现,对于此类创面宜采用保守清创的方法,尽量保留尚存的静脉系统。在此基础上,采用负压技术,能有效改善局部回流障碍,同时负压也能促进创面残留坏死组织清除。通过1~2次负压技术的实施,能使局部静脉回流和创面基底条件得到显著改善,而后再进行二期皮瓣移植或植皮术,效果非常理想(图20-9、图20-10)。

五、负压敷料选择与参数设置

目前商品化的负压治疗产品通常采用PVA(聚乙烯醇)或PU(聚氨酯)泡沫敷料。泡沫敷料和负压治疗参数(包括负压模式、大小等)的选择取决于创面类型、特点和负压治疗的目的。

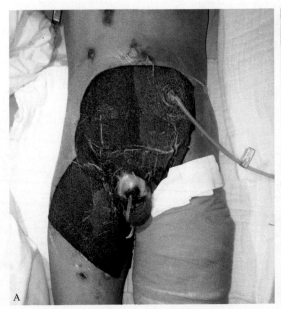
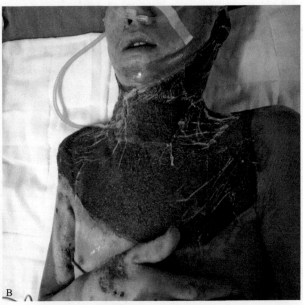

图20-7 不便包扎部位清创植皮后采用负压固定

A. 大腿根部及腹部创面清创植皮术后采用负压治疗;B. 颈胸部创面清创植皮术后采用负压治疗

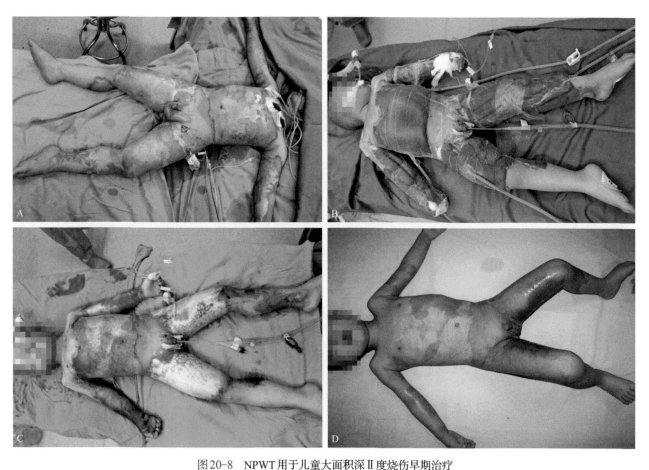

图20-8　NPWT用于儿童大面积深Ⅱ度烧伤早期治疗

A. 儿童大面积深Ⅱ度烫伤；B. 伤后44 h行创面负压治疗（-50 mmHg）；C. 负压治疗7日见大部分深Ⅱ度创面坏死组织溶解，创基清洁新鲜；
D. 伤后2个月，创面愈合质量好

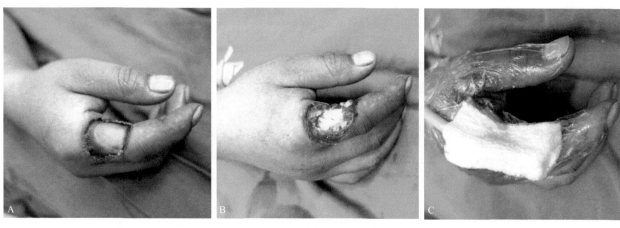

图20-9　NPWT用于示指电击伤创面

A. 右手示指电击伤伴末端回流障碍；B. 创面保守清创后；C. 负压治疗显著改善手指末端回流障碍

（一）敷料选择

1. 聚乙烯醇（PVA）泡沫敷料·PVA材料孔隙致密，孔径为100～300 μm，为亲水性，生物相容性好，有一定的弹性和可塑性，抗牵拉能力强，肉芽不易长入网孔，其刺激诱导的肉芽致密，故可优先用于深部创腔或窦道。由于PVA材料孔径小，易堵管，故不适于分泌物多或残留坏死组织的严重感染创面。PVA材料后期易变硬，不适于间歇治疗模式。

2. 聚氨酯（PU）泡沫敷料·PU材料孔隙相对

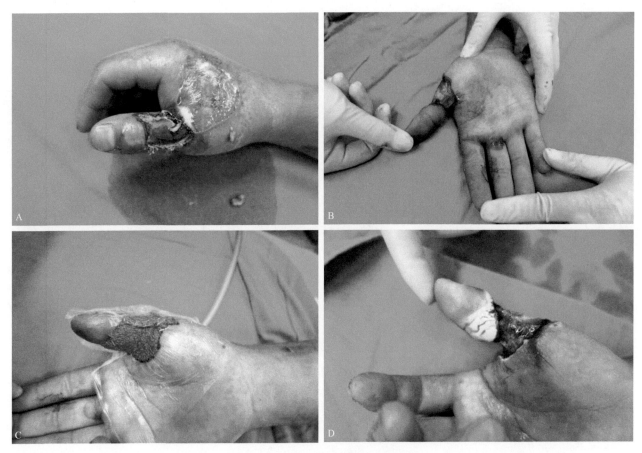

图20-10　NPWT用于拇指电击伤创面

A. 左手拇指电击伤；B. 清创后拇指末端回流障碍；C. 行左手拇指创面负压治疗；D. 拇指末端回流障碍显著改善

稀疏，孔径为500～650 μm，为疏水性，通透性较好，不易堵管，能有效引流深层创面的渗出液，特别适用于渗出液较多、残留少量坏死组织的感染性创面。PU质地柔软，后期不变硬，刺激肉芽生长能力强，且肉芽粗大。时间过长易导致肉芽长入泡沫孔隙，拆除时产生撕拉出血和残留泡沫碎屑，故一般建议使用3～5日。通常不建议PU泡沫用于深部创腔或窦道，以免肉芽组织长入，取出时损伤组织、造成出血。

（二）参数设置

1. 负压治疗模式 · 有3种模式，即：持续、间歇和循环模式。持续模式是指治疗期间持续维持设定的负压值，对多数创面适用。间歇模式通常为持续负压5 min，间歇暂停2 min，如此循环。该模式适用于血运欠佳创面（如糖尿病足）或环形创面，以免持续负压作用引起组织缺血坏死。但是，在该模式下创面负压频繁升降，对创面干扰大，疼痛明显。循环

模式是指负压值在设定的范围内上下循环波动，类同于间歇模式，不同之处在于该模式下创面始终处于负压状态。研究显示，间歇模式刺激肉芽生长的作用优于持续模式，但由于易引起创面疼痛，患者依从性稍差，临床应用主要以持续模式为主。

2. 负压值大小 · 负压值大小与治疗效果、并发症关系密切，临床上应根据患者和创面的具体情况进行设定。一般认为，100～125 mmHg的负压最有利于增加局部血运，过高的负压反而使组织缺血坏死。不过，近年来的基础和临床研究表明，-80 mmHg是血流灌注和细胞生长的最佳压力值。也有研究认为，负压在75～125 mmHg时其作用并无显著差异。

对于患有外周血管疾病、糖尿病足等缺血性创面，负压应低于常规推荐值，一般认为40～80 mmHg大小的负压较为合适，否则可能导致组织缺血性坏死。同样，由于儿童的血压较成人低，因此，对于年龄较小的患儿多推荐采用50～75 mmHg负压，以免造

成组织缺血坏死。

对于由于创面较大（深Ⅱ度削痂创面）或凝血功能轻度障碍而使得创面出血风险较大的患者，起始治疗时应选择较小的负压值，以免发生创面大出血和休克等严重并发症。笔者的体会是，对于该类创面，起始负压可设在25～50 mmHg，待引流液颜色呈淡红色后，再调高负压值至理想水平。

对于严重污染、水肿创面起始治疗时，应选择稍高的负压值；同样，对于创面面积大或者由于客观原因导致创面封闭不严密时，亦应适当增加负压值，以保证负压引流效果和负压机械刺激作用。

需要注意的是，采用病房墙壁中央负压时，其所设定的负压并不是创面表面真正受到的负压，由于负压通过连接管道逐渐衰减，创面实际负压值往往低于设定负压值。因此，使用病房墙壁中央负压时，负压值设定应稍大，通常可设在-200～-350 mmHg。若采用在创面处设置负压感受器的可移动式负压装置，则设定的负压基本接近创面实际受压，负压值设定按照推荐方案即可。

（三）敷料更换时机

负压治疗的敷料更换时间应视敷料类型、创面情况和负压实施过程中引流物变化等情况而定。对于PVA泡沫敷料，一般使用5～7日，最长不超过10日；对于PU泡沫敷料，一般使用3～5日，最长不超过7日。时间过长易造成泡沫孔隙堵塞，增加感染概率。对于PU泡沫敷料，还容易导致拆除泡沫敷料时撕拉出血和创面残留泡沫碎屑。敷料更换时机并非严格固定，除考虑不同的泡沫敷料更换的时机不同外，还要根据引流液性状和是否有漏气等决定是否更换。若引流液变浑浊，或创周出现皮肤红肿等，则提示创面有感染可能，此时应及时更换敷料，必要时再次清创。国外负压治疗指南建议，若负压封闭不严，长时间严重漏气超过2 h，则应更换敷料，以免发生创面感染。

六、负压创面治疗的并发症及其防治

负压治疗常见的并发症为：(大)出血、疼痛、泡沫残留和周围皮肤过敏浸渍等。其他并发症包括创面感染、组织压迫坏死、皮肤张力性水泡、关节功能障碍和低蛋白血症。

其中，最严重的并发症为大出血，最常见的并发症为创面疼痛。

（一）（大）出血

创面大出血是负压治疗最为严重的并发症，处理不及时将发展为低血容量性休克，导致患者死亡。常见原因包括：① 未严格掌握负压治疗的适应证：如在血管暴露性创面实施负压治疗，以电击伤创面常见；或者在凝血功能严重障碍的患者实施创面负压治疗。② 创面止血不彻底：多见于以电凝替代结扎行创面小血管止血，虽暂时性止血，但由于负压吸引导致后期电凝痂块脱落，进而引发创面大出血。③ 创面过大渗血多：虽无明显的动脉出血，但由于创面过大，渗血量多，数小时即可达400 ml以上的失血，多见于烧伤深二度创面削痂术后行负压治疗。④ 血管迟发性破裂出血：多见于电击伤创面。

（二）疼痛

疼痛是负压治疗最为常见的并发症，严重时影响患者依从性。常见原因包括：① 设定的负压值过高；② 治疗启动时负压上升过快；③ 负压治疗的模式不当，如采用间歇模式易导致创面疼痛；④ 创面感染。尤其当患者之前并无创面疼痛，在负压治疗数日后，诉创面疼痛，此时应考虑创面感染可能，结合创周有无红肿表现，以及引流物性状是否发生变化等，综合判断是否存在创面感染。若高度怀疑创面感染，应及时拆除和更换负压敷料。

七、负压创面治疗的注意事项

负压治疗已取得了良好的临床共识，但在应用过程中应注意以下方面，以确保良好治疗效果的取得和有效避免各种并发症的发生。

（一）负压治疗前的注意事项

1. 严格掌握适应证和禁忌证 · 在负压治疗前，应充分评估负压治疗的利与弊，充分比较不同处

方法的优劣，以最有利于创面修复为原则选择最优的治疗方案，避免滥用负压治疗和延迟治疗时机。对于深部骨骼、肌腱或神经暴露创面，应首选皮瓣直接覆盖封闭，而不应首选负压治疗，以免肌腱或神经进一步变性坏死。对于不明性质的溃疡，在负压治疗前，应通过病理检查明确溃疡的性质，若高度怀疑为肿瘤，则不应采用负压治疗。

2. 良好的创面准备· 负压治疗不能替代外科清创手术，尤其对于感染严重和存在大量坏死组织的创面，必须先彻底清创，再行负压治疗，否则将无利于创面感染控制和创面肉芽生长；对于感染创面，还必须强调开放所有潜在感染腔隙，再行负压治疗，以有效预防创面厌氧菌感染。

3. 敷料选择与填塞· 对于感染较为严重的创面，因分泌物较多，宜选用PU泡沫敷料；对于腔隙性创面或窦道，宜选择PVA泡沫敷料。负压治疗前，所有创面腔隙应在充分开放的基础上填塞敷料，以确保引流充分有效。

（二）负压治疗中的注意事项

1. 避免漏气· 负压的持续稳定是负压治疗成功的关键。创面封闭不严是漏气的最主要原因，常见于关节部位如腋窝、颈部等创面，这些部位的贴膜易出现皱褶，导致漏气。或由于创面周边皮肤有渗出，贴膜不能有效密闭创周皮肤，导致漏气。此外，患者依从性差、活动过多，也是漏气的常见原因。

2. 避免管道堵塞· 管道堵塞是负压治疗失败的另一重要原因，常见于创面未能彻底清创的感染创面，或负压治疗时间过长。采用副管道定期冲洗敷料和创面，有利于减少管道堵塞等问题。管道折叠是引起管道堵塞的另一常见原因，应注意定期检查，并嘱咐患者及家属小心防范。

3. 引流物观察· 在负压治疗过程中应注意观察引流物的颜色、性状和引流量。由于创面被密闭，临床上只能通过观察引流物的情况推测创面的可能问题。因此，勤观察引流物是及早发现创面可能问题并进行有效处理的关键。负压治疗早期，引流物通常呈鲜红色，后期呈淡红色，引流量先多后少。若引流量持续较多，颜色呈鲜红色，则提示有活动性出血存在，此时

应降低负压或对创面行暂时性加压包扎，必要时移除创面敷料，彻底止血。若引流物由清亮变为浑浊，则提示创面存在新发感染可能，此时应及时更换敷料。

（三）负压治疗结束后的注意事项

1. 减少出血与疼痛· 拆除负压敷料常导致创面出血和疼痛，尤其当负压值过高，负压治疗时间过长，或使用PU泡沫敷料时，该问题更为突出。预防措施：① 选择适当的负压值和负压治疗时长。② 实施负压治疗时，创面内衬不放置粗孔纱布，减少泡沫敷料与创面粘连。③ 拆除敷料前，采用生理盐水浸泡敷料30 min以上。④ 麻醉状态下实施负压敷料拆除。对于肢体部位的负压治疗，宜采用驱血带驱血后再拆除负压敷料，减少创面出血。

2. 重新评估创面和确定后续治疗方案· 使用负压后应注意仔细观察创面情况，以确定后续治疗方案。后续治疗方案的确定应以有利于尽快修复创面和恢复功能为原则。若负压治疗后，创面情况依然不佳，需考虑选用或联用其他治疗方法。

八、负压创面治疗技术：总结与展望

负压治疗技术被誉为创面治疗的划时代进步和里程碑技术，给临床带来了新的治疗理念。然而，负压治疗并不能替代传统外科清创和修复手术。负压治疗应在全面评估患者局部创面和全身条件的情况下，针对其优势，有的放矢，切忌滥用。此外，负压治疗技术应用不当也将导致各种并发症，甚至严重并发症，应引起高度重视和警惕。

负压创面治疗技术的未来发展方向如下。

• 小型化：负压治疗装置的小型化有利于扩大负压治疗的适宜患者人群，如门诊慢性创面患者。

• 智能化：有利于医护人员实时动态远程掌握负压治疗情况，包括引流物情况等。

• 复合技术：如对负压泡沫敷料改性，赋予其抗菌作用和促愈作用。改良负压治疗装置，使其具有为创面供氧等功能。在负压治疗的基础上复合电刺激技术，以进一步加快创面愈合进程等。

（张家平）

第二十一章
慢性疮面的中医基本理论和治疗方法

各种原因引起的局部组织缺损,即称为疮面/溃疡,发生2周以上而未愈合的疮面称之为慢性疮面/溃疡,发生1个月以上而未愈合的疮面称之为慢性难愈性疮面/溃疡。慢性疮面是外科临床常见病、多发病,具有病因复杂、病程长,反复发作,治愈难,少数可能癌变,医疗负担重等特点,极大降低了患者的生活质量,是疮面修复亟待解决的难题。研究表明,在发达国家,慢性疮面在人群的发生率为1%～2%,在中国因体表慢性疮面在外科进行住院治疗者占外科住院院患者的1.5%～3%。因此,促进慢性疮面的修复愈合是当今医学领域研究重要课题之一。中医采用辨病与辨证相结合,整体与局部辨证相结合,内治与外治相结合的分期辨证的序贯治疗方案,取得良好疗效,能加速疮面愈合,减少瘢痕形成,改善局部和全身症状,提高生活质量。

一、中医学对慢性疮面的认识

慢性疮面属中医学"溃疡"、"顽疮"、"臁疮"、"脱疽"、"漏"等范畴。中医学治疗慢性疮面具有悠久的历史,积累了丰富的临床经验,总结了卓有疗效的大量方药和外治技术,并且上升到理论高度,确定溃疡形成的病因病机和辨证论治的方法,形成极具特色的理论体系。中医学历代文献总结出"腐去肌生"、"肌平皮长"等溃疡的愈合规律,"腐去肌生"的治疗原则,如《外科正宗》:"脓出方自腐脱,腐脱方自生肌,肌生方自收敛,收敛方自疮平";以及"拔毒提脓"、"去腐生肌"、"煨脓长肉"等治疗方法。

在病因病机方面,认为气血不足是形成慢性溃疡的主要因素,脏腑功能失调,湿热毒邪壅阻,气血凝滞,经络瘀阻为溃疡形成的重要条件。如《外科铃》:"凡脓溃而清,或疮口不合……皆气血俱虚也。"《黄帝内经·灵枢·痈疽》:"寒气化为热,热胜则腐肉,肉腐则为脓,脓不泻则烂筋,筋烂则伤骨,骨伤则髓消……"《证治准绳》云:"……此由湿热下注,瘀血凝滞于经络,以致肌肉紫黑,痒痛不时。"《医宗说约》:"臁疮,红者多热,肿者多湿,痒者多风,痛者多实,早宽暮肿者,属气虚下陷;初起者,风热湿毒为多;日久者,下陷湿热为胜。"

在治疗方面,认识到慢性疮面治疗必须内治与外治相结合,《疡科选粹》:"是从经年不愈,变而成顽……必内服汤剂,用升举之法,然后外贴膏药,则经络调和,皮肤自合。"《医学源流论》注重外治:"外科之法,最重外治。"重视早期提脓祛腐,如《医宗金鉴》:"谓腐不去则新肉不生,盖以腐能浸淫好肉也……盖去腐之药,乃疡科之要药也。"《薛己医案》:"夫腐肉者,恶肉也。大凡痈疽疮肿溃后,若有腐肉凝滞者,必取之,乃推陈致新之意。"后期煨脓长肉,如《外科启玄·明疮疡宜贴膏药论》中"在凡疮毒已平,脓水来少,开烂已定,或少有疼痒,肌肉未生,若不贴其膏药,赤肉无其遮护,风冷难以抵当,故将太乙膏贴之则煨脓长肉,风邪不能侵,内当补托里,使其气血和畅,精神复旧,至此强壮诸疮,岂能致于败坏乎?"以及外治法亦需辨证论治,如《理瀹骈文》指出:"外治之理,即内治之理,外治之法即内治之法,所异者法耳。"同时注意到补益虚损、健运脾胃、活血化瘀等内治法对疮面愈合的重要性,如《外科理例》:"生肌之法,当先理脾胃,助气血为主,则肌肉自生。"《医学入门》:"疮口不敛,由于肌肉不生,肌肉不生,由于腐肉不去,腐肉不去,由于脾胃不壮,气血不旺,必以补托为主,而佐以行经活血之药,则肌肉受毒者自生,死者自溃,又何待于点割也?"

当代李竞教授注重"去腐生肌",认为"腐去即可肌生",用于治疗急性、慢性疮面;唐汉钧教授认为祛腐生肌法用于急性皮肤溃疡,但慢性溃疡,存在着"久病必虚、久病必瘀"之状态,提脓去腐后新肌不生或难生,必然有"虚""瘀"的存在,且常常"因虚致瘀,因瘀致虚",互为因果,成为创面难以愈合的两大原因。认为慢性溃疡的病机以"虚"、"瘀"为本,"腐"为标,"虚甚瘀重""瘀甚虚重"作为基本病机。提出"补虚生肌""祛瘀生肌"的学术观点。吕培文教授认为慢性疮面多属阴证溃疡,倡导回阳生肌治疗。阙华发教授倡导"从络病治疗慢性疮面",认为正气虚损、络脉虚滞、邪毒损络为基本病机,补虚养络、通络解毒生新为主要治则,主张"祛瘀生新、祛瘀化腐、活血生肌、煨脓湿润、煨脓去腐、煨脓生肌"。

二、慢性疮面的病因病机

慢性疮面的发生、发展、变化是"因虚感邪,邪气致瘀,瘀阻伤正,化腐致损"的过程,形成了虚、邪、瘀、腐相互作用,互为因果的变化,其中"虚"是受邪条件及血瘀伤正的结果,为发病的根本原因及决定因素;"邪"既可以是在"虚"的基础上的外因,又可以是血瘀后的病理产物,造成和加重"瘀",为发病的重要条件;"瘀"为虚、邪的病理产物及生腐之源,为发病的关键;"腐""损"为疾病发展的必然结果及转归,从而出现各种不同的病证。其病机特点是虚实夹杂,本虚标实,其中"虚""瘀"为本,"邪""腐"为标。

三、慢性疮面的治疗策略

慢性疮面的治疗策略为局部辨证与整体辨证相结合,以局部辨证为主,分期辨证(祛腐、生肌,或黑期、黄期、红期、分期),内外合治,以外治为主,辨病、辨证、辨体与辨症结合。

(一)内治

1. 湿热毒蕴证 · 多见于急性进展期。局部痒痛兼作,疮面腐肉较多,脓水浸淫,或秽臭难闻,疮周皮肤漫肿灼热。恶寒发热,口干苦,小便黄赤,大便秘结,舌质红,舌苔黄腻,脉数。治宜凉血清热,解毒利湿,以"清为主"。方用五味消毒饮、黄连解毒汤、犀角地黄汤加减。常用药物,如生地黄、赤芍药、牡丹皮、半枝莲、地丁草、蒲公英、金银花、黄连、苍术、姜半夏、薏苡仁、丹参、忍冬藤、生黄芪、皂角刺、生甘草。

2. 湿热瘀阻证 · 多见于好转缓解期。局部破溃,疮面腐肉未脱,脓水淋漓。发热,口干,口苦,小便黄赤,大便秘结,舌质偏红,舌苔薄黄腻,脉数。治宜清热利湿,和营通络,以"清""通"为主。方用三妙丸、萆薢渗湿汤加减。常用药物,如苍术、黄柏、薏苡仁、土茯苓、萆薢、当归、赤芍、丹参、葛根、忍冬藤、生黄芪、皂角刺、生甘草。

3. 热毒伤阴证 · 局部干枯焦黑,疼痛。舌质红,舌苔黄或黄腻,脉细数或弦细数。治宜养阴清热解毒,以"清为主"。方用顾步汤或四妙勇安汤和增液汤加减。常用药物如生地黄、赤芍药、丹参、玄参、麦冬、石斛、黄柏、薏苡仁、金银花、蒲公英、生黄芪、皂角刺、生甘草。

4. 气虚血瘀证 · 多见于修复愈合期。局部破溃,腐肉已尽,脓液清稀,疮面经久不敛,肉芽暗红,色淡不鲜,上皮生长缓慢,疼痛较轻。气血两虚者,伴面色无华,神疲乏力,胃纳减退,心悸气短,舌质淡红,舌苔白润,脉沉细等;气阴两虚者,伴神疲乏力,咽干口燥,舌质红,苔少,脉细数等。方用补阳还五汤、四君子汤、地黄丸加减。常用药物,如黄芪、党参、苍术、白术、茯苓、当归、赤芍药、川芎、丹参、桃仁、柴胡、升麻、葛根、仙灵脾、熟地黄、山萸肉、炙甘草。加减:畏寒,肢冷,舌质淡红,舌苔白润,加熟附子、干姜、桂枝、肉桂、鹿角片等;口干,舌质红,舌苔少者,加生地黄、玄参、石斛、黄精等。

(二)外治

1. 贴敷疗法 · 根据疮面局部辨证,首辨阳证及以阴证。阳证疮面,局部疮周红肿灼热明显者,外用金黄膏,局部疮周红肿灼热不甚或疮口周围流滋者,外用青黛膏。阴证疮面,疮周肤色暗黑,皮肤发凉者,外用冲和膏。此外,白玉膏生肌敛疮收口,适用于腐肉已尽,新肌生长之际;红油膏去腐生肌,适用于一切疮面。

2. 去腐 · 根据疮面腐肉多少及脱落难易,疮面脓液的形质、色泽、气味及量的多少,创周组织红肿热痛等特点,选用不同方法清除坏死组织,促使腐去肌生。有提脓去腐、煨脓去腐、祛瘀化腐等法,促使腐肉迅速脱落,出现新生肉芽组织,常须配合蚕食清创。提脓去腐法主要选用升丹制剂外用,腐肉不脱,或局部溃疡色泽较暗滞,可外掺九一丹;疮面基底部坚硬,或色泽不鲜的肉芽组织,可用八二丹外用,甚者,可选七三丹、五五丹外用。煨脓去腐法适用于对疮面牢固覆盖较多黑色、干性坏死组织或焦痂,或大量腐肉样组织,难以脱落者,可用金黄膏、红油膏等油膏厚敷。祛瘀化腐法适用于腐肉难脱者,可用活血祛瘀药物外用。

如疮面分泌物多,或味秽臭,或疮周有湿疹者,可用溻渍疗法、湿敷疗法、熏洗疗法等。均可选用黄连、马齿苋、土茯苓、一枝黄花、土槿皮等清热利湿解毒中药煎液浸泡患处、湿敷或熏洗患处,以控制感染和炎症反应,或增加换药次数。如疮周有潜行性腔隙者,可用清热利湿解毒中药煎液或复方黄柏液冲洗灌注,均有助于腐肉组织清除。

3. 蚕食清创 · 适用于腐肉组织多者。主张在感染控制及血循环改善的基础上,应分期分批蚕食清创。对已明确无活性的黑色死组织宜及早适时清除;对难以确定是否完全坏死的组织、有部分活性或可能恢复活性的组织可暂时保留;对有碍肉芽、上皮生长的组织逐步修除即可,并尽量保护筋膜及肌腱组织,确保组织向疮面修复方向发展。

4. 生肌敛疮 · 根据疮面肉芽生长及疮周上皮爬生的情况,选择生肌收口之品保护和促进新生的肉芽组织以及上皮的增殖,加速疮面愈合。可用生肌敛疮、煨脓生肌、补虚生肌、活血生肌、回阳生肌等法,促使肌生皮长,加速疮面愈合。生肌敛疮法一般适用于疮面愈合后期,选用生肌散、白玉膏、红油膏、冲和膏等外敷。煨脓生肌法主要用于疮面干性者,可用油膏或油性制剂外敷;补虚生肌法、活血生肌法主要用于溃疡色泽苍白、暗红而不鲜润红活,新生肉芽组织及上皮生长缓慢者,外用活血化瘀药物或黄芪注射液。回阳生肌主要用于疮面愈合迟缓,疮周发凉者,外用冲和膏等温经通阳药物。

同时可用黄芪、乳香、没药、桂枝等益气化瘀生肌中药煎剂熏洗或湿敷,有助于生肌敛疮。或配合艾灸疗法。溃疡周围有潜行性空腔者,可用垫棉疗法,用棉垫垫压空腔处,再予用绷带加压缠缚,使患处压紧,促进皮肉粘合。

四、讨论

(一)外病内治,重视整体,注重局部辨证

慢性疮面的治疗方法有内治和外治两大类。在患者全身情况较好之际,可以专用外治疗法收功。但大部分慢性疮面,单纯用外治法治疗,常常取效缓慢,必须立足整体,外治与内治并举,内治通过整体调节以改善局部,外治通过药力直达病所以改善局部而调节整体,如此,才能明显提高疗效,缩短疗程。

《丹溪心法》云:"有诸内者,必形诸外。"慢性疮面多发生于机体体表局部,局部表现明显。但局部病变往往是脏腑内在病变的局部反应。因此,慢性疮面的诊治,必须着眼于局部,立足于整体,求其本源,应注重从内而治,局部与整体兼顾,外在表现与脏腑内在病变结合,才能取得良好疗效。

慢性疮面,"虚"是疮面难以愈合的根本及始动环节,依据《素问》"虚者补之,损者益之"的原则,确立补益虚损,促进机体正气恢复,修复组织缺损为治病求本之大法。中医学认为,脾胃为后天之本,气血生化之源,五脏六腑皆受其荣养。脾主肌肉,脾胃旺则元气足,气血生化充盛,肌肉得其濡养而发达、丰满、健壮,疮面易于修复;肾为先天之本,肾藏精,主生长发育,"五脏之阳气,非此不能发,五脏之阴气,非此不能滋",以及"久病及肾""虚者补之""损者益之""下者举之""陷者升

之"。补益虚损中,尤其重视益气健脾、补肾益精、升阳举陷之品使用,选用四君子汤、补中益气汤、桂附地黄丸等,药物如生黄芪、党参、柴胡、升麻、葛根、荷叶、仙灵脾、熟附子、熟地黄、黄精、山萸肉等;此外,久病入络,久瘀入络。络脉是营卫气血津液输布贯通的枢纽和通道,"络以通为用",临证常用水蛭、地龙等虫类搜剔,或忍冬藤、鸡血藤等藤类药物以及丝瓜络、路路通等络状物,使络脉通利,血行畅达,进而促进络脉新生,以期通络生新,加速疮面修复,减少复发。

注重局部辨证,根据疮面溃疡色泽、溃疡深浅以及溃疡部位、溃疡周围等情况辨证用药,能进一步提高临床疗效,缩短疗程。疮面色泽苍白无华,分泌物稀薄者,为气血虚弱,重用生黄芪,加当归、熟地黄、白芍药、鸡血藤、丹参等养血;疮面色泽紫暗,疮周皮色黯黑者,或有青筋怒张,为血脉瘀阻,加水蛭、地鳖虫、地龙等活血通络;疮面色泽青暗,脓水清稀,疮周不温者,为脾肾衰败,或阳虚有寒,加仙灵脾、熟地黄、山萸肉、黄精补肾益精,或附子、肉桂、桂枝、鹿角片等温阳通络;疮面色暗,局部肉芽水肿,滋水淋漓而不臭,疮周水肿,多有湿邪,加薏苡仁、赤小豆、泽泻等利湿消肿;疮面色暗,滋水淋漓,或上附脓苔,或有臭味,疮周红肿灼热,或伴水疱、湿疹,为湿热毒邪流注,加土茯苓、萆薢、虎杖等清热利湿解毒。疮面仅在肌腠,加黄芪、麻黄、桔梗、白芷;深及肉里,加四君子汤、葛根;深及筋脉,加柴胡、麦芽、白芍药;深及骨骼:补骨脂、骨碎补。此外,可根据疮面发病部位异同,加以引经药,头面颈项,加菊花、白芷;上肢,加桑枝、姜黄;胸腹腰背,加柴胡、夏枯草;下肢,加牛膝、独活。又如,下肢溃疡,发于外侧,属多气多血的足三阳经,宜注重行气活血通络之品应用,如香附、三棱、莪术等;发于内侧,属多血少气或多气少血的足三阴经,前者宜注重益气扶正养络、活血通络生新的应用,重用生黄芪;后者当注重养血行气。

(二)分期论治,内外合治,最重外治

慢性疮面治疗,当以补虚、祛瘀、祛邪为大法,通过去除"虚""瘀""邪"的关键因素,使气血运行流畅,推陈致新,既助气血生化,又利邪毒清解,则疮面得到精气津血的濡养滋润,修复得以进行,如此腐去肌生,疮面愈合。结合《医林改错》"元气既虚,必不能达于血管,血管无力,必停留而瘀"等理论,确立益气化瘀治疗法则,主张益气化瘀贯穿治疗始终。确立内治与外治相结合的分期辨证的序贯治疗方案,主张在同一治疗原则指导下,适时应用内治、外治法。通过内治,以调节整体而达改善局部的目的;通过外治,药力直接作用于局部而达改善局部的目的。然临证当分清虚、邪、瘀的性质、轻重和主次等,在疾病不同阶段应有所侧重。急性进展期,疮面腐肉未尽,脓水淋漓,疮周皮肤红肿,此时邪毒炽盛为主,正邪相争剧烈,急则治其标,治标以顾本,治宜从祛邪入手,以"清"为主。以温病学说指导,除使用大剂凉血清热解毒之品外,重视和营活血之品的应用,两者相伍,促使热毒清解,经络疏通,气血调和通畅,则毒疏邪散,以截断瘀久化热的病机演变,扭转病势的发展转化;同时主张"急下存阴",早用大黄、玄明粉等通腑攻下之品,使毒从下泄,邪有出路,釜底抽薪才能熄火;缓解期,腐肉渐尽,正虚邪退为主,治当中病即止,以"清""通"为主,凉血清热利湿解毒之品渐减并渐停,和营活血祛瘀生新之品渐增,恢复期,腐肉已尽,新物难生或不生,正虚血瘀为主,治疗以"补""通"为主。当据虚和瘀的性质和程度,或补虚为主兼以祛瘀生新,或祛瘀生新为主兼以补虚,使脉道气血充盈,宿邪陈瘀清除,达到正胜邪退而收功。

慢性疮面位置表浅,外治可使药力直达病所,故外治是主要治疗方法,也是提高疗效的关键。临证治疗慢性疮面,以疮面的局部辨证为主,细化疮面的局部辨证,如疮面溃疡色泽、溃疡深浅、溃疡部位等,根据疾病不同阶段或不同证候,动态联合应用祛腐祛瘀补虚活血生肌的外治序贯疗法,并注重煨脓湿润法适时应用以保持疮面湿润。在疮面愈合早期(祛腐阶段),根据疮面脓腐多少,腐脱难易,予拔毒提脓祛腐之升丹制剂外用及清热利湿解毒中药煎剂湿敷或熏洗,外敷清热解毒消肿的膏药为主,配合扩创、蚕食等疗法;在疮面愈合后期(生肌阶段),根据疮面肉芽生长及疮周上皮爬生的情况,予生肌长皮的生肌散等外用及益气养荣、祛瘀生肌法中药煎

剂湿敷或湿敷,外敷补虚活血生肌之膏药为主,配合热烘疗法、垫棉、缠缚疗法等疗法。如此,创造在不同阶段局部疮面达到愈合的实际需求和条件的微环境,促进疮面愈合,减少瘢痕形成。

(三)去腐生肌的应用

"腐去肌生"是溃疡向愈的规律,"去腐生肌"又是治疗溃疡的法则。中医学认为,凡有腐肉组织的溃疡疮面,在腐肉组织脱尽之前,就不可能出现肉芽组织的生长,即使在同一个溃疡中,某一范围的腐肉组织脱尽,肉芽组织从脱尽的疮面上迅速生长出来;而另一范围的腐肉组织未脱尽,就看不到肉芽组织生长。腐肉未尽,不可早用生肌之品,否则易敛邪毒,反增溃烂,致使疮面难愈或愈后复溃,甚至引发毒邪内攻之变;腐肉脱尽,不能过用去腐之品,否则腐蚀好肉,影响生新,导致疮面愈合迟缓。祛腐生肌是个先后进行的连续序贯过程,临床正确使用去腐生肌法必须把握腐去肌生的适宜时机,应根据疮面"脓、腐、肌"及疮周状况,分别使用去腐生肌的药物,避免去腐伤正,生肌敛邪之弊。如《外科大成》云:"腐不尽不可用生肌,骤用生肌,反增溃烂,务令毒尽,则肌自生加以生肌药,此外治也。肌生如榴子红艳,或有白膜者为善。"一般在疮面腐肉脱尽,肉色转健,疮周有白色上皮生长之际,外用生肌敛疮之品,既无敛邪之弊,又能助养新肌生长。

(四)祛瘀生新的应用

慢性疮面由浅入深一般可分为脓腐层、瘀滞层、正常层。瘀滞层是邪毒与气血搏结所致,为疮面治疗的关键所在。局部经络瘀滞,一则瘀久化火,热盛肉腐,血肉腐败,则液化成脓,瘀滞区向里发展,溃疡进一步加深;二则妨碍气血运行,阻碍气血生化之机,以致新血不生,正气无由恢复,使疮面难以得到精气津血濡养滋润,新肌不能生长。如此,腐肉不脱,新肌不生,导致疮面久不愈合。腐在浅表,瘀在深里,腐乃瘀所化,腐易祛而瘀难除。外用去腐生肌之法,必须注重活血化瘀、祛瘀生新之品运用,即祛瘀化腐,活血生肌,促使局部溃疡疮面

创造气血运行正常整体环境,才能断生腐之源,恢复正气,促使腐肉组织逐渐化脱,新物化生,激活失活的受损组织,从而促进组织的再生修复。祛瘀生新是两个同时进行的过程。强调祛瘀可生新,生新可去瘀。临证当祛瘀生新两者兼顾,不可偏废,才能取得最佳效果。

(五)煨脓湿润法的应用

慢性溃疡疮面修复需要一个有津液的湿性环境,津液有滋润和濡养皮肤肌肉等作用。津液不足,则皮毛、肌肉、骨骼、脏腑失其濡润之功,一切药物难以到达靶组织,疮面修复难以进行;津液过多而不化,则水湿内生,产生各种病理改变,阻碍疮面修复进行。因此,临证时应注意保持疮面湿润,以主动创造一个在不同阶段适宜局部疮面生理性修复愈合的条件或微环境,促进疮面愈合。在祛腐阶段,若疮面牢固覆盖较多黑色、干性坏死组织或焦痂,宜用油膏厚敷,或油性制剂清凉油乳剂以煨脓祛腐,促使局部疮面脓液分泌增多,干性坏死组织或焦痂软化,出现溶解、脱落,促使疮面基底部暴露;若疮面渗出液多,疮周水肿较明显,可清热利湿解毒收敛的中药煎液湿敷,减少渗液,促进新肌生长。在生肌阶段,若疮面渗出液少,呈干性,肉芽组织及上皮组织生长缓慢,换药时疼痛较剧,疮面易再受损伤,宜油性制剂,如复黄生肌愈创油等以煨脓生肌。

(六)腐苔与缸口处理

腐苔又称伪膜,即细菌生物膜。疮面腐苔是慢性疮面难愈合的重要因素之一。腐苔形成使慢性疮面长期处于炎症阶段,阻碍疮面愈合。治疗疮面的腐苔,主要有清除细菌生物膜及防止生物膜再形成。及早持续定期规律的清创是清除生物膜的最佳方法,可在保持疮面引流畅通的基础上,采用局部清创方法,清除腐苔,或在一定情况下行搔刮疗法,把慢性疮面转变为急性疮面,调动疮面自身的抗感染作用;或外用提脓去腐、祛瘀化腐的中药外掺、外敷或熏洗,内服清热利湿解毒和营托毒的中药内服等;也可应用封闭式负压引流、银离子辅料

外用等。有研究表明,在清创后菌落计数分析揭示细菌负荷量的降低是短时间的,在清创后48 h内,细菌负荷量几乎恢复到初始水平,表明清创术只能短暂消除生物膜感染,防止清创后生物膜的再形成非常重要。防止生物膜再形成,可以通过中药内外合治的综合治疗,通过多个途径创造了一个不利于细菌菌群失调而过度繁殖导致细菌生物膜发生的环境,防止细菌生物膜再生,加速慢性难愈性疮面的生长愈合。

疮面愈合阶段,可在疮口周围形成较硬的灰白组织,弹性差,为缸口,缸口将新生的上皮组织紧紧挡在外面,减缓甚至阻止了上皮在疮面爬行,导致疮面难愈合。可应用煨脓湿润法,用油膏厚敷,待其软化后清除,或用机械方法清除,再外敷生肌敛疮药物,则上皮生长迅速,疮面愈合。

(七)骨与肌腱暴露疮面的处理

慢性疮面处理中,骨或肌腱裸露创面的处理是临床上亟待解决的问题。对没有明显坏死的肌腱和骨骼,可在裸露处外用生肌散、水蛭粉、红油膏纱布、复黄生肌愈创油等补虚活血生肌的中药,慎用含汞的祛腐剂;对明显坏死的肌腱和骨骼,可在失活的组织处外用九一丹、水蛭粉等提脓祛腐、祛瘀化腐的中药,配合"蚕食疗法"逐步清除坏死组织,一般对已明确无活性的坏死组织宜适时适度清除,对难以确定是否完全坏死的组织、有部分活性或可能恢复活性的组织可暂时保留,同时对一些有碍肉芽、上皮生长的组织逐步修除即可,并注意保留肌腱和骨骼周围尚未失活的组织。如此,促进新生肉芽组织生长,将裸露的骨质或肌腱覆盖,然后续用补虚化瘀生肌中药,促进新生上皮组织的生长,促使疮面完全愈合。

(八)疮面肉芽组织生长状态的处理

临床发现,疮面修复以正常生长的肉芽组织填平时愈合最快,肉芽不生长或生长过高的高凸型及凹陷型均会阻碍上皮细胞生长及表皮的成活,不利于疮面修复。疮面治疗时必须注意肉芽组织生长状态,如疮面下陷,外用补益举陷,温经回阳,促进新肌生长,肌肉填满疮面后,上皮才能从疮面四周长出覆盖疮面,以促疮面愈合;如疮面肉芽组织高突,影响疮面愈合进程,必要时应选用平胬丹,高渗溶液外敷或垫棉加压疗法或适当修剪肉芽,保持肉芽组织与皮肤持平,使上皮顺利生长。如高突肉芽色淡,水肿,必须排除深部病变可能,可清除高突肉芽组织,探查深部,保持引流畅通。如深部为肌腱组织,必须固定制动。

(九)重视慢性疮面的病因学治疗

慢性疮面病因复杂,常继发或伴发于感染、血管性病变(静脉曲张、闭塞性动脉硬化)、代谢异常(糖尿病、痛风)、免疫性疾病(血管炎)、外伤(毒蛇咬伤、烧伤等)、放射损伤、神经病变、营养不良、局部压力性改变、药物影响(激素、化疗药物、免疫抑制剂、羟基脲等)、恶性肿瘤等。临证必须重视慢性疮面的病因学治疗,审证求机,审机论治,才能促进疮面愈合,缩短疗程,减少复发。如臁疮(静脉曲张性溃疡),下肢静脉曲张与静脉壁薄弱、深静脉瓣膜功能不全、腓肠肌泵功能不足以及静脉高压、静脉淤血密切相关。前者中医辨证为气虚下陷,"脾主肌肉",临证当重视益气健脾、升阳举陷之品使用,如生黄芪、党参、柴胡、升麻、葛根、荷叶等,在一定程度上可改善静脉壁、腓肠肌泵及深静脉瓣膜的功能;后者中医辨证为瘀血,当注重通络生新之品使用,配合缠缚疗法,以期改善静脉高压及瘀血的病理状态,加速疮面修复,减少复发,同时积极治疗下肢静脉曲张,有助于缩短疗程,减少复发。又如,脱疽(糖尿病性足病),其病机的特点是"因虚感邪,邪气致瘀,瘀阻伤正,化腐致损","虚""瘀"为本,"邪""腐"为标。确立益气化瘀治疗法则,建立"益气化瘀法"贯穿疾病治疗始终的观点,形成益气化瘀法为主治疗糖尿病性足病内外结合的综合治疗方案。临证当分清虚、瘀、邪(毒)的性质、轻重和主次等,在疾病不同阶段应有所侧重。外治细化局部辨证,动态运用祛腐化瘀补虚活血生肌中药外治,注重煨脓湿润法保持疮面湿润及拖线疗法的应用。同时积极治疗糖尿病。再如,脱疽(下肢闭塞性动脉硬化),脾肾阳虚,痰瘀互结为核心病机,温肾健脾,化痰活血为治疗大法。局部多呈干性坏疽,缺血严重,不宜过早清创,否则易于导致坏死范围扩大,甚至有截肢危险。当注重煨脓湿润法(煨脓祛腐)的适时应用,可用油膏厚敷,或油性制剂外敷,使局部疮面脓液分泌增多,干性坏死组织或焦痂软化,出现溶解、脱落,促使疮面基底部暴露,再行蚕食清创治疗;或用清热利湿解毒中药煎剂或复方黄柏液等湿敷,保持局部充分干燥,待其坏死端自行脱落,疮面结痂或再使用祛腐生肌敛疮药物。同时积极改善肢体血供。

(阙华发)

参 考 文 献

[1] Bjarnsholt T, Kirketerp, Moller K, et al.Why chronic wounds will not heal: a novel hypothesis[J].Wound Rep Reg, 2008, 16(1): 2–10.

[2] Fu X, Sheng Z, Cherry GW, et al. Epidemiological study of chronic dermal ulcers in China[J]. Wound Repair Regen, 2010, 6(1): 21–27.

[3] Jiang Y, Huang S, Fu X, et al.Epidemiology of chronic cutaneous wounds in China[J]. Wound Repair Regen, 2011, 19(2): 181–188.

[4] 阙华发,徐杰男,王云飞,等.从络病论治慢性难愈性创面[J].中西医结合学报,2008,6(10): 995–999.

[5] 阙华发,唐汉钧,王林扬,等.益气化瘀法促进慢性难愈性创面修复愈合的机制研究[J].中西医结合学报,2005,3(3): 243–247.

[6] 王沛,张耀圣,王军.今日中医外科[M].2版.北京: 人民卫生出版社,2011: 565–588.

[7] 王建平,李兰青.李竞"疮疡外治法"学术思想浅析之一"腐去肌生"[J].中国中西医结合外科杂志,1998,4(5): 314–317.

[8] 张朝晖,徐强."去腐生肌"理念在慢性创面治疗中的应用[J].辽宁中医杂志,2017,44(2): 265–266.

[9] 郑勇.唐汉钧教授辨证论治臁疮规律拾萃[J].中医药学刊,2005,23(3): 404–406.

[10] 阙华发,徐杰男,张臻,等.顾氏外科诊治慢性下肢溃疡学术思想及临证经验[J].中医杂志,2014,55(18): 1601–1604.

[11] 贾连城,吕培文.应用回阳生肌法治疗慢性难愈性皮肤溃疡经验总结[J].中国医药导报,2015,12(28): 85–88.

[12] 阙华发.慢性皮肤溃疡的中医诊治[J].环球中医药,2010,3(2): 96–100.

[13] 阙华发,唐汉钧,向寰宇,等.中医药内外合治合并铜绿假单胞菌、甲氧西林耐药金黄色葡萄球菌感染之慢性难愈性创面251例[J].上海中医药大学学报,2006,20(4): 51–53.

[14] 阙华发.祛瘀生新法在下肢静脉性溃疡治疗中的应用[J].北京中医药,2017,36(11): 973–976.

[15] 阙华发.创面床准备理论与糖尿病性足溃疡的中医干预策略[J].中国中西医结合外科杂志,2013,19(3): 346–348.

[16] 阙华发.慢性下肢溃疡的中医诊治[J].世界中医药,2013,8(2): 148–151.

[17] 阙华发.中医外科临床思维备要[J].上海中医药杂志,2017,51(9): 15–18.

[18] 阙华发.慢性难愈性创面的中医外治策略[J].中医外治杂志,2018,27(1): 3–5.

[19] 阙华发,唐汉钧,向寰宇,等.益气化瘀为主综合方案治疗糖尿病性足溃疡临床观察[J].上海中医药杂志,2010,44(1): 14–17.

[20] 葛芃,赵欣.陈淑长治疗臁疮经验[J].中国医药学报,2004,19(8): 456.

[21] 陈会苓,刘明.臁疮的中医四畔疗法[J].中华中医药学刊,2007,25(2): 363–365.

[22] 阙华发,陆德铭,唐汉钧.外科煨脓长肉湿润法研究[J].中医函授通讯,1999,18(2): 3–5.

[23] Roy S, Elgharably H, Sinha M, et al.Mixed-species biofilm compromises wound healing by disrupting epidermal barrier function[J].J pathol, 2014, 233(4): 331–343.

[24] 李军,陈卫民.慢性难治性感染、细菌生物膜形成与中西医结合治疗[J].中国医药指南,2011,9(32): 383–385.

[25] 崔新洁,夏瑾,邵铁娟,等.中药抗耐甲氧西林金黄色葡萄球菌生物膜研究进展[J].中国中医药信息杂志,2017,24(20): 132–136.

[26] 阙华发,张臻,王云飞,等.下肢静脉曲张性溃疡的中医治疗策略[J].北京中医药,2016,35(10): 95–97.

[27] 阙华发.糖尿病性足溃疡创面处理的中医外治法[J].中医外治杂志,2013,22(1): 58–60.

[28] 李淑娟,阙华发.从瘀论治动脉硬化性闭塞症浅析[J].湖北中医药大学学报,2016,18(2): 106–109.

第二十二章
周围血管病的中医药诊治

第一节·动脉狭窄闭塞性疾病(脱疽)的中医诊治

脱疽是指血脉周流受阻,络道瘀塞不通,肢端缺血供养,导致趾(指)节脱落的疾患,包括西医的血栓闭塞性脉管炎、闭塞性动脉硬化、糖尿病足等多种动脉栓塞性疾病。具有病程长、疼痛剧、易致残的特点,是中、西医难治疾病之一。

关于本病的记载,最早见于《黄帝内经》,《灵枢·痈疽》篇:"发于足趾,名脱痈,其状赤、黑,死,不治;不赤、黑,不死;不衰,急斩之,不则死矣。"指出了本病的症状,并提出手术治疗原则。晋代皇甫谧《针灸甲乙经》将"脱痈"改为"脱疽",首次提出了"脱疽"的病名,云:"发于足趾名曰脱疽,其状赤黑,不死,治之。不衰,急斩去之,治不去必死矣"。南齐龚庆宣著的我国最早的外科学专著《刘涓子鬼遗方》中亦有"发于足趾名曰脱疽"的记载,此后脱疽之名一直沿用。隋代巢元方《诸病源候论》指出脏腑功能失调及外感寒邪等邪气,引起经络、气血功能紊乱引发本病,并载:"夫消渴者……以其病变,多发痈疽。"又提出:"消渴者……久不治则经络壅涩,留于肌肉,变发痈疽。"首次认识到消渴可引发坏疽。明代之后,对本病的病因、症状、治疗有较详细的记载,其中陈实功的《外科正宗》描述的脱疽病,强调厚味膏粱,丹石补药消烁肾水,房劳过度,气竭精伤所致,类似闭塞性动脉硬化的病因。清代《马培之外科医案》论述脱疽,强调因严寒涉水,气血冰凝,积久寒化为热而成,类似血栓闭塞性脉管炎的病因。《丹溪心法》所描述的脱疽,直指糖尿病性肢端坏疽,书中载:"脱疽生于足指之间,手指生者间或有之,盖手足十指乃脏腑枝干,未发疽之先烦躁发热颇类消渴,日久始发此患,初生如粟黄泡一点,皮色紫黯,犹如煮熟红枣,黑气漫延腐烂延开,五指相传,甚则攻于脚面,痛如汤泼火燃。"

由此可见,脱疽从病因学方面分析,至少包括现代医学中的血栓闭塞性脉管炎、闭塞性动脉硬化及糖尿病性肢端坏疽等疾病。虽然病因不同,但其最终导致动脉栓塞,肢端缺血,甚至趾节脱落是一致的,总的治疗原则也是相同的。

关于本病的治疗,最早见于汉代华佗《神医秘传》,云:"此证发于手指或足趾之端,先痒而后痛,甲现黑色,久则溃败,节节脱落。宜用极大生甘草,研成细末,麻油调敷极厚,逐日更换,十日而愈。内服药用:金银花三两、玄参三两、当归二两、甘草一两,水煎服,连服十剂当愈。"指出脱疽症状的演变特点,而且首先提出了内外药物治法,此内服方即一直为后世沿用至今的治疗脱疽的热毒证之主方"四妙勇安汤"。清代邹五峰《外科真诠》提出内服顾步汤治疗。陈士铎《洞天奥旨》提出"大补气血,益以泻毒之品,往往奏功如响,何必割指方能存活乎",不主张截肢术。王洪绪《外科全生集》称"脱骨疽",并提出用温药治之:"凡手足之无名指,患色白而痛甚者,脱骨疽也……大人用阳和汤,幼孩以小金丹,最狠者,以犀黄丸皆可消之。"为脱疽虚寒证治疗提供了有效的方法,对后世治疗该病提供了很好借鉴。清代祁坤《外科大成》记载了截趾方法。

这些治疗方法和方药，为近代开展中西医结合治疗脱疽病奠定了基础。

一、病因病机

脱疽病的内因主要是劳伤心脾，肝肾不足，心、脾、肝、肾俱虚。血脉为心所主，若情志太过，心气受损，则脉道滞涩而成瘀。脾在体合肌肉而主四肢，思虑过度或饮食不节，则运化无力，湿痰内生，阻滞脉络"升清不利"，"清阳实四肢"失权，四肢不得禀水谷之气而见肌肉酸痹，倦怠乏力，甚至痿软不用。肝藏血主疏泄，在体合筋，其华在爪。若郁怒伤肝，肝郁气滞则血行不利而致瘀，肝血不能养筋荣爪，故肢体麻木，爪甲不荣，甚则甲折筋断。青年人因肾精不足或肾阳亏损，或房劳过度，气竭精枯，温运无力，脏腑功能失调，血脉不畅；老年人则因天癸日竭，脾肾渐亏，四末气血运行缓滞。肾阳不足则四末失于温煦而苍白冰凉，肾主骨，肾阴不足则骨松而易脱。总之，本病的内因，在于肝肾不足，心脾亏虚，御邪无力所致。正如清代陈士铎《洞天奥旨》所说："火毒聚于一处者，亦乘气血之亏也，脱疽之生，此四余之末，气血不能周到也，非虚而何？"

本病的外因，主要为严寒涉水，寒湿下受。寒性收引，致气血凝滞而瘀阻不通，不通则痛；湿性黏滞，引而下行，故下肢怕冷，皮肤苍白而冰凉。心主神志，为五脏六腑之大主，若遇外来突然而强烈的刺激，心神受损，脏腑功能失调，肢端血行障碍，这是外伤致病的原因。此外，长期、大量抽烟，辛辣刺激，癣虫外染以及遭遇外伤，也是本病常见的原因。这些病因与西医学认为寒冷、潮湿、外伤、吸烟是本病发病因素的论点是一致的。

总之，本病的发生，由于内、外综合因素致脏腑功能失调，气血凝滞，瘀阻络脉，四肢失养而成。

二、诊断依据

（一）临床症状、体征

本病的临床表现主要是缺血，引起局部疼痛和坏疽。根据病情进展和肢体缺血所致的不同病理改变程度，一般分为三期。

1. 初期（局部缺血期）· 患肢麻木、沉重、怕冷、步履不便（间歇性跛行），即行走时小腿或足底坠胀、疼痛、出现跛行，休息片刻后症状缓解或消失，再次行走，肢体坠胀疼痛再现，每随病情加重而行走距离渐短。患肢可出现肤色苍白或变灰、皮温降低，皮肤干燥，趾甲生长缓慢，患肢足背动脉（跌阳脉）或胫后动脉（太溪脉）搏动减弱或消失。部分患者有小腿浅静脉红色条索、硬化、疼痛（游走性浅静脉炎）。

2. 中期（营养障碍期）· 患肢疼痛加重，入夜尤甚，难以入寐，日夜抱膝而坐。患肢畏寒，常需厚盖抚摩。剧烈的静息痛往往是溃烂的先兆。患足肤色暗红，下垂位明显，抬高立即变苍白，严重时可见瘀点及紫斑，患肢足背动脉（跌阳脉）或胫后动脉（太溪脉）搏动消失。皮肤干燥无汗，毳毛脱落，趾甲增厚变形。舌质暗有瘀斑，苔薄白，脉沉涩。

3. 后期（坏死溃疡期）· 患部皮色由暗红变为青紫，肉枯筋萎，呈干性坏疽。若遇邪毒入侵，则肿胀溃烂，流水污臭，并且向周围蔓延，五趾相传，或波及足背，痛若汤泼火燃，药物难解。倬有全身发热，口干纳呆，尿黄便结等症。经治疗后，若肿消痛减，坏死组织与正常皮肤分界清楚、流出薄脓，或腐肉死骨脱落，创面肉芽渐红，是为佳兆。反之，患肢肿痛不减，坏疽向近端及深部组织浸润蔓延，分界不清，伴有发热寒战，烦躁不安，此为逆候。

根据肢体坏疽的范围，临床将坏疽分为3级：① 一级坏疽仅局限于足趾或手指部位；② 二级坏疽病变发于趾跖（指掌）关节或跖（掌）部；③ 三级坏疽病变发展到踝关节及其以上部位。

（二）辅助检查

1. 指压试验 · 用手指压迫趾（指）端皮肤，局部呈苍白色，松压后，应迅速复原，若恢复缓慢，表示肢端动脉供血不足。

2. 肢体位置试验 · 患者平卧，两下肢伸直抬高45度，病变肢体即迅速变苍白伴麻痹疼痛。让患者坐起，双足下垂，足部颜色恢复缓慢，或呈潮红色并有环形紫斑，表示动脉供血不足，毛细血管弹性降低。

3. 皮温测定 · 在同等室温条件下测得两侧肢体中一侧对称部位皮温下降2℃以上，表示该肢体血运障碍。

4. 甲周微循环检查 · 随着循环障碍的程度不同，可见到毛细血管袢模糊、紊乱、畸形以及血流减慢，血细胞聚集、渗出等改变。

5. 血液流变学检查 · 本病表现为全血黏度、血浆黏度增高，红细胞电泳时间延长，红细胞比积增高。

6. 踝肱指数 · 踝肱指数是临床最常用、最简单的一种检查方法。患者仰卧位，以多普勒超声探头测定双侧肱动脉收缩压，如两侧压差 > 10 mmHg（1 mmHg≈0.133 kPa），则取两者中的高值；取胫后动脉及足背动脉收缩压的高值作为踝动脉收缩压，踝动脉收缩压与肱动脉收缩压之比值即为踝肱指数。以踝肱指数 ≤ 0.90 为血管狭窄，< 0.4 为重度狭窄。对于初诊患者不论病情轻重都要测量双侧的踝肱指数，以确立下肢闭塞性动脉硬化诊断及基础参照值。

7. 肢体节段性压力测量 · 节段性压力测量可以准确定位动脉狭窄的部位，为制订治疗计划提供重要信息。如果在肱-股动脉之间存在明显的压差，则提示腹主动脉和髂动脉之间有狭窄；股上和膝上之间存在压差提示股浅动脉狭窄；膝上与膝下之间存在压力梯度，提示股浅动脉或腘动脉狭窄；膝下和踝部之间存在压力梯度，提示腘动脉以下狭窄。

8. 趾肱指数测量 · 长期患有糖尿病的患者、老年患者和长期透析的患者由于血管中膜钙化，踝肱指数或节段性压力测量可能并不能准确地评估血管病变，这时可以通过计算趾肱指数来获得正确诊断。因为这些病例趾端动脉通常没有钙盐沉积，所以趾肱指数的敏感性较高。如果趾肱指数 < 0.7，则可以诊断下肢闭塞性动脉硬化。

9. 肢体搏动容积描记 · 肢体搏动容积描记可

初步确定下肢闭塞性动脉硬化病变部位和严重程度，鉴别静息踝肱指数和节段性压力"假性正常化"的病例，通过测量不同节段肢体容积的变化，为评价肢体血流灌注情况提供定性或定量资料，可用于评价血管重建术后肢体再灌注情况。肢体搏动容积描记能够准确预测髂动脉和股浅动脉的阻塞程度，区分髂动脉与股浅动脉近端的病变，但是对远端动脉（如胫动脉）准确性较低。

10. 连续波多普勒超声 · 连续波多普勒血管超声检查，通过描记肢体不同部位血流速度的波形及动脉收缩压，可明确肢体缺血的程度，并可以大致判断动脉阻塞的部位。弥补了静息踝肱指数和节段性压力测量的不足，用于确定下肢动脉硬化闭塞症的病变部位和严重程度，随访疾病进展情况及对血管重建术的疗效进行量化。常用的指标为峰-峰搏动指数，如果相邻部位搏动指数降低，则说明两部位之间存在狭窄，且搏动指数的降低幅度与狭窄的严重程度呈比例。

11. 平板运动试验及6 min步行试验 · 对于怀疑有下肢闭塞性动脉硬化的患者，如果静息踝肱指数检查正常，平板运动试验有助于诊断。平板运动试验可以客观记录患者运动功能受损的程度，鉴别假性跛行，客观评价血管重建术后肢体运动功能改善情况，为跛行患者制订个体化运动方案提供客观资料。6 min步行试验可作为另一种评价老年人行走耐力的客观检查方法，研究显示其不仅可用于那些不适宜做运动的试验人群，还可以客观评价运动训练后肢体功能恢复情况。

12. 双功超声 · 双功超声能够提供清晰的二维超声图像，同时也能提供血流动力学信息，可以确定下肢动脉有无闭塞性病变以及病变的部位和严重程度。

13. CT血管造影术 · CT血管造影术用于确定下肢动脉硬化闭塞症的狭窄部位和严重程度。CT血管成像（CTA）可使闭塞部位远端的血管显影，且影像可以自由旋转，有助于特殊病变的诊断，能够鉴别由动脉瘤、腘动脉挤压综合征及动脉外膜囊性病变导致的狭窄或闭塞病变。

14. MRA · MRA对于确定下肢动脉狭窄的部

位和严重程度很有帮助。磁共振对选择适合做介入治疗的病例很有帮助。确定流出道血管，MRA优于导管血管造影术。MRA可用于介入手术和外科血管重建术疗效的评估。

15. 动脉造影 · 可以明确动脉阻塞的部位及范围。

三、诊断规范

三种脱疽诊断要点如下。

1. 血栓闭塞性脉管炎

• 主要发于20～40岁男性青壮年。

• 肢体有间歇性跛行、静息痛、溃疡或坏疽等不同程度的缺血性表现。

• 患肢足背动脉（趺阳脉）或胫后动脉（太溪脉）搏动减弱或消失。

• 部分患者小腿或足部出现游走性浅静脉炎。

• 多普勒超声、动脉造影、CT血管成像、核磁共振血管成像有助于诊断和定位。

2. 肢体闭塞性动脉硬化

• 发于40岁以上，主要以老年人为主，男女均可发病。

• 肢体有间歇性跛行、静息痛、溃疡或坏疽等不同程度的缺血性表现。

• 患肢足背动脉（趺阳脉）或胫后动脉（太溪脉）搏动减弱或消失。

• 常伴有高脂血症、高血压、冠心病、脑梗死等心脑血管疾病及糖尿病等。

• 多普勒超声、动脉造影、CT血管成像、核磁共振血管成像有助于定位和诊断。

3. 糖尿病足坏疽

• 发于糖尿病患者，以中老年患者为主。

• 临床常见两种情况：一种以干性坏疽为主，临床表现同闭塞性动脉硬化；另一种患肢高度肿胀，坏疽腐肉烂筋，多呈湿性，皮温较高，常伴恶臭气味，扩展较快，但疼痛不明显。

• 化验血糖增高，血常规检查白细胞、中性粒细胞明显升高，白蛋白低，或有酮症酸中毒等。

四、鉴别诊断

（一）三种脱疽的鉴别

三种脱疽的临床鉴别见表22-1。

表22-1　三种脱疽的临床鉴别

要点	血栓闭塞性脉管炎	闭塞性动脉硬化	糖尿病足
发病年龄	20～40岁，青壮年男性	40岁以上，以老年人为主	中老年人
浅静脉炎	游走性	无	无
高血压	少有	大部分有	大部分有
心、脑血管疾病	极少	有	多有
血脂	正常	升高	部分升高
血糖、尿糖	正常	部分有	血糖高、尿糖阳性
感染	可有，进展缓慢	可有，进展缓慢	严重，很快扩散
受累血管	中、小动静脉	大、中动脉	大血管、微循环

（二）无脉症（多发性大动脉炎）

本病多发生于青少年，尤其是女性。其特点是体内各部位的大动脉均可发生狭窄，当颈总动脉、无名动脉发生狭窄时，因头部缺血可引起头目晕眩；当无名动脉或锁骨下动脉狭窄时则引起上肢供血不足的症状，如酸麻、发凉。叽肉萎缩、无脉等症状，但皮色改变及疼痛症状不明显，一般不发生坏疽。

（三）急性动脉栓塞

本病是心内膜炎、心房颤动等心脑血管疾病的并发症。发病急骤，栓塞部位以下的肢体发生剧痛或感觉及运动功能丧失，皮肤尸样苍白或瘀斑，坏疽范围广泛并迅速向近端延伸。

（四）雷诺病

本病多发生于青年女性，双手手指对称性发生阵发性苍白—紫绀—潮红三色改变，与情绪波动及天气变化密切相关，且常为全身结缔组织性疾病的表现。

五、辨证论治

脱疽发病与肝肾不足、脾肾亏虚外感寒湿、湿热、湿毒等密切相关。根据脱疽的发病过程，一般而言，早、中期多属寒湿阻络、痰凝脉络、血脉瘀阻证；中、后期为湿热湿毒、热毒伤阴证；后期多为气阴两虚、或气血亏虚证。根据原发疾病不同，血栓闭塞性脉管炎多为寒湿阻滞成疽，闭塞性动脉硬化多为痰阻脉络成疽，糖尿病足多为湿热壅胜成疽。本病的治疗根据发病过程的不同，早、中期属寒湿阻络者需温经散寒；属痰湿阻络者需化痰软坚；血脉瘀阻者需活血通脉。中、后期湿热、湿毒壅胜，需清热解毒利湿；热毒伤阴，需养阴清热。后期气阴两虚，需益气养阴；气血亏虚，需益气养血。

（一）寒湿阻络

- 证候：患趾（指）喜暖怕冷，麻木，酸胀疼痛，多走疼痛加剧，稍歇痛减，皮肤苍白，触之发凉，跌阳脉搏动减弱；舌淡，苔白腻，脉沉细。
- 辨证分析：脾肾阳虚，再感寒湿之邪，阳气不达四末，则患肢喜暖畏寒，麻木酸胀，肤色苍白，触之发凉；寒湿阻络，气血瘀滞，行走稍多气血更加难达，故疼痛加剧，跌阳脉搏动减弱；舌淡、苔白腻、脉沉细为阳虚寒盛之象。
- 治法：温阳散寒，活血通络。
- 主方：阳和汤（《外科证治全生集》）加减。
- 常用药：熟地、鹿角胶、炮姜炭、肉桂、麻黄、白芥子、甘草。
- 加减：寒重者酌加附子温阳散寒；夹湿者酌加苍术、茯苓化湿渗湿；痛甚者酌加延胡索活血止痛。

（二）血脉瘀阻

- 证候：患趾（指）酸胀疼痛加重，夜难入寐，步履艰难，患趾（指）皮色暗红或紫暗，下垂更甚，皮肤发凉干燥，肌肉萎缩，跌阳脉搏动消失；舌暗红或有瘀斑，苔薄白，脉弦涩。
- 辨证分析：寒湿凝滞，痰湿阻络，气滞血瘀，则

患肢酸胀疼痛，步履艰难；阴寒之邪最伤阳气，入夜阳气内闭，故疼痛加剧；气血瘀滞，肢末失养，皮肤干燥发凉，肌肉萎缩；气血瘀阻脉络，则患趾（指）皮色暗红或紫暗，舌暗红或有瘀斑，跌阳脉搏动消失；弦脉主痛，涩脉主瘀滞。

- 治法：活血化瘀，通络止痛。
- 方药：桃红四物汤（《医宗金鉴》）加减。
- 常用药：当归、赤芍、生地、川芎、桃仁、红花。
- 加减：痛甚者酌加延胡索、乳香、没药以祛邪止痛；瘀滞明显者酌加炮山甲、地龙加强活血祛瘀。气虚倦怠着酌加黄芪益气行血。痰湿阻络主要见于闭塞性动脉硬化患者，可酌加海藻、牡蛎、垂盆草、蒲黄等清化痰湿，软坚通脉。

（三）热毒伤阴

- 证候：皮肤干燥，毫毛脱落，趾（指）甲增厚变形，肌肉萎缩，坏疽呈干性；口干欲饮，便秘溲赤；舌红，苔黄，脉弦细数。
- 辨证分析：病久热毒内盛，耗伤阴液，肌肤失养，则皮肤干燥，毫毛脱落，趾（指）甲增厚变形，肌肉萎缩；热毒炽盛，灼烁筋脉，则趾（指）坏疽而干枯；阴虚则口干欲饮，便秘溲赤；舌红、苔黄、脉弦细数均为阴虚热之象。
- 治法：清热解毒，养阴活血。
- 方药：顾步汤（《外科真诠》）加减。
- 常用药：黄芪、石斛、当归、牛膝、紫花地丁、人参、甘草、金银花、蒲公英、菊花。
- 加减：口干、舌红少苔者可酌加元参、生地、生石膏清热养阴生津；便秘者加生大黄通腹泄热。

（四）湿热毒盛

- 证候：患肢剧痛，日轻夜重，局部肿胀，皮肤紫暗，浸淫蔓延，溃破腐烂，肉色不鲜。糖尿病足坏疽则疼痛不甚，肉腐筋烂，串通性溃疡，味臭液浊；身热口干，便秘溲赤；舌红，苔黄腻，脉弦数或滑数。
- 辨证分析：气血瘀滞，郁久化热，或湿热入侵，湿热蕴结，则患肢剧痛，局部肿胀，皮色紫暗，浸淫蔓延，溃破腐烂，肉色不鲜；湿毒壅胜，则患足高度肿胀，腐肉烂筋，串通性溃疡，味臭液浊；热盛伤阴，则

身热口干,便秘溲赤;舌红、黄腻、脉弦数或滑数为湿热毒盛之象。

- 治法:清热利湿,活血化瘀。
- 方药:四妙勇安汤(《四妙勇安汤》)加减。
- 常用药:元参、当归、金银花、甘草。
- 加减:湿重者酌加苦参、黄芩、茵陈蒿、胡黄连等,大便不畅者可加大黄、元明粉等。

(五) 气血两虚

- 证候:病程日久,坏死组织脱落后疮面久不愈合,肉芽暗红或淡不鲜;倦怠乏力,不欲饮食,面色少华,形体消瘦;舌淡,少苔,脉细无力。
- 辨证分析:病久不愈,气虚血亏,肢体失养,则形体消瘦,疮面久治不愈,肉色不鲜;脾气亏虚,则不欲饮食,倦怠乏力;舌淡、少苔、脉细无力乃气血两虚之象。
- 治法:补益气血。
- 方药:八珍汤(《正体类要》)加减。
- 常用药:人参、白术、茯苓、甘草、当归、白芍、地黄、川芎。
- 加减:若见余毒未清,可酌加炙黄芪,并将炙甘草该生甘草托解毒邪;伴阴虚者酌加忍冬藤、元参、麦冬清热养阴;若见血虚有寒,可酌加附子、肉桂温阳通脉。

六、其他治疗

(一) 成药、验方

- 成药:毛冬青甲素片,为毛冬青根皮提炼的有效成分,有扩张血管,抗血小板凝集,降低血黏度的作用。口服,每次2片,每日3次。
- 验方:毛冬青30 g,算盘子根30 g,野牡丹30 g,王不留行20 g,益母草30 g,甘草6 g,大枣30 g。水煎服,每日1剂。

(二) 西药治疗原则

药物治疗始终是脱疽的基本治疗方法之一。药物治疗既可以作为无手术适应证患者的长期治疗措施,也可作为外科术后巩固疗效的辅助治疗。目前临床常用的是扩血管、抗凝和抗血小板治疗,以及镇静止痛药物、抗生素等治疗;对于血栓闭塞性脉管炎坏疽进行性加重时可给糖皮质激素;闭塞性动脉硬化可使用调脂药物以及降压药物等;糖尿病足坏疽则应控制好血糖,规范治疗,防止感染,及时处理好各种并发症。

(三) 针灸治疗

- 体针:上肢选曲池、内关、合谷,配后溪、曲泽、少海;下肢选足三里、三阴交、阳陵泉、复溜,配太溪、血海、委中、承山。每次取2~4穴,针刺得气后留针30 min,每日1次,15日为1个疗程。休息1周后可作第2个疗程。但不主张在病变部位行针。
- 耳针:选取心、交感、肾上腺,有调节和增强神经血管机髓的作用。热穴(位于对耳轮上端上、下脚交叉处稍下方),配内分泌,相应部位穴(足、膝、肘、腕等)。进针得气后用强刺激手法,留针1~2 h,每间隔30 min捻针1次,15日为1个疗程。休息1周后可作第2个疗程。

(四) 外治法

- 穴位注射疗法:有增强体质,缓解症状,促进伤口愈合的作用。常用当归注射液2~4 ml分足三里、承山穴位注射,每日1次,双侧交替,2周为1个疗程。
- 股动脉注射疗法:消旋山莨菪碱片(又称654-2)10 mg,地塞米松5 mg,患肢股动脉注射,每日1次,2周为1个疗程。
- 熏洗疗法:毛冬青100 g,半枝莲30 g,虎杖30 g。水煎温洗患肢,每日1~2次。适于无坏疽溃疡者。
- 未溃期可选用冲和膏、红灵丹油膏外敷;亦可用当归15 g,独活30 g,桑枝30 g,威灵仙30 g,煎水熏洗,每日1次;亦可用附子、干姜、吴茱萸各等份研末,蜜调,敷于患足涌泉穴,每日换药1次,如发生药疹即停用;亦可用红灵酒少许揉擦患肢足背、小腿,每次20 min,每日2次。
- 外敷法:干性坏疽,可用入地金牛酒湿敷,使之由湿转干。湿性坏疽渗出多者,可选用双黄连溶液湿敷。坏死组织逐渐脱落,肉芽淡红者,可选用生肌膏外敷以祛腐生肌。不论溃疡是否形成,可用氧化锌油外涂以保护患部皮肤,防治感染。

（五）手术治疗

治疗血栓闭塞性脉管炎的手术有交感神经节切除术、肾上腺切除术、动脉血栓内膜剥离术、血管旁路移植术、大网膜移植术等。因本病有四肢节段性发病的特点，故手术效果不能令人满意。

治疗闭塞性动脉硬化常用经皮动脉腔内成形术，使用导管、球囊、激光、超声或机械装置等方法扩张狭窄或闭塞的血管，可放置腔内金属支架。还可使用动脉内膜剥脱术、旁路转流术。

中医外科的手术疗法对坏疽和创面的处理上有独到之处。

1. 干性坏疽 · 注意局部消毒并包扎，保持干燥，使干性坏疽保持稳定。待坏死组织与健康组织分界清楚，近端炎症控制，局部侧支循环基本建立后，可行坏死组织清除术，清除坏死组织，开放创面，骨断面宜略短于软组织断面。若血运改善良好，也可行坏死组织切除缝合术，可取分界近端切口，行趾（指）切除缝合术或半足切除缝合术。

2. 湿性坏疽 · 主要见于糖尿病足坏疽，表现为足背、足底、趾跖部红肿高突，按之可有波动感或已有溃破，腐筋外露，渗出物秽浊恶臭，引流不畅。采用祛腐清筋术：切开皮肤、皮下组织，暴露变性坏死肌腱、筋膜。采取"啄食法"清除病灶处肌腱、筋膜及周围已发生坏死的组织，消灭潜行性死腔，排除深部积脓及臭秽分泌物。用双氧水或0.5%甲硝唑液冲洗创面，创面窦道用二宝丹、三七丹沾于棉线条拔毒祛腐引流，注意保持引流通畅。

3. 截肢术 · 当坏死延及足背及踝部，可行小腿截肢术，坏疽发展至踝以上者，可行膝关节截肢术。

4. 较大植皮术溃疡面 · 可在创面干净、血运改善后行创面植皮术。

（六）剧烈疼痛的处理

脱疽最主要的自觉症状就是疼痛，严重者剧痛以至彻夜难眠，因此有效的止痛治疗成为治疗脱疽的重要措施，可按照疼痛治疗阶梯疗法使用各种止痛药物。

第二节 · 糖尿病足的中医诊治

糖尿病属于中国传统医学"消渴"范畴，而糖尿病足则属于"脱疽"范畴。中国古代传统医学著作中对脱疽记载较多，最早记载本病临床症状的是《灵枢·痈疽篇》"发于足指，名脱痈。其状赤、黑，死，不治；不赤，黑，不死。不衰，急斩之，不则死矣"。已经认识到截肢或死亡的严重后果。至晋代皇甫谧在《针灸甲乙经》中将"脱痈"改为"脱疽"。《刘涓子·鬼遗方》有详细描述，名曰"脱疽"，首创"脱疽"之名。此后医家开始认识到消渴可引发本病，隋代《诸病源候论·消渴候》曰："夫消渴者……其病变，多发痈疽。"又提出："消渴者……久不治则经络壅涩，留于肌肉，变发痈疽。"《窦氏外科全书》中有"消渴之症发于手足指，名曰脱疽，其状赤紫者死，不赤者可治"的记载。《卫生宝鉴》云："消渴病人足膝发恶疽至死不救。"故中医学亦可称本病"消渴足"。此外，"糖尿病足筋疽"这一概念正被越来越多的专家接受。

一、病因病机

中医学认为本病起于消渴。消渴日久而成阴阳两虚，气血不足之势。气血亏虚，血行不畅，易致血瘀；饮食不节，痰湿内生，或有阳虚寒凝，亦致络脉瘀阻，不通则痛。或阳气不达，四肢失养，不荣则痛。若阴精不足，虚火内生，热灼营阴，血败肉腐则溃烂；若外伤感受邪毒，或脏腑热毒内结，发于肢末，或脉络瘀血化热，火毒炽盛，湿热蕴积，导致热盛肉腐、筋烂、骨脱，则成"脱疽"之证。

奚九一提出，除缺血、感染和神经病变这三大因素外，足部肌腱变性、坏死亦是糖尿病足坏疽重要的发病因素，并首次提出了"糖尿病足肌腱变性坏死症（筋疽）"这一新病症理论，根据这一新理论确立的

"清法"治疗原则。

中医对糖尿病足病机的认识，认为其病程较长，病机复杂，根据其病机演变和症状特征分为三个阶段。

1. 早期·气阴两虚，脉络闭阻。本病因糖尿病日久，耗气伤阴，气虚则血行无力，阴虚则热灼津血，血行涩滞，均可酿成血瘀，瘀阻脉络，气血不通，阳气不达，肢端局部失养而表现为肢冷、麻木、疼痛。

2. 中期·湿热瘀毒，化腐成疽。若燥热内结，营阴被灼，络脉瘀阻；或患肢破损，外感邪毒，热毒蕴结；或肝经湿热内蕴，湿热下注，阻滞脉络；或脉络瘀血化热，淫气于筋，发于肢末，则为肢端坏疽，而致肉腐、筋烂、骨脱。若毒邪内攻脏腑，则高热神昏，病势险恶。

3. 晚期·若迁延日久，气血耗伤，正虚邪恋，伤口迁延难愈。表现为虚实夹杂，以肝肾阴虚或脾肾阳虚夹痰瘀湿阻为主。病情发展至后期则阴损及阳，阴阳两虚，阳气不能敷布温煦，致肢端阴寒凝滞，血脉瘀阻而成。若治疗得当，正气复，气血旺，毒邪去，则可愈合。

总之糖尿病足为本虚标实之证，以气血阴阳亏虚为本，以湿热、邪毒、络阻、血瘀为标，病位在血、脉、筋。

二、临床表现

中医学对于本病的治疗积累了丰富的临床经验。奚九一教授提出除公认的缺血、感染和神经病变这三大因素外，足部肌腱变性、坏死亦是糖尿病足重要的发病因素，可导致坏疽，并首次提出了"糖尿病足肌腱变性坏死症（筋疽）"这一新病症理论，其所提出的分类方法，涵盖了糖尿病足的各种类型，可有效指导临床的治疗，并可较好的进行预后的判断。特推荐。

（一）糖尿病足皮肤变性皮损型

皮肤水疱，破溃形成糜烂，或慢性浅溃疡。常经久不愈，深入皮下组织，引起组织坏死；趾丫糜烂、潮红、渗出、皮肤轻度肿胀；甲癣诱发甲沟炎，红肿化脓；掌缘跟部等处，皮肤皲裂粗糙，鳞屑，角化过度，胼胝，并在其下形成水疱或溃疡；足掌等处出现跖疣性溃疡，显示多发杨梅刺样疣心、角性赘疣；患足疼痛较轻或无。

（二）肌腱筋膜变性坏死型（奚氏筋疽）

1. 急性发作期·患足呈实性巨趾、巨跖性肿胀，张力较高，无波动感；局部色红、灼热，逐渐皮下积液，波动感增强；切开或破溃后，有不同程度的肌腱变性、水肿、坏死，病变肌腱呈帚状松散，腐烂液化后形似败絮，形成窦道；大量稀薄棕褐色、秽臭液体溢出，创面及周围组织红肿。病情发展急骤，有明显炎症反应，可迅速蔓延至全足及小腿。

高年有心、脑、肾等并发症者，可危及生命。

2. 好转恢复期·经中西药治疗后，局部坏死肌腱清除，肿胀消退，肉芽生长，色泽红润，创面、窦道逐渐愈合。

（三）血管闭塞缺血性坏死型

1. 趾端浅瘀症·皮肤末梢血管痉挛或闭塞，或介入后栓子脱落导致垃圾脚。两足趾对称性或多个趾面，散见细小花絮状紫纹或浅瘀色，指压可褪色，但回流缓慢，渐呈茧壳状分离脱落。如无继发感染，一般不致形成溃疡。有栓子脱落可导致肢端坏死形成。

2. 肢体血管闭塞坏死症·大、中血管硬化狭窄、闭塞，肢端缺血征明显，如趾跖苍白、紫绀，趾端瘀黑，呈干性坏死；伴间歇性跛行、静息痛剧烈。大动脉血管可听到吹风样杂音，足背及胫后动脉搏动消失，抬高苍白试验强阳性（5～10 s）。

（四）末梢神经变性麻痹型

1. 寒痹症·足趾、跖踝麻木或刺痛、发凉对称性双足感觉障碍。或有单个肢体疼痛感觉明显者。患足掌踏地均有踩棉絮感。少数有"肢冷"，入夏尚穿棉袄。足背动脉及胫后动脉搏动存在。抬高苍白试验阴性。

2. 热痹症·患肢有烧灼性疼痛，或伴放射痛，夜甚，肢体触觉敏感。肢端无明显缺血性体征，足背动脉胫后动脉搏动较为亢进有力。

（五）趾跖骨变性萎缩型

1. 趾骨萎缩症——骨萎 · 趾骨吸收，萎缩畸形，肢端怕冷。足背动脉、胫后动脉搏动存在。

2. 趾骨骨髓炎症——骨痹 · 多由糖尿病足坏疽感染引起趾骨骨髓炎。

上述五大类型常分12个症，可单独或同时并见或相继发生，但多以某一种病理改变为主。

三、中医诊断

- 脱疽：在消渴病的基础上，出现趾间怕冷、苍白、麻木，间歇性跛行，继则疼痛剧烈，或足趾紫红肿胀、溃烂坏死，或足趾发黑、干瘪，甚至脱落者，可诊断为本病。

- 筋疽：在消渴病的基础上，出现患足高度肿胀，色红、灼热，穿通性溃疡，肌腱变性、坏死，形似败絮，形成窦道、脓液秽臭溢出，周围组织红肿，呈湿性坏死。病情发展急骤，可迅速蔓延至全足及小腿。可诊断为本病。

- 痹症：患足麻木或刺痛、发凉，对称性双足感觉障碍，患足踩棉絮感，肢冷，或患肢有烧灼性疼痛，或伴放射痛，肢体触觉敏感。

- 骨痹：趾骨吸收，足部萎缩，关节畸形，或足部骨髓炎。

四、治疗

（一）内治法（辨证论治）

1. 血虚寒凝脉络证

- 临床表现：患肢冷痛，肿胀麻木，久行痛剧，稍歇痛减，肤色不变或苍白，畏寒喜暖，面色暗淡无华，口淡不渴。舌淡，苔白脉沉细涩，趺阳脉弱。

- 治疗法则：温阳散寒，补血通滞。

- 推荐方药：当归四逆汤（《伤寒论》）加减。当归、桂枝、芍药、细辛、甘草、通草、大枣等。阴血亏虚明显者加熟地、何首乌、鸡血藤；下肢微肿者加牛膝、泽兰；兼有血瘀之象者加桃仁、红花；冷痛明显

者加附子、肉桂；气短乏力者加黄芪、党参。

2. 气虚血瘀脉络证

- 临床表现：下肢无力，酸胀麻木，感觉迟钝或消失，痛如针刺刀扎，间歇性跛行、静息痛，夜间加重。局部皮色紫黯或有瘀斑。少气乏力、语声低微、神疲倦怠。舌淡紫或瘀斑，脉细涩或弦紧。

- 治疗法则：益气活血。

- 推荐方药：补阳还五汤（《医林改错》）加减。黄芪、当归尾、川芎、桃仁、赤芍、地龙、红花等。气虚者重用黄芪、加党参；血瘀明显者重用当归尾、赤芍、川芎、桃仁、红花，加水蛭；血虚者加丹参；肢体麻木疼痛明显者加延胡索、乌梢蛇、蜈蚣、牛膝。

3. 湿热阻滞筋脉证

- 临床表现：患肢局部红肿热痛，疼痛剧烈，溃破腐烂，筋肉溃坏，脓液恶臭，身热口干，喜冷饮，纳差倦怠，便秘溲赤，舌质黯红或红绛，苔黄腻，脉滑数或涩。

- 治疗法则：清热解毒，活血止痛。

- 推荐方药：四妙勇安汤（《验方新编》）合黄连解毒汤（《外台秘要》）加减。玄参、金银花、当归、甘草等合黄连、黄芩、黄柏、山栀子。湿热之象明显，舌红苔黄腻，脉数者，重用黄芩、黄连、黄柏，酌加连翘、蒲公英、紫花地丁；血瘀明显，舌紫暗或有瘀斑，脉弦涩者，酌加川芎、丹参、鸡血藤、桃仁；气虚无力托毒外出者，加生黄芪；阴虚者加生地、石斛；舌苔黄腻者加藿香、佩兰。

4. 热毒伤阴证

- 临床表现：患肢局部红肿热痛，溃处少脓，皮肤干燥，肤色暗淡，肌肉萎缩，口干渴饮，烦躁不宁，尿少便干。舌干红绛，苔黄少津，脉弦细数，趺阳脉弱或不可触及。

- 治疗法则：清热解毒，养阴活血。

- 推荐方药：顾步汤（《外科真诠》）加减。黄芪、人参、石斛、当归、银花、牛膝、菊花、甘草、公英、紫花地丁等。阴虚较甚，口干舌燥者重用天花粉，加麦冬、玉竹；便干难解者加玄参、生地黄；瘀血较重者加鸡血藤、丹参；疼痛剧烈者加延胡索、全蝎。

5. 阴虚血瘀证

- 临床表现：患肢破溃处久不收口，肉色暗红，

干枯无脓或少脓,口燥咽干,两目干涩,腰膝酸软,眩晕耳鸣,五心烦热,潮热颧红,盗汗消瘦,肌肤甲错,舌红少苔或有瘀斑,脉细涩。

- 治疗法则:滋阴活血。
- 推荐方药:六味地黄丸(《小儿药证直诀》)合血府逐瘀汤(《医林改错》)加减。熟地黄、山茱萸、山药、茯苓、丹皮、泽泻合当归、生地黄、桃仁、红花、枳壳、赤芍、柴胡、甘草、桔梗、川芎、牛膝等。面色萎黄者重用熟地黄、白芍加黄芪、党参;口干咽燥较甚者加沙参、麦冬、玉竹、石斛;胁肋隐痛者重用当归,加白芍;双目干涩者加枸杞子、菊花。

6. 阳虚痰凝证

- 临床表现:患肢破溃处久不收口,肉色苍白,脓液清稀,畏寒肢冷,神疲倦怠,面色㿠白,胸闷泛恶,久泻久痢,腰酸膝软,肢肿尿少,舌淡,苔白滑,脉沉迟无力。
- 治疗法则:温阳化痰。
- 推荐方药:肾气丸(《金匮要略》)合阳和汤(《外科全生集》)加减。桂枝、附子、熟地、山芋肉、山药、茯苓、丹皮、泽泻;熟地黄、麻黄、鹿角胶、白芥子、肉桂、生甘草、炮姜炭等。面色无华脾阳虚重,气虚血少者加用归芪建中汤(《疡科方筌》)白芍,桂枝,炙甘草,生姜,大枣,饴糖等。阳气虚重者重用附子、桂枝,加补骨脂、狗脊;痰湿内盛者加白术、苍术、白蔻仁、石菖蒲;兼见见脘腹拘挛疼痛,喜温喜按。

(二)外治法

1. 清创术·选择清创的原则,应首先明确诊断和疾病归属的类型,关键在于辨明有无血管闭塞缺血改变。筋疽型坏疽,无明显缺血改变,清创宜早不宜迟,应尽快急诊行祛腐清筋手术。脱疽型坏疽,既以血管病变为主,清创则宜迟不宜早,应首先使其疼痛缓解,坏死处逐渐分界,侧支循环建立后,才可行手术治疗。

- 干性坏疽(脱疽):注意局部消毒并包扎,保持干燥,使干性坏疽保持稳定;待坏死组织与健康组织分界清楚,近端炎症控制,局部侧支循环基本建立后,可行坏死组织清除术,清除坏死组织,开放创面,骨断面宜略短于软组织断面。若血运改善良好,也

可行坏死组织切除缝合术,可取分界近端切口,行趾(指)切除缝合术或半足切除缝合术。

- 湿性坏疽(筋疽):采用祛腐清筋术:切开皮肤、皮下组织,暴露变性坏死肌腱、筋膜。采取"啄食法"清除病灶处肌腱、筋膜及周围已发生坏死的组织。消灭潜行性死腔,排除深部积脓及臭秽分泌物;用双氧水或0.5%甲硝唑液冲洗创面;创面窦道用二宝丹、三七丹沾于棉线条拔毒祛腐引流,注意保持引流通畅。
- 截肢术:当坏死延及足背及踝部,可行小腿截肢术,坏疽发展至踝以上者,可行膝关节截肢术。
- 植皮术:溃疡面较大时,可在创面干净、血运改善后行创面植皮术。

2. 洗剂

- 寒湿阻络:患肢冷痛,肿胀,肤色苍白,趺阳脉弱者,以温阳散寒、活血去湿中药外洗。方药:肉桂、细辛、炮附子、干姜、苍术、土茯苓、威灵仙。
- 热毒炽盛:局部红、肿、热、痛,溃破流脓,脓液黏稠恶臭者以清热化湿、活血解毒中药外洗。方药:大黄、黄连、黄柏、苦参、明矾、蚤休、丹皮、蒲公英、紫花地丁。
- 气血两虚兼有瘀血征象:局部脓液渗出较少,质清稀,淋漓不尽,臭味较轻,下肢麻木刺痛,皮肤苍白者以益气养血、活血通经中药外洗。方药:生黄芪、当归、生地、赤芍、白芍、桃仁、红花、地龙、牛膝、鸡血藤、路路通。

每天熏洗1~2次,每次20~30 min,疗程2个月,熏洗时应注意药液温度以免烫伤,熏洗后常规换药。

3. 外用药·未溃期可选用冲和膏、红灵丹油膏外敷或红灵酒少许擦患肢足背、小腿,每次20 min,每日2次。疮面破溃流脓,脓液恶臭者,清创并用中药洗液或抗生素药液冲洗创面后用九一丹或者生肌玉红膏外敷。已无脓液及腐肉者可用生肌白玉膏外敷。

皮肤水疱可抽出疱液或做小的洞式切开,放出疱液,局部消毒,防治感染。皮肤湿糜或浅溃可以使用中药清洗或抗生素药液冲洗湿敷,干燥后配合使用抗真菌药物治疗。有皲裂或鳞屑者,消毒皮肤后可使用润肤药膏。有跖疣或胼胝可定期修整,如果

伴有溃疡应及时处理,免生后患。

(三) 针灸

- 取穴:足三里(S36; ST36)、阳陵泉(G34; GB34)、委中(B40; BL40),三阴交(SP6)、昆仑(B60; BL60)、太溪(K3; KI3)、解溪(S41; ST41)、陷谷(S43; ST43)、八邪(EX-UE9)、血海(SP10)、照海(K6; KI6)等穴。

- 手法:足三里(S36; ST36)用补法,余穴均用平补平泻法或泻法。委中(B40; BL40)可点刺放血。下肢厥冷者,足三里(S36; ST36)、阳陵泉(G34; GB34)可隔姜灸。每次取3～5穴,每日1次,留针15～30 min,10次1个疗程。

(四) 推拿

1. 阴虚火盛血瘀型 · 脊柱上段夹脊穴,揉压曲池(LI11)、肾俞(B23; BL23)、足三里(S36; ST36),双下肢向心性推法,按压气冲(S30; ST30)穴。

2. 气虚血瘀型 · 脊柱中段夹脊穴,揉压百会(GV20; DU20)、中脘(CV12; RN12)、关元(CV4; RN4)、气海(CV6; RN6)、脾俞(B20; BL20)、肾俞(B23; BL23)、足三里(S36; ST36),双下肢向心性推法,按压气冲(S30; ST30)穴。

3. 阳虚血瘀型 · 脊柱中、下段夹脊穴,脾俞(B20; BL20)、肾俞(B23; BL23)、命门(GV4; DU4)、天枢(S25; ST25)、关元(CV4; RN4)、足三里(S36; ST36),双下肢向心性推法,按压气冲(S30; ST30)穴。

(五) 病因治疗

积极控制血糖、血脂,预防感染。

五、护理

(一) 辨证施护

糖尿病足属中医学脱疽范畴。本病主要由于消渴日久,经脉瘀阻,血行不畅,肢端失养所致。属本虚标实之证,以阴阳气血不足为本,热毒血瘀为标。病机关键为经脉瘀阻,血行不畅。

对于血瘀型患者予活血化瘀之品,并应注意患肢的体位,指导患者保持患肢舒展,使血流通畅、疼痛减轻,同时可轻轻按摩患肢以促进血液循环。

对于患肢剧痛,局部红肿热痛,脓液恶臭,肢端坏疽,舌红绛苔黄,脉弦数,辨证为湿热毒盛者,可用黄连、黄柏、黄芩、生大黄等清热解毒中药内服外敷。注意患者保持足部清洁,患者应避免过多行走,忌用熏洗药及肢体针刺止痛。关键是保持创面清洁,原则上不用刺激性或腐蚀性药物。疮口每日用黄连、黄柏、生大黄煎汁清洗,并用黄连膏纱布等纱布外敷,每日换药1次。患者伤口有感染存在,一定要注意无菌操作,做好清创、引流、换药、抗感染治疗。密切观察生命体征、血糖、尿糖、血象变化,如脓液增多、恶臭加重,及时处理,防止病情恶化。

对患肢冷痛脉络寒凝者,予温阳之品。此时主要做好患肢护理,足部注意保暖配合中药煎剂熏洗,以达到温经散寒、通络止痛之功效。并用阳和膏等纱布外敷足部,温经活血,促进肢体循环。

(二) 足部护理

1. 保持足部的卫生 · 要适时修剪趾甲。

2. 保持足部干净干燥 · 皮肤瘙痒或脚癣切忌挠抓。

3. 坚持足浴 · 用温水(一般不超过40℃)泡脚和小腿,每次10～15 min,洗脚后用软毛巾轻轻擦干。还可用根据辨证结果,合理运用温阳益气、活血通脉、解毒的中药泡脚。水面在踝关节10 cm以上,最好至足三里穴。足浴时应特别注意引流通畅和防止药液烫伤。

4. 足部按摩 · 动作轻柔,应从趾尖开始向上按摩(穴位选择参照张),向上至膝关节,经行间、三阴交、足三里、冲阳、阳陵泉等穴位进行按摩,早、中、晚各1次,每次10 min按摩穴位处出现酸、麻、胀、胀等感觉。

5. 每日适当作小腿和足部运动30～60 min · 如甩腿运动、提脚跟-脚尖运动、下蹲运动。平时抬高患肢,以利血液回流,可以改善下肢血液循环可促进患肢气血运行通畅。忌赤足行走。

6. 选择合脚的鞋袜 · 穿鞋袜不当是足溃疡的主要原因。合适地穿鞋和袜子(适应于足得力学改变或畸形)是预防足病变所必须的。故应注意选择合脚的鞋袜。鞋袜应宽松,舒适,合脚,透气性好。

第三节 · 下肢静脉性功能不全的中医外治方法

下肢静脉功能不全是下肢静脉疾病的总称。最主要表现为下肢大隐静脉曲张,其他表现还可见到下肢表皮瘙痒、抓痕、湿疹、色素沉着、足靴区溃疡等。临床将下肢静脉功能不全分为两大类:下肢静脉倒流性疾病和下肢静脉回流障碍性疾病。中医可将该病归为胫肿、股肿、筋瘤、青蛇毒、臁疮、湿疮等范畴。

奚九一教授将下肢静脉功能不全所引起的一系列并发症称之为下肢静脉曲张炎变综合征,包括单纯静脉曲张、浅静脉炎、变应性皮肤血管炎、淤积性皮炎、湿疹性皮炎、静脉淤血性溃疡、皮肤坏死性血管炎、继发深静脉血栓形成、复发性丹毒、下肢淋巴肿、紫癜性皮炎、静脉曲张局部出血、反复性足癣等。因此在治疗时应根据患者发病时所伴发的疾病全面治疗。

静脉性溃疡也称淤血性溃疡,中医也称"臁疮""裙边疮""裤口毒""老烂脚"等。是外科临床常见病、多发病,临床发病率高,我院脉管科收治的1827例住院患者中,下肢静脉性溃疡344例,占18.8%,糖尿病足722例,占49.5%,下肢闭塞性动脉硬化380例,占20.8%,血栓闭塞性脉管炎252例,占13.8%。但是,在接近五万的门诊患者中,静脉性疾病则接近65%左右。可以看出静脉性疾病多以门诊治疗为主。具有病因复杂、病程长,反复发作,愈合后又极易复发,少数尚有癌变可能等特点,严重影响患者的健康和生活质量,是临床创面修复的一大难题,也是中、西医外科长年的关注点之一。

所谓外治法就是运用药物或手术器械,直接作用于患者体表或病变的部位,以达到治疗的目的。它不但可以配合内治法来提高疗效,有时更具有内治法所无法比拟的特殊功效,是内治法所不能替代的。外治法的使用对下肢静脉性疾病的治疗非常重要,也是中医治疗本病的特点。

一、治疗原则

一般认为其病机演变为"因虚感邪,邪气致瘀,瘀阻伤正,化腐致损",形成了虚、邪、瘀、腐相互作用,互为因果的变化,病机特点是虚实夹杂,本虚标实,正虚血瘀为其本,湿热毒蕴为其标。辨证分型方面以湿热毒蕴、脾虚血瘀、气虚两虚为主。总的治疗原则:在强调整体观念,全身辨证论治的同时,注重创面的局部辨证治疗,包括创面周围组织病变的处理。强调辨病与辨证相结合,整体与局部辨证相结合,内治与外治相结合。内治顾及整体,外治重在局部,在使用外用药物时根据辨证结果和疾病不同阶段,分别选择清热解毒,活血通络,祛腐生肌等药物。

二、常用外治方法

治疗下肢静脉性溃疡的中医外治方法和药物很多,常用的有贴敷、膏药、掺药、药捻、拖线、蚕食、湿敷、灌注、热烘、垫棉、缠缚等。在溃疡早期(炎症期),应以解毒消肿止痛为主,渗出多时,外用清热利湿解毒中药煎剂湿敷,渗出较少时可以使用水剂或粉剂外敷,若创面坏腐较多,则以提脓祛腐治疗,根据创面脓腐之多少,腐脱之难易,予提脓祛腐拔毒蚀管之升丹制剂,创周外敷清热解毒消肿的膏药为主。在创面愈合后期祛瘀生肌阶段(肉芽组织增生期及组织重建阶段),根据创面肉芽生长及创周上皮爬生的情况,予生肌长皮的生肌散等外用及益气养荣、祛瘀生肌法中药煎剂湿敷,外敷活血生肌之膏药为主,配合热烘疗法、垫棉、缠缚疗法等疗法,如此整体与局部兼顾,内治与外治结合,通过多个途径创造了一个不利于细菌菌群失调而过度繁殖导致疾病发生的环境,从而促进了疮面抗感染能力,在控制和消除创面感染的同时,明显加速慢性皮肤溃疡的生长愈合。临床常用的方法如下。

· 敷药法:敷药法就是将药物外敷于病灶及四周的治疗方法,临床经常使用的有箍围(围敷)法,油膏或膏药等。蔡炳勤常用丸散剂和油膏类,溃疡初期脓腐未尽，创面掺金黄散、四黄粉等解毒燥湿，或九一丹提脓祛腐；后期脓水将尽腐脱新生时，创面可掺生肌散，或涂祛腐生肌膏（炉甘石20 g，珍珠层粉47 g，黄丹8 g，冰片2.5 g，石炭酸5 g，凡士林800 g）；唐汉钧使用复黄生肌愈创油膏（由大黄、蛋黄油、紫草、血竭、象皮、珍珠粉、龙骨、麻油等）结合生肌散，治疗创面脓腐脱清溃疡。刘明等使用凉血散瘀软膏（由紫草60 g、地骨皮60 g、黄柏60 g、当归90 g、冰片3 g、麻油1 500 g等组成）治疗下肢静脉性溃疡90例，总有效率96.7%。

• 熏洗、湿敷疗法：将药物煎汤，直接熏洗、淋洗、浸泡，或者将药液通过湿敷创面的办法达到治疗的目的。唐汉钧在创面脓水浸淫，创面红肿时，常用黄连、黄柏、马齿苋、七叶一枝花、石榴皮、明矾等清热解毒、收湿敛疮；脓腐已尽用丹参、红花、黄芪、鸡血藤等活血通络，助养新生。贾利辉、赵翠芬使用中药外洗方：黄柏、蒲公英、苦参各30 g，当归、牛膝各15 g，锡类散1.2 g等，结合微波、高压氧治疗臁疮79例，取得良好疗效。黄翠立使用土茯苓30 g、苦参15 g、白鲜皮30 g、黄柏30 g、芒硝30 g、红花10 g、紫花地丁30 g，煎汤外洗，结合口服凉血活血化瘀，健脾利湿清热中药，治疗臁疮106例总有效率达99.06%。王长宏使用仙方活命饮加减外洗治疗臁疮116例，总有效率达97.41%。刘学清使用荆芥连翘汤（荆芥20 g、防风12 g、白芷12 g、柴胡6 g、薄荷12 g、连翘15 g、黄芩15 g）煎汤浸洗治疗下肢溃疡28例，总有效率96.2%。

• 热熨、热烘疗法：将药物通过加热后直接放置于患处，通过热力的作用使局部气血流通，腠理开疏，药力渗入，达到治疗目的方法。目前很多人使用红外线，微波等治疗也类似该疗法。唐汉钧使用该疗法治疗创面的恢复阶段，配合祛瘀补虚生肌法使用，可加速创面愈合。钟同生主张对溃疡周围色黑肿胀者使用热烘疗法，配合中药的内服外用治疗臁疮65例，均痊愈。

• 缠缚疗法：利用加阔或弹力绷带绑缚患肢，或穿弹力裤袜等使局部瘀血减轻，血流顺畅，加速创面愈合的方法。薛海燕等使用该法治疗臁疮15例，配合中药的内服外用，12例痊愈，2例好转。

唐汉钧也用此法治疗下肢溃疡，但应该注意该疗法急性期不能使用，而慢性阶段必须配合该疗法治之。

• 中药结合手术疗法：陆炯采用中药清利活血剂内服，结合大隐静脉高位结扎剥脱加小腿点状切口分支静脉剥脱术的改良术式治疗下肢静脉性溃疡20例，结果痊愈16例，20例均为有效病例，较内服西药结合传统术式的对照组有明显优势。张广利使用中药解毒化瘀丸联合外科手术治疗臁疮86例，治疗组有效率89.5%，疗效优于单纯中医辨证和保守治疗的对照组。

• 其他疗法：临床经常使用的疗法还包括理疗、针灸、穴位注射等。

三、外用中药作用机制研究

上海中医药大学附属龙华医院、岳阳医院，山东中医药大学附属医院等在治疗慢性溃疡方面有所研究，研究证实益气化瘀中药可以调控生长因子的合成和分泌，促进成纤维细胞细胞分裂增殖，促进DNA合成，刺激创面新生血管形成，改善创面的血液循环，调控胶原的合成及代谢，调控创面修复过程中缺氧诱导因子1和血管内皮生长因子的表达，改善创面愈合的缺血、缺氧状态，以及TGF-β1→Smad 3、Smad 4信号传导通路，调节创面修复基质形成，营养创面等。可以多途径、多靶点、多环节的发挥作用，从而提高机体本身修复能力，并创造一种既利于修复，同时又不破坏正常组织修复进程的生理环境，促进创面愈合，有效地预防或减少瘢痕形成，提高愈合质量。提出并证实"虚、瘀"为创面难愈合的病理基础，为中医药促进创面愈合，减少瘢痕形成提供依据。为精简组方，提高临床疗效提供实验室依据。

四、下肢静脉曲张炎变综合征的外治处理

奚九一教授将下肢静脉功能不全所引起的一系列并发症称之为下肢静脉曲张炎变综合征，包括单纯静脉曲张、浅静脉炎、变应性皮肤血管炎、淤积性

皮炎、湿疹性皮炎、静脉淤血性溃疡、皮肤坏死性血管炎、继发深静脉血栓形成、复发性丹毒、下肢淋巴肿、紫癜性皮炎、静脉曲张局部出血、反复性足癣等。因此在治疗时应根据患者发病时所伴发的疾病，根据疾病不同性质、不同阶段、不同症状采用不同外治法治疗。具体方法如下。

• 单纯浅静脉曲张：为阳虚及气虚下陷证，应用温阳升提法、益气升提法，结合马步功功能锻炼。

• 并发浅静脉炎：为淤血性络热证，宜清络凉血。外敷：芙蓉膏（芙蓉叶、赤小豆、商陆）或将军散（大黄、元明粉、甘草粉），云南白药等。

• 并发变应性皮肤血管炎：为络脉血热酿毒，宜清热解毒。外敷云南白药或新癀片，米醋调涂。

• 并发淤积性皮炎：淤血湿热生风证，宜凉血祛风。外用奚氏海桐皮汤：海桐皮10 g、明矾10 g，煎汤外洗。

• 并发湿疹性皮炎：淤血性湿热夹风，治宜清热利湿祛风。外敷：0.5%甲硝唑液100 ml+地塞米松10 mg+庆大霉素8万u湿敷，或掺碧玉散（六一散+青黛）。

• 并发慢性湿疹性溃疡：为湿重于热，夹风之证。治宜健脾化湿祛风，外用：明矾15 g、半边莲15 g、黄精15 g，煎汤外洗，或使用0.5% ml甲硝唑液100 ml+新癀片研末调敷，加强防治足癣及马步功锻炼。

• 并发静脉淤血性溃疡：为静脉瘀热夹湿之证。治宜凉血清热祛湿法，外用海桐皮15 g、明矾15 g、马齿苋15 g，煎汤外洗，或使用奚氏祛胬膏（蜂房、蝉衣、乌梅）或云南白药、新癀片研末调敷。

• 并发皮肤坏死性血管炎：为热毒成疮，治宜清热解毒，外用新癀片研细末或云南白药+0.5%甲硝唑液调涂。

• 继发深静脉血栓形成：血热重复致瘀，治宜凉血泻瘀，外敷将军散（大黄、元明粉、甘草）加等量面粉，用米醋调成糊状。

• 并发复发性丹毒：为湿热下注治宜清热祛湿，以海桐皮20 g、豨莶草20 g、威灵仙20 g、紫草20 g，煎汤外洗。

• 并发下肢淋巴肿：为湿热稽留，治宜清热利湿为主，外用桑叶20 g、桑白皮20 g、冬瓜皮20 g，煎汤外洗。

• 并发紫癜性皮炎：为久病气阴亏虚不摄，治宜益气养阴凉血摄血，外用远志10 g、桔梗10 g、甘草10 g，煎汤外洗。

• 并发静脉曲张局部出血：为局部淤血性出血，为血热，外用云南白药粉外敷，纱布加压包扎。一般在次日即可止血，按静脉曲张并发症治疗，加强医用弹力袜及马步功巩固锻炼。

• 并发反复性足癣：为淤血性湿邪下注，易于化热，应清利祛湿，治疗外用为主：① 以作痒为主，奚氏地矾方（地骨皮、明矾各15 g）煎汤外洗。② 以浅表破损为主：奚氏一边黄方（一枝黄花、半边莲、黄精各15 g）煎汤外洗。③ 以鳞屑为主：奚氏海桐皮汤方（威灵仙、海桐皮、豨莶草各15 g）煎汤外洗。

热重者，选马齿苋、苦参等；湿重者，选茵陈、白鲜皮等煎洗。还可选择其他外用药。如以鳞屑为主，复方咪康唑软膏或保龙康软膏外搽；以渗出为主，0.5%甲硝唑液+庆大霉素8万u湿敷；以浅表破损为主，碧玉散（滑石、青黛、甘草）外敷。

（曹烨民　赵　诚　奚九一）

参 考 文 献

［1］ 刘玉坤,张兴中,李建东,等.愈足胶囊治疗糖尿病足疗效观察［J］.辽宁中医杂志,2005,32(2):31.

［2］ 奚九一.糖尿病足肌腱变性坏死症(筋疽)的临床研究［J］.上海中医药杂志,1996,(5):1-4.

［3］ 曹烨民,王义成.奚氏糖尿病足筋疽的提出对糖尿病足诊治的意义［J］.甘肃中医学院学报,1999,16(2):5-7.

［4］ 中华中医药学会.糖尿病中医防治指南［J］.中国中医药远程教育,2011,9(4):151-153.

［5］ 谷涌泉,张建,许樟荣.糖尿病足病诊疗新进展［M］.北京:人民卫生出版社,2006.

［6］ 奚九一,曹烨民,赵兆琳.静脉曲张并发症奚氏中医分类法及其辨证防治举要［C］.中国中西医结合学会周围血管病学术研讨会.深圳.2007.

［7］ 庞月明,刘明.蔡炳勤治疗静脉性溃疡经验［J］.山东中医杂志,2005,24(1):50-51.

［8］ 肖秀丽,王振宜,等.祛瘀生肌(内外合治)法治疗慢性下肢皮肤溃疡50例临床观察［J］.中国中西医结合皮肤性病学杂志,2005,4(3):176-178.

［ 9 ］ 郑勇.唐汉钧教授辨证治疗臁疮规律拾萃［J］.中医药学刊,2005,23(3):404-406.

［10］ 刘明,张玥.外敷凉血散瘀软膏治疗下肢静脉性溃疡的临床研究［J］.中医外治杂志,2005,14(3):13.

［11］ 贾利辉,宋易华.中药外洗加微波治疗臁疮79例［J］.辽宁中医杂志,2003,30(4):295.

［12］ 赵翠芬.中药外洗加高压氧治疗臁疮79例［J］.四川中医,2004,22(8):77-78.

［13］ 黄翠立.中药浸洗加内服治疗臁疮106例［J］.河北中医,2006,15(5):188.

［14］ 王长宏.仙方活命饮加减外洗治疗臁疮116例［J］.中医外治杂志,2006,15(5):51.

［15］ 刘学清,曾抗.荆芥连翘汤浸泡治疗慢性下肢溃疡26例疗效观察［J］.江西中医药,2006,37(2):33-34.

［16］ 钟同生.65例臁疮的中药治疗［J］.农垦医学,2000,22(1):27.

［17］ 薛海燕.缠缚法在臁疮治疗中的应用与护理［J］.甘肃中医,2005,18(6):42-43.

［18］ 陆炯,杨能华.中药结合改良术式治疗下肢静脉曲张合并小腿慢性溃疡20例临床观察［J］.江苏中医药,2004,25(10):39-40.

［19］ 张广利.解毒化瘀丸联合外科手术治疗臁疮86例［J］.中医药临床杂志,2007,19(4):387-388.

第二十三章
创面的物理治疗技术及其临床应用

第一节·创面物理治疗概述

一、概念

物理治疗（physiotheapy 或 physical therapy）是应用自然界或人工制造的各种物理因子作用于机体，以达到预防与治疗疾病的目的。主要是借助物理因子（光、电、声、磁、冷、热、压力等），运用人体生理学原理法则，针对人体局部或全身性功能障碍或病变，施予适当的非侵入性、非药物性治疗来处理患者身体不适和病痛的治疗方式，使其尽可能地恢复其原有的生理功能。

从20世纪50年代起我国建立了物理治疗学专业，进行了大量尝试性工作，均取得了显著的成绩。物理治疗以起效快、疗效好、副作用少等特点得到医务人员和患者的信赖。近几年随着科技的发展，物理治疗设备及手段日趋完善。

用于创面修复的物理治疗是指利用光、电、声、热、氧气、水、机械力等进行各类创面修复的治疗方法。各种新的物理治疗手段广泛应用于多种创面治疗领域，取得了良好的效果，为各类创面尤其是复杂、难愈合创面的治疗带来了全新的处理方法。

二、创面修复的物理治疗方法

常见的用于创面修复的物理治疗方法如下。

- 红光创面愈合治疗。
- 蓝光创面感染治疗。
- 红外线创面治疗。
- 超声波清创治疗。
- 氧气创面治疗。
- 负压创面治疗。
- 紫外线创面治疗。
- 水刀创面治疗。
- 空气波下肢溃疡预防。
- 超短波创面治疗。
- 功能性敷料治疗。

三、物理治疗在创面修复中的特点

- 作用于人体局部，全身不良反应少。
- 不会引起肝肾代谢功能障碍及人体正常菌群失调。
- 临床适应证多，禁忌证相对化学治疗少。
- 可为各类创面患者提供快速治疗，患者无需接受过多的检查。
- 大部分物理治疗为无创、非接触性治疗，对患者损伤少。
- 创面治疗时的舒适度明显提高，治疗后创面恢复快。
- 治疗原理明确，操作相对简单，使用风险相对较小。

第二节 · 红光治疗

一、概述

光子治疗技术（光子生物调制技术）最早是由美国航空航天局（NASA）于20世纪90年代开始研究并应用。军事上主要应用于美国航空航天飞行中宇航员的创伤及肌肉萎缩治疗，美国海军、空军、陆军战斗创伤的治疗，以及临床医学上糖尿病足和大面积深度烧伤等慢性、复杂性、难愈合的创面治疗。

红光是波长为600～700 nm的可见光（图23-1）。红光治疗是物理治疗方法之一，主要利用其光化学作用进行创面治疗。红光对组织穿透力深（图23-2、表23-1），组织细胞能量合成增加，机体血液循环改善，细胞新陈代谢加快，蛋白合成增加，创面愈合加快。红光能提高白细胞的吞噬作用，增强机体的免疫功能。红光在创面有良好的缓解疼痛和止渗液能力。红光应用领域几乎覆盖了所有外科创面，也应用于内科的炎症和疼痛的治疗，已广泛应用于临床外科、内科、妇科、耳鼻喉科、皮肤科等科室疾病的治疗。研究表明红光在创面治疗中存在诸多优势，对急慢性创面均具有显著的治疗效果，而且操作方便、安全性高、副作用少、患者容易接受。

红光治疗仪在治疗原理和临床应用上不同于红外线、微波、射频等热治疗设备，红光主要通过与人体细胞的线粒体相互作用，产生高效率的光化学反应——酶促反应，促进细胞新陈代谢及组织修

表23-1　红光波长、穿透性、能量、电功率要求的关系

波长	穿透性	光子能量	电功率要求
600 nm	弱（浅表）	高	低
640 nm	好	好	好
680 nm	强	低	高

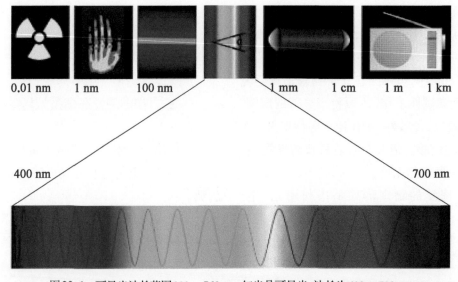

图23-1　可见光波长范围380～760 nm，红光是可见光，波长为600～700 nm

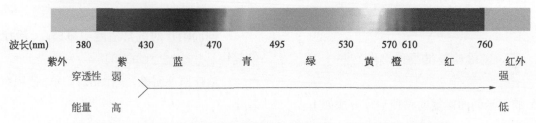

图23-2　不同光的波长、穿透性、能量关系：波长越短，穿透性越弱，能量越高

复,具有光功率高、光能量低、对创面无接触损伤等独特优势。相信随着光学技术以及医学技术的深入发展,红光作为一种新的创面物理治疗方法,应用将日益受到重视,成为丰富临床创面治疗的重要手段。

不同种类光在临床中的主要应用如下。

- 红光:用于创面修复等治疗。
- 蓝光:用于杀菌、治疗新生儿黄疸等治疗。
- 紫外线:用于白癜风、佝偻病等治疗。
- 黄光、绿光:可用于美容治疗。
- 红外线:用于消炎、镇痛等治疗。

二、治疗原理

红光是一种红色可见光,红光治疗是以光化学作用为主的一种治疗方法,对人体穿透力较强,能对体表以下3～5 cm的组织产生积极的治疗效果,能发挥多种生物化学效应,用于组织损伤、创面、炎症、疼痛等治疗领域。

人体有三大光受体分子:细胞色素C氧化酶、肌红蛋白、血红蛋白。细胞色素C氧化酶是线粒体能量代谢的关键调节物质,是三大光受体分子中唯一参与能量产生和代谢的受体分子。红光照射后产生光化学效应、光刺激效应、光压强效应、光电磁效应等一系列综合效应激发细胞线粒体引发细胞酶促反应,增强组织细胞的有氧呼吸作用,从而快速修复受损细胞及组织,促进创面愈合。

治疗原理:① 红光光子被创面细胞线粒体细胞色素C氧化酶强烈吸收,产生高效的酶促反应,并使线粒体内的过氧化氢酶(CAT)、超氧化物歧化酶(SOD)等多种酶的活性得到激发,增强机体抗氧化能力。② 提高红细胞携氧能力,细胞呼吸作用加强,细胞的糖原含量增加,三磷酸腺苷(ATP)合成及分解增加,生长因子合成增多,DNA、RNA及蛋白质合成增加,成纤维细胞分裂增多,促进肉芽组织生长,加速组织再生、创面和溃疡愈合。③ 增加白细胞的吞噬作用,起到消炎、提高机体免疫力的作用。④ 降低5-羟色胺(5-HT)含量,减轻创面疼痛。⑤ 改善血液循环,减少创面渗液。

三、技术特点

1. 红光治疗主要技术特点
- Carnation红光主波长640 nm。
- 穿透深度达体表下3～5 cm。
- 有效光功率密度≥40 mW/cm^2。
- 非接触式治疗,方便、高效。

图23-3为红光光子治疗仪。

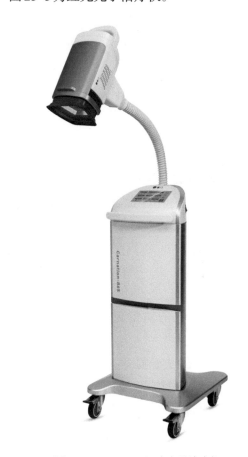

图23-3　Carnation红光光子治疗仪

2. 红光治疗标准 · 充分满足治疗效果的光功率密度阈值:光功率密度≥40 mW/cm^2。光功率密度越大,有效治疗面积越大,光斑分布越均匀,光化学效应更为充分,治疗效果更显著(图23-4、图23-5)。

3. 红光治疗核心要素
- 光的治疗波长:特定波长的光具有特定生物调制作用,具有特定治疗效果。
- 光的治疗强度:光治疗必须具备基础的光强度,即≥40 mW/cm^2。

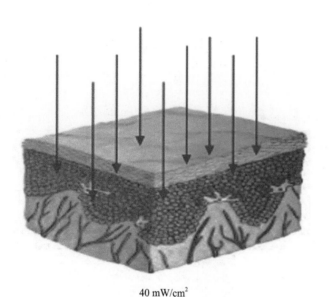

40 mW/cm^2

图23-4 低光功率密度

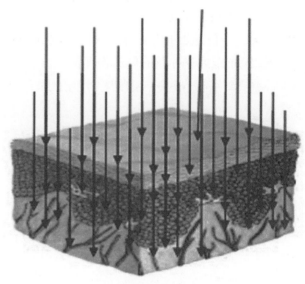

200 mW/cm^2

图23-5 高光功率密度

• 光的治疗时间：必须满足单次治疗时间10～20 min，每日2～3次。

• 光的治疗温度：体表治疗温度不应超过40℃，避免细胞脱水。

• 光的治疗方法：裸露照射最佳，或覆盖湿性敷料，保证湿性愈合。

4. 关键性名词

• 光功率：光的能量大小，单位W（瓦）、mW（毫瓦）。

• 光功率密度：单位面积内光功率（mW/cm^{2}或W/cm^2）。

• 焦耳：光剂量，单位焦耳（J），1 J=1 000 mW·s。

• 焦耳密度：单位面积的焦耳数（J/cm^2）。

5. 红光治疗仪光谱检测报告（图23-6）

四、治疗作用

1. 促进创面愈合 · 红光通过激活细胞色素C氧化酶的活性而增加ATP合成和分解，提高组织细胞的呼吸作用，增强细胞新陈代谢，加快RNA、DNA及蛋白质的合成，提高生长因子的表达水平，促进细胞有丝分裂，刺激细胞增生，新生毛细血管增多，改善微循环和局部营养，加快肉芽组织生长，从而促进创面愈合。

2. 减少创面渗液 · 红光照射后，细胞获能增加，血管内皮细胞增生加快，形成新的毛细血管增多，血液循环改善，创面的炎症反应减轻，毛细血管通透性降低，血管外胶体渗透压降低，血管外液体回流加速，这些综合因素减少了血管内液体渗出且促进创面渗液回收。

3. 消炎、止痛 · 红光增强白细胞的吞噬能力，提高机体的免疫功能，抑制早期炎症反应，减少药物使用量及相关药物的副作用，缩短治疗病程。红光改善创面血液循环，加快细胞新陈代谢，加速炎性物质清除，减少5-HT合成，降低炎症部位的5-HT含量，从而达到镇痛效果。

五、适应证

1. 适应证 · 各种外伤创面，新鲜手术伤口，术后伤口感染，伤口脂肪液化，压疮、糖尿病足、窦道等慢性难愈合创面，湿疹、疖、皮炎等常见皮肤病。

2. 适应科室 · 创面治疗中心、普外科、骨科、烧伤科、心胸外科、泌尿外科、神经外科、肿瘤科、妇产科、内分泌科等。

六、禁忌证

局部恶性肿瘤、严重心脏病患者、肝肾功能不全

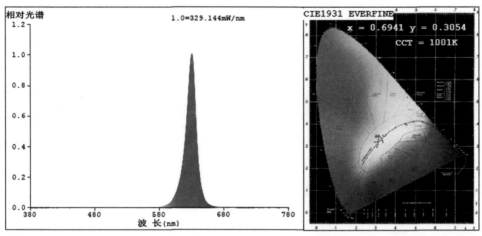

颜色参数：
色品坐标：x=0.694 1　y=0.305 4/u'=0.526 2　v'=0.520 9
相关色温：CCT=1 001R（色差 Duv=−0.078 6）　主波长：λd=621.5 nm　色纯度：Purity=99.9%
色比：R=95.7%　G=4.3%　B=0.0%　峰值波长：λp=631.1 nm　半峰带宽：FWHM=16.0 nm
显色指数：Ra=26.9

| R1=7 | R2=78 | R3=31 | R4=0 | R5=2 | R6=89 | R7=7 |
| R8=0 | R9=0 | R10=72 | R11=0 | R12=79 | R13=30 | R14=60 | R15=0 |

光度参数：
光通量 Φ=1 326 lm　光效：42.03 lm/W　辐射通量 Φe=6.548 W

电参数：
电压 V=22.536 V　电流 I=1.400 A　功率 P=31.55 W　功率因数 PF=1.000
分级：OUT　白光分类：OUT

仪器状态：积分时间 T=0.8 ms　IP=47 137（72%）

图23-6　光谱检测报告显示Carnation红光光子治疗仪光谱窄，波长分布更集中

者、孕妇腰腹部、月经期女性盆腔部位、有出血性和凝血疾病者、光过敏者、高热、严重感觉或循环障碍等。

七、治疗方案

- 照射部位：直接照射创面。
- 照射距离：15～20 cm。

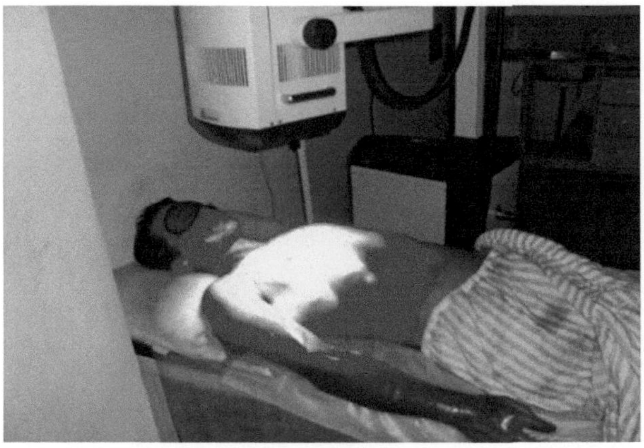

图23-7　用红光进行创面治疗

- 治疗时间：10～20 min。
- 治疗次数：1日2～3次。
- 治疗疗程：5～7日为一个疗程。

注意：医生可根据患者病情适当调整治疗疗程。

图23-7是用红光进行创面治疗场景。

八、注意事项

- 温热感觉障碍、血液循环障碍、意识障碍等患者慎用，婴幼儿需要在成年人严格监护下照射治疗。
- 治疗前可对创面进行清创或清洗，创面干净后裸露照射治疗效果更佳。
- 治疗时创面不可覆盖衣物、被单、保温毯等，以免遮挡光线影响创面治疗效果。纱布包扎的创面也可以进行照射治疗，但需要增加治疗时间。
- 治疗时操作者需佩戴墨镜，患者需佩戴眼罩或护目镜，可避免强光对视网膜的损伤，禁止将正在工作的光源直接对准眼睛照射。

- 治疗时可以适当向创面喷洒生理盐水、生长因子类药物，口服或静脉输注抗生素药物，可与功能性敷料、蓝光等其他治疗方法联合使用。

- 治疗期间极少数患者可能会出现皮肤色素沉着、皮肤过敏、眼睛干涩等身体不适现象。需及时向医生反馈，并调整照射治疗方案。

典型病例

病例 ❶

游离皮瓣术后边缘坏死，治疗过程见图23-8～图23-10。

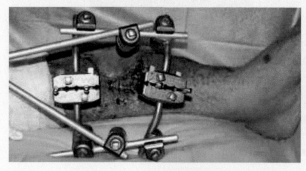

图23-8　红光治疗前（病例1）

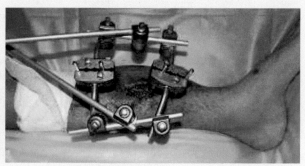

图23-9　治疗第5日，肉芽组织新鲜（病例1）

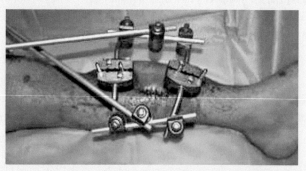

图23-10　治疗第8日给予缝合术（病例1）

病例 ❷

车祸截肢后创面严重坏死，治疗过程见图23-11、图23-12。

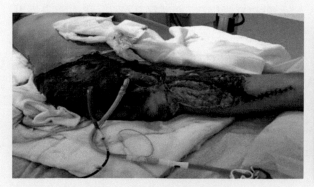

图23-11　红光治疗前（病例2）

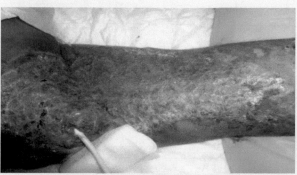

图23-12　红光治疗40日，创面愈合（病例2）

病例 ❸

心脏手术后伤口溃疡不愈合,治疗过程见图23-13、图23-14。

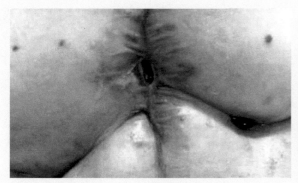 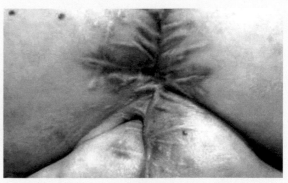

图23-13　红光治疗前(病例3)　　　　　　图23-14　红光治疗24日后,溃疡愈合(病例3)

第三节 · 蓝光治疗

一、概述

蓝光是波长为400～500 nm的可见光,波长靠近紫外线,其生物学作用主要以光化学作用为主。蓝光杀菌作用的基础及临床应用研究在国外已经有相当多的报道,在国内的研究报道也呈逐年上升状态。蓝光在临床上最初用于痤疮患者抗感染治疗,感染的痤疮丙酸杆菌是厌氧菌,蓝光照射后,痤疮丙酸杆菌的代谢产物卟啉吸收蓝光后产生单态氧,单态氧会杀死痤疮丙酸杆菌,起到杀菌的作用,蓝光对其他细菌的杀灭作用也可能和这个机制相关。蓝光已在临床上广泛应用于痤疮及新生儿黄疸的治疗,疗效及安全性得到了充分的验证。

传统预防和治疗创面感染的常用方法包括局部外用敷料及药物、切痂、植皮等治疗手段。创面感染发生后,常在创面局部应用抑菌或杀菌的药物,或者全身应用抗生素治疗。诸如此类的治疗方法,能取得一定的治疗效果,但有不足之处。抗生素的大量使用对人体肝、肾组织有损伤,特别在当前抗生素滥用、耐药菌大量产生的大背景下,常规的创面抗感染治疗弊端凸显。

蓝光照射创面后,可有效杀灭多种常见创面感染细菌,比如金黄色葡萄球菌、耐甲氧西林金黄色葡萄球菌(MASA)、表皮葡萄球菌、铜绿假单胞菌、肠道杆菌、粪肠球菌、化脓性链球菌、痤疮丙酸杆菌等。蓝光对创面耐药菌和非耐药菌均具有杀灭作用,而且细菌不会对蓝光治疗产生耐受性。创面细菌被杀灭后,创面感染得到控制,创面愈合速度加快。蓝光治疗创面感染是一种快速、理想和有效的物理治疗方法,具有非接触、对人体无代谢损害等特点,具有广阔的应用前景。

图23-15为蓝光光子治疗仪。

二、治疗原理

细菌黏附于创面,形成细菌生物膜,是自身产生的外部多糖基质、纤维蛋白质、脂蛋白等包裹着的细菌群体,细菌之间借信号分子相互交流,这是

敏剂,可以减少抗生素的使用及耐药菌的产生,避免药物的毒副反应。

有研究报道称细菌在蓝光的照射下生成内源性卟啉,内源性卟啉与氧分子发生能量转移,产生具有毒性的单线态氧和羟基自由基等活性氧分子,进而杀灭细菌。也有报道称蓝光照射细菌细胞膜上光受体后,再通过细菌内一系列调节机制,干扰了细菌的代谢机制,导致细菌蛋白质表达异常,因而影响了细菌的活性。蓝光的杀菌机制到目前为止仍没有被完全研究清楚,还有待进一步研究。

三、技术特点

(一)蓝光治疗主要技术特点

- Carnation蓝光治疗仪主波长460 nm(图23-16)。
- 蓝光可穿透细菌生物膜,杀灭创面的细菌,创面感染控制后,创面愈合速度加快。
- 蓝光对创面耐药菌和非耐药菌均具有杀灭作用,蓝光治疗创面感染是一种快速和有效的物理治疗方法。

(二)蓝光治疗仪光谱检测报告

见图23-17。

(三)蓝光抗感染治疗的优势

- 蓝光治疗仪操作简单,无需耗材,移动性好,能够适用于各级医院机构不同科室。
- 可穿透生物膜,杀灭体表感染的常见细菌,如铜绿假单胞菌、金黄色葡萄球菌、表皮葡萄球菌、肠

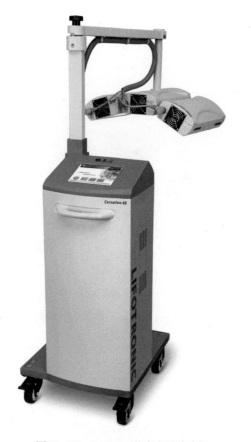

图23-15 Carnation蓝光光子治疗仪

细菌适应和抵御外界环境的自我保护形式。细菌生物膜对抗生素具有屏障作用,生物膜内细菌对抗生素不敏感,有的细菌能分泌抗生素分解酶,甚至发生基因表达改变,使细菌产生强大的耐药性,导致创面感染迁延不愈。细菌生物膜内的细菌和机体免疫系统隔开,细菌可抵抗吞噬细胞的吞噬及逃避机体免疫系统攻击。细菌生物膜的形成是一个动态过程,其黏附性强,不易清除。蓝光能够穿透细菌生物膜发挥杀菌作用,且不需要配合外源性光

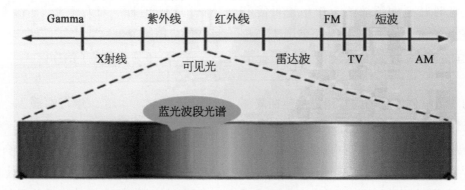

图23-16 蓝光波段光谱

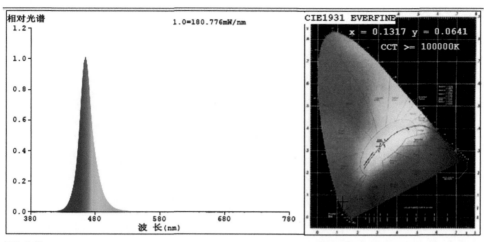

颜色参数:
色品坐标: x=0.131 7   y=0.064 1/u'=0.150 3   v'=0.164 6
相关色温: CCT=100 000R(色差 Duv=0.159 2)主波长: λd=469.5 nm   色纯度: Purity=96.9%
色比: R=0.3%   G=14.5%   B=85.2%   峰值波长: λp=465.3 nm   半峰带宽: FWHM=20.8 nm
显色指数: Ra=0.1
R1=0   R2=0   R3=0   R4=0   R5=0   R6=0   R7=0
R8=0   R9=0   R10=0   R11=0   R12=0   R13=0   R14=0   R15=0

光度参数:
光通量 Φ=329.9 lm   光效: 0.00 lm/W   辐射通量 Φe=4.678 W

电参数:
电压 V=0 V   电流 I=0 A   功率 P=0 W   功率因数 PF=1.000
分级: OUT   白光分类: OUT

仪器状态: 积分时间 T=2 ms   IP=56 228(86%)

图 23-17   光谱检测报告显示 Carnation 蓝光光子治疗仪光谱窄,波长分布更集中

道杆菌等。

- 杀菌时间短,效果佳,不受机体因素影响。

- 可防止细菌耐药,防止"超级耐药菌"的产生。

- 减少抗生素使用,符合国家限制抗生素使用政策。

四、治疗作用

(一) 蓝光对不同的创面细菌具有杀灭作用

- 蓝光可以杀灭痤疮丙酸杆菌,已经被广泛应用于皮肤病痤疮的治疗,取得了显著的疗效。

- 蓝光对烧伤后感染创面金黄色葡萄球菌、耐甲氧西林金黄色葡萄球菌(MRSA)、变形杆菌、表皮葡萄球菌、肺炎克雷伯菌、铜绿假单胞菌、大肠菌、粪肠球菌、阴沟肠杆菌、鲍曼不动杆菌、溶血葡萄球菌等具有杀灭作用。

- 蓝光具有广谱的杀菌作用,蓝光照射细菌的时间越长,蓝光的杀菌效果越好,细菌菌落的数量越少。

- 蓝光对革兰阳性菌(金黄色葡萄球菌、耐甲氧西林金黄色葡萄球菌、化脓性链球菌、产气荚膜梭菌、表皮葡萄球菌、粪肠球菌等)的杀灭效果比对革兰阴性菌(鲍曼不动杆菌、克雷伯菌、变形杆菌、铜绿假单胞菌、大肠埃希菌、粪肠球菌等)的要好。

- 蓝光对胃部幽门螺杆菌具有杀灭作用,97% 以上的胃窦部、95% 以上的胃体部及 86% 以上的胃底部幽门螺杆菌能被杀灭。

- 蓝光对口腔致病菌(如牙龈卟啉菌、中间普氏菌和变黑普氏菌)具有杀灭作用。

(二) 蓝光对创面愈合的作用

- 蓝光杀灭创面的细菌后,预防及控制创面感染,抑制创面炎症反应,间接促进创面愈合。

- 蓝红光联合使用比单独使用红光治疗创面的愈合效果更好,疼痛程度更轻。

- 蓝光照射后吞噬细胞的吞噬能力增强,机体免疫力提高,从而促进了创面愈合。

• 蓝光可影响大鼠手术后创面角蛋白mRNA的表达,促进创面上皮化及愈合。

• 蓝光照射可以提高大鼠创面羟脯氨酸含量,从而促进肉芽组织生长及创面愈合。

五、适应证

1. 适应证·适用于临床科室预防和治疗创面感染以及其他感染性疾病。包括手术后创面感染,创伤、烫伤、烧伤、冻伤等创面感染,压疮、糖尿病足、静脉性溃疡等慢性复杂性难愈合创面感染,痤疮、疖、脓疱疮、丹毒等常见皮肤感染。

2. 适应科室·创面治疗中心、烧伤科、普外科、骨科、妇产科、心胸外科、泌尿外科、神经外科、肿瘤科、内分泌科等。

六、禁忌证

局部恶性肿瘤、严重心脏病患者、肝肾功能不全者、孕妇腰腹部、月经期女性盆腔部位、有出血性和凝血疾病者、光过敏者、高热、严重感觉或循环障碍等。

七、治疗方案

• 治疗部位:创面。
• 照射距离:15～20 cm。
• 照射时间:10～20 min。
• 照射次数:每日1～2次(每次间隔4～6 h)。
图23-18为使用蓝光进行创面治疗的场景。

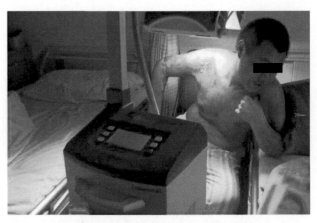

图23-18 使用蓝光进行感染创面治疗场景

八、注意事项

• 温热感觉障碍、血液循环障碍、意识障碍等患者慎用,婴幼儿需要在成年人严格监护下照射治疗。

• 治疗前可对创面进行清创或清洗,创面干净后裸露照射治疗效果更佳。

• 治疗时创面不可覆盖衣物、被单、保温毯等,以免遮挡光线影响创面治疗效果。纱布包扎的创面也可以进行照射治疗,但需要增加治疗时间。

• 治疗时操作者需佩戴墨镜,患者需佩戴眼罩或护目镜,可避免强光对视网膜的损伤,禁止将正在工作的光源直接对准眼睛照射。

• 治疗时可以适当向创面喷洒生理盐水、生长因子类药物,口服或静脉输注抗生素药物,可与功能性敷料、红光等其他治疗方法联合使用。

• 治疗期间极少数患者可能会出现皮肤色素沉着、皮肤过敏、眼睛干涩等身体不适现象。需及时向医生反馈,并调整照射治疗方案。

第四节·红外线治疗

一、概述

红外线属于不可见光,波长为760～40 000 nm,因其光谱位于红光之外,波长长于红光,故有红外线之称。红外线光量子的能量低,照射人体创面后主要产生热作用,又有热射线之称。所有高于绝对零度(-273 ℃)的物质都可以产生红外线。医用红外线分两类:近红外线(短波红外线,波长760～15 000 nm)和远红外线(长波红外线,波长

15 000～40 000 nm）。应用红外线治疗创面的方法称为红外线疗法。

二、治疗原理

红外线照射创面后，可产生综合效应，其中主要的作用是热效应，可使小动脉和毛细血管扩张，改善血液循环和组织营养，直接或间接活化成纤维细胞，有利于组织的再生和恢复，从而使创面愈合时间缩短，促进创面愈合。红外线使创面渗出减少，有利于渗出吸收，起到消肿作用。红外线能降低神经末梢的兴奋性，起镇静、止痛的作用，从而减轻创面疼痛。红外线能增加白细胞的数量和吞噬功能，提高机体抵抗疾病的能力。

图23-19为红外线治疗仪。

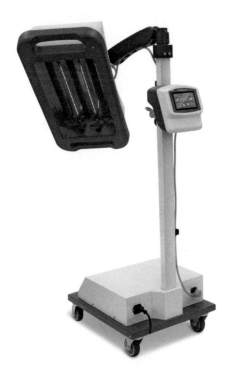

图23-19　红外线治疗仪

三、治疗作用

（一）促进创面愈合

红外线的热效应使创面细胞分子运动加速，创面温度升高，通过神经体液反射引起血管扩张，血液循环加速，营养状态改善，局部代谢好转，细胞机能增强，促进纤维母细胞和纤维细胞增生，加快肉芽组织生长，增强组织再生修复能力，加速创面愈合。

（二）消炎

红外线改善血液循环，促进创面渗出物的吸收，有利于创面炎症的吸收及消散，具有消炎、消肿作用。增加白细胞的数量和吞噬功能，提高机体的免疫力。

（三）镇痛

红外线可通过改善创面局部血液循环，减少创面渗出及促进创面渗液吸收，减轻创面肿胀而镇痛。也可直接降低神经末梢的兴奋性，起镇静、止痛的作用。

（四）减轻创面粘连、软化瘢痕

红外线照射后可以减少创面的渗出作用，减轻炎症反应，促进肉芽组织生长、再上皮化及组织重塑等，减轻术后创面粘连，促进瘢痕软化，减少瘢痕挛缩。

四、适应证

红外线治疗仪适合于烧伤科、普外科、妇产科、心胸外科、骨科、泌尿外科、神经外科、肿瘤科、皮肤科等临床科室的创面保暖、止痛、减少渗液、抗感染和促愈合治疗。

五、禁忌证

皮肤温度感觉缺失、孕妇腰腹部、月经期女性盆腔部位、有出血性和凝血疾病者、高热者、活动性结核者、恶性肿瘤的局部、系统性红斑狼疮、重度动脉硬化、严重的循环障碍等。

六、注意事项

• 由于眼球含有较多的液体，对红外线有较强的吸收作用，一定强度的红外线照射后可引起白内障或视网膜的热损伤。照射部位接近眼或光线可能射及眼时，可戴防护眼镜、眼罩或以盐水纱布敷于双眼，可避免对眼的损伤。

- 较明显的毛细血管或血管扩张部位,血液循环障碍的创面一般不用红外线照射。

- 意识障碍者、皮肤感觉障碍者、新鲜的瘢痕、植皮部位早期照射时应慎用,应用小剂量,以防烫伤。

- 治疗过程中不能随意更换体位、拉近照射灯头,以防身体触及灯头或近距离照射引起烫伤。

- 嘱咐患者及家属不要自行调节治疗能量、治疗时间及治疗距离,以免影响治疗效果或发生烫伤。

- 红外线照射时患者有舒适的温热感,皮肤可出现淡红色均匀的红斑。出现大理石状的红斑则为过热的表现,应增加照射距离或停止照射。多次照射后局部皮肤可出现网状红斑,停止照射后红斑立即消失。皮肤温度一般不超过45℃,否则可致烫伤。

- 天气热时,患者出汗会增多,可做头部冷敷,治疗后要饮水,防止中暑和脱水。

- 治疗过程中要多跟患者沟通,经常询问患者的治疗感受,并注意观察治疗反应,如患者出现高热、汗多、头晕、心慌等反应需要立即告知医护人员。

- 婴幼儿及其他特殊患者需要在成年人严格监护下照射治疗。

第五节 · 超声波清创治疗

一、概述

临床常用的多功能清创仪(图23-20),是集超声波清创、高压脉冲冲洗、负压吸引三大功能于一体的多功能清创系统。超声波清创是多功能清创仪的主要功能,采用波长较短、振动频率较大(一般在2 000 Hz以上)的声波,加载射流技术,利用超声波产生的"空化效应"以及微射流等力学效应产生作用,有效去除坏死组织,杀灭细菌,清洁创面。高压脉冲冲洗使用大流量、适当压力的喷射水流冲洗创面,适用于大面积、污染较严重创面的前期处理。利用负压吸引快速回收清洗废液,防止创面二次污染,达到高效的物理清创的目的。多功能清创仪有便携式和台车组合式多种配置,满足医护人员在各种环境的治疗需求。仪器操作简单便捷,清创快速,生理盐水用量少,降低工作强度,降低创面清创的难度。对正常组织损伤少,为创面愈合创造良好的条件,减轻了患者痛苦,患者容易接受。不受安装限制,可移动至床旁或其他环境进行治疗。超声波清创技术在欧洲和美国已广泛用于慢性溃疡创面和急性污染创面清洗,是一种理想的清创方法,可代替传统使用锐性器械比如使用手术刀、剪等清创法。

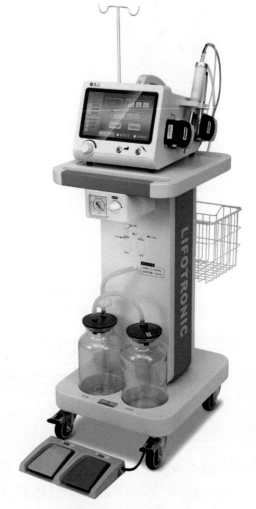

图23-20 多功能清创仪

二、治疗原理

(一)超声波清创

超声波清创是多功能清创仪的最主要功能。通过利用超声波的"空化效应"和"碎裂效应",去除坏死组织,杀灭病原微生物。

超声波发生器产生的电能通过治疗手柄中集成的高精度压电陶瓷片转换为超声频率的机械振动。机械振动通过特制的钛合金治疗手柄放大,经手柄喷射的液体接触人体创面时产生"空化效应",即微小气泡周期性内爆,在气泡破裂的最后阶段,泡内液体向四面八方高速撞击,瞬间可产生高达几十兆帕甚至上百兆帕的压力,压力波对创面表面和深层的细菌、病毒、真菌及坏死组织有很强的冲洗作用,从而达到清洗目的。由超声辐射头产生的超声波传递至生物组织时,会引起生物组织的弹性振动,直接导致坏死组织和细菌破裂、脱落,产生"碎裂效应"。富含胶原的人体正常组织如神经、血管、结缔组织等不吸收该频率超声,从而不会被损伤。由于冲洗液通过超声清创刀头出来时已变成雾状,刀头在创面上来回移动时,创面疼痛感减轻,经治疗后的创面脓性分泌物明显减少。

超声波空化效应(cavitation)一般包括3个阶段:① 空化泡产生;② 空化泡长大;③ 空化泡破裂(图23-21、图23-22)。

(二)高压脉冲冲洗

通过高频脉冲的原理,利用蠕动泵产生多种脉冲频率可调的高速喷射水流,通过精确控制脉冲水流的压力,对大面积污染或感染创面进行前期冲洗,可以迅速去除创面异物、渗出物、部分坏死组织,以提高清创效果的一种冲洗方式。

(三)负压吸引

利用真空吸引工作原理,仪器主机工作时使集液瓶内产生负压,从而将清创废液、渗出液吸引到集液瓶内,达到收集创面清洗废液和排污目的,可有效防止创面二次污染。

三、治疗作用

(一)清除创面异物和坏死组织

通过高压脉冲冲洗,初步清除异物、坏死组织、

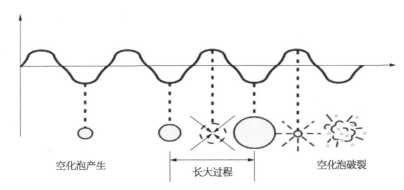

空化泡产生　　　　长大过程　　　空化泡破裂

图23-21　超声波空化效应3个阶段

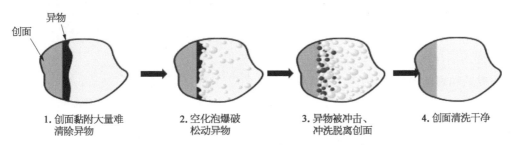

1.创面黏附大量难　　2.空化泡爆破　　3.异物被冲击、　　4.创面清洗干净
清除异物　　　　　松动异物　　　　冲洗脱离创面

图23-22　超声波清洗创面示意图

渗出液等,减少了组织反应和细菌数量等,也可以避免传统手工冲洗流量不均匀、不持续、容易导致深层组织污染等缺陷。超声波清创的"空化效应"和"碎裂效应"可对剩余的异物及坏死组织进一步清除。

(二) 去除创面细菌

超声波清创手柄在创面不断移动,清创刀头喷射出的雾状盐水冲刷创面,可将覆盖在创面表面的生物膜层清除掉,杀菌功能可能与其破坏了细菌生物膜进而破坏了细菌的保护机制有关。超声波清创的"空化效应"和"碎裂效应"可以直接杀灭部分细菌。高压冲洗可以冲洗掉创面部分细菌。负压吸引收集创面渗出液和冲洗液,可以破坏细菌赖以生存的富含营养的环境。

(三) 止血作用

超声波清创过程中刀头升温会促进凝血反应,出血少,副作用少,有一定的创面止血作用。

(四) 回收清创液和渗出液

负压吸引功能,能及时收集创面清洗液和渗出液,可有效防止创面二次污染。

(五) 促进创面愈合

超声波清创和高压冲洗结合负压吸引功能,达到全方位创面清洁的作用,为创面愈合提供良好的环境,且能改善组织血液循环,提高组织内氧分压,促进肉芽组织生长,进而缩短创面愈合的时间。

四、适应证

移动式超声波清创仪适用于病房、换药室、急诊科、手术室等相对固定的地方使用。便携式超声波清创仪除上述使用场合外,还适用于救护车、灾难急救现场、野外战场和家庭等场合使用。适用范围包括如下。

- 外伤、手术伤口、术后愈合不良创面、烧伤创面、感染创面、开放性骨折等。
- 慢性难愈合创面,如糖尿病足、压疮、血管性溃疡、创伤性溃疡、窦道、瘘管等。
- 面部痤疮病灶清洗。

五、禁忌证

孕妇腹部、血友病患者、头部和眼部手术创面、装有电力驱动装置如心脏起搏器等的患者、感染有向深部扩散征象的创面等。

六、治疗方法

- 超声清创刀头离创面0.1 cm以内,也可以接触创面,但每个清洗点停留时间不宜超过2 s。
- 每次清创以创面清洗干净为宜。
- 建议每1～2日清洗一次,医生可根据创面的情况决定清洗次数。
- 高压冲洗:适合大面积污染创面的前期处理。
- 负压吸引:主要用于配合清创时产生的废液的清除,也可单独作为负压吸引设备使用。

图23-23为使用超声波清创仪进行压疮清创的场景。

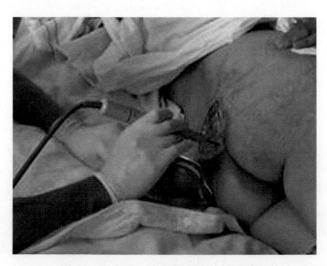

图23-23 使用超声波清创仪进行压疮清创

第六节·氧气治疗

一、概述

创面氧气治疗方法很多，一般指通过不同方式将氧气吸入或导入创面局部，改善创面供氧环境的治疗方法。氧疗可改善创面的缺血缺氧症状，提高局部组织氧含量，恢复组织有氧代谢的功能，促进生长因子的产生及肉芽组织生长，提高白细胞的杀菌功能，抑制厌氧菌的生长繁殖。利用氧气促进创面愈合始于20世纪60年代。氧疗治疗创面的常见方法有两类，即局部氧气治疗（topical oxygen therapy, TOT）及高压氧舱治疗（hyperbaric oxygen therapy, HBOT）两大类。

二、治疗原理

（一）改善创面组织缺血缺氧状态

氧气治疗后，在创面局部形成一个高浓度氧的环境，以促进内源性一氧化氮（NO）生成，扩张血管，增加创面局部血液灌注量，提升局部微血管的氧含量，增加血氧的弥散，纠正低氧，有效改善创面组织缺血缺氧状态。加强有氧代谢，促进受损的细胞功能恢复。

（二）促进细胞生长因子的产生

氧气是胶原合成和细胞再生的重要元素。组织内的氧张力与细胞的分裂和组织再生有密切的关系，氧疗能可促进血管内皮生长因子（VEGF）等生长因子的产生，促进成纤维细胞的增生，促进胶原纤维和新生毛细血管的形成，促进肉芽组织的生长。

（三）提高白细胞杀菌功能

氧气能增加白细胞内超氧化物、过氧化物等氧代谢物的含量，能增强白细胞的杀菌功能，增加粒细胞获氧能力，增强细胞代谢，避免因缺氧导致白细胞早熟而不能发挥杀菌功能，并减少IL-2、IL-8的产生，降低急性期C-反应蛋白量，减轻对组织的损害。

（四）抑制厌氧菌的生长繁殖

氧气可对厌氧菌产生特异抑制作用，使其代谢发生障碍从而抑制其生长。创面氧的水平和感染的发生密切相关，提高局部氧浓度，纠正低氧状态，改善组织氧含量，将抑制细菌增殖和产生毒素。氧对厌氧菌生长的抑制作用特别强，故局部创面的氧是一种天然的广谱抗菌因素。

（五）改善缺氧组织毛细血管通透性

氧气可扩张创面血管，可提高血氧分压，增加血氧弥散及组织供氧，改善血管的通透性，使炎症渗出减少，有效地控制创面肿胀和疼痛等临床症状。

三、治疗作用

（一）改善创面局部血液循环

促进内源性NO生成，扩张血管，改善创面血液循环，增加创面血液灌注量，纠正低氧。

（二）促进创面愈合

能增加生长因子表达，促进上皮细胞和成纤维细胞增殖，促进血管形成、组织再生和创面愈合等。氧疗可避免和减轻创面的缺血缺氧和坏死，有利于创面的愈合。

（三）增强免疫功能，控制创面感染

可减轻炎性反应，降低创面的感染率，控制感染。局部的氧气增加，能促进该处白细胞的吞噬功能而增强其杀菌作用，特别适合慢性难愈合创面和感染创面。

（四）缓解创面渗出、肿胀和疼痛

能扩张创面毛细血管，改善微循环，改善组织缺氧和毛细血管通透性，减少渗出，减轻水肿，缓解创面肿胀和疼痛，阻止组织向变性、坏死方向发展。

四、常见的氧气治疗设备

(一)局部氧气生成设备

局部氧气治疗(TOT)一般使用塑料袋、吸氧面罩、保鲜袋或人工肛门袋等,罩住创面后用绷带或用胶带封闭袋口,通过插入的塑料管或去除针头的输液管释放纯氧治疗慢性创面。目前,用TOT治疗创面的方法有两种,即单纯TOT和TOT与其他疗法结合。单纯TOT通过管道直接向创面供氧,氧气的来源一般为氧气筒。TOT与其他方法结合,是指与药物或物理疗法联合应用,如结合红花酒精治疗压力性溃疡、创伤性溃疡、窦道、伤口脂肪液化等难愈合的创面,还有与氯锌油、百多邦、紫花油等联用的报道。与物理疗法联用,如结合红外线治疗压力性溃疡,结合VAC(封闭式负压引流技术)治疗术后伤口感染等。一般的局部氧气治疗时,患者不能运动,使用不便利,对氧气流速控制能力较差,患者创面治疗时会有气流感,一般持续治疗2 h左右。

最新的局部氧气治疗(TOT)方法采用专用的便携式供氧设备(图23-24),能持续不断地为创面提供低流量氧源,可以连续治疗24 h,维持创面局部一个高氧压力的治疗环境。氧气治疗设备体积小,携带方便,不受治疗体位限制,不影响工作和生活,与药物和其他物理治疗方法配合治疗更方便,是未来创面局部氧疗的发展趋势。

便携式氧气生成设备操作步骤如下(图23-25～图23-28)。

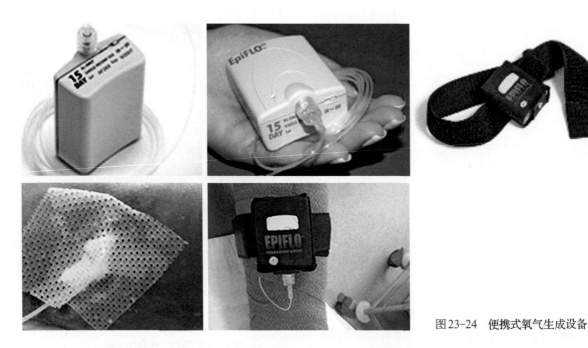

图23-24 便携式氧气生成设备

1)用纱布和胶带将导气软管固定在创面边缘,管口对准创面中部。

2)用吸水性的敷料盖住创面和导气软管。

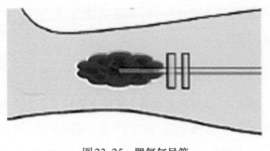

图23-25 置氧气导管

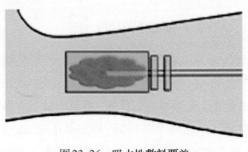

图23-26 吸水性敷料覆盖

3）覆盖另外一层膜,确保创面处于封闭环境。

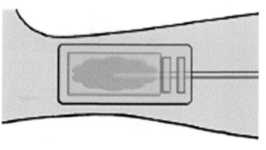

图23-27　创面封闭

4）利用多层加压敷料包扎创面、导气软管、吸水性敷料。

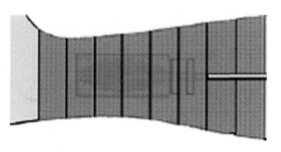

图23-28　多层加压敷料包扎

（二）高压氧舱创面治疗

高压氧舱治疗（HBOT）即全身氧疗,是指机体处于高压氧舱的高压氧环境中吸入100%的纯氧,一般指高于1个大气压环境下的吸氧治疗（图23-29）。用这种方法治疗创面效果很好,但由于需要特殊设备（高压氧舱）,只能在大型医疗机构进行,操作人员素质要求高,治疗费用大,给氧量需严格掌握和存在氧中

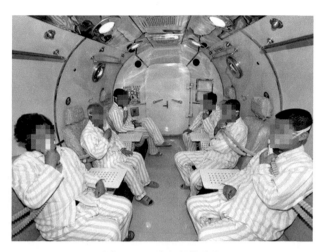

图23-29　高压氧舱治疗

毒危险。此外,患者须呆在氧舱里,不能行动,一般持续1.5～2h,这些因素决定该治疗方法难以广泛应用。

五、适应证

氧气创面治疗仪适合于烧伤科、骨科、内分泌科、普外科、泌尿外科、妇产科、神经外科、心胸外科、肿瘤科、整形美容科、皮肤科等临床科室的难愈合创面的促愈合治疗和抗感染治疗。

六、禁忌证

氧气创面治疗仪在如下条件应限制使用：创面灌注不充分;急性血栓性静脉炎导致的创面雷诺病（肢端动脉阵发性痉挛）导致的溃疡;坏死组织覆盖焦痂;创面有未知深度的瘘或窦。

第七节·负压创面治疗

一、概述

负压创面治疗常用封闭式负压引流法（vacuum assisted closure, VAC）,亦称负压伤口治疗（negative pressure wound therapy, NPWT）,是利用负压吸引装置与特殊创面敷料连接（图23-30）,间歇地或持续地在创面处产生低于大气压的压力,通过一系列的作用机制促进创面愈合的新颖的、日趋成熟的负压创面治疗方法。

二、治疗原理

超过一定压力的负压作用于创面,利用负压的持续

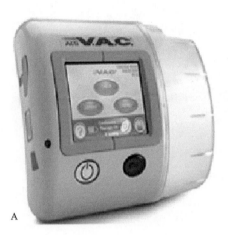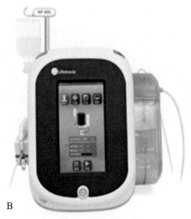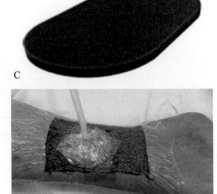

图23-30 负压引流主机及海绵

A、B.主机；C、D.海绵

或间歇吸引功能、刺激效应等一系列综合效应导致细胞超微结构应变,促进成细胞的分裂增殖,促进新生肉芽组织的生长,清除创面的渗液,从而促进创面的愈合。

（一）负压

采用可控制的全方位负压作用后,为创面引流提供动力,收紧了创面边缘,改善了创面局部的血液循环,增加创面的氧和营养供应,刺激了细胞的增殖和组织的新生。

（二）封闭

半透膜的封闭将开放性创面变为封闭性创面,阻止了外部细菌进入创面,维持了创面和皮肤内水蒸气的正常透出,为创面愈合提供一个良好的封闭湿润的环境。

（三）引流

清除创面残余坏死组织及炎性渗出物,减轻水肿,利于创面愈合。全方位引流去除了细菌培养基和创伤后受损组织产生的毒性分解产物,减少正常组织对毒性产物的重吸收,避免毒性产物对组织的损伤。

三、治疗作用

（一）刺激细胞的繁殖,促进创面愈合

高分子医用敷料和负压直接作用于组织和细胞,引起细胞微结构改变,将信号传给细胞核,引起细胞血管内皮生长因子、表皮生长因子等细胞因子表达增加,从而刺激组织生产更多的新生血管及肉芽组织,加快创面愈合。

（二）控制感染

负压封闭形成一个相对密封的环境,阻止了外部细菌进入创面,引流创面细菌生存的渗液和细菌,缩短炎症反应期,有利于创面感染的控制。

（三）增加局部血流量

负压环境可以扩张血管,使创面的血流增加,为创面输送更多的氧和营养成分,而氧气和营养成分对于细胞生存和修复是非常重要的,很多代谢过程都依赖氧的存在。

（四）减轻创周水肿

负压创面治疗可改善创面血液循环,减少渗透压力,组织渗液减少,局部水肿减轻。

（五）去除创面的渗液

一定压力的负压吸引直接作用于创面,创面的渗液、脓液和脱落坏死组织能被及时、彻底地引出体外,充分保持创面清洁。

（六）提供封闭湿润的创面愈合环境

创面过多的液体集聚对创面是有害的,而干燥

的创面环境也不利于细胞的存活和生长,负压创面治疗应用的半通透性薄膜和高分子医用敷料组合,可使局部环境更接近生理性的湿润状态,为创面愈合提供良好的环境。

四、负压引流治疗操作过程

1. 第一步 · 剪切敷料使之契合创面大小,包括瘘道及溃疡。

2. 第二步 · 修剪密封膜使之完全覆盖敷料及超过创面边缘3～5 cm的区域。

3. 第三步 · 用食指和大拇指捏起密封膜,在膜上剪开一直径为1～2 cm的小孔以便创面渗液通过,无需在敷料上开孔。

4. 第四步 · 连接治疗主机,通过负压创面治疗仪触摸屏设置压力。

本章节对负压创面治疗内容仅做简单叙述,更详细叙述可见其他章节。

第八节 · 物理治疗在创面治疗中心建设中的应用

随着疾病谱发生重大改变,各种损伤或疾病引起的急、慢性创面治疗需求量增大。由于这些创面分散在创伤、烧伤、骨科、普外及内分泌科等科室,处于学科交叉状态,影响患者有效进行综合治疗,创面治疗中心的建立迫在眉睫。科室无法集中精力应对本学科专业疾病,造成医疗资源浪费;并且患者就医时科室选择或者挂号时陷入误区,治疗连贯性及有效性无法保障,可能是医患关系紧张的导火索。

创面治疗中心是多学科有机融合的典范,是现代先进物理创面治疗技术转化应用的窗口,综合利用光医学治疗、超声治疗、负压治疗等先进理论和高科技技术,为创面治疗提供及时、方便、个性化、有效的一体化解决方案的平台。

一、创面准备的"TIME"原则

"TIME"原则作为一个有价值的创面处理指导工具受到全球临床医生的好评,并应用于临床实践,在创面准备中有无法替代的地位。2002年在第14届国际创面愈合年会上,与会专家提出了创面准备的"TIME"基本原则。"TIME"为创面处理过程中创床准备4项原则性方法的首个英文字母的缩写。

- T(tissue management,创面处理)。
- I(inflammation & infection,炎症和感染的控制)。
- M(moisture balance,湿度平衡)。
- E(edge,epithelial,创缘,上皮化)。

"TIME"原则是一个现代的伤口处理模式,"TIME"的概念强调:去除坏死组织,减少细菌负荷,保持创面密闭湿润的环境,去除创缘衰老细胞,最终达到创面愈合的目的。

二、基于"TIME"原则的物理治疗方法处理创面的流程

基于"TIME"原则,新型先进的创面物理治疗设备能够在各种创面愈合特别是慢性创面愈合过程中发挥积极作用,提高工作效率,减少患者痛苦,促进各种创面愈合,为临床治疗和患者带来良好的效果。具体流程如下(图23-31)。

1. 第一步(T)清除坏死组织 · 多功能清创仪高压冲洗和超声清创快速清除坏死组织,提高工作效率,降低感染发生率。

2. 第二步(I)控制感染和炎症 · 特定波长蓝光快速杀灭创面耐药菌、金黄色葡萄球菌、铜绿假单胞菌、鲍曼不动杆菌等,减少抗生素的使用。

3. 第三步(M)保持创面湿润环境 · 窄谱红光,不产生高热,保持创面湿润,激活生长因子,促进肉芽组织生长,加速创面愈合,缩短治疗时间。

4. 第四步(E)去除创缘受损表皮 · 多功能清创仪超声清创高效、无痛清除创缘受损表皮,为上皮细胞移行创造条件,促进创面上皮化。

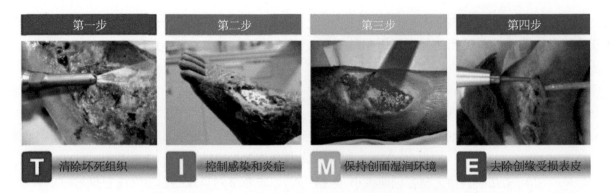

| T 清除坏死组织 | I 控制感染和炎症 | M 保持创面湿润环境 | E 去除创缘受损表皮 |

图23-31 基于"TIME"原则的物理治疗方法处理创面的流程

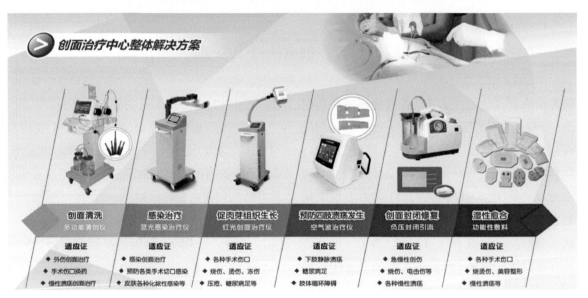

图23-32 创面治疗中心整体解决方案

三、基于"TIME"原则为创面治疗中心(室)建设推荐新型物理治疗设备(图23-32)

1. 创面清洗治疗 · 高压冲洗→超声清创仪。
2. 创面感染治疗 · 蓝光抗感染→红蓝光治疗仪。
3. 创面清创治疗 · 超声清创→超声清创仪。
4. 创面愈合治疗 · 红光促愈合→红蓝光治疗仪。
5. 封闭负压引流治疗 · 负压引流敷料、负压吸引器等。
6. 湿性愈合敷料治疗 · 伤口敷料及制剂。

四、物理治疗在创面修复中的优势

- 作用于人体的局部,全身的不良反应少。
- 治疗效果明确,是对现有治疗方法的有效补充。
- 加快创面愈合,减少费用。
- 减少医生、护士的工作量。
- 符合国家医改方向,增加科室治疗服务收入。
- 为创面治疗中心建设提供技术支持。

(徐 岩 曾 攀)

参 考 文 献

[1] 金荣疆,张宏.物理治疗学[M].北京:人民卫生出版社,2012:1.
[2] 燕铁斌.物理治疗学[M].2版.北京:人民卫生出版社,2013:1.

［ 3 ］ Whelan HT, Smits RL Jr, Buchman EV, et al.Effects of NASA light-emtting diode irradiation on wound healing［J］.J Clin Laser Med Surg, 2001, 19(6): 305–314.

［ 4 ］ Whelan HT, Connelly JF, Hodgson BD, et al.NASA light-emitting diodes for the prevention of oral mucositis in pediatric bone marrow transplant patients［J］.J Clin Laser Med Surg, 2002, 20(6): 319–324.

［ 5 ］ Whelan HT, Buchmann EV, Dhokalia A, et al.Effect of NASA light-emitting diode irradiation on molecular changes for wound healing in diabetic mice［J］.J Clin Laser Med Surg, 2003, 21(2): 67–74.

［ 6 ］ Desmet KD, Paz DA, Corry JJ, et al.Clinical and experimental applications of NIR–LED photobiomodulation［J］.Photomed Laser Surg, 2006, 24(2): 121–128.

［ 7 ］ Chung H, Dai T, Sharma SK, et al.The Nuts and Bolts of Low-level Laser (Light) Therapy［J］.Ann Biomed Eng, 2012, 40(2): 516–533.

［ 8 ］ 赵葆菊.红光照射治疗顽固性皮肤溃疡的临床观察［J］.中华物理医学与康复杂志,2009,31（9）: 643–644.

［ 9 ］ 胡明玉,李倩,章宏伟.红光促进难治性创面愈合的研究［J］.现代生物医学进展,2011,11（7）: 1346–1348.

［10］ 刘力,李佳怡,熊霞,等.改性甲壳素创面修复凝露联合红光照射治疗慢性皮肤溃疡的疗效观察［J］.重庆医学,2012,41（33）: 3517–3518.

［11］ 蒋琪霞,李晓华,周昕,等.红光和红外线辅助治疗创伤性伤口减痛促愈效果观察［J］.护理学杂志,2012,27（22）: 19–22.

［12］ 何海燕,张连阳,叶茂.短期红光治疗对创面愈合和疼痛的效果观察［J］.解放军医药杂志,2013,25（7）: 20–22.

［13］ 王利娜,王娇,王佳,等.光子照射治疗妇产科腹部手术切口的临床疗效观察［J］.重庆医学,2014,43（25）: 3398–3399.

［14］ 金荣疆,张宏.物理治疗学［M］.北京：人民卫生出版社,2012: 380,385–387.

［15］ 张绍岚.物理治疗学［M］.上海：复旦大学出版社,2013: 342–345.

［16］ 燕铁斌.物理治疗学［M］.2版.北京：人民卫生出版社,2013: 423,426–428.

［17］ 梁智.创面修复外科［M］.北京：人民卫生出版社,2015: 267–269.

［18］ Wright S, Walia B, Parkinson JS, et al. Differential activation of Escherichia coli chemoreceptors by blue-light stimuli［J］.J Bacteriol, 2006, 188(11): 3962–3971.

［19］ Enwemeka CS, Williams D, Enwemeka SK, et al.Blue 470–nm light kills methicillin-resistant Staphylococcus aureus (MRSA) in vitro［J］. Photomed Laser Surg, 2009, 27(2): 221–226.

［20］ Lembo AJ, Ganz RA, Sheth S, et al.Treatment of Helicobacter pylori infection with intra-gastric violet light phototherapy: a pilot clinical trial［J］. Lasers Surg Med, 2009, 41(5): 337–344.

［21］ Maclean M, MacGregor SJ, Anderson JG, et al.Inactivation of bacterial pathogens following exposure to light from a 405–nanometer light-emitting diode array［J］.Appl Environ Microbiol, 2009, 75(7): 1932–1937.

［22］ Adamskaya N, Dungel P, Mittermayr R, et al.Light therapy by blue LED improves wound healing in an excision model in rats［J］.Injury, 2011, 42(9): 917–921.

［23］ Murdoch LE, Maclean M, Endarko E, et al.Bactericidal effects of 405nm light exposure demonstrated by inactivation of escherichia, salmonella, shigella, listeria, and mycobacterium species in liquid suspensions and on exposed surfaces［J］.Scientific World Journal, 2012（9）: 1–8.

［24］ 程佑爽,王宁,姚敏,等.蓝光对鲍曼不动杆菌杀灭作用的实验研究［J］.徐州医学院学报,2014,34（8）: 554–557.

［25］ 杨鹏高,王川,王宁, 等.460 nm可见光杀灭浮游状态和生物膜内大肠埃希菌的实验研究［J］.上海交通大学学报（医学版）, 2014, 34（7）: 1001–1005.

［26］ 万睿,庞星原,欧阳山蓓,等.LED蓝光照射治疗MRSA感染创面的临床研究［J］.中国美容医学,2014,23（7）: 554–555.

［27］ 王川,杨鹏高,王宁,等.蓝光杀菌效果极其机制研究进展［J］.中华烧伤杂志,2014,30（3）: 258–261.

［28］ 李鹰,张敬群,靳方方,等.蓝光治疗烧伤残余创面64例［J］.中华创伤杂志,2015,31（5）: 450–453.

［29］ 金荣疆,张宏.物理治疗学［M］.北京：人民卫生出版社,2012: 385–387.

［30］ 燕铁斌.物理治疗学［M］.2版.北京：人民卫生出版社,2013: 426–428.

［31］ 梁智.创面修复外科［M］.北京：人民卫生出版社,2015: 266–267.

［32］ Hoffmann G.Principles and working mechanisms of water-filtered infrared-A (wIRA) in relation to wound healing［J］.GMS Krankenhhyg Interdiszip, 2007, 2(2): 54.

［33］ von Felbert V, Schumann H, Mercer JB, et al.Therapy of chronic wounds with water-filtered infrared-A (wIRA)［J］.GMS Krankenhhyg Interdiszip, 2008, 2(2): 52.

［34］ Hoffmann G.Water-filtered infrared-A (wIRA) in acute and chronic wounds［J］.GMS Krankenhhyg Interdiszip, 2009, 4(2): 12.

［35］ Schumann H, Calow T, Weckesser S, et al.Water-filtered infrared A for the treatment of chronic venous stasis ulcers of the lower legs at home: a randomized controlled blinded study［J］.Br J Dermatol, 2011, 165(3): 541–551.

［36］ Winkel R, Hoffmann G, Hoffmann R.Water-filtered infrared-A (wIRA) promotes wound healing［J］.Chirurg, 2014, 85(11): 980–992.

［37］ 施美娟,李玉.局部远红外照射对老年糖尿病足的影响［J］.中国误诊学杂志,2008,8（22）: 5354–5355.

［38］ 张晓霞,李华琼,徐蓓蓓,等.重组人表皮生长因子凝胶联合红外线治疗压疮的疗效观察［J］.中华护理杂志,2009,44（10）: 937–938.

［39］ 蒋琪霞,李晓华,周昕,等.红光和红外线辅助治疗创伤性伤口减痛促愈效果观察［J］.护理学杂志,2012,27（22）: 19–22.

［40］ 林海波.远红外线治疗89例烧伤创面疗效观察［J］.中国实用医药,2013,8（1）: 119–120.

［41］ 晏玫,梁泽容.红外线照射联合局部氧疗加康复新液治疗老年糖尿病压疮43例效果观察［J］.激光杂志,2014,35（5）: 65–66.

［42］ 金荣疆,张宏.物理治疗学［M］.北京：人民卫生出版社,2012: 381–385.

［43］ 燕铁斌.物理治疗学［M］.2版.北京：人民卫生出版社,2013: 424–426.

［44］ 张绍岚.物理治疗学［M］.上海：复旦大学出版社,2013: 345–347.

［45］ 梁智.创面修复外科［M］.北京：人民卫生出版社,2015: 271.

［46］ Herberger K, Franzke N, Blome C, et al.Efficacy, tolerability and patient benefit of ultrasound-assisted wound treatment versus surgical debridement: a randomized clinical study[J].Dermatology, 2011, 222(3): 244-249.

[47] Madhok BM, Vowden K, Vowden P.New techniques for wound debridement[J]. Int Wound J, 2013, 10(3): 247-251.

[48] Michailidis L, Williams CM, Bergin SM, et al.Comparison of healing rate in diabetes-related foot ulcers with low frequency ultrasonic debridement versus non-surgical sharps debridement: a randomised trial protocol[J].J Foot Ankle Res, 2014, 7(1): 1-10.

[49] Carmo M, Mazzaccaro D, Barbetta I, et al.Use of Ultrasound Debridement as an Adjunctive Tool for Treating Infected Prosthetic Vascular Grafts in the Lower Extremities[J].Ann Vasc Surg, 2015, 29(3): 607-615.

[50] 李学锋,谷涌泉,张建,等.低频超声清创仪治疗下肢慢性溃疡[J].中国普通外科杂志,2007,16(6): 618-620.

[51] 蒋琪霞,李晓华.清创方法及其关键技术的研究进展[J].中华护理杂志,2009,44(11): 1045-1047.

[52] 曹瑛,薛耀明,赖西南,等.超声清创术对糖尿病足溃疡创面细菌清除及微循环作用的临床研究[J].中国糖尿病杂志,2010,18(8): 597-600.

[53] 陈锦,叶锦,曾登芬,等.超声清创冲洗在Ⅲ期压疮伤口中的应用[J].中华现代护理杂志,2010,16(4): 402-404.

[54] 张寰波,魏蔚,郑宏宇.低强度超声波对开放性创口的冲洗效果[J].中国组织工程研究与临床康复,2011,15(24): 4516-4518.

[55] 蒋琪霞.压疮伤口清洗溶液和相关技术的研究进展[J].中华现代护理杂志,2012,18(36): 4341-4344.

[56] 陈海清,周桂东,庞玲英,等.慢性创面应用超声波清创机清创的效果观察[J].护理学报,2012,19(12): 46-47.

[57] 周桂东,庞玲英,陈海清,等.超声波清创机在慢性创面治疗中的应用[J].齐鲁护理杂志,2013,19(10): 11-12.

[58] 童翠芳,周琴,吴庆芳,等.新型敷料,超声清创结合压力治疗1例大面积下肢静脉溃疡患者的护理[J].护理学报,2014,21(4): 60-61.

[59] 梁智.创面修复外科[M].北京: 人民卫生出版社,2015: 264-265.

[60] Davis SC, Cazzaniga AL, Ricotti C, et al.Topical oxygen emulsion: a novel wound therapy[J].Arch Dermatol, 2007, 143(10): 1252-1256.

[61] Rodriguez PG, Felix FN, Woodley DT, et al.The role of oxygen in wound healing: a review of the literature[J].Dermatol Surg, 2008, 34(9): 1159-1169.

[62] Sen CK.Wound healing essentials: let there be oxygen[J].Wound Repair Regen, 2009, 17(1): 1-18.

[63] Blackman E, Moore C, Hyatt J, et al.Topical wound oxygen therapy in the treatment of severe diabetic foot ulcers: a prospective controlled study[J]. Ostomy Wound Manage, 2010, 56(6): 24-31.

[64] Woo KY, Coutts PM, Sibbald RG.Continuous topical oxygen for the treatment of chronic wounds: a pilot study[J].Adv Skin Wound Care, 2012, 25(12): 543-547.

[65] 燕群美,陈凤菊,徐颖慧.氧疗辅助治疗难治性压疮疗效观察[J].护理学杂志,2005,20(3): 44-46.

[66] 邓丽丽,林静霞.氧气疗法与龙血竭外用治疗糖尿病足的护理[J].广州医学院学报,2006,34(3): 65-66.

[67] 蒋玉梅,徐燕,张秀峰,等.自制氧气罩对局部创面实施常压氧疗的效果观察[J].中国实用护理杂志,2006,22(12A): 34-35.

[68] 方方,林尊文,付小花,等.局部氧疗促进烧伤患者残余难愈创面修复的有效性研究[J].中国实用护理杂志,2009,25(10): 1-3.

[69] 张燕飞,刘子泉,张献芳.慢性伤口氧疗护理观察[J].武警医学,2013,24(11): 1002-1003

[70] 杨莉霞,黄立坤,韩锋,等.制氧仪辅助治疗感染性伤口的临床应用研究[J].中国药物与临床,2013,13(11): 1513-1515.

[71] 李婧,王怀明.高压氧辅助治疗创面愈合的研究进展[J].重庆医学,2014,43(22): 2941-2943.

[72] 梁智.创面修复外科[M].北京: 人民卫生出版社,2015: 255-258.

[73] Antony S, Terrazas S.A retrospective study: clinical experience using vacuum-assisted closure in the treatment of wounds[J].J Natl Med Assoc, 2004, 96(8): 1073-1077.

[74] Senchenkov A, Petty PM, Knoetgen J 3rd, et al.Outcomes of skin graft reconstructions with the use of Vacuum Assisted Closure (VAC(R)) dressing for irradiated extremity sarcoma defects[J].World J Surg Oncol, 2007, 5(1): 138.

[75] Nather A, Chionh SB, Han AY, et al.Effectiveness of vacuum-assisted closure (VAC) therapy in the healing of chronic diabetic foot ulcers[J].Ann Acad Med Singapore, 2010, 39(5): 353-358.

[76] Sinha K, Chauhan VD, Maheshwari R, et al.Vacuum Assisted Closure Therapy versus Standard Wound Therapy for Open Musculoskeletal Injuries[J]. Adv Orthop, 2013, 2013: 245940.

[77] Suzuki T, Minehara A, Matsuura, et al.Negative-pressure wound therapy over surgically closed wounds in open fractures[J].J Orthop Surg (Hong Kong), 2014, 22(1): 30-34.

[78] 朱家源,薛春利,朱斌,等.封闭式负压引流促进创面愈合的机制[J].中华普通外科学文献(电子版),2008,2(1): 65-67.

[79] 何罕亮,陆兴安,沈国良,等.头皮回植联合负压封闭引流治疗头皮撕脱伤[J].苏州大学学报(医学版),2009,29(5): 988-991.

[80] 梁明娟,冯晓玲,黄丽葵.密闭式负压引流技术在处理术后切口脂肪液化中的应用[J].中华疝和腹壁外科杂志(电子版),2010,4(4): 59-60.

[81] 王伟,秦彦国,冯耀清,等.负压封闭引流在骨筋膜室综合征切开创面感染预防中的应用[J].中华医院感染学杂志,2011,21(18): 3861-3862.

[82] 曹英,刘俏丽,王莲莲,等.负压伤口疗法在创伤难愈性创面修复中的应用进展[J].创伤外科杂志,2011,13(5): 472-474.

[83] 徐敏超,郑琼,陈明,等.皮瓣移植结合封闭式负压引流修复下肢皮肤及软组织缺损[J].中国组织工程研究,2012,16(53): 10055-10062.

[84] 徐小红.封闭式负压引流治疗腹部切口脂肪液化及护理[J].护士进修杂志,2013,28(24): 2272-2273.

[85] 梁智.创面修复外科[M].北京: 人民卫生出版社,2015: 67-74.

第二十四章
慢性创面的健康管理

对于慢性创面疾病患者,治疗不应局限于创面的暂时修复,预防再次复发同样重要。因此,患者的健康教育也是整个治疗的重要组成部分。

根据病因学将慢性创面分类如下。

• 创伤性(诱因):机械损伤、烧伤、冻伤、虫咬伤、蜇伤等。

• 感染性:细菌、真菌、病毒、钩端螺旋体等。

• 肿瘤性鳞状细胞癌、基底细胞癌、黑色素瘤、皮肤附件瘤(如汗管瘤)等所致创面。

• 神经源性:糖尿病性溃疡。

• 压力性:压疮。

• 脉管性:静脉性、动脉性、血管性、淋巴管性。

• 营养代谢性:糖尿病性溃疡、痛风性溃疡、营养不良等。

• 医源性:放射、药物外渗或腐蚀、激素引起的创面不愈,剥脱性皮炎,热损伤等。

• 其他:伴有自身免疫性疾病,先天缺陷性疾病、肾衰竭等。

基于影响慢性创面愈合因素的分析,对一些常见的慢性创面提出以下健康促进的建议。

一、糖尿病性溃疡(营养代谢性创面)

糖尿病是一种全身性慢性疾病,其患病率正逐年升高,且并发症发生率高,具有较高的致残率,严重影响患者的生活质量,又带来沉重的社会经济负担。在糖尿病的三级预防策略中,预防糖尿病并发症的发生是最关键、最重要的。其中,糖尿病足发病率较高。控制血糖是预防糖尿病足的基本措施之一,而定期自我检查足部,养成良好的足部护理习惯,糖尿病足溃疡减压等都是必须重视的问题。

(一) 严格控制血糖

加强糖尿病相关知识教育,让患者了解糖尿病足的发生发展规律,做到糖尿病的早发现早治疗(专业化),控制饮食,严格遵医嘱用药,定期复查,避免长期高血糖状态导致并发症的发生。

应对糖尿病患者专业化的饮食指导,具体如下。

• 理想体重的计算:理想体重(kg)=身高(cm)−105。

• 每日需要总量:每日所需要的总热量(kcal)=理想体重(kg)×每公斤体重需要的热量(kcal)

例如,一位40岁女性糖尿病患者,身高165 cm,体重55 kg,平时从事轻体力劳动,她1日需要摄入多少能量? 答案是1 800 kcal,详见表24-1。计算出一日需要摄入的能量后,再据此制订食谱。

(二) 通过自我检查可提早预防糖尿病足

对于糖尿病患者来说,每日检查足部、定期随访、进行糖尿病并发症筛查、穿着合适的鞋袜,是预防糖尿病足每日必做之事。

1. 视诊 · 观察每个趾间、脚面、脚底、脚后跟是否有皮肤破损或真菌感染,是否有胼胝(即硬茧),是否有溃疡,是否有红肿,趾甲的修剪状况,足部皮肤颜色,是否有因鞋袜穿着不当造成压痕和发红。定期检查双足,可以及早治疗。

2. 触诊 · 将手背放在脚背上滑动,从踝以上

表24-1 每千克理想体重所需能量

劳动强度	举例	每千克理想体重所需能量[kcal/(kg·d)]		
		消瘦	正常	肥胖
卧床休息	—	20~25	15~20	15
轻体力劳动	办公室职员、教师、售货员、简单家务,或与其相当的活动量	35	30	20~25
中体力劳动	学生、司机、外科医生、体育教师、一般农活,或与其相当的活动量	40	35	30
重体力劳动	建筑工、搬运工、冶炼工、重的农活、运动员、舞蹈者,或与其相当的活动量	45	40	35

注:年龄超过50岁者,每增加10岁,能量减少10%左右。

缓缓滑至脚趾,感觉有无温度变化,若感觉足皮肤温度凉,提示下肢末端缺血可能。检查有无肿胀或水肿,用手指轻触脚背,感受足背动脉搏动及搏动的强弱。如摸不到或搏动细弱,表示足背动脉供血不足,这种情况常提示在足背动脉上端有大动脉血管狭窄或梗阻。

3. 温度觉检测 · 用凉的金属体轻轻触碰脚部皮肤,检查脚部皮肤是否感觉到凉。用37~37.5℃的温水浸泡双脚,检查是否感觉到温热,如果没有感觉,提示双脚有明显的温度感觉减退或缺失。

4. 触觉检测 · 将棉花捻成尖端状,轻轻划过脚底皮肤,看自己是否有感觉,如果没有感觉则表示轻触觉消失或减退。用大头针钝的一端轻轻触碰脚部皮肤,看是否有感觉,如感觉差表示触觉减退。

5. 感觉异常 · 糖尿病足感觉异常的常见症状为肢端麻木、有针刺感、灼热及感觉减退,呈手套或短袜状分布,有时痛觉过敏,呈隐痛、烧灼样痛,夜间及寒冷季节加重。

6. 足部和小腿的神经血管检查 · 可以发现早期问题,尽早预防和治疗。糖尿病患者应该每年检查1次,以发现是否有周围神经病变。畸形、血管病变等高危足表现,则应该每季度检查1次,如有既往溃疡或截肢史,应该每月检查1次。

(三)养成良好的足部护理习惯

• 每日用温水清洁足部(勿泡脚),更换干净棉质袜子(建议穿五趾袜),保持足部的清洁干燥,可以使用具有皮肤屏障修复功能的专业修护产品,避免皮肤干燥,皮肤潮湿者则应使用止汗剂。

• 冬天注意保暖防止冻伤,适当的足部按摩运动可以改善血液循环。改掉不良的习惯:如赤足,穿鞋过紧或穿高跟鞋,高温烫脚,直接使用过烫热水袋,修剪趾甲过短等。

(四)糖尿病足溃疡减压

检查足底压力情况,尽早选择适合的减压鞋袜,矫形装置,或手杖轮椅等辅助工具,或者采用手术纠正畸形可以有效地减轻局部受压情况。

• 通过对糖尿病足患者的专业化评估,可以制订有效减压策略而不影响患者行动。

• 通过步态辅助和步态调整来降低峰值足底压力,达到溃疡减压目的。常用的办法是使用专门的鞋具(减压鞋),以达到足底压力再分配和增加受力面积的目的,防止局部压力过高。

• 全接触石膏和可拆卸助行器在溃疡部位和足底减压方面非常有效,尤其是全接触石膏被认为是糖尿病足溃疡减压的金标准。

• 腋下拐杖可以持续有效地减少50%的负重,前臂拐杖可以减压56%,有轮助行器为36%,手杖为24%。不同器械获得的减压效果不同。

二、压疮(压力性溃疡)

压疮的最新定义:压力性损伤取代原来的"压疮",是指皮肤和/或皮下组织的局部损伤,通常位于骨突起部位,或与医疗器械或其他器具相关。这种损伤是由强或/和持久的压力或压力联合剪切力引起。压疮不仅给患者带来了痛苦,并发症甚至死亡,而且明显延长了住院时间,增加了家庭和社会的经济负担。压疮预防重于治疗是压疮治疗中最重要的理念。压疮预防中气垫床的正确使用又至关重要。

（一）医用气垫床的物理学原理

采用三段式循环气流设计，随着气流的波浪起伏，自动改变人体受压部位，适用于长期卧床患者。电动气垫床一般循环次数为每6～8 min 1次，人体的受压部位每6～8 min改变1次，相当于每小时为患者翻身7～10次，远远高于人工翻身次数。高频率的翻动，起到了全身按摩的作用，促进血液循环以及肌肉的松弛。同时波浪产生的间隙可使空气自然流通，让皮肤24 h都呼吸到新鲜的空气。其功能一是起到分散压力的作用，可避免压力集中及持续的受压，二是承重的界面具有良好的透气和散热功能。

（二）气垫床的种类

双管气垫床和三管交替型气垫床（三管交替型气垫床的支撑力及减压效果比双管好）。

（三）电动气垫床使用注意事项

- 气垫的铺设：将带有管状的那面向上，如果反了，将影响作用。
- 进气口放在患者脚端，减少气流声对患者的影响。
- 放床垫之前，先放一层垫被，以免气垫被磨破。
- 准备充气时，床垫要铺平，第一次充气为30 min左右。
- 充气时，检查气泵的压力是否调到最大，等充满后调至中间就可以。
- 待气垫床充气达适当压力后，再将患者移上床。
- 使用气垫床能延长病患翻身时间，但无法完全取代翻身功能。
- 避免尖锐物品刺破气囊，若不小心弄破，分离式气囊可单独替换。
- 勿将床垫曝晒于阳光下，以免气囊的塑胶材质变性损坏。
- 床垫可用软布以清水或中性清洁剂擦拭、阴干。
- 执行床上照护时需先将气垫床压力调至最低，切勿直接站在充饱气的气垫上，以免造成破损。

三、藏毛窦（慢性窦道）

藏毛窦在欧美国家是一种临床常见病，虽然亚洲国家的发病率相对较低，但考虑到我国人口基数大，故患者数量仍然较大。目前我国临床上对藏毛窦尚缺乏足够的认识。

（一）病因

最初认为藏毛窦是一种继发于臀沟部皮肤畸形的先天性疾病。目前认为，藏毛窦是一种与臀沟内毛发残留密切相关的后天性疾病。臀沟内松散的毛发形成异物反应，从而导致中线小凹的形成及继发性感染的发生。藏毛病与胚胎发育期间的外胚层和中胚层的不完全分离形成的残余组织的存在有关。因此，彻底清除这些残余组织将会使其彻底治愈。然而，在临床中发现，即使进行手术广泛清除受影响的区域，藏毛病还是会复发的。因此，根据观察性研究，现有的理论认为藏毛窦具有复发倾向。

（二）藏毛疾病的风险因素

超重或肥胖、局部创伤或刺激、久坐不动的生活方式、较深的臀裂。

（三）健康教育

- 避免久坐导致的局部受压，建议侧卧或俯卧位。
- 保持臀沟部皮肤的清洁干燥，定期剔除臀沟部的毛发，沐浴后可以用电吹风的冷风挡吹干局部，促进局部保持干燥。
- 饮食避免辛辣刺激性食物，禁烟酒，建议低脂优质蛋白质饮食；超重或肥胖者建议饮食控制和运动结合减轻体重。

四、脉管性溃疡

外周动脉疾病引起的溃疡分为：① 下肢闭塞性动脉硬化。它是全身动脉粥样硬化在下肢肢体局部的变现，是下肢动脉内膜及其中层呈退行性、增生性改变，动脉壁增厚，僵硬和失去弹性，或继发性血栓形成,从而引起肢体缺血临床表现的慢性进展性疾病。② 血管闭塞性脉管炎。其健康管理如下。

(一) 严格控制动脉粥样硬化的危险因素

严格监测血压、血脂,可以延缓动脉粥样硬化的进程,降低下肢闭塞性动脉硬化的复发率。

• 对存在上述一个或数个危险因素的患者,应该加强监测,及时发现和诊治可能存在的动脉狭窄、闭塞性病变。

• 对于已经发生下肢闭塞性动脉硬化的患者,应该早期加强锻炼,严格用药,并加强足部护理,避免皮肤损伤及外伤,以防病情加重。

• 对于已经行手术或治疗患者,上述预防措施仍需坚持应用,以预防手术部位血管再狭窄及身体其他部位的动脉发生病变。

(二) 严格戒烟

烟草中的糖蛋白作为一种抗原物质进入体内血循环,产生相应抗体并形成抗原抗体复合物,沉积在血管壁上使管壁内皮细胞受损,血小板聚集增强,血管内膜产生炎性反应,发生血管痉挛、狭窄、血栓形成并导致血栓闭塞性脉管炎的发生。吸烟会增加冠状动脉、颈动脉、主动脉、脑部动脉和周围动脉等发生粥样硬化的风险。外周动脉堵塞会导致下肢缺血,严重者会导致肢体坏疽。戒烟热线是世界卫生组织提倡的有效的戒烟帮助手段。免费为需要戒烟帮助的人提供专业有效的咨询和指导。WHO烟草或健康合作中心戒烟热线:400-888-5531。

(三) 循序渐进的压力抗栓袜或者抗栓绷带的使用

1. 主要工作原理·有弹性的压力袜子或者绷带,起到压迫下肢静脉,促进静脉回流的作用。医用弹力袜在脚踝部建立最高支撑压力,顺着腿部向上逐渐递减。在小腿处减到最大压力值的70%～90%,在大腿处减到最大压力值的25%～45%。压力的这种递减变化可使下肢静脉血回流,有效地缓解下肢静脉和静脉瓣膜所承受的压力。

2. 穿着方式

• 穿着时间:穿弹力袜的最佳时间是在早上起床之时,此时腿部血管系统处于启动最大功能的状态,肿胀还没有发生。

• 穿着步骤如下:

1) 穿之前洗脚,修剪脚趾甲及老皮。

2) 根据测量选择购买合适型号的弹力袜。

3) 评估患者有无禁忌证,向患者说明弹力袜穿着的意义及注意事项,取得患者配合。

4) 脱掉或卷起裤腿,再次检查腿部及足部情况有无禁忌证。

5) 一手伸进弹力袜筒内,捏住弹力袜头的足跟部,另一只手把弹力袜筒翻至弹力袜足跟部。

6) 两手拇指撑在袜内侧,其余四指抓紧弹力袜,把脚伸入袜内,两手拇指撑进弹力袜,四指与拇指协调把弹力袜拉向踝部,并把弹力袜根部置于足跟处。

7) 把袜子腿部循序往回翻并向上拉,穿好后将袜子贴身抚平。

8) 脱弹力袜时,手指协调抓紧弹力袜的内外侧,将弹力袜外翻,顺腿脱下。

3. 穿着后的观察要点

• 坐位时需抬高患肢,并且避免长时间站立。最初可能感到轻微疼痛,不过疼痛应逐渐消退。如果疼痛继续增加或者出现新的疼痛且抬高患肢亦不能缓解,或者出现足部或脚趾变色或麻木,应立即去除。

• 每天检查皮肤情况2～3次,特别是足跟、踝部及袜口处,用温水清洗双下肢。观察双下肢的皮肤颜色、温度以及足背动脉搏动情况。

• 检查弹力袜是否穿着平整、有无下滑或穿戴方式不正确等现象。

• 当出现水肿或术后肢体肿胀时,应重新测量腿围,重新定制。

• 如果下肢皮肤出现斑纹、水疱或者变色,尤其足跟或者骨隆突处,或者患者感觉不适、疼痛,应停止使用。

4. 穿着的注意事项

• 应定期测量踝和小腿周长,记录水肿减少情况,以更换适宜尺码的弹力袜。为了维持合适的压力,理想情况为每3～6个月更换1次加压袜。若弹力袜出现破损,应及时更换。

• 压力治疗的压痕和红斑主要发生在胫骨前边

缘及脚踝、跟腱和脚背处,应注意观察。

• 急性血栓形成或多发性腿部溃疡者最初可感受到弹力袜过紧,但不应觉得疼痛。疼痛是报警标志,引起疼痛的压力治疗必须立即停止。

• 应鼓励穿戴弹力袜者行走,进行足部锻炼如圆形运动或上下移动脚。静脉性腿部溃疡患者应在穿戴弹力袜的同时进行适当的步行锻炼,避免久坐和长时间站立,多步行运动或平躺休息。

• 建议日夜均穿着(每天至少18 h),除非患者活动量增加,DVT发生风险降低。

• 避免使用缩血管药物。

• 在干燥季节要预防脚后跟皮肤干裂,避免刮伤弹力袜。此外还需要经常检查鞋内是否平整,防止杂物造成弹力袜不必要的磨损,延长弹力袜使用寿命。在穿弹力袜前可以先穿一双女性的丝袜,这样可以方便弹力袜的穿脱。

5. 禁忌证

• 疑似或确诊外周动脉疾病。

• 外周动脉旁路移植。

• 外周神经病变或其他引起感染障碍的疾病。

• 局部皮肤情况使用弹力袜可能会引起损伤,如脆弱的"纸样"皮肤、局部炎症、坏疽或最近皮肤移植等。

• 对弹力袜过敏。

• 心力衰竭。

• 严重的下肢水肿或者有充血性心力衰竭引起的肺水肿。

• 腿部尺寸和形状不在正常范围内。

• 严重的腿部畸形不适合穿着。

6. 洗涤及保养

• 弹力袜应每天手洗或使用洗衣机的精细循环系统洗涤(在30~40℃水温的洗衣网中单独洗涤)。采用很少量的温和洗涤剂用温水洗涤,并彻底漂洗干净。避免使用织物软化剂。不应干洗或化学清洗。

• 弹力袜应平放干燥,不要使用散热器和干燥器,因为热度会破坏弹性纤维。

• 破损的弹力袜不应自行修理。所有的长筒袜都可以挂起来晾干,但要避免机器干燥。

• 建议一次至少购买两双,方便洗涤和穿戴轮换。

五、放射性溃疡(医源性)

针对接受放疗患者的一般建议(照射区域相关的)如下。

• 使用不含香料的温和肥皂和清水进行清洗和沐浴。

• 使用柔软毛巾轻轻拭干皮肤,避免摩擦。

• 照射区域勿使用香水、除臭剂、爽身粉、润肤乳或凝胶。

• 使用放疗中心推荐的普通(不含香料)润肤剂来清洁、安抚和软化照射区皮肤,可以帮助维持皮肤水分、皮肤完整性,维持皮肤的屏障功能。

• 建议选择棉质,宽松的衣物。

• 在皮肤完全愈合前避免太阳光照射,愈合后也应使用高指数防晒霜(>SPF30),因为经过放疗的皮肤对太阳光更敏感而有受损风险。采用全面防护措施以提供最大保护。

• 在皮肤损伤完全康复前应避免游泳,因为含氯的水对皮肤有干燥作用。

• 避免与极端温度接触,例如热水瓶、冰袋(放疗中心推荐使用的缓解症状而采用的特殊冷却敷料除外)。

• 不要"湿刮"或使用脱毛产品,可以使用电动剃须刀。

六、跟腱术后的慢性溃疡伴跟腱外露

在修复跟腱外露创面的同时,亦要重视术后康复锻炼,尽早使患者功能恢复。功能锻炼应该尽早进行。植皮修复的患者,功能锻炼可以略晚些,待皮片完全成活后进行。术后让患者注意保护术区,避免穿会摩擦术区的鞋子,但均需注意适度原则。早期锻炼以床上踝关节的非阻抗伸屈功能活动为主。中期阶段开始下地走路和进一步功能锻炼,如前后走路,等功率骑自行车,用足滚圆木等。后期阶段以恢复脚踝跟部、肌腱抗牵拉张力的肌力训练为主,如负重提踵练习、踝背伸对抗阻力练习等,逐渐过渡到重返正常生活及体育锻炼中。

康复治疗的落实需要调动医护人员、患者以及家属的积极性,三方面缺一不可。

(黄丽芳　王春兰)

第四篇

创面修复专科建设

第二十五章
创面信息管理系统

"伤情日志" APP是按照中国医师协会下达的《中国创面修复科建设"1239"三年行动计划》任务而开发的软件。该软件主要用于创面修复专科标准化建设的病例信息采集、创面治疗科学性和合理性的评估、国家层面关于创面信息的统计等。作为使用者可在自己的权限内导出以往输入的所有病例进行总结,若多个单位联合将该系统的病例信息集中导出,可获得多中心临床研究的数据资料。本章将详细解读该系统的应用方法。

在电脑端或手机端浏览器中键入网址:http://www.woundcarelog.com将进入"伤情日志" APP(以下简称软件)的下载页面或直接扫描二维码进行下载(图25-1、图25-2)。

软件下载成功后,请在手机桌面上寻找软件图标(图25-3),点击进入软件。使用iOS系统的学员在第一次下载本软件点击进入后,系统会提示该软件未授权,请按如下步骤进行操作:点击进入"设置"—"通用"—"设备管理"在企业级应用中信任"伤情日志" APP。完成以上操作后便可以正常使用APP。

一、用户注册

进入软件后,显示主界面。第一次使用本软件,请点击"快速注册"进行注册(图25-4)。

(一)注册

点击"快速注册"进入"注册说明"界面(图

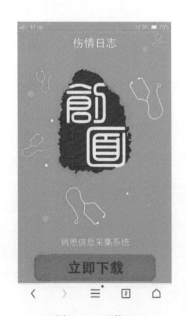

图25-1 下载页面

图25-2 二维码

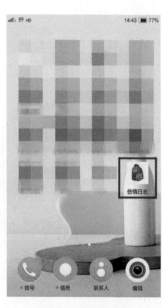

图25-3 软件图标

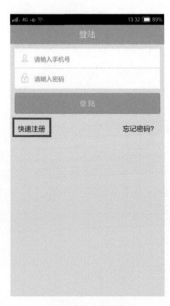

图25-4 注册界面

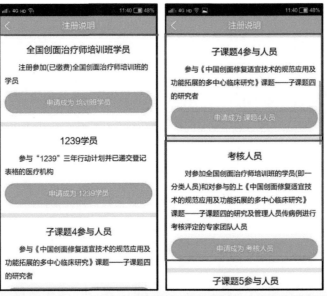

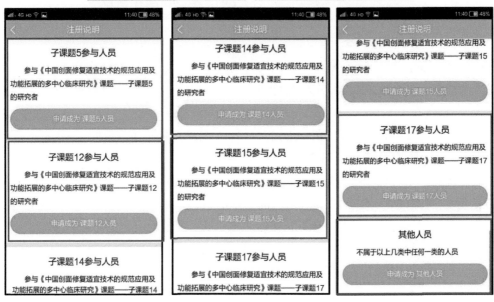

图25-5 注册类别一览

25-5）。目前共有10种注册类别。请按照每种注册类别的介绍，根据用户的实际情况选择符合的注册类别。

点击用户所符合的注册类别，进入注册界面。请在界面中键入用户个人的手机号码及密码［该密码为个人设置的密码，用于账号登录，用户应记牢该密码。过于复杂的登录密码有可能会在首次登录时出现"密码不正确"的问题，若已经使用了较为复杂的密码进行注册，且已经出现"密码不正确"的问题，请详见"（二）忘记密码"的内容进行操作。所以密码最好为纯数字，也便于记忆］（图25-6）。

同时请注意：同一手机号码可以用于注册不同类别的身份种类，同一类别下同一手机号码仅能注册1次。

点击"获取验证码"获取注册验证码，验证码将以短信形式发送至用户注册时输入的手机号码（图25-7）。在获得并键入验证码后，点击"注册"进入（图25-8）"我的资料"界面，请在本界面中正确填写用户的个人信息。点击"提交资料"按钮会跳出对话框（图25-9），提示用户输入医院密码。所有密码都具有唯一性，一般情况下不会更改。该密码会在培训班举办时与其他资料一并发

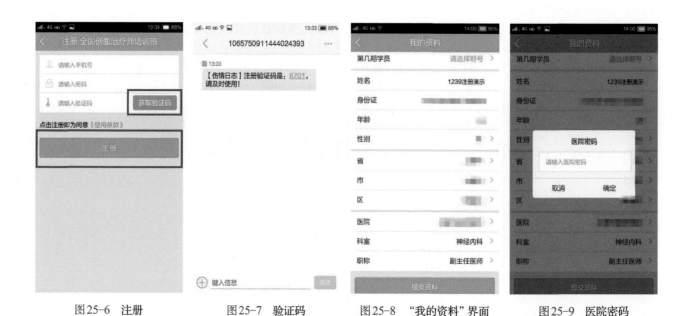

图25-6 注册　　　　图25-7 验证码　　　　图25-8 "我的资料"界面　　　　图25-9 医院密码

放,应妥善保存,不可泄露给任何无关人士。该密码将保护用户所在医疗机构的注册人员及上传病例的私密性。

填写完密码后会进入"等待审核"界面(图25-10)。为了确保每一位用户的信息准确可靠,本软件在第一次注册时将有一个审核步骤。审核通过后,软件将以短信方式通知注册用户(图25-11)。届时,用户就可以使用注册时的手机号和密码进行登录和使用。

(二)忘记密码

若用户遗忘了注册时的密码,请进入本软件,并在主界面点击"忘记密码?"进入"找回密码"界面。键入注册时的手机号码及新的密码,点击"获取验证码"以短信形式获得验证码,并点击"重置密码"重置新密码(图25-12)。

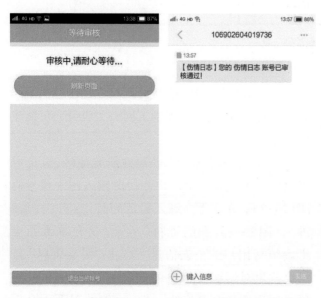

图25-10 等待审核　　　　图25-11 审核通过后短信通知

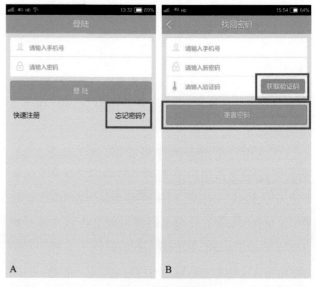

图25-12 忘记密码后操作

A. 主界面; B. 找回密码

二、首诊及复诊

注册完毕后，软件直接跳转至使用主界面（图25-13）。

（一）首诊

若患者为首诊，则点击"首诊"，出现"首诊"界面（图25-14），主要进行患者第一次就诊信息的收集，包括：病患信息、主诉（两者在一个界面内）、综合疾病、创面信息、创面图像、实验室检测、治疗方案和转归8个方面。

1. 病患信息、主诉· 在"首诊"界面键入患者的基本信息及主诉（图25-15），点击"保存"进入"综合疾病"界面。该界面所有信息均为必填选项，一旦点击"保存"按钮，则该页面的任何信息均不可修改，所以请务必保证该页面内容的正确性。

本软件将患者身份证号作为唯一识别患者

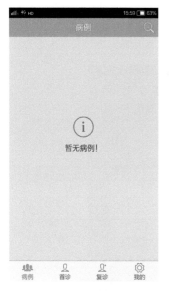

图25-13　注册完成后的主界面

的信息，请务必确保您所填写的患者身份证号是正确的。同时，一旦该名患者的"病患信息"已被输入过，那么在下次上传该患者信息时，"病患信息"将按上一次键入的信息自动生成，无须重复输入。

2. 综合疾病信息录入· 进入"综合疾病"界面后可见八大系统过去病史的回顾，根据患者的实际情况进行勾选或填写（图25-16），如患者无任何系统疾病史，则点击"无"按钮勾选"无"选项，再点击"下一步"进入下一个界面（图25-17）。本界面可进行单选或多选。

- 呼吸系统：点击"呼吸系统"，出现下拉式子菜单（图25-18），其中勾选项目为：老慢支、肺结核、肺炎、肺部肿瘤、阻塞性肺气肿、肺部感染、肺心病、胸腔积液、其他。如勾选项目中无患者实际患有的（或患有过的）呼吸系统疾病史，则勾选"其他"，在跳出的填写框内进行填写，并按"确定"确认输入内容（图25-19）。

- 循环系统：点击"循环系统"，出现下拉式子菜单（图25-20），勾选项目为：高血压、冠心病、动脉狭窄或闭塞、静脉曲张、下肢动脉粥样硬化、糖尿病周围血管病变、下肢动脉硬化闭塞症、高血压、高血脂、扩张性心肌疾病、心功能2级、高甘油三酯症、心律失常、颈动脉粥样硬化并斑块、其他。如勾选项目中无患者实际患有的（或患有过的）循环系统疾病史，则勾选"其他"，在跳出的填写框内进行填写，并

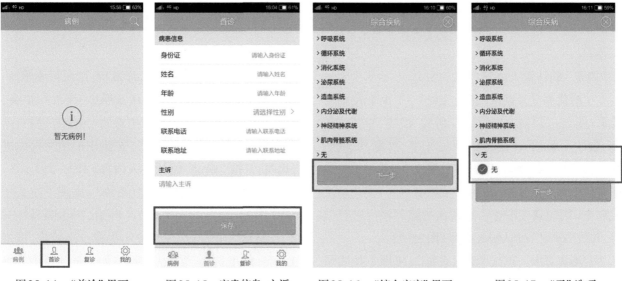

图25-14　"首诊"界面　　　图25-15　病患信息、主诉　　　图25-16　"综合疾病"界面　　　图25-17　"无"选项

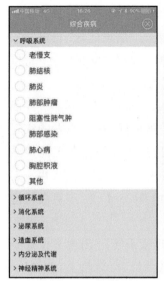

图 25-18 呼吸系统

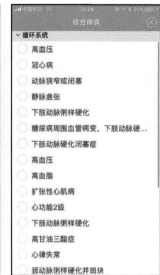

图 25-19 填写呼吸系统其他疾病

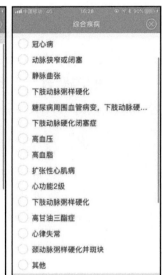

图 25-20 循环系统可选疾病

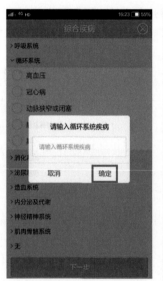

图 25-21 填写循环系统其他疾病

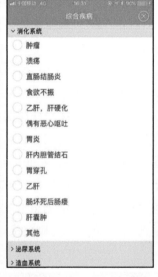

图 25-22 消化系统可选疾病

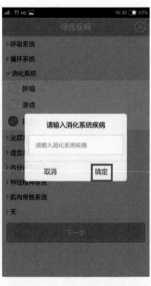

图 25-23 填写消化系统其他疾病

按"确定"确认输入内容（图 25-21）。

• 消化系统：点击"消化系统"，出现下拉式子菜单（图 25-22），勾选项目为：肿瘤、溃疡、直肠结肠炎、食欲不振、肝硬化、偶有恶心干呕、胃炎、肝内胆管结石、胃穿孔、肠坏死后肠瘘、肝囊肿、其他。如勾选项目中无患者实际患有的（或患有过的）消化系统疾病史，则勾选"其他"，在跳出的填写框内进行填写，并按"确定"确认输入内容（图 25-23）。

• 泌尿系统：点击"泌尿系统"，出现下拉式子菜单（图 25-24），勾选项目为：肾功能不全、肿瘤、高

尿酸血症、结石、前列腺增生症术后、泌尿系统感染、肾积水伴输尿管结石、慢性尿道感染、慢性尿道炎、其他。如勾选项目中无患者患有的（或患有过的）泌尿系统疾病，则勾选"其他"，在跳出的填写框内进行填写，并按"确定"确认输入内容（图 25-25）。

• 造血系统：点击"造血系统"，出现下拉式子菜单（图 25-26），勾选项目为：肿瘤、再生障碍性贫血、骨髓增生异常、原发性血小板减少性紫癜、低蛋白血症、轻度贫血、贫血、其他。如勾选项目中无患者实际患有的（或患有过的）造血系统疾病史，则勾

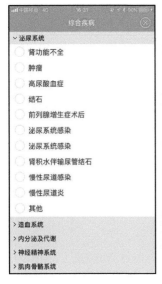

图25-24 泌尿系统可选疾病

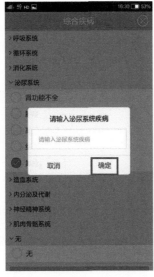

图25-25 填写泌尿系统其他疾病

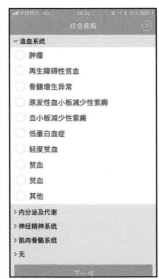

图25-26 造血系统可选疾病

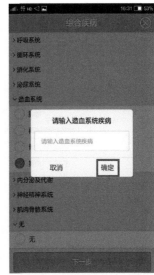

图25-27 填写造血系统其他疾病

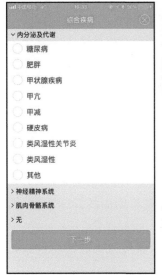

图25-28 内分泌及代谢可选疾病

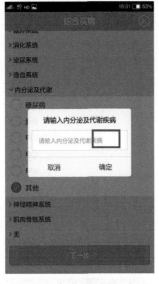

图25-29 填写内分泌及代谢其他疾病

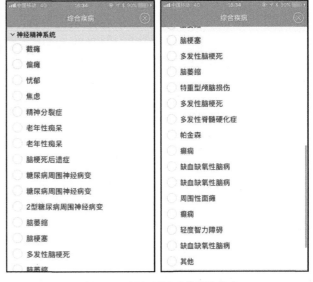

图25-30 神经精神系统可选疾病

选"其他",在跳出的填写框内进行填写,并按"确定"确认输入内容(图25-27)。

• 内分泌及代谢:点击"内分泌及代谢",出现下拉式子菜单(图25-28),勾选项目为:糖尿病、肥胖、甲状腺疾病、甲亢、甲减、硬皮症、类风湿性关节炎、其他。如勾选项目中无患者实际患有的(或患有过的)内分泌及代谢疾病史,则勾选"其他",在跳出的填写框内进行填写,并按"确定"确认输入内容(图25-29)。

• 神经精神系统:点击"神经精神系统",出现下拉式子菜单(图25-30),勾选项目为:截瘫、偏瘫、忧郁、焦虑、精神分裂症、老年性痴呆、脑梗死后遗症、糖尿病周围神经病变、2型糖尿病周围神经病变、脑萎缩、脑梗死、特重型颅脑损伤、多发性脑梗死、多发性脊髓硬化症、帕金森、癫痫、缺血缺氧性脑病、周围性面瘫、轻度智力障碍、其他。如勾选项目中无患者实际患有的(或患有过的)神经精神系统疾病史,则勾选"其他",在跳出的填写框内进行填写,并按"确定"确认输入内容(图25-31)。

• 肌肉骨骼系统:点击"肌肉骨骼系统",出现下拉式子菜单(图25-32),勾选项目为:骨折、关节

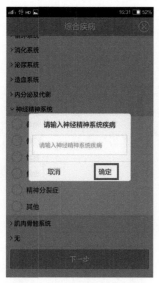

图25-31 填写神经精神系统其他疾病

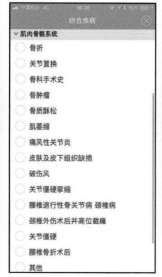

图25-32 肌肉骨骼系统可选疾病

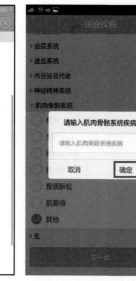

图25-33 填写肌肉骨骼系统其他疾病

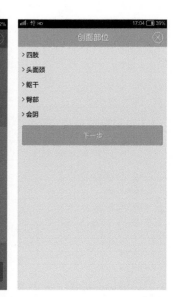

图25-34 "创面部位"界面

置换、骨骼手术史、骨肿瘤、骨质疏松、肌萎缩、痛风性关节炎、皮肤及皮下组织缺损、破伤风、关节僵硬挛缩、腰椎退行性骨关节病、颈椎病、颈椎外伤术后并高位截瘫、关节僵硬、腰椎骨折术后、其他。如勾选项目中无患者实际患有的（或患有过的）肌肉骨骼系统疾病史，则勾选"其他"，在跳出的填写框内进行填写，并按"确定"确认输入内容（图25-33）。

3. 创面信息·进入"创面信息"界面后可见"创面部位"界面，创面部位分为如下四大类：① 四肢：上肢、下肢；② 头面颈：头、面、颈；③ 躯干；④ 臀部及会阴（图25-34）。按照患者的实际情况选

择创面所在的部位，点击对应部位后，将直接跳转至创面具体录入界面。本界面可进行单选或多选。

假设患者伤口在头部，具体操作如下。

• 点击"头面颈"出现下拉式子菜单，选择"头"（图25-35）。

• 软件直接跳转至"头面颈-头"界面（图25-36）。

• 点击"创面部位及时间"，选择创面发生的具体时间（图25-37）。

• 点击"创面状态"，完善创面的详细情况（图25-38）。

• 点击"下一步"按钮完成该创面的信息录入

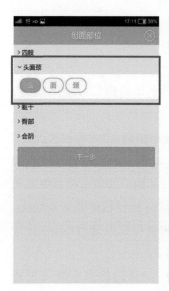

图25-35 选择"头"

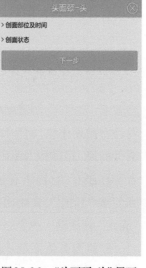

图25-36 "头面颈-头"界面

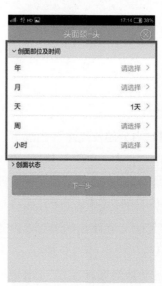

图25-37 创面部位及时间

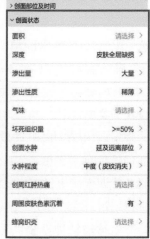

图25-38 创面状态

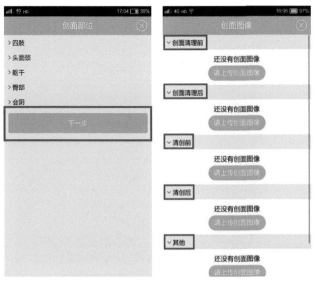
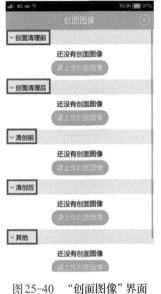
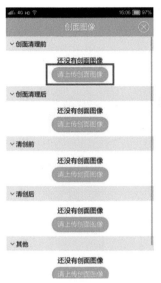
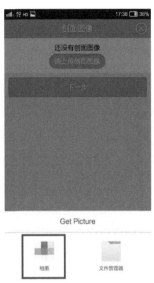

| 图25-39 完成该创面的信息 录入 | 图25-40 "创面图像"界面 | 图25-41 "请上传创面图像" 按钮 | 图25-42 选中创面照片所在 文件夹 |

（图25-39）。

若患者还有其他创面，可重复以上步骤进行录入。所有创面录入完毕后，点击"下一步"按钮进入"创面图像"界面。

4. 创面图像 · 本软件需要上传创面图像照片，在患者就诊时，应用照相机或手机采集创面图像并进行上传。

创面图像分为"创面清理前""创面清理后""清创前""清创后""其他"5个部分（图25-40）。

点击"请上传创面图像"按钮（图25-41），选中创面照片所在的文件夹（图25-42），点击需要上传的照片并按"确定"按钮确认上传（图25-43）。确认照片后，软件将自动上传所选照片。如有多张照片需要上传，请重复以上步骤。所有部分的照片上传完毕后，点击"下一步"按钮进入"实验室检查"界面（图25-44）。

上传的患者创面照片需符合以下要求：① 创面旁边应摆放标尺比对伤口大小。② 应附上患者的姓名、创面部位、拍摄时间。

5. 实验室检测 · 用于上传已有的实验室检测照片。实验项目包括：创面培养加药敏实验、空腹血糖、餐后两小时血糖、糖化血红蛋白、血常规、肝肾功能电解质、出凝血时间、血管B超、CTA、X线、核磁共振、窦道创面造影、血流动力学检查、神经传导检

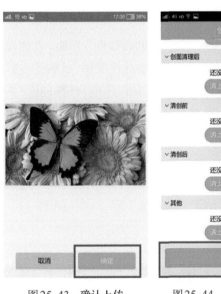
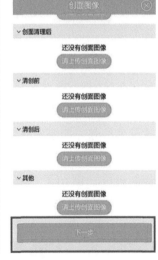

| 图25-43 确认上传 | 图25-44 完成照片上传 |

查、皮肤AGEs荧光值检测、周围神经病变检测、ABI/TBL检测、经皮氧分压检测、足部压力分析、无。

选择需要上传照片的选项，以"空腹血糖"为例：点击"空腹血糖"出现下拉式界面，击"实验室图片上传"按钮（图25-45），选择报表或照片所在的文件夹（图25-46），选择需要上传的报表或照片，点击"确定"按钮确认上传（图25-43），软件将自动上传所选照片。如有多种类检测照片或多张照片需要上传，请重复以上步骤。若无相关照片需要上传，则勾选"无"选项（图25-47）。本界面可进行单选或多选。

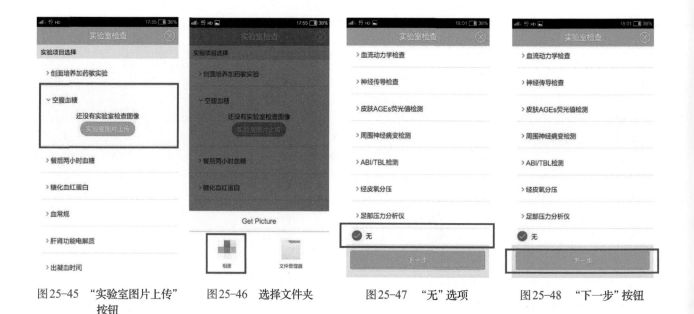

图25-45　"实验室图片上传"
按钮

图25-46　选择文件夹

图25-47　"无"选项

图25-48　"下一步"按钮

照片上传完毕后，点击"下一步"按钮进入"创面诊断"界面（图25-48）。

6. 创面诊断·进入"创面诊断"界面，创面诊断结果包括：动脉性溃疡、静脉性溃疡、放射性皮肤溃疡、烧伤创面、感染导致创面、压疮、外伤创面、糖尿病合并创面、待查、无（图25-49）。

按照患者的实际诊断结果勾选选项，若需要通过更多检测才能判定患者的最终诊断结果，请勾选"待查"选项（图25-50），若有特殊情况无法判定患者的最终诊断结果，请勾选"无"选项（图25-51）。本界面可进行单选或多选。

待确认患者最终诊断结果并勾选完毕后，点击"下一步"按钮进入"治疗方案"界面（图25-52）。

7. 治疗方案·"治疗方案"界面包括：创面治疗、物理治疗、药物治疗、手术治疗、其他、无（图25-53），所有选项下都细分了更详细的治疗方案。根据患者创面的实际情况，选择所需要的治疗方案，根据实际的治疗方案。若以上所有选项中无实际制订的治疗方案，则勾选"其他"，在跳出的填写框内进行填写，并按"确定"确认输入内容（图25-54）。若有特殊情况无法指定患者的治疗方案，请勾选"无"选项（图25-55）。本界面可进行单选或多选。

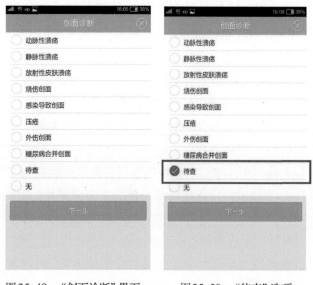
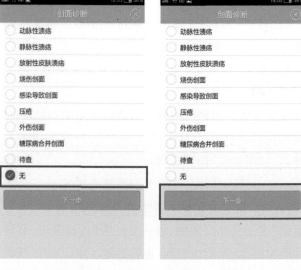

图25-49　"创面诊断"界面

图25-50　"待查"选项

图25-51　"创面诊断-无"选项

图25-52　确认进入下一步

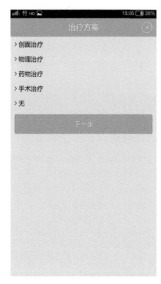

图25-53 "治疗方案"界面

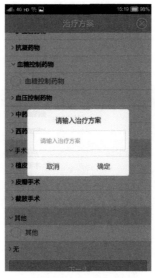

图25-54 填写其他治疗方案

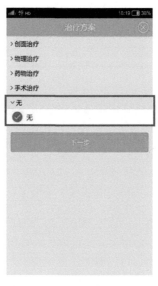

图25-55 "治疗方案-无"选项

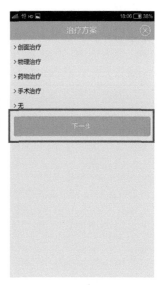

图25-56 完成首诊部分全部流程

治疗方案勾选完毕后,点击"下一步"按钮完成首诊部分的全部流程(图25-56)。

8. 转归 · 在患者接受治疗的期间,可能出现以下情况。

· 患者在1次或几次就诊后突然不再前来复诊(失联)。

· 患者本身患有需优先治疗的病症,所以转至其他科室/医院进行治疗。

· 患者创面已经完全好转,只需定期前来换药或自行在家换药(该情况视为病例完结)。

· 患者在创面未好转或未痊愈的情况下自愿提前结束治疗。

· 患者在治疗过程中死亡。

以上情况均为特殊情况(也有可能出现以上未列出的特殊情况),请在转归的填写框中写明。若没有任何特殊情况,请在转归的填写框中填写"无",并点击"下一步"按钮(图25-57)。

完成后,将生成该患者本次诊疗的长病例信息。

在该长病例信息最下方有2个按钮,分别为"提交"按钮和"病例完结"按钮(图25-58)。

"提交"按钮:在每次病例键入完毕并确认无误后,点击该按钮,则该病例将成功上传至软件的储存库中。请注意,一旦提交,该病例将不能再被修改和删除。

"病例完结"按钮:当某位患者的全部诊疗信息

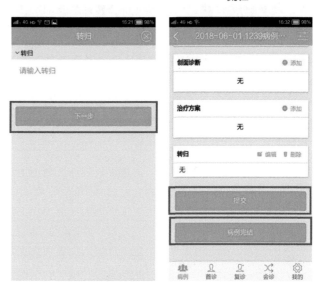

图25-57 "转归"界面　　图25-58 "提交"和"病例完结"按钮

均已上传完毕,在最后一次键入病例信息结束后,点击"病例完结"按钮完结该病例。至此,软件系统默认该患者的该例信息已经完结。将自动将该患者的该例病例打包发送给相关考核老师进行考核点评。

(二) 复诊

复诊部分记录复诊时患者经过治疗的创面情况,记录新增资料,包括既往就诊过程中遗忘或遗漏资料的补充。

点击"复诊"出现"复诊"界面,键入患者姓名或身份证号(图25-59),点击"搜索"按钮搜索患者

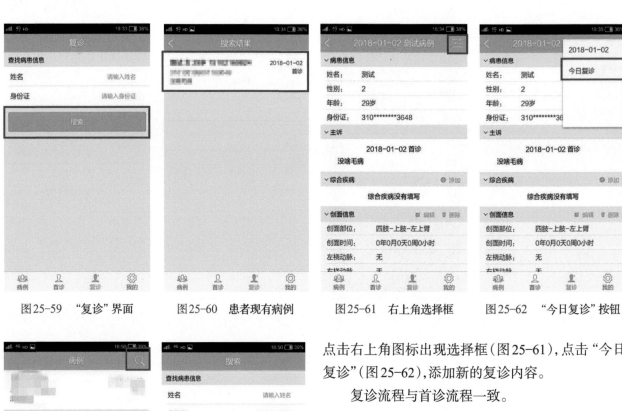

图25-59　"复诊"界面　　　图25-60　患者现有病例　　　图25-61　右上角选择框　　　图25-62　"今日复诊"按钮

点击右上角图标出现选择框（图25-61），点击"今日复诊"（图25-62），添加新的复诊内容。

复诊流程与首诊流程一致。

三、搜索

"搜索"主要为学员提供病例搜索。

进入使用主界面，点击右上角的"放大镜"图标（图25-63）进入"搜索"界面（图25-64），键入所需要搜索的患者姓名或身份证号，点击"搜索"按钮，搜索相关病例。

本系统为第二版版本，通过一定时间的应用将逐渐进行更新，使其功能更为完善。

附：TRS联盟微信公众号：ChineseTRS。

（吴敏洁　董　炜　谈吉如）

图25-63　"放大镜"图标　　　图25-64　"搜索"按钮

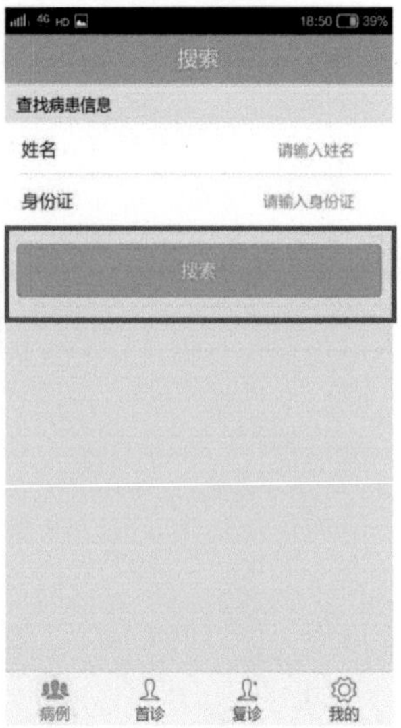

病例，可获得该患者现有的所有病例（图25-60）。点击该患者的首诊或最近一次的复诊进入病例界面，

第二十六章
创面修复专科护理规范的探讨和思考

上海交通大学医学院附属瑞金医院于2016年底成立了创面修复中心,能够应对各类慢性创面专业性诊治。该中心是第一个集医、护、技于一体的创面修复专科。在医护技一体化模式中,护理人员应该担当什么样的角色,思考和解决什么问题,以及如何制订符合创面修复专科特点的护理常规和感染控制(感控)制度?这是值得探索的课题。

第一节 · 创面修复专科护理常规和感染控制的特点

创面修复专科是一个新兴的学科,到目前为止没有一本教科书专门详细介绍有关于慢性创面治疗和护理,更没有完全可以照搬照抄的创面修复专科护理常规。这需要我们在临床实践中进行探索和总结。专科的护理常规和感控除应严格遵循医学护理常规和感控的总原则外,还应体现本专科的特点。

创面修复专科相当一部分从烧伤科衍生而来,因此,在烧伤护理常规和感控的基础上逐渐形成符合创面修复专科的护理常规和感控原则,这是一条可以探索的路径。然而,创面修复专科除与烧伤科具有共同的特点外还有其自身的如下特点。

一、创面的细菌感染

· 烧伤科患者创面细菌感染多为医源性或交叉感染。

· 创面修复专科患者创面的细菌感染多为社区获得性感染。

二、探望制度

· 烧伤科消毒隔离制度中规定:限制家属入病室探望患者。家属只能在规定时间内隔窗探望。条件有限时,烧伤患者尤其是重症烧伤患者通常从收治入院直到病愈出院这段时间是不能探视的。

· 创面修复专科通常以老年患者以及具有各类慢性疾病患者居多,往往无须限制探视,甚至还需要家属探视,以便患者及医护人员与家属的沟通交流。

三、致病原因

· 烧伤的致病原因是比较单一的:主要是热力和化学等原因引起的皮肤损伤。

· 创面修复专科患者的致病原因较为复杂:糖尿病合并难愈创面、压疮、血管病变所致创面、免疫因素所致创面、感染性创面、医源性创面等。

因此,创面修复专科由于致病原因复杂、创面细菌感染,以及探望制度不同等特点,在制订护理常规和感控制度时不仅要考虑本专科的情况还要符合其专科的护理特点。本文就近年来临床实践中关于创面修复专科护理常规建设的经验体会,提出如下思考。

第二节 · 创面修复专科门诊格局

一、门诊诊室建筑布局的院感制度

根据常见患者情况与创面性质，设置诊室。一般设清洁诊室、污染诊室、备用诊室2间（创面性质不明及急诊患者）。污染诊室一用一消毒（空气、物体表面）。备用诊室除收治创面性质不明及急诊患者外，供污染诊室消毒时使用。诊室面积至少能容纳一辆推床进入。设置时按照流程由污到洁，区域不混用不交叉为原则。

二、门诊诊疗室的物理格局

随着时代的进步和对患者隐私保护的意识加强，相当一部分医院已规定，或要求"诊治分离""一人一诊室"。但是创面患者就诊不适用这一条例所要求的模式。试想，我们如何要求一位具有创面的患者，在医生处视诊时打开缠绕的纱布或敷料，而在视诊结束后又重新贴上敷料或缠绕绷带或者是裸露着创面移步至另一空间的换药室进行治疗？

因此传统烧伤科门诊诊疗的格局值得参考，传统烧伤科门诊诊疗的格局为"大空间、小隔断"模式，即：创面视诊和治疗换药在同一大空间内，一大间内隔出若干小间供患者治疗，形成相对隔离的"一人一诊室"的格局，而医生的视诊则由"坐诊"改为"巡诊"。患者入诊室时直接就位于某一隔离的治疗空间，由创面治疗专科护士打开敷料后，医生在患者身边视诊，给出治疗方案后由创面治疗专科护士进行创面治疗，而医生则返回就诊台进行病史记录和医嘱处方等工作（图26-1、图26-2）。

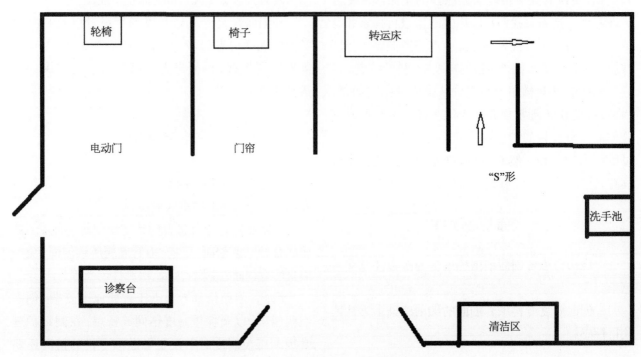

图26-1 "大空间、小隔断"诊室示意图

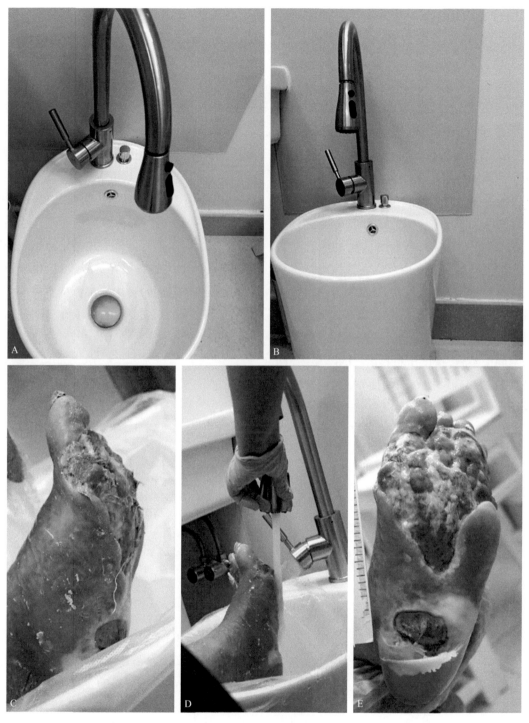

图26-2　创面冲洗

A、B.创面冲洗池；C.冲洗前的创面；D.冲洗中；E.冲洗后

第三节 · 基于"医、护、技"一体化的创面修复科门诊格局

创面修复专科不仅仅需要医护一体化，随着对创面修复相关机制的了解以及现代科技发展所诞生的检测手段的面世，使得关于创面修复相关辅助检查手段得以建立，为创面病因学诊断提供了参考，由

此，我们提出了创面修复专科应该集"医、护、技"一体化的理念。

一、治疗设备、检测设备与患者双向移动模式

如上所述，我们同样不能想象经医生视诊创面，开出相关创面治疗和检查的检查单后，让患者裸露着创面移步至具有一定距离的辅助检查功能室进行检查是何等的景象。因此，与创面相关的检测手段应该放置于创面修复专科门诊的"大空间、小隔断"内，形成一个独立的隔离空间，履行创面辅助检查的功能。在此"大空间、小隔断"内可以实施检测设备与患者的双向移动，即：检测设备移动至患者的治疗隔离空间（图26-3、图26-4），或将患者移动至放置检测设备的隔离空间。该模式既保证了患者的辅助检查在隔离的空间中实施，保证了患者治疗的隐秘性，同时又为患者提供了辅助检查的便捷性，避免了带着创面往返于诊室、治疗室与功能检查室之间的窘态。

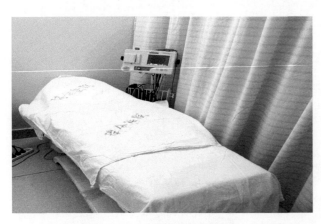

图26-3 "小隔断"中的检测设备

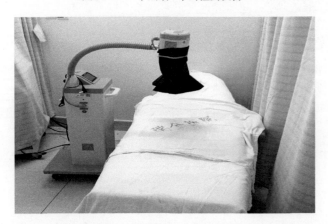

图26-4 "小隔断"中的治疗设备

二、检测设备的消毒和保养

现有的创面辅助检查中有：经皮氧分压测试，感觉震动阈，多普勒血流仪，AGEs Reader（皮肤糖化蛋白）等检测仪。这些检测设备都涉及与患者皮肤的直接接触。为了避免交叉感染，保护仪器，对于该类检测设备的消毒需要规范和探讨。

• 保养：技术员根据使用情况和每台仪器的要求，联系供应商进行定期维护。

• 清洁：一般仪器外表用清水擦拭，如有体液污染用 1 000 mg/L 的二氯异氰脲酸钠溶液（消毒灵）擦拭（损伤物体表面），再用清水擦拭。

• 附件消毒，见表26-1：我们采用了对人体皮肤和机器都没有损害的 70%～75% 酒精。

表26-1 不同附件的消毒要求

仪器名称	消毒要求
AGEs Reader	测量窗口的橡胶垫，每位患者使用之后，用医用酒精擦拭
多普勒血流仪	血压袖带，每天用医用酒精擦拭后晾干；多普勒探头，每天用软布擦拭干净即可
感觉震动阈	探头每位患者使用后用酒精擦拭；温凉觉触棒，每位患者使用后用酒精擦拭；尼龙丝，每位患者使用后用酒精擦拭
经皮氧分压	薄膜电极贴片，每位患者使用一次，系耗材

三、治疗设备

创面修复门诊常用的治疗设备是红蓝光治疗仪。因此对红蓝光治疗仪的保养也应纳入创面修复专科的护理常规，主要目的是保证机器的正常运转，发挥其最大的治疗效果，并且要防止交叉感染。对红蓝光治疗仪的保养和消毒应该注意如下几点。

• 重点是灯头出风口保持清洁，保持良好的散热。

• 查看灯头的灯珠或发光管是否全部点亮。

• 保持机身清洁，触摸键灵敏以及显示屏能正常工作。

• 常规清洁擦拭用清水；有血迹、体液污染用 1 000 mg/L 的二氯异氰脲酸钠溶液（消毒灵）擦拭或浸泡消毒，再用清水擦干、洗净。

第四节·创面修复中心手术室格局

一、创面修复手术室设置的院感要求

根据患者情况与创面性质设置,按照非限制区、半限制区、限制区的顺序,由洁到污进行设置,以区域不混用不交叉为原则。

由于创面修复专科的手术污染手术居多,其手术室的基本布局和消毒隔离要求可以参照烧伤手术室。但随着治疗技术的不断创新,创面修复相关手术又具有自己的特色,现在就目前开展的和将要开展的手术进行一下讨论。

二、基于内镜处理窦道创面的护理常规

内镜支持下窦道创面处理技术是一项新兴的技术,如何为该项技术在创面修复手术室合理实施,需要我们在实践中探索并制订相关的护理常规和院感控制制度。

（一）处理窦道创面内镜的清洗消毒技术操作规范和方法

1. 处理窦道创面内镜的清洗消毒技术操作规范

• 工作人员清洗消毒内镜时,应当穿戴必要的防护用品,包括工作服、防渗透围裙、口罩、帽子、手套、防护眼镜等。

• 内镜的清洗消毒应当与内镜的诊疗工作分开进行,分设单独的清洗消毒室和内镜诊疗室,清洗消毒室应当保证通风良好。内镜诊疗室应当设有诊疗床、吸引器、治疗车等基本设施。

• 根据工作需要,按照以下要求配备相应内镜及清洗消毒设备:

1) 内镜及附件:其量应当与医院规模和接诊患者数相适应,以保证所用器械在使用前能达到相应的消毒、灭菌合格的要求,保障患者安全。

2) 基本清洗消毒设备:包括专用流动水清洗消毒槽(四槽或五槽)、负压吸引器、超声清洗器、高压水枪、干燥设备、计时器、通风设施等。

3) 清洗消毒剂:选用原则是对人体无害,对机器无损。如:酶洗液、邻苯二甲醛、75%酒精。

• 内镜及附件的清洗、消毒或者灭菌必须遵照以下原则。

1) 按照"凡进入人体消化道、呼吸道等与黏膜接触的内镜,如喉镜、气管镜、支气管镜,应当按照《消毒技术规范》的要求进行高水平消毒"的条例,进入窦道窦腔创面的内镜也应该照此条例执行。

2) 内镜及附件用后应当立即清洗、消毒或者灭菌。

3) 医疗机构使用的消毒剂、消毒器械或者其他消毒设备,必须符合《消毒管理办法》的规定。

4) 禁止使用非流动水对内镜进行清洗。

• 内镜室应当做好内镜清洗消毒的登记工作,登记内容应当包括:就诊患者姓名、使用内镜的编号、清洗时间、消毒时间以及操作人员姓名等。

2. 硬式内镜的消毒或灭菌方法及要点

• 适于压力蒸汽灭菌的内镜或内镜附件,应当采用压力蒸汽灭菌,注意按内镜说明书要求选择时间和温度。

• 环氧乙烷灭菌方法适合各种内镜和内镜附件。

• 不能采用压力蒸汽灭菌的内镜或内镜部件,可采用2%碱性戊二醛或邻苯二甲醛浸泡10 h灭菌。

• 用消毒液进行消毒灭菌时,有轴节的器械应尽量打开轴节,带管腔的器械腔内应注满消毒液。

• 采用化学消毒剂浸泡消毒的硬式内镜,消毒后应用流动水冲洗干净,再用无菌纱布擦干。

• 灭菌后的内镜和附件应当按照无菌物品存放原则进行存储。

（二）基于内镜处理窦道创面手术操作的硬件要求

内镜下窦道创面处理通常需要放射影像学的支持,以明确窦道和窦腔的三维结构和周围组织的解剖毗邻关系,因此,需要配置如下设备。

1. X线读片灯

2. 电脑主机能放光盘 · 用于放射影像学图像播放。

3. 大的显示屏 · 可以固定在墙上,也可以放在推车上,目的是最大限度便于医生操作时对三维影像学资料的了解。

4. 整套内镜设备

(三)基于内镜处理窦道创面的手术器械准备

1. 专用的内镜和附件(图26-5)

2. 内镜操作消毒包 · 弯盘,血管钳1把,剪刀1把,洞巾1块,小纱布5块,小药杯(或一次性麻醉穿刺包)。

3. 其他准备 · 消毒液,局麻药(利多卡因)。

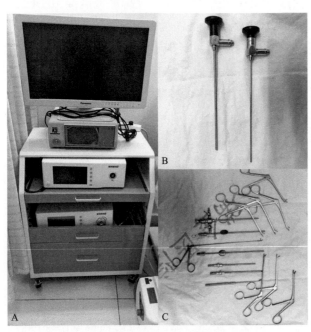

图26-5 内镜的设备及附件
A.内镜的设备;B、C.内镜的附件

(四)工作人员准备

同手术室常规操作准备。

(五)患者准备

除了常规术前准备外,医护人员应更多地解释和予以帮助,做好患者心理护理,消除患者紧张情绪,有利于内镜检查和治疗的顺利进行。

(六)手术中需活检

· 应提前准备标本袋,甲醛。填写病理申请单。

· 如需要做冰冻,应先与病理科联系,专人送

达。结果及时告知手术医生。为保证结果的准确性,用传真机传输报告,或专人等在病理科取报告。

· 标本的管理根据医院标本管理制度。

(七)内镜处理窦道创面的先后安排原则

先清洁创面,再污染创面,最后感染创面。对于特殊感染的创面(如铜绿假单胞菌等)宜安排在周末最后一个手术。最后根据消毒隔离要求进行物品,空气消毒。

三、基于激光治疗处理创面的护理常规

(一)激光的工作原理

激光是一种人造特殊的光,它与一般灯光、太阳光同是电磁波,由光子组成,但其产生机理不同,它是工作物质中原子"受激"发射的光。激光与普通光不同的是激光在时间、空间和单位频宽内高度集中的光能量,具有高单色性、高方向性、高亮度和良好的相干性。在医学方面主要是利用激光高亮度、高方向性等特点,激光通过透镜控制聚焦光斑的大小,改变功率密度,使人体某一点上的温度可高达200~1 000℃,在极短时间内使病变组织凝固、分解,以至熔融和汽化。因此,基于激光的原理,我们需要对手术环境和机械做相应的准备(图26-6)。

(二)激光手术的准备

1. 环境准备 · 激光治疗间必须有排气设备;禁止在治疗室内存放挥发性、可燃性气体;激光室内尽可能减少如金属、玻璃等反光界面的设施和工具等,以防止激光在室内反射造成意外伤害。

2. 物品准备 · 激光操作时,为防止金属反光,手术器械应远离手术区域或使用黑色的手术器械。重点在于为医护人员配置特定的防护眼镜(图26-7)。

3. 消毒包 · 弯盘,血管钳1把,剪刀2把,刮匙1把,小纱布适量,小药杯(或是一次性麻醉穿刺包),消毒开刀巾2包(8块/包)。

4. 消毒剂和局麻药准备

5. 消毒时注意 · 不能使用含酒精等挥发性的消毒剂,以防局部烧伤。

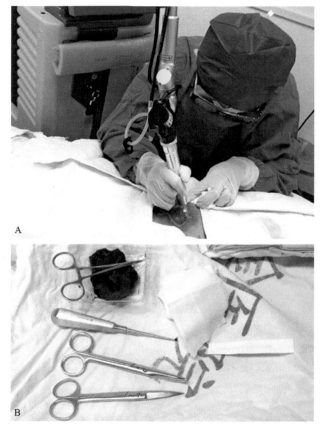

图26-6　激光手术操作示意图
A. 手术操作；B. 手术器械

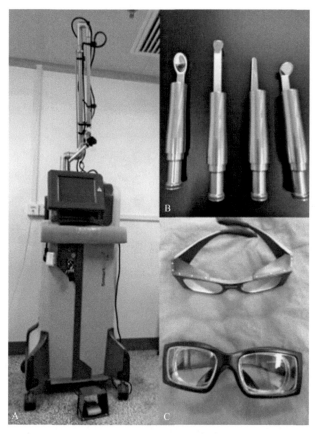

图26-7　激光治疗仪和附件
A. 激光治疗仪；B、C. 附件

（三）激光的安全防护

激光的临床应用日益广泛，应注意安全的使用，防止发生对人体的辐射危害和意外事故的发生。激光的安全防护主要包括：人员的安全防护，机器的安全使用及工作场所的安全设置。

1. 人员的安全防护·激光对人体的伤害主要是眼和皮肤。

· 眼睛对光的损害极为敏感：不同的波长及不同的发射方式对眼睛的不同部位产生不同的伤害。紫外和中、近红外激光主要损害角膜，轻者有眼部不适，异物感等角膜刺激症状，重者发生角膜炎，角膜上皮脱落，畏光、流泪。近紫外线可损伤晶体，可引起白内障；可见光及近红外光伤害视网膜，可发生眼底白色凝固斑，菊花形出血、水肿，重者视网膜脱离。因此，为防止操作者眼部的损害，治疗过程均需佩戴针对相应波长的特定防护镜。求美者可用不透光眼罩及湿润的多层纱布防护。

· 激光对皮肤的损害：额外的激光辐射可使皮肤色素增加，皮肤变暗、变黑，重者出现血管扩张、充血及光敏性皮炎等；高功率激光和连续性CO_2激光可使皮肤烧伤，凝固、碳化甚至是溃疡。防护措施是工作人员穿长袖工作服，激光治疗头不能对准操作者和求美者的非患区。

2. 激光治疗仪的安全使用·激光治疗仪是高精密仪器，只允许经过专门训练的人员操作。关机后拔出钥匙开关，由专人保管，以防他人误操作损坏机器和发生事故。

3. 工作间的安全设置·同激光手术的环境准备。

四、基于干细胞治疗技术处理创面的护理常规

（一）干细胞治疗慢性创面的基本原理

针对目前各类慢性创面的诊治已成为临床医学不可忽视的工作。创面修复领域的专家们正在积极探索各种针对慢性创面的治疗手段。而干细胞因其

取材方便、细胞获得率高且具有高度自我更新和多向分化潜能而备受关注,体外研究已证实,干细胞在特定培养体系中可分化成各类修复细胞。使用干细胞治疗难愈创面已进入临床实验阶段。细胞在特定培养体系中可分化成各类修复细胞。使用干细胞治疗难愈创面已进入临床实验阶段。尤其是自体脂肪干细胞(ASC)移植不仅解决了供体的需求、伦理等问题,而且不存在免疫排异性,对患者来说是较为理想的治疗方案。干细胞用于慢性创面的治疗安全性高、疗效显著,国内外已有报道证实,ASC移植于各种慢性创面,如放射性溃疡创面、全层皮缺损创面、冻伤创面、手术切口等慢性创面的治疗可得到较好的促愈效果。

(二)护理常规

• 手术室布局改变

1)紧挨创面治疗的手术间建议要建一间万级空气净化的细胞培养室,以便获取干细胞以后的及时安全处理。

2)细胞培养室内硬件配置:超净台、离心机、显微镜、CO_2培养箱、细胞分选系统、恒温水浴箱、冰箱。用于干细胞及其相关衍生物的制备。

3)细胞培养室外还需要一个液氮罐,用于储存。

4)进入细胞培养室前工作人员必须要经过风淋房,以保证洁净环境(图26-8)。

• 物品准备:根据需要准备消毒包。进入细胞培养室的物品要严格消毒灭菌,定点放置,专人负责。

• 做干细胞治疗时严格限制人员进出。

• 要与患者和家属进行很好的沟通,护士在采集血标本时不仅需要过硬的本领,更需要关爱患者,消除患者的紧张情绪。

五、基于血小板富集技术(PRP)处理创面的护理常规

富血小板血浆(platelet rich plasma, PRP)是通过离心的方法从自体全血中提取出来的血小板浓缩液,含高浓度的血小板、白细胞和纤维蛋白。由于PRP可以促进骨和软组织的修复,且来源于自体,无免疫排斥,制作简单,对机体损伤小。PRP促进骨与软组织修复的主要原因在于血小板经活化后释放出的多种生长因子,目前发现的一共有30余种,例如血小板衍生生长因子,转化生长因子-β,胰岛素样生长因子,血管内皮生长因子,以及表皮生长因子等。这些生长因子在创面修复过程中起着重要的调控作用。

基于PRP技术从采血、血小板富集、激活直至回输,涉及要求较高的生物学要求,因此,其手术室布局,物品准备,管理基本与干细胞手术室相同。

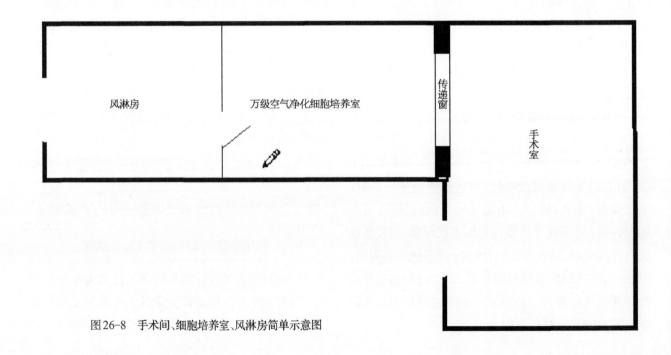

图26-8 手术间、细胞培养室、风淋房简单示意图

第五节·创面修复专科的手卫生

在慢性创面处理过程中,医护人员的手卫生显得尤为重要。不仅仅是为了防止交叉感染,也是医护人员自身的一种职业保护。

一、手卫生定义

手卫生为医务人员洗手、卫生手消毒和外科手消毒的总称。

- 洗手:医务人员用皂液和流动水洗手,去除手部皮肤、碎屑和部分致病菌的过程。
- 卫生手消毒:医务人员用速干手消毒剂揉搓双手,以减少手部暂居菌的过程。
- 外科手消毒:外科手术前医务人员用皂液和流动水洗手,再用手消毒剂清除或杀灭手部暂居菌和减少常居菌的过程。使用的手消毒剂科具有持续抗菌活性。

二、原则

(一)洗手与卫生手消毒

- 当手部有血液或其他体液等肉眼可见的污染时,应用肥皂(皂液)和流动水洗手。
- 手部没有肉眼可见污染时,宜使用速干手消毒剂消毒双手代替洗手。

(二)外科手消毒

- 先洗手,后消毒。
- 不同患者手术之间、手套破损或手被污染时,应重新进行外科手消毒。

三、洗手方法

(一)正确的洗手方法

- 取下手上的饰物及手表,非触式打开水龙头,弄湿双手。

- 非触式接取皂液。
- 认真揉搓双手至少15 s,应注意清洗双手所有皮肤,包括指背、指尖和指缝,范围为双手的手腕及腕上10 cm。
- 流动水冲洗。
- 非触式关闭水龙头,擦干双手,干手物品一人一用。
- 六步洗手法(图26-9)。
- 必要时增加对手腕的清洗。

(二)外科洗手方法

1. 洗手方法与要求·同六步洗手法。
- 洗手之前摘除手部饰物,并修剪指甲,长度应不超过指尖。
- 取适量的清洁剂清洗双手、前臂和上臂下1/3,并认真揉搓。清洁双手时,应注意清洁指甲下的污垢和手部皮肤的皱褶处。
- 流动水冲洗双手、前臂和上臂下1/3。
- 使用干手物品擦干双手、前臂和上臂下1/3。

2. 手消毒方法与要求
- 取适量的手消毒剂涂抹至双手的每个部位、前臂和上臂下1/3,使用手刷认真揉搓2～6 min。
- 用流动水冲净双手、前臂和上臂下1/3。
- 无菌巾彻底擦干。
- 特殊情况流动水水质达不到要求时,手术医师在戴手套前,应用醇类手消毒剂在消毒双手后戴手套。手消毒剂的取液量、揉搓时间及使用方法遵循产品的使用说明。

3. 注意事项
- 不应戴假指甲,保持指甲周围组织的清洁。
- 在整个手消毒过程中应保持双手位于胸前并高于肘部,使水由手部流向肘部。
- 术后摘除外科手套后,应用肥皂(皂液)清洁双手。
- 用后的手刷等,应放到指定的容器中送消毒或者一次性使用。

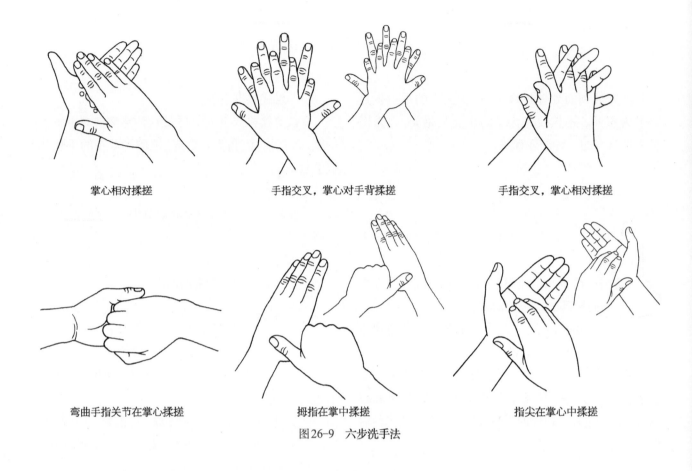

掌心相对揉搓　　　　　　　手指交叉，掌心对手背揉搓　　　　　　　手指交叉，掌心相对揉搓

弯曲手指关节在掌心揉搓　　　　　　　拇指在掌中揉搓　　　　　　　指尖在掌心中揉搓

图26-9　六步洗手法

第六节 · 手套使用制度

一、手套的分类和应用指征

根据操作目的不同可将手套分为如下三种。

（一）一次性无菌手套（单包装无菌手套）

进行无菌操作，接触患者破损皮肤、黏膜，接触免疫力极低的患者（如骨髓移植患者）。

（二）一次性清洁手套（PE手套或未消毒橡胶手套）

- PE手套：对患者进行检查，如如妇产科检查、肛检等。
- 未消毒橡胶手套：接触患者血液、体液、分泌物、排泄物以及被其污染的物品。接触潜在传染性、高危险性的微生物污染物品。

（三）复用劳防手套

使用消毒剂对环境物体表面进行清洁消毒，收集医疗废物。

二、使用手套时的注意事项

- 一次性手套应一次性使用，不得在不同操作中重复使用。
- 诊疗护理不同的患者之间必须更换手套。更换手套之前必须洗手或手消毒。
- 操作完成后脱去手套，按规定程序与方法洗手或手消毒，戴手套不能替代洗手或手消毒。脱下的手套应按医疗废物处置。
- 戴手套操作中，如发现手套有破损时应立即更换。

• 进行侵入性操作时必须戴无菌手套,戴脱手套前后必须洗手或手消毒。

• 戴无菌手套时应注意无菌操作,如有污染应及时更换。

另外,医院感染管理制度还包括:无菌操作,消毒药物、器械和一次性使用医疗器械、器具的管理,医疗废物处置与管理等。还有待于我们在实践中不断学习、完善和执行,就不在此一一讨论了。

创面修复专科护理常规和院感制度的建立是一个新兴的课题,目前尚处探索思考阶段,更详尽内容需要今后继续补充和完善。欢迎大家多提宝贵意见。

（王春兰　黄丽芳）

第二十七章
创面修复专科运行模式的探讨

随着我国社会经济的不断发展、人民生活水平的日益提高以及人口老龄化的加速，由创伤和各种慢性疾病导致的创面疾病不断增加，使患者的身心健康受到重创，生活和工作质量降低，并增加社会医疗保障负担。创面修复专科是一个新兴的学科，全国已有不少单位顺应医疗市场的需求成立了创面修复专科，在实践中，大家深刻认识到，在实际临床工作中需要在创面修复的理论机制上有新认识，在创面处理技术上有新创意，在临床指南和诊疗常规上有新规范，在就医模式和临床路径上有新突破。上海交通大学医学院附属瑞金医院创建了创面修复中心，其目的旨在于通过医、教、研相结合，理论和实践相辅相成的一种联合模式，丰富创面修复专科的内涵建设。

第一节 · 以创新理念为指导的就医新模式

目前，在我国医疗体制中，尚没有针对各类慢性难愈合创面进行治疗的专科，各类慢性难愈合创面的治疗主要分散在内分泌科、外科、烧伤科、骨科等相关科室。然而，由于创面发生机制复杂，涉及代谢性疾病、心血管疾病、神经系统疾病以及创伤等多个学科，任何一个科室单独应对复杂创面都会力不从心。创面疾病带来的医疗需求和医疗服务缺失的矛盾日益突出。一方面，创面疾病的患者辗转于各大医院或者各个专科，得不到系统治疗；另一方面，针对创面疾病，尚缺乏符合国情的临床指南和诊疗常规。因此，建立由多学科参与的创面治疗专科，采取多种手段联合修复，成为今后发展的主要方向。由于难愈合创面属于慢性疾病，其特点是"小病房，大门诊"，即绝大多数患者平时仅在门诊进行创面专科治疗，只有需要深度治疗或者手术治疗时才需要住院。然而，这类患者往往行动不便，特别是老年患者、下肢创面患者以及一些行动功能下降或缺失的患者，因此，大型综合性医院的创面修复专科的设立

也无法满足创面疾病患者的日常就医需求，这就引发了我们对今后创面修复专科发展的思考和探索。

2010年，在上海市政府各级领导及相关部门的大力支持下，上海交通大学医学院附属第九人民医院率先创建了一个独立于其他学科的创面治疗专科，并构建了与社区医疗机构双向联动来防治各种慢性创面的创新模式。这一模式在社区医疗机构-社区卫生服务中心设立创面修复专科联合医疗点，创面疾病患者可在家门口的社区卫生服务中心进行门诊换药随访，需要进一步处理时转入上海交通大学医学院附属第九人民医院创面修复专科进行深度专科治疗，系统专科治疗完成后，及时转回社区医疗机构进行后续的康复恢复治疗。由于创面疾病尚缺乏符合国情的临床指南和诊疗常规，社区医疗机构的全科医生面对复杂创面疾病时的诊断和处理能力不足，经常需要专科医生上门进行指导，我们特地聘请了一位资深老专家进行专业指导，交通和人员成本较大。后期由于多个社区卫生服务中心的加入，

凭借少数专科医生的坐诊已经不能满足社区卫生服务中心患者的需要。在上海市经济与信息化委员会的统一协调下，通过中国移动通信集团上海有限公司、上海贝尔股份有限公司等共同投入，建设了一个"基于TD-LTE网络技术的远程高清视频创面诊疗示范系统"（图27-1），该系统在2011年4月7日在上海建设完成并投入使用，依靠这一系统稳定的实时视频技术，同步传输的高清图像和声音清晰流畅，社区全科医生可以通过这一系统向创面修复专科医生汇报患者病情、传输创面相关图像，而专科医生通过这一高清视频系统，可以补充询问病情，诊断患者病因，有效指导社区全科医生、患者及家属进行创面疾病的病因学治疗及日常护理，并进行随访，根据随访后创面情况帮助社区全科医生制订进一步的系统专科治疗，在需要深度治疗时适时提出转诊建议。通过实践，这种创面修复专科的建立以及与社区医疗机构的双向联动机制（图27-2），使许多慢性创面疾病患者在家门口的社区医疗机构就享受到了便捷又专业系统的诊疗服务，不需要花费大量的时间和金钱辗转于各大医院或者各个不同的科室，又能够在适当的时机在创面修复专科进行深度专科治疗，提高了治疗的有效性。这一创新模式在解决慢性难愈创面患者看病难、住院难等方面发挥了积极作用。

2017年度国家卫生健康委员会"重大疾病防治科技行动计划"创伤修复专项的"中国创面修复适宜技术的规范应用及功能拓展的多中心临床研究"项目中，我们陆树良教授特别设立了子项目"创面治疗师临床常规以及路径规范化探索的多中心研究"，在"基于TD-LTE网络技术的远程高清视频创面诊疗示范系统"的基础上，通过4G网络使用相关APP，进一步探索这一模式，使上海模式拓展为中国模式，减小各地区之间创面疾病医疗的差异，可以使慢性创面疾病患者在不同的地区都可以享受到便捷、专业又系统的诊疗服务。

通过网络进行创面修复专科和患者家门口的社区卫生服务中心点对点的医疗机构之间的有效互动建立在双方都有意愿的情况下，同时社区卫生服务中心的医护人员能够在创面修复专科医生指导下较主动积极地进行创面疾病的有效管理。然而实际情况下在很多慢性创面疾病患者的家门口存在治疗盲

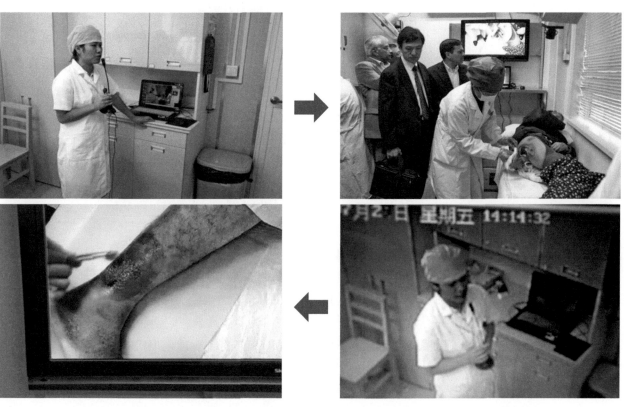

图27-1　基于TD-LTE网络技术的远程高清视频系统的创面修复专科与社区医疗机构的双向联动

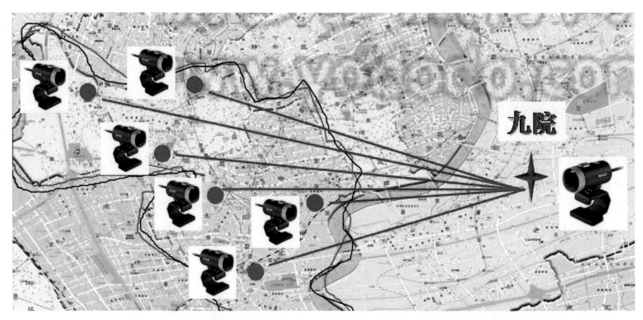

图27-2 上海交通大学医学院附属第九人民医院与多个社区卫生服务中心双向联动的模式

区，或者是没有社区卫生服务中心，或者是没有支持创面疾病治疗管理的医疗机构，对于这部分数量庞大的慢性创面疾病患者，我们提出了一个创面修复专科，多个流动工作站的概念。以建立创面修复专科的医院作为主要的创面疾病深度治疗和手术治疗的治疗支持，在完成常规的医院工作后，利用医院配备的专用流动工作车进行患者的随访和预约患者的上门诊疗，打破了医生在医院诊室坐等患者上门的传统的就医模式，使慢性创面患者就医更方便更灵活。目前，山东淄博、湖北十堰已经开始有医院进行这一慢性创面疾病流动工作站模式的探索实施（图27-3），在实施过程中，有各种问题急需解决，如上门

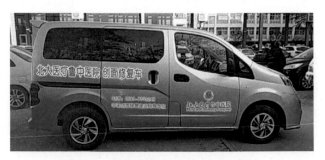

图27-3 慢性创面疾病流动工作站模式

诊疗的医师执业地点这一敏感问题尚未得到有关部门的答复，流动工作站收费的实施又有很多现实问题，这一新形式的就医模式是否能够得到患者的认同并积极参与。

第二节·以"医、护、技"为一体的创面修复诊断治疗体系

我们在临床中经常发现创面修复专科医生以各种"高大上"的皮瓣技术为傲，动辄就是皮瓣修复创面，而创面修复专科门诊护士则始终以换药作为修复手段，医护之间没有形成很好的联动机制。笔者在创面修复中心创建时就明确创面修复应该是医护相辅相成的诊疗模式。随着对创面修复研究理论的深入和完善，对临床患者诊疗有很大意义的临床检测同时也应该整合作为治疗的一部分，形成了上海

交通大学医学院附属瑞金医院创面修复中心的医护技为一体的整体诊断治疗体系。

基于近20年创面修复机制的研究，上海交通大学医学院附属瑞金医院创面修复中心陆树良教授提出了有别于传统病理生理机制的糖尿病皮肤"微环境污染"学说，认为：糖尿病代谢紊乱导致皮肤组织中糖含量增高和糖基化终末产物局部蓄积，进而引起皮肤微环境改变，是糖尿病创面难愈的始动因素

之一。"微环境污染"是指无创伤糖尿病皮肤在受到外源性损伤前就已经发生一系列以组织学、细胞功能学改变为特征的"隐性损伤",并在创伤后持续影响创面愈合的各个环节,加上生长因子及其受体被糖基化、过度炎症反应所致的组织进行性损伤、血管形成障碍以及有髓和无髓神经纤维的受损,最终导致创面愈合延迟或不愈。糖尿病皮肤"微环境污染"学说这一新理论为临床诊疗糖尿病相关创面疾病提供了新思路,促进了糖尿病相关创面疾病的诊疗水平的完善和提高。因此,我们在临床中将一些检测手段整合在门诊,提高创面疾病的诊断能力,完善治疗方法。

1. AGE糖基化终产物检测·AGE就是晚期糖基化终末产物(advanced glycosylation end product, AGE)的英文简写,它是非酶糖基化反应的终末产物,是指蛋白质、脂质或核酸等大分子在没有酶参与的条件下,自发的与葡萄糖或其他还原单糖反应所生成的稳定的共价加成物。AGE可以和人体的各种组织细胞相结合并破坏这些组织细胞,从而造成了对人体的危害。研究证明:AGE能够加速人体的衰老,能够引起各种慢性退化性疾病,比如糖尿病、阿尔茨海默病、动脉粥样硬化等疾病。糖尿病皮肤"微环境污染"学说也提到了AGE在局部皮肤组织中的蓄积是糖尿病创面难愈的始动因素之一。但由于AGE并非单一一种分子,结构复杂,组织和血浆中的AGE并不平行,采用传统技术如高效液相色谱(HPLC)等方法无法在体检和临床中推广和普及。有关研究发现皮肤表面AGE荧光的激发光波波长为300～420 nm,皮肤AGE发出的荧光可以采用分光光度计来测量,由此研发的AUTO-FLUORESCENCE AGEs READER仪是AGE无创测量装置,具有无创、快捷、经济、准备等诸多特点,通过自动吸收人体组织中的AGE发射的荧光来计算AGE在体内的含量。其可帮助临床医生鉴别高风险患者,对治疗效果直接测量评估,制订有针对性的、有效的治疗计划。但目前尚缺乏相关的临床资料。

2. ABI检测·ABI就是踝肱指数(ankle brachial index),是踝动脉(胫后动脉或足背动脉)与肱动脉收缩压的比值。患者取仰卧位测定双侧前臂血压,取高值作为肱动脉血压,双侧胫后动脉和足背动脉的收缩压作为踝动脉血压,分别除以肱动脉血压,即得到ABI。ABI是诊断下肢动脉病变的可靠指标,这一诊断标准的敏感性为97%,特异性为100%。判断标准:$0.9 < ABI < 1.3$为正常,$0.5 < ABI \leqslant 0.9$有轻度到中度外周动脉病变,$ABI \leqslant 0.5$提示存在严重外周动脉病变,$ABI \geqslant 1.3$提示血管有疑似钙化。ABI检测适用于具有以下高危因素的下肢动脉疾病患者:① 年龄<50岁的糖尿病患者伴有其他动脉粥样硬化危险因素;② 年龄50～69岁并有吸烟或糖尿病史;③ 年龄>70岁;④ 与活动相关的肢体症状或缺血性静息痛;⑤ 下肢动脉搏动异常;⑥ 已确诊的冠状动脉粥样硬化性心脏病;⑦ 颈动脉和肾动脉疾病。ABI也有缺点,比如:① 只能做初步的筛查,不能定位闭塞或狭窄的部位;② 静息的ABI不能反映运动状态下的下肢血供情况。③ 对于有下肢动脉硬化或下肢侧支循环充分建立时,可能会出现ABI的假阴性。总体来说,ABI相对于动脉彩超、CT血管成像(CTA)、核磁共振血管成像(MRA)及数字减影血管造影(DSA),仍是一种价廉、简便、无创的检测方法。

3. 电流感觉阈值检测·电流感觉阈值检测仪是一台选择性感觉神经定量检测仪,它通过测定皮肤和黏膜的电流感觉阈值(CPT)来确定所测试的感觉神经的传导阈值(sNCT)。这是一种无痛的测试方式。电流感觉阈值检测仪利用微处理器控制神经选择性的电刺激,快速定量评估任何皮肤部位的粗有髓鞘感觉神经纤维、细有髓鞘感觉神经纤维和细无髓鞘感觉神经纤维的传导和功能的完整性。CPT测试是糖尿病周围神经病变早期筛查方法,可以发现并量化早期的神经炎病变和糖尿病周围神经病变:能够从感觉过敏到感觉减退的整个感觉异常的病理过程进行定量测试。CPT测试无痛,敏感度高,可尽早地发现糖尿病周围神经病变。以前设备大多只能测试感觉减退或缺失,而糖尿病周围神经病变早期是从感觉过敏开始的。电流感觉阈值(CPT)可以检测无髓梢(C类)、细有髓梢(Aδ)和粗有髓梢(Aβ)感觉神经病变全貌。肌电图只能检测占10%的粗有髓梢神经,而占90%的糖尿病远端末梢的无髓梢和细有髓梢神经无法检测。CPT检测仪可对糖尿病患者进行疼痛耐受阈值(PTT)测试,评估细感觉神经纤维功能对保护性感觉的重要性,也可监测其治疗效果和评定治疗结果。CPT检测仪配有NEUVAL专业的数据分析软件,可存储患者的CPT测试数据,并发出报告详细说明被测试神经的情况。

4. 足底压力测试和步态分析 · 是一项基于生物力学原理,探测人体下肢结构状况,评估及预估未来足部疾病,提供科学康复治疗方法的国际先进技术。系统可以测试静态和动态足底状况,用于赤足或穿鞋的走、跑等不同运动的分析。对糖尿病患者人群的足底压力测试和步态分析,结合其他临床检查早期发现糖尿病足高危人群。糖尿病患者溃疡高危区域的诊断,不仅可以早日的医治病症,还可避免严重的后果。由于神经病变,糖尿病患者的疼痛感觉不敏感,足部小的病变几乎完全不为患者察觉,病变逐渐扩大,最后只能作截肢治疗。足部的健康对糖尿病患者是至关重要的。足底压力测试系统可直观、准确地对糖尿病足的状况进行分析。显示足部溃疡的部位、区域、严重程度,走路过程中足跟、足中部及足前部所承受的压强的大小,等等。还可针对糖尿病脚部病变的不同表现提供合理的治疗方案。

5. 经皮氧分压(TcPO$_2$)监测 · 经皮氧分压监测是一项已被证实能够反射毛细血管营养血流的技术,成为创伤治疗评估、高压氧医学、截肢高度判断等临床常用指标。检测时不用抽取患者动脉血,只需将传感器贴于患者皮肤表面,即可无创伤实时灵敏连续测量出血氧分压数值和变化曲线,灵敏度高、操作简单、携带方便,可以对人体任何部位的局部组织进行测量。可用于慢性不愈创面、外周血管疾病、截肢范围判断、血管重建评价、高压氧疗、皮瓣监测等。特别是在创面修复中心,慢性、不愈合的伤口,通过经皮氧分压监测,可以直接反映微循环的功能状态,较早发现溃疡发生的风险,预测溃疡愈合的可能,评价治疗效果等。

2017年度笔者所在创面修复中心陆树良教授获得了国家卫生健康委员会"重大疾病防治科技行动计划"的创伤修复专项"中国创面修复适宜技术的规范应用及功能拓展的多中心临床研究"项目,其中包含了开展关于慢性创面组织学和细胞功能学特征和病理生理变化,并探索各类辅助检查检测值与慢性创面局部病理生理变化之间的关系,旨在探索和形成慢性创面的专科病理生理学,同时,为建立集"医、护、技"一体化的创面修复专科提供支撑。

第三节 · 以跨学科技术改良传统的治疗技术

慢性难愈合性窦道窦腔型创面的病因常见为压力性溃疡、外科手术术后、肿瘤放疗损伤及各种原因所致的免疫力低下。这是一种长期消耗性疾病,给患者造成了极大的痛苦,也是各级医疗单位常见和亟待解决的疑难病症。上海交通大学医学院附属瑞金医院创面修复中心前期对内镜支持下的窦道(腔)型创面的诊疗进行了探索性研究。选取适合的病例,术中将外科软质内窥镜探至窦道深部,使得窦道创面由"看不见、摸不着"变为"看得见、够得着"(图27-4),在不增加新的损伤的前提下,利用患者原有慢性窦道在体表的创口,通过内镜清晰观察到了窦道深部情况并发现了导致窦道形成的病因学异物(外科遗留缝线),预实验充分证明了内镜可以成为窦道窦腔处理的有效方法之一。但由于窦道(腔)型创面并非人体固有的生理性腔道,其所在部位、与周围器官的毗邻、自身形态各不相同,由此带来的风险和创面处理上的未知性和局限性是显而易见的难点,也是内镜技术在该领域未能广泛推广的原因之一。还将利用先进的影像学检查和数据处理技术指导内镜支持下的创面诊疗,使其能够做到更加安全、全面和精准。

此外,在窦道(腔)创面处理手术后采用各种辅助方法,包括创面负压系统、RPR技术、各种生物敷料、生长因子凝胶等,可以影响或改变慢性创面病理生理过程的多个方面。因此结合各类辅助技术对促进创面的愈合也具有重要意义。

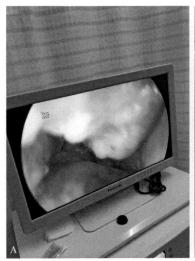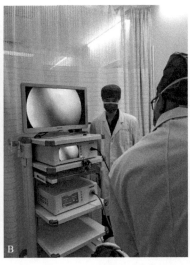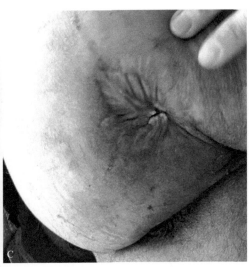

图27-4　内镜支持下的窦道探查

A. 内镜下窦道显示；B. 内镜支持下进行窦道探查；C. 窦道外口显示

窦道（腔）型慢性创面对于大型综合医院而言属于经济效益上的"小病"。受技术、药物、设备等条件限制，窦道（腔）型慢性创面在社区医疗机构又属于"大病"，社区医务人员普遍没有独立诊治的能力，多数此类患者无法得到有效治疗。慢性创面患者病情复杂、病程漫长、多伴有各类基础疾病，多在一级、二级医院，社区医院进行长期换药、清创等治疗。在基层医疗机构和三级医疗机构专科之间存在人员、技术、医保政策、病患信任度等重重壁垒，使得慢性创面疾患的诊疗难以做到真正利用各等级医疗机构的不同资源优势，存在"大医院技术沉不下去，小诊所水平提不上来"的弊病。为解决这个慢性创面诊疗在收诊治疗环节的难题，我们联合了上海市地区共21家各级医疗机构共同参与，对各级医疗机构联合诊治的模式进行研究，探索窦道（腔）型慢性创面治疗在不同等级医院之间的联动综合治疗模式。发挥三级医院在人才、技术及设备等方面的优势，同时利用其他各级医院的社区服务功能和网点资源，促使窦道型慢性创面患者的基本医疗在社区，精确诊疗到大中型医院专科。

（吴敏洁　陆树良）

第二十八章
创面修复学科的内涵建设和发展

第一节·创面修复学科建设背景

转化医学是一门新兴的学科。转化医学的范畴不仅仅局限于基础研究的成果向临床转化或围绕临床需求向基础研究的深度探索，更应有集成和整合跨领域的现有技术，解决临床新问题的理念。即：转化医学也应该强化集成创新的理念。

随着社会经济的发展和人口老龄化的加速、疾病谱的显著改变，各类创面疾病的发生显著增加。各类创面疾病已成为影响人民生活健康的重要疾病之一。也是现代临床和科研工作者必须面对的重要课题之一。

当前我国糖尿病患者已超过1.1亿人，按国际糖尿病足发生率推算，其中5%～15%有可能并发慢性创面疾病。另外，有研究显示，2016年底，我国60岁及以上老年人口已达到2.3亿，占总人口的16.7%，其中65岁以上老人为1.5亿，占总人口10.8%。成为世界上社会老龄人数最高的国家。人口老龄化带来的诸如压迫性溃疡、血管性溃疡等慢性创面疾病的发生也随之增多。同时，尽管人们生活和工作条件不断改善，但各类创伤所带来的创面疾病人口数量仍十分巨大，据不完全统计我国每年烧伤发生人群数量在500万～1 000万人，包括烧伤在内的各类创伤在现今人口死因构成中列第4位。最新的流行病学调查显示，我国住院患者中慢性创面的发生率显著升高，其中糖尿病创面、创伤后慢性创面、压迫性溃疡分列慢性创面前三位。

上述数据有力地证明，创面疾病所带来的重大医疗服务需求，与创面疾病的医疗需求相对照，我国相应医疗服务缺失的矛盾日益突出。具体表现在以下几个方面。

- 在我国目前临床科室的设置中没有针对各类创面治疗的专业科室。使得创面疾病患者无法找到就医的去处。
- 创面修复专科涉及多学科交叉，因此，没有一个专业科室理所当然地承担这一业务，使患者无序地辗转于各科之间，得不到系统的治疗。
- 目前针对慢性创面尚缺乏统一的临床指南和规范。
- 在创面治疗领域尚缺乏创新性的理论和技术，因此，在专科治疗中常显得力不从心。
- 创面疾病具有"小病房、大门诊"的特点，即，相当一部分患者仅需要在门诊换药，只有当需要深度治疗或手术时才需要住院。在目前创面修复专科还不多的情况下，很难满足居住在不同地域患者的需要。

因此，探索各类慢性创面的新理论新机制、建立临床指南和诊疗常规，建立临床路径和就医模式是我们面临的重要挑战。为此，全国有不少单位纷纷成立创面修复专科，以顺应医疗市场的需求。但是，我们也深深地意识到创面修复专科的建立绝不是烧伤科或内分泌等学科的华丽转身。需要在创面修复的理论机制上有新认识、在创面处理技术上有新的创新、在临床指南和诊疗常规上有新规范、在就医模式和临床路径上有新突破。使创面修复专科具有丰富的内涵。

第二节·创面愈合基本规律

一、创面愈合的现代概念

创面愈合是一个复杂而有序的生物学过程,主要包括炎症反应、细胞增殖/结缔组织形成、创面收缩和创面重塑几个阶段。愈合过程的各个阶段间不是独立的,而是相互交叉、相互重叠,并涉及多种炎症细胞、修复细胞、炎性介质、生长因子和细胞外基质等成分的共同参与。创面愈合过程在机体的调控下呈现高度的有序性、完整性和网络性。

炎症反应是创面愈合的始动环节,机体受损后,血小板立即相互聚集,并释放促凝因子、趋化因子和生长因子,中性粒细胞、巨噬细胞和淋巴细胞等炎性细胞按其一定的时相规律趋化至创面局部并在创面愈合过程中各司其职。中性粒细胞虽然在炎性介质的释放和坏死组织的清除中起重要作用,但有实验发现,造成中性粒细胞减少的动物其创面愈合仍能正常进行,这一迹象提示中性粒细胞本身并不直接参与修复细胞增生和创面愈合。而最近发现,中性粒细胞产生的前炎性细胞因子可充当激活成纤维细胞和角质形成细胞的最早信号。因此,中性粒细胞在创面愈合中的地位尚需进一步认识。巨噬细胞在创面愈合中的重要作用正被普遍认识,有人称之为创面愈合的"调控细胞"。没有巨噬细胞参与,创面就不能愈合。它本身在执行清除坏死组织、细菌和异物等免疫细胞功能的同时,还能分泌多种 如PDGF、EGF、TGF-β、IL-1、TGF-α、HB-EGF、MDGF、WAF等生长因子,趋化修复细胞,刺激成纤维细胞的有丝分裂和新生血管的形成,以促进肉芽形成,在创面愈合中承担重要角色。此外,巨噬细胞对胶原尚有双向的作用:既可刺激胶原纤维增生,又可促使胶原降解。这就提示了巨噬细胞对创面愈合增殖阶段的双向调控作用,以避免增生"失控"。同时也提示了巨噬细胞促进创面愈合的生物学行为不仅发生在创面愈合过程的炎症阶段、增殖阶段,而且还参与了创面的重塑阶段。在后期创面以及已愈合创面中发现巨噬细胞存在的实验证据,似乎也佐证了巨噬细胞调控创面愈合的作用贯穿于创面愈合过程的始末。淋巴细胞是创面炎性反应阶段出现较晚的炎症细胞,目前尚未见淋巴细胞直接参与创面愈合的实验证据,但淋巴细胞产生的细胞因子为创面愈合所必需。经低剂量[60]钴照射造成免疫抑制的动物在烫伤后创面愈合延迟,胶原产生减少。淋巴细胞可通过产生对成纤维细胞活性有促进或抑制作用的细胞因子而影响创面愈合。

表皮细胞、成纤维细胞和血管内皮细胞等修复细胞的增殖是创面愈合的重要环节,该增殖阶段的特点是通过一系列修复细胞的生物学行为的表达,以促进新生血管形成、成纤维细胞增生并产生基质,伤口边缘收缩、表皮细胞迁移以覆盖创面。血管化过程要求血管内皮细胞增生和迁移。内皮细胞在胶原酶和其他酶的作用下,从未受损的血管部位分离后,向损伤部位迁移并增生,内皮细胞逐渐形成管状结构和毛细血管芽,并相互连接形成血管网,细胞外基质成分沉积至网状结构中形成新的血管基底膜。炎性细胞分泌的具有趋化作用的生长因子和具有降解作用的胶原酶与内皮细胞迁移的启动有关,尤其是aFGF、bFGF、TNF-β、EGF和WAF等生长因子在调节血管形成的全过程中起着非常重要的作用。基质形成始于细胞增生阶段。基质形成阶段从巨噬细胞向受伤部位趋化性迁移时就开始了,因此和炎症阶段是部分重叠的。在炎症阶段向增生阶段转变过程中,创伤部位中的炎症细胞的数量逐渐减少,而成纤维细胞的数量则逐渐增加。此阶段中,成纤维细胞不断地刺激PDGF、TGF-β以及其他生长因子的表达,从而调节细胞外基质成分的合成和沉积,包括粘连蛋白、层粘连蛋白、糖胺聚糖和胶原。基质的形成不仅是单纯组织结构的填充,基质成分更具有调控修复细胞生物学活性的作用。上皮化对于创面覆盖及愈合十分重要。上皮化过程涉及角化细胞的迁移、增生和分化。从创缘或创面残存的毛囊及汗腺来源的角质形成细胞,在受到损伤刺激后的数小时内即开始迁移。迁移的角化细胞经增生并覆盖创面,并最终与基底膜相连接。上皮和基底膜支持结构的重新建立,对于创伤愈合过程中非渗透性屏障的形成是必需的。表皮细胞的迁移有两种方式:以完整的多细胞层一起迁移,或以一种复杂的"蛙跳"方式迁移(或被称为"外包"方式)。这两种方式都保护了表皮细胞特有的细胞间紧密连接结构。多细胞层的迁移将持续到创面被完全覆盖区域的基底膜结构产生后。角质形成细胞分泌细胞膜成分,例如:粘连蛋白、胶原和层粘连蛋白。生长因子也能够影响上皮化过程。例如:EGF和TGF-β能够提高上皮化率;由巨噬细胞分泌的KGF(也成为FGF-7)能够促进角化细胞的增生;bFGF和PDGF也能够促进新生结缔组织的形成并直接促进上皮化过程。创缘和创面残存上皮细胞是这些生长因子的重要来源。在组织修复的后期尚需经历组织的重建阶段,即将在修复过程中形成的过多胶原和基质成分通过胶原酶和其他蛋白分解酶分解清除。此后,炎症细胞逐渐离开愈合部位,最终形成一个被重塑的愈合组织。

炎性介质、细胞外基质和生长因子是调控中性粒细胞、单核巨噬细胞、淋巴细胞、表皮细胞、成纤维细胞、血管内皮细胞表达趋化、活化、增殖、分化、迁移等生物学活性的重要物质。创面愈合的特点是在损伤即刻即发生一系列复杂的生物学级联事件,每个步骤所产生的因子或介质将调节下一步骤的发生和/或与其同时发生的步骤。创面愈合的各个阶段都受生长因子的调节,而这些生长因子是由参与组织修复过程的各种细胞所产生和分泌的。一种细胞可产生多种因子;一种因子可被多种细胞产生;一种因子可作用于一种或多种细胞,而产生不同的细胞效应。一种细胞的生物学效应往往是多种因子或介质综合作用的结果。由此,这些因子或基质与炎症细胞和修复细胞一起构成了创面愈合过程的网络性、细胞增殖与抑制或基质合成与降解的统一性,并形成介质、基质、因子和细胞间的多相作用形式。如:特异性趋化物质,尤其是生长因子TGF-β和PDGF,能够刺激巨噬细胞的浸润。巨噬细胞还是多种启动或介导炎症反应的生长因子的主要来源。血小板来源的生长因子和由单核细

胞产生的其他趋化物质能够刺激邻近损伤部位的成纤维细胞向损伤部位迁移并增生,这个过程由多种各具促进或抑制作用的生长因子相互协调来完成。迁移和增生的成纤维细胞,可以传导炎症阶段向增生阶段转化的信号,成纤维细胞还不断产生重塑阶段必须的生长因子,这些生长因子不仅促进胶原合成,而且提高胶原酶的活性,因此控制着重塑阶段复杂的合成和降解过程。

生长因子的作用方式以及信号传导方式是近年来研究的热点。生长因子可以通过内分泌方式作用于远距离的细胞、以旁分泌方式作用于邻近细胞、以自分泌方式作用于细胞自身。通过特异性传导途径,不同生长因子可以引起不同的细胞内反应及功能表达。这些传导过程有其共同特点,可概括为:生长因子与细胞膜上的特异性高亲和力受体相结合,激活并引起信号的传导。在细胞内,大部分生长因子受体都与酪氨酸激酶结合,引起一系列蛋白磷酸化反应(例如细胞内钙释放增加),然后核内蛋白发生磷酸化,这对核内基因的表达是必需的。最终导致蛋白合成增加、细胞活性改变以及细胞增生等。

二、创面愈合"失控"的思考

人们在积极深入地研究组织修复机制的同时,提出了有别于正常愈合的组织修复"失控"这一特殊问题,但多年来人们对于正常"可控"的组织修复与"失控"的组织修复之间没有明确的划分和界定,亦没有赋予具体的概念。创伤后的组织修复是生物进化中所获得的一种自我保护机制,在损伤因子的刺激下,机体可调动一切可能的"手段",使损伤组织通过再生或增生而得到恢复。其本质是一种生理过程。但不能否认多种因素包括外环境因素、全身或局部因素、遗传因素等均可导致机体对创伤修复的生理性"可控"向病理性"失控"演变的临床现象存在。创面愈合"失控"现象时有发生,主要表现为创面愈合延迟或不愈、创面进行性加深和瘢痕过度增生。所谓创面愈合"失控"可理解为创面愈合过程不能以可预见的生物学步骤,按时相规律有序地进行组织学和(或)功能性修复,从而引起创面经久

不愈、创面加深、瘢痕过度增生并导致功能障碍。

全身性疾病如糖尿病、放射病、恶性肿瘤、免疫功能低下、营养不良等,局部组织低氧状态、坏死组织存在、局部感染等均可导致创面愈合"失控",造成创面愈合延迟或不愈。全身或局部的血液高凝状态或过度的炎症反应可造成创面的进行性加深,使创面愈合过程不能按有序的生物学步骤进行,引起创面愈合"失控"。这些从长期的临床实践和实验证据中所获得的经验和结论使人们对创面难愈及创面进行性加深作为修复"失控"的界定能够达成共识。

然而,学者们对界定修复"失控"的另一极端——瘢痕增生尚有较多争议。首先是如何理解深度烧伤创面愈合后瘢痕形成这一不能形成组织学或功能性良好修复的"失控"现象?众所周知,并非任何烧伤创面均形成瘢痕,浅度烧伤可通过表皮的再生形成良好的修复,但烧伤损害达到一定深度,破坏了深层真皮组织和脂肪隆起则可引起瘢痕增生。基于这种情况,是否可以理解为瘢痕增生是一种损伤超出了机体再生修复能力的"失控"修复?但是我们必须注意到胎儿创伤后无瘢痕愈合、新生儿创伤后少瘢痕愈合的重要现象,那为什么成人在深度烧伤后可形成瘢痕增生呢?这显然与遗传学和发育学机制有着密切的关系。那么这种"抗瘢痕形成"机制是在机体发育成熟过程中是"丢失"了?还是被"关闭"了?显然,就目前人们对修复"失控"的认识还不能很好地回答这一问题。其次需要讨论是否凡在创面修复后不能达到解剖结构上的完全再生而被瘢痕组织替代的均纳入修复"失控"范畴?较多学者认为,当损伤达到一定程度,超出了机体以完全性再生进行修复的能力而形成瘢痕是必然的规律,我们不能将其一概认定为修复"失控"。有些深度烧伤或组织缺损创面虽然在修复中不能达到组织学上的完全再生而部分被瘢痕组织替代,但组织结构基本恢复并不发生功能障碍,则不应列入修复"失控",而只有那些创面修复后明显不能达到组织结构恢复并引起功能障碍的瘢痕和瘢痕疙瘩才可界定为修复"失控"。由此,有些学者引申出"瘢痕过度增生"的概念,以划分"可控"和"失控"。瘢痕形成在

创面愈合中"可控"或"失控"的界定是否合理,有待进一步探讨。

人们提出修复"失控"概念的目的是为了深入研究其发生机制,并期望通过研究找到导致"失控"的有关机制,从而建立抗"失控"的有效手段,服务于临床。

三、创面愈合机制的三大特点及其与创面修复的关系

上述错综复杂的创面修复机制往往会使不从事基础研究的临床工作者感觉到"云里雾里"无所适从,但了解这一复杂的创面修复机制确实又是我们深入开展创面治疗所必须,这是创面修复专科建立学科本身病理生理学的基础,是临床医生查房以及病例讨论等所必须使用的"基本语言",为了便于大家理解创面修复机制与创面愈合转归的关系,笔者总结出创面修复机制的三大特点,以期更好地把握创面修复的临床实践。

(一)创面修复的序贯性

如上所述,创面愈合是一个复杂而有序的生物学过程,主要包括炎症反应、细胞增殖/结缔组织形成、创面收缩和创面重塑几个阶段。愈合过程的各个阶段间不是独立的,而是相互交叉、相互重叠,并涉及多种炎症细胞、修复细胞、炎性介质、生长因子和细胞外基质等成分的共同参与。创面愈合过程在机体的调控下呈现高度的有序性、完整性和网络性。由此可见,创面愈合是一个有机体自主调控的、具有高度有序性、完整性和网络性的愈合过程,而这一愈合过程常可因各种全身和局部因素受到干扰,形成创面愈合的延迟或不愈。因此,我们创面治疗的目的在于排除各类有可能影响创面修复过程的全身或局部因素,使创面愈合过程有序地进行,达到创面愈合的目的,即我们的治疗手段应该是为创面提供一个有利于愈合的环境。同时,我们还发现,创面修复过程具有三个阶段:炎症阶段、增殖阶段和重塑阶段,各个阶段具有不同的组织学和细胞功能学特点,这就提示我们,创面治疗不是仅仅靠一种手段能够

"包打天下"，而是应该根据不同阶段的创面特点应用不同的手段保证创面愈合规律顺利有序地进行，达到愈合的目的。

（二）创面修复的局域性

大量的组织学研究已经表明，当创面形成时，上述各种参与创面修复的细胞和细胞外成分均在创面局部出现并产生生物学行为，而远离创面的皮肤组织则无与创面修复相关的组织学和细胞功能学特征，这就提示了，创面修复过程是一个局部的局域性事件，因此，加强局部的处理和治疗至关重要，而试图通过全身的手段促进创面修复不应该作为首选。20世纪60年代烧伤领域的三大里程碑成果之一就是提出了"创面局部血管闭塞学说"，由此也诞生了磺胺嘧啶银这一沿用至今的局部抗感染药物。近年来，参与创面修复的医护人员不断增加，但由于对创面修复是一个局域性事件这一特点了解不够，对于感染创面全身应用多个抗生素而忽略创面局部处理的案例并不少见。因此，作为创面修复专科的医护人员需要加强创面局部处理的理念，真正体会创面局部处理的必要性和重要性。

（三）创面修复的时限性

创面修复的组织学和细胞功能学研究提示，一个由机体自主调控的、具有高度有序性、完整性和网络性的愈合过程是有时限性特点的。也就是说，机体的创面愈合过程是按自主设定的"时间顺序"有序推进的，这一有序推进的创面愈合过程常可因内源性或外源性原因受到干扰，使创面修复效应发生延迟或停顿，但机体自主设定的创面修复"时间顺序"并不会因创面修复效应发生延迟或停顿而改变，而是按"自主设定"的程序继续推进创面修复过程，形成创面修复机制与创面修复实际效应不一致。甚至可以看到创面仍处于未愈合状态，而创面组织学却显示与创面修复相关的细胞和细胞外成分已经"撤退"或"效应不再"的愈合机制与愈合效应的分离状态。回想我们的前辈老师对于创面愈合有一种经验之谈，对于慢性创面戏称为"七七四十九断七"，即一个创面如超过四十九天还没有愈合，那这个创面就很难愈合了。这是前辈们的经验和体会，慢性创面的形成不一定是四十九天，但这些经验至少告诉了我们创面愈合必须在一定的时间阶段内完成。结合已获得的组织学研究的证据，可以认为创面经过一定的时间即使创面未能愈合，与创面修复相关的细胞和细胞外成分却已经"撤退"或"效应不再"，慢性创面由此形成。对创面愈合具有时限性这一特点的理解，有利于我们强化要在有效的时间窗内排除影响愈合的因素，促进愈合的观念。

第三节 · 创面修复学科的内涵建设

一、以新理论、新技术建立创面修复专科的诊疗体系

随着近年来创面修复基础研究和临床实践的深入探索，创面修复已不再是"一瓶盐水，一块纱布"的换药技术了，创面修复已上升为一个学科体系。既然是学科体系那就应该具有属于本专科的基础理论、病理生理学、不同梯次的治疗手段以及学科运行模式，然而，所有这一切尚属启动阶段，需要探索和建设。

创面修复机制的研究在我国已有近二十年的积累。以糖尿病合并创面难愈为例，提出了有别于传统病理生理机制的糖尿病皮肤微环境污染学说。该学说认为：糖尿病合并创面难愈是基于糖尿病代谢障碍为基础的、由代谢异常后续事件所介导的病理演变过程。糖尿病代谢紊乱所致皮肤组织中糖含量增高和糖基化终末产物局部蓄积引起的皮肤微环境改变，即"微环境污染"，是导致糖尿病创面难愈的始动因素之一。"微环境污染"使得无创伤糖尿病皮肤发生一系列以组织学、细胞功能学改变为特征的隐性损害，并在创伤后持续地影响着创面愈合的各个环节，包括糖尿病皮肤在未受到外源性损伤前

就已经发生了组织学核细胞功能学的改变,被称为糖尿病皮肤的"隐性损害",此外,还存在生长因子及其受体被糖基化、过度炎症反应所致的组织进行性损害、血管形成障碍以及有髓和无髓神经纤维的受损,最终导致创面愈合延迟或不愈。据此,我们能否将糖尿病的血管神经病变看成是继高糖和糖基化终末产物局部蓄积后的病理结局,并非糖尿病创面难愈的始动环节。而高糖和糖基化终末产物局部蓄积又是糖尿病皮肤"隐性损害"的又一个上游事件。由此推断:糖尿病创面难愈的病理分型除血管病变、神经病变以外,还应纳入皮肤"隐性损害"的病理标准。这一推断有待于多中心大样本临床试验后得以确立。

二、改良传统方法,吸纳跨学科技术,提升创面治疗水平

对于糖尿病难愈创面的评估有多种评价系统或分类标准,外科专科情况的病史撰写也要求对创面的特征进行描述。但是,无论是评价系统或分类标准,还是外科专科病史的描述都是文字性的,但患者复诊时往往根据首次病史的文字描述无法想象或还原出首诊当时的创面详细特征。上海交通大学医学院附属瑞金医院通过软件编写创立了"基于手机的创面信息采集系统"。该系统通过手机对创面进行拍照记录下创面的形态学特征,然后通过下拉式菜单点击输入患者基本情况和创面的诊治方案,即可以短信的方式上传到数据库,而通过数据库又可将信息发送到电子病历和居民健康档案。医生可以通过手机或电子病历回顾病史或进行病程演进的观察,使得各类创面的诊断性描述标准化、系统化成为可能。而且,该系统还有利于多中心、大样本的流行病学调查。值得推广。

清创、扩创、换药或植皮等传统方法是创面修复的基本技术手段,随着现代科技的发展,各类用于创面治疗的手段相继应运而生,对创面修复的疗效有了极大的提升。负压封闭引流是近年来使用较多的临床技术。尽管临床使用该方法取得了较为一致的正面效果,但仍有一定负面报道。众所周知,创面愈合是一个复杂的生物学过程,不同阶段有不同的特征,也需要不同的临床干预,才能有利于创面的完美愈合。我们在"负压封闭引流"技术的基础上辅以间歇性冲洗,取得了良好的效果,扩大了负压封闭引流技术应用的适应证。

窦道(腔)创面是慢性创面中的常见类型,其最大的特点是对窦道(腔)内的创面情况"看不见,摸不着",外科传统处理原则是冲洗加引流条填塞换药或行窦道切除术等,但由于窦道(腔)创面形态各异,不易判别,往往形成引流条"塞不到位"或窦道切开"切不到位"等诸多棘手的问题。我们打破传统,在内窥镜的支持下进行窦道创面处理,这种在内镜直视下的创面处理较传统方法而言减少了"盲目性",使原先的"看不见,摸不着"变为"看得见,够得着"。我们利用内镜不仅看见了窦道(腔)内部创面的情况,而且我们可利用内镜附件,对窦道创面的内部进行"剪、切、刨、削"等处理。同时,我们还通过放射影像学的辅助检查,以了解窦道(腔)创面的三维结构及其与周围组织的毗邻关系,以保障内镜支持下窦道(腔)创面处理的安全性和有效性,形成了一项新兴的创面治疗技术。

由此可见,创面的形式是多样化的,我们的传统手段是有限的,这就要求我们勇于创新,改良传统方法,吸纳跨学科技术,提升创面治疗水平。

三、建设集"医、护、技"一体化的创面修复专科

创面修复专科建设应该实行"医护共管"已达成共识,现在提出集"医、护、技"一体化模式是一个因学科发展需求而驱动的新设想。随着我们对创面修复机制的理解,我们深刻意识到创面治疗已经不再是依靠眼睛"看"就能判断创面情况的,而现有的检测手段为创面修复专科建立辅助检查手段提供了可能。经皮氧分压、神经振动阈、ABI、皮肤局部糖基化蛋白荧光值等测定都是能够很好反映创面局部病理生理指标的良好手段(详见相关章节),应该成为创面修复专科建设的重要组成部分,这将为未来建立创面修复的专科病理生理学提供支撑。

四、应用互联网技术、创面修复移动工作站模式形成创面疾病就医新模式

创面疾病具有"小病房、大门诊"的特点，即相当一部分患者仅需要在门诊换药，只有当需要深度治疗或手术时才需要住院。在目前创面修复专科还不多的情况下，很难满足居住在不同地域患者的需要。创面患者最适合的换药地点应该在他们的家门口，在社区卫生服务中心。但在目前的医学本科教育中关于创面治疗内容未能详尽，因此，不是每位医生都具有创面治疗的能力。为此，我们率先建立了基于互联网的创面修复专科与社区医疗的双向联动机制，即，区域内的创面患者仅需要在社区卫生服务中心的门诊换药，只有当需要深度治疗或手术时才转诊至创面修复专科，当手术后病情稳定，再将患者转回社区卫生中心住院治疗或居家治疗。这种单病种纵向医疗资源的整合使患者就医得到了方便，减少了医疗负担，国家在基层医疗的投入得到了利用，丰富了社区医疗的内涵，创面修复专科所在的三级甲等综合性医院的管理指标得到了保障。但在这华丽表面的背后存在一个亟待解决的问题，那就是基层医疗机构和县域全科医师现行的医疗体制中，并不是每个医疗机构或每位全科医师都有条件且乐意开展创面治疗工作。因此，在实现了部分区域基于互联网的创面修复专科与社区医疗的双向联动机制的同时，仍然存在相当一部分区域的"盲区"，慢性创面患者仍然得不到便捷的治疗。为此，我们提出了"一个大本营，多台流动车"的概念，即，一个城市只要有一家创面治疗的专业医院，那这家医院就可以派出多台流动车，下基层、下养老院甚至患者家庭开展创面治疗工作。这一模式已在北大医疗鲁中医院率先实施，我国首台"创面治疗移动工作站"专车在淄博市面世（详见相关章节）。

基于我国慢性创面发生率和我国目前创面修复专科建设的分布情况，这种基于互联网的创面修复双向联动机制以及创面修复移动工作站模式将要持续相当长的一段时间，我们创面修复专科医生任重而道远。

综上所述，创面修复科是一个因疾病谱改变应运而生的新兴学科，涉及多学科的交叉，许多诊疗技术和方法有待进一步完善，创新空间很大。因此，面对如今纷纷建立的创面修复科，我们必须强调：要重视创面修复专科的内涵建设。在转化医学的探索和实践中要强化集成创新的理念。

（陆树良）